肿瘤微生态学

主　编　石汉平　饶本强　李旺林　杨振鹏
副主编　杨鹏辉　路　帅　许淑芳　唐华臻

科学出版社

北京

内 容 简 介

　　本书是一部全面、系统介绍肿瘤微生态研究成果的专著，分总论和各论两部分。总论系统介绍人体、微生态和肿瘤之间的内在联系，重点阐述人体微生态结构和特征、生理功能、肿瘤微生态失调，尤其肠道菌群失调致癌机制、肿瘤微生态失调诊断方法、肿瘤微生物调节治疗方法，对肿瘤粪菌移植治疗也做了详细介绍。各论主要介绍了微生物相关性肿瘤发生发展机制及其与微生物的关系，并对各种肿瘤靶向微生物治疗方法和策略进行了描述。本书具有前沿性和实用性，可供医学临床各科，特别是肿瘤学专业的本科生、研究生和临床医师学习、参考。

图书在版编目（CIP）数据

肿瘤微生态学 / 石汉平等主编 . —北京：科学出版社，2021.6
ISBN 978-7-03-069134-7

Ⅰ . ①肿⋯　Ⅱ . ①石⋯　Ⅲ . ①肿瘤－微生物生态学　Ⅳ . ① R73

中国版本图书馆 CIP 数据核字（2021）第 109091 号

责任编辑：程晓红 / 责任校对：张　娟
责任印制：赵　博 / 封面设计：吴朝洪

科 学 出 版 社 出版
北京东黄城根北街 16 号
邮政编码：100717
http://www.sciencep.com

北京九天鸿程印刷有限责任公司 印刷
科学出版社发行　各地新华书店经销
*

2021 年 6 月第 一 版　开本：787×1092　1/16
2021 年 6 月第一次印刷　印张：24
字数：569 000
定价：218.00 元
（如有印装质量问题，我社负责调换）

国家重点研发计划项目
恶性肿瘤姑息治疗和护理关键技术研究（2017YFC1309200）
子课题肿瘤护理关键技术研究（2017YFC1309204）
资助项目

编著者名单

主　编　石汉平　　饶本强　　李旺林　　杨振鹏

副主编　杨鹏辉　　路　帅　　许淑芳　　唐华臻

编著者（按姓氏汉语拼音排序）

陈京涛	Di Meng	董秀山	黄　俊	Lei Lu
李恩成	李旺林	梁　洁	梁　曦	梁俊容	刘子玲
刘庆中	刘雅卓	路　帅	罗　薇	吕优优	毛鸿屯
潘国凤	曲晋秀	饶本强	饶志勇	沈宏辉	石汉平
宋春花	孙喜波	唐华臻	王　冰	王　琪	王　欣
王昆华	王玉莹	温丽娜	谢丛华	薛令凯	徐　玉
徐小洁	晏　群	杨　雨	杨振鹏	杨鹏辉	姚庆华
袁　伟	袁晨东	张　喆	张和平	张兰威	钟玉萍
朱乾坤					

前　言

10 多年前，肿瘤学界认为与微生物密切相关的肿瘤大概仅占人类肿瘤的20%。随着人体、微生物和肿瘤关系研究进展，发现人类大部分肿瘤的发生发展与机体微生物有直接或间接关系，尤其发病率位居前十的肿瘤与微生物关系更为密切，如胃癌与幽门螺杆菌、肝癌与乙型肝炎病毒、宫颈癌与人乳头瘤病毒等。虽然还未能发现结直肠癌相关的特定微生物，但已明确肠道菌群失调是结直肠癌发生发展的重要因素。肿瘤微生态学已经成为肿瘤学的重要分支，但目前国内外尚未有肿瘤微生态方面的专著，一本权威、全面、全新的参考书对肿瘤专业医师而言显得尤为重要。

近年来，国内外在肿瘤微生态领域的研究发展迅猛，有关肿瘤微生态研究成果层出不穷，主要体现在三个方面：①靶向微生物的肿瘤预防取得显著成果，如人乳头瘤病毒疫苗预防宫颈癌、通过抑制或杀灭幽门螺杆菌减少胃癌的发生等，宫颈癌疫苗和乙肝疫苗甚至已经成为公共卫生预防的重要措施并开始导致癌症谱的改变；②发现了微生物可以通过营养、代谢、免疫、信号传导和基因转录等多种途径参与肿瘤的发生发展，使微生物致癌研究突破了器官本身的界限而立足于从机体和系统方面宏观研究微生物与肿瘤的关系；③一些靶向微生物的肿瘤治疗方法和策略在临床应用取得了一定疗效，如肠道菌群调节对肿瘤免疫检查点抑制剂治疗的增敏作用、肠道菌群调节联合环磷酰胺或铂类化疗药物对肿瘤的抑制作用等。2007年美国提出的人类微生物组计划更是极大促进了肿瘤微生态学的发展。该计划被认为是人类基因组计划的延伸，它研究的重点是通过元基因组学的方法研究人体内（表）的微生物菌群结构变化与人体健康的关系。目前证实，人体微生物元基因组所编码的基因有100万个以上，远远多于人类机体本身的基因数量。人体微生物群落的复杂性，证明了寄生在人体内的微生物是人类生物学不可或缺的一部分，也挑战了医学界认为微生物只是传染病病原体的传统观点。从2014年开始，人类微生物组计划进入第二阶段，通过特定疾病人群的纵向研究分析微生物组和宿主活动，以及创建微生物组和宿主功能特点的整合数据集来研究这些相互关系，初步阐明人体微生物在健康和疾病中的关键作用，目前已在多方面取得进展，肿瘤微生态学逐渐成为肿瘤学研究的热点。

肿瘤微生态学是一门新兴学科，人体、微生物与肿瘤之间的许多奥秘尚待我们去探索，肿瘤临床治疗也需要我们开发更多有效的肿瘤微生态治疗方法。我们撰写这本肿瘤微生态专著，主要是跟踪肿瘤微生态领域的研究进展，系统介绍肿瘤微生态的研究成果，期待为肿瘤微生态研究和临床应用起到抛砖引玉的作用。

本书的出版得到科学出版社的热情支持与帮助，也得益于中国抗癌协会、首都医科大学附属北京世纪坛医院和北京元奥生物技术有限公司同道的指导和帮助，在此致以衷心的感谢。

石汉平　饶本强

2021年5月

目 录

总 论

各　论

总　论

第一章

绪　论

第一节　肿瘤微生态学基本概念

一、微生态学与肿瘤微生态学

微生态学（microecology）是一门研究微生物与微生物、微生物与宿主、微生物和宿主与外界环境相互依存、相互制约的学科，也是研究微观生态平衡、生态失调和生态调节的一门新兴学科。

肿瘤微生态学是一门研究宿主微生物群结构、功能失调与肿瘤发生、发展和治疗关系的新兴交叉学科。

二、微生态系统与肿瘤微生态系统

宿主体表与外界相通的腔道中通常寄居着对宿主无损害作用的微生物，统称为正常微生物群。健康成人约有10^{13}个体细胞，而全身定植的正常微生物总数高达10^{14}个，主要分布于皮肤、口腔、消化道、呼吸道和泌尿生殖道。在长期进化过程中通过适应、自然选择，正常菌群不同种类之间、正常菌群与宿主之间、正常菌群和宿主与环境之间始终处于动态平衡状态，形成一个相互依存、相互制约的微生态系统。

通过营养代谢、免疫系统和神经系统等途径，肿瘤患者、肿瘤及机体微生物之间存在密切的交互作用，三者所形成的生态环境构成了肿瘤微生态系统。肿瘤微生态系统已经超出了肿瘤或微生物本身的限制，可以应用于癌症的预防和整体治疗。

三、微生态生理功能

1.拮抗功能　正常菌群在宿主皮肤黏膜表面特定部位黏附、定植和繁殖，形成一层菌膜屏障，通过拮抗作用排斥外籍菌入侵，调整宿主微生态平衡。拮抗方式主要有：①正常细菌产生细菌素或抗生素抑制病原微生物；②正常微生物产生过氧化氢等代谢物质抑制或杀灭病原微生物；③营养竞争；④占位性保护；⑤肠道菌群代谢产生短链脂肪酸，降低肠道pH，抑制有害菌；⑥正常微生物促进黏液屏障的形成；⑦正常肠道菌群促进肠上皮细胞层的形成；⑧肠道菌群影响肠免疫屏障功能。

2.免疫作用　正常菌群能刺激宿主产生免疫及清除功能。阴道乳酸菌能激活巨噬细胞增强其吞噬能力并释放多种细胞毒性效应分子，如肿瘤坏死因子-γ（TNF-γ）和一氧化氮（NO）等，同时刺激B淋巴细胞产生多种抗体、提高阴道局部抗感染能力、抵御外袭菌入侵。正常微生物使人体产生广泛的免疫屏障，如乳酸菌和双歧杆菌，可增强人体免疫功能，不仅活菌体有功能，菌体破碎液和发酵液也均有作用。正常微生物还可刺激人体免疫系统发育和细胞免疫发生，使人体固有免疫系统对机会致病微生物和共生型微生物进行区分。益生菌可激活巨噬细胞和淋巴细胞，增加抗体生成，刺激脾细胞和派尔集合淋巴结的细胞增殖。

3. 营养代谢作用　纯植物性饮食很难满足人类所需的所有能量和营养素，某些微生物可以帮助人体循环利用植物物质中缺乏而又对合成蛋白质至关重要的氮。肠道菌群中存在降解多糖的某些细菌，如分解纤维素的厌氧菌可产生一种多酶复合体，能降解木质纤维素，利于营养物质的吸收。肠道细菌能识别并合成神经内分泌激素（如γ-氨基丁酸）与宿主肠神经系统共同支配胃肠道，同时对宿主营养消耗及各种激素信号造成的宿主状态改变做出反应，当神经内分泌激素被人体吸收后，可转化为情绪调节分子（如5-羟色胺）等，影响食欲。

人体微生物还具有多种代谢功能。肠道菌群可为代谢过程提供酶和生化代谢通路，将不溶性蛋白质转变为可溶性蛋白质，将多糖转换成单糖供人体吸收，参与酪蛋白水解、氨基酸脱氨基、脱羧基作用及胆汁和氨基酸代谢，还可合成多种非必需氨基酸，如丙氨酸、缬氨酸等。肠道菌群代谢产生的短链脂肪酸对宿主有着重要影响，其中丁酸盐可以全部被结肠上皮细胞吸收，提供其主要能量来源。肠菌（如双歧杆菌、乳杆菌等）可合成多种必需维生素，如维生素K、维生素B、烟酸、泛酸等。肠道菌群还可影响药物代谢，对个体化医疗有重要意义。肠菌参与昼夜节律的调控，其代谢物生产存在每日节律，影响生物钟基因的表达。

4. 抗肿瘤作用　微生物能降解、清除体内致癌因子，对病变组织起调节和修复作用，通过调控肿瘤凋亡相关性基因诱导肿瘤细胞凋亡，机体内正常微生物群能塑造T细胞抗原并通过刺激模式识别受体影响免疫反应类型和强度，对预防肿瘤的发生具有作用。乳腺中含有大量有益菌会保护女性免于癌症的发生，肠道菌群多样性较高的女性，机体中雌激素代谢产物存留水平高，患乳癌的风险低，而乳腺中大肠埃希菌和表皮葡萄球菌水平增加时，可以诱导细胞DNA双链断裂，DNA双链断裂的修复机制通常非常容易出错，通常会导致癌症发生。

5. 抗衰老作用　双歧杆菌能明显提高血浆超氧化物歧化酶以及谷胱甘肽过氧化物酶活性和水平，具有抗自由基、防止生物膜脂质过氧化等功能，同时促进T淋巴细胞增殖与分化，增强宿主免疫监视和免疫清除功能。

四、微生态平衡

微生态平衡主要是微生态环境、宿主及微生物三个方面互相作用的结果，包括微生物本身和微生物与宿主之间的平衡。

微生物本身的平衡可从定位、定性和定量三个方面进行衡量。对同一个种群，在原位是原籍菌，在异位就是外籍菌，在原位是益生菌，转移到异位就可能成为有害菌，菌群移位是微生物本身平衡的重要分析指标；定性分析指微生物群中各个种群分离与鉴定后所占比例，如细菌、病毒、真菌、支原体、衣原体、螺旋体等种群的占比；定量分析指某一生态内各个微生物种群的活体数量。

微生态平衡与宿主不同发育阶段的生理功能相适应，即微生态平衡的生理性波动。

五、微生态失调

微生物群之间或微生物与宿主之间的平衡在外环境影响下由生理状态转变为病理状态称为微生态失调，可分为菌群失调、定位转移和宿主转换。

1.菌群失调　微生态中各菌种间数量或比例变化超出正常范围，尤其是原籍菌数量和密度下降，外籍菌和环境菌数量和密度升高。严重的菌群失调可使宿主发生一系列临床症状，称为菌群失调症。菌群失调可分为Ⅰ度失调（可逆性失调）、Ⅱ度失调（不可逆性失调）和Ⅲ度失调（二重感染）。二重感染常发生于抗生素治疗感染性疾病过程中，病情凶险，病死率高。若发生二重感染，除停用原用抗生素外，需对细菌进行药敏试验，以选择有效抗生素治疗。

2.定位转移　正常菌群由原籍生境转移到外籍生境或本来无菌生存生境上的现象，分为老区转移及新区转移两大类。

3.宿主转换　不同宿主有各自不同的正常微生物群，宿主微生物群一旦发生改变，则可能引发不适、疾病。

六、微生态失调与肿瘤

微生态失调与各系统肿瘤的发生、发展均密切相关，现有研究证实的微生物相关性肿瘤有胃癌（幽门螺杆菌）、肝癌（乙型和丙型肝炎病毒）、膀胱癌（埃及血吸虫）、胆管细胞瘤（活体后睾吸虫和华支睾吸虫）、鼻咽癌和淋巴瘤（EB病毒）、卡波西肉瘤（人疱疹病毒8型）、淋巴瘤（人T细胞嗜淋巴病毒1型）、宫颈癌和肛门癌（人乳头瘤病毒）等。微生态失调除了可在微生物入侵原发部位形成肿瘤外，还可通过"脑-肠轴""肝-肠轴""肠-肺轴""肠-心轴""肠-皮肤轴"等循环途径导致远处肿瘤的发生。

微生态失调的促癌机制主要涉及炎症、免疫反应、物质代谢和遗传物质改变几个方面，见图1-1。

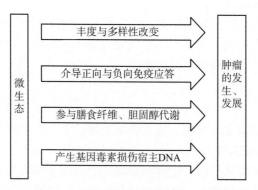

图1-1　微生态与肿瘤的发生、发展

1.微生物的多样性和（或）丰度改变与肿瘤的发生、发展　肿瘤患者肠道微生态与非肿瘤患者肠道微生态存在差异，主要体现在微生物的多样性和（或）丰度的不同。下面列举了部分瘤种患者肠道微生物丰度变化（表1-1）。肿瘤患者肠道微生物的丰度改变与肿瘤的生物学行为密切相关，可能成为肿瘤诊断和患者预后判断的潜在标志物。

表1-1 不同瘤种患者肠道微生态组成

瘤种	肠道富集微生物	肠道缺失微生物
肝内胆管癌	乳酸菌、放线菌、消化性链球菌和异斯卡多维亚菌属	
肝细胞癌	放线菌门、芽殖菌和副拟杆菌、产脂多糖菌属	产丁酸菌属
结直肠癌	温和噬菌体、子囊菌、担子菌、毛孢子菌属和马拉色菌、具核梭杆菌	酵母菌和肺孢子菌

肝内胆管细胞癌（intrahepatic cholangiocarcinoma，ICC）患者微生态中乳酸菌、放线菌、消化性链球菌和异斯卡多维亚菌属（Alloscardovia）的丰度比肝细胞癌（hepatocellular carcinoma，HCC）、肝硬化患者及健康人更高，肝硬化患者以瘤胃球菌属和明串珠菌属最多，健康个体以毛螺菌属最多。与肝硬化患者相比，肝细胞癌患者粪便菌群放线菌门增加，芽殖菌和副拟杆菌等13个菌属富集。与健康个体相比，早期HCC患者肠道中产丁酸的菌属减少，生成脂多糖的菌属增加，提示肠道微生物或可辅助诊断ICC和HCC、预测肿瘤侵袭能力和判断临床分期。结直肠癌患者肠道中温和噬菌体群落多样性显著增加，提示噬菌体可能参与了结直肠癌的发生、发展。真菌也被证明与腺瘤（结直肠癌前病变）和结直肠癌具有相关性，与健康群体相比，结直肠癌患者肠道内子囊菌、担子菌、毛孢子菌属和马拉色菌的比例增加，酵母菌和肺孢子菌比例减少，肠道微生物多样性和丰度的变化可能成为腺瘤和结直肠癌分期的潜在生物标志物。

2. 微生物通过诱导宿主免疫抑制促进肿瘤发展 肿瘤患者微生物可通过诱导肿瘤组织发生免疫耐受，抑制效应细胞功能，促进免疫抑制性细胞浸润等途径而促进肿瘤发展，其中模式识别受体（pattern recognition receptor，PRR）和免疫抑制性趋化因子等炎症介质起着重要作用。

胰腺癌研究发现，肠道微生物可移位并定植于胰腺肿瘤组织中形成肿瘤微生物组，具有免疫抑制作用，通过激活单核细胞的部分Toll样受体（TLRs），导致免疫耐受，清除微生物后肿瘤微环境免疫原性得到重建，M1型巨噬细胞分化、CD4$^+$和CD8$^+$ T细胞活化增强，髓源性抑制细胞数量减少，PD-1表达上调。在对结直肠癌患者的研究中发现，肠道中具核梭杆菌明显增多，其通过募集髓源性抑制细胞（MDSCs）导致免疫抑制微环境，促进肿瘤的发生发展。

3. 微生物通过参与宿主代谢影响肿瘤的发生、发展 微生物群在结肠发酵过程中产生的短链脂肪酸等代谢物在维持肠道稳态和健康方面具有重要作用，此类微生物群代谢物可以抑制革兰氏阴性菌生长，为结肠细胞提供能量，抑制炎症，促进肿瘤细胞凋亡。参与短链脂肪酸生物合成和代谢的细菌积极参与维持稳定和健康的肠道群落。结直肠癌研究证实，产生短链脂肪酸的有益菌丰度较低。小鼠模型实验表明，膳食纤维以微生物依赖和丁酸依赖的方式可防止结直肠癌的发生率。相反，肠道微生物酶从肝脏合成的初级胆汁酸中产生的次生胆汁酸被认为是促癌代谢物，肠道微生物群使用胆汁酸作为信使来改变免疫功能，影响抗肿瘤免疫监视功能。

4.微生物通过损伤DNA促进肿瘤的发生、发展 微生物通过产生活性氧等物质激活促肿瘤生长信号转导通路，诱导基因甲基化，直接或间接损伤宿主细胞DNA的稳定性，从而促进肿瘤的发生、发展。因此，肠道微生物产生的这些具有致突变和致癌作用的物质也被称为基因毒素。

幽门螺杆菌可通过核因子κB（NF-κB）信号和白细胞介素8（IL-8）诱导慢性炎症，同时通过细胞毒素扰乱自噬和凋亡通路、调节关键致癌信号通路（如Ras/MEK/ERK和β-catenin通路）引发癌症。结肠癌密切相关的具核梭杆菌是通过黏附蛋白FadA表面蛋白直接黏附并侵入结肠上皮细胞，介导β连环蛋白和Wnt信号从而诱导炎症并引发癌变。EB病毒可将遗传信息直接整合到宿主基因组，表达促进细胞生长和增殖并诱导异常DNA损伤反应途径的基因，直接诱导鼻咽癌的发生。研究者将散发性结直肠癌患者粪便移植给无菌小鼠，导致小鼠结肠形成异常隐窝灶（一种癌前病变），原因可能是菌群失衡触发了表观遗传机制而诱发基因甲基化，导致细胞癌变。空肠弯曲菌产生的细胞致死性膨胀毒素（cytolethal distendingtoxin，CDT）通过其脱氧核糖核酸酶活性，诱导双链DNA断裂而致癌，以上结果提示，肠道细菌在结直肠癌的发生、发展中可能既有辅助作用又有主导作用，未来应进一步明确单一菌种及菌种之间相互作用的具体机制，靶向基因毒素的方法有望成为防治结直肠癌研究的新方向。

七、肿瘤微生态治疗

疫苗接种预防病毒（如人乳头瘤病毒和乙型肝炎病毒）相关性肿瘤已取得良好的疗效。随着分子生物学技术的快速发展，基因组学、转录组学、蛋白质组学、代谢组学和液体活检相关技术促进了微生物相关性肿瘤的早期诊断和治疗。基于微生态调控肿瘤治疗的疗效取得了显著提高，以益生菌、益生元、合生元为代表的微生态制剂在炎性肠病和肿瘤治疗领域有了突破性进展；粪菌移植（FMT）重塑肠道微生态能在一定程度上提高免疫治疗的敏感性、减轻不良反应，为肿瘤治疗提供新的策略。粪菌移植治疗可调控肿瘤患者代谢重编程延缓肿瘤进展，同时增强抗肿瘤免疫功能。肿瘤微生态的研究开展可以促进肿瘤三级预防，为肿瘤的深入研究提供方向。

（饶本强 石汉平）

第二节 微生态学和肿瘤微生态学发展简史

一、微生态学简史

我国在公元前17世纪（殷商时期）就有酒、醴（甜酒）等记载，这说明我国在3000年前已经开始应用微生物，并选育出许多质量优良的酒曲、酱曲、醋曲。早在东晋时期，葛洪已采用粪菌移植（fecal microbiota transplantation，FMT）的方式治疗疾病，《肘后备急方》中记载，用人粪清治疗食物中毒、腹泻、发热并濒临死亡的患者，俗称"黄龙汤"。李时珍在《本草纲目》记载新鲜粪便治疗腹部疾病："新粪汁，水和服""并饮粪汁一升，即活"。北魏时期出版的《齐民要术》（贾思勰撰）和1637年出版的《天工开物》（宋应星撰）均多处描述了真菌，同时将有益菌描述为"五色衣""黄衣"等，有害菌描述为"白醭"。由此可见，我国对于微生物的理解和应用具有悠久的历史。

1676年荷兰人列文虎克（Antony van Leeuwenhoek）研制了世界上第一台显微镜，通过显微镜观察了牙垢、唾液、痰、粪便及各种污水，发现许多球状、杆状和螺旋状微小生物。他不仅发现了微生物形态，并且发现了微生态，即微生物在自然生境内的种类、数量、分布及相互关系，直接证明了微生物的存在，奠定了微生态形态学基础。

19世纪末到20世纪初在细菌学领域出现了三位划时代的人物，他们是法国巴斯德（Louis Pasteur）、德国科赫（Robert Koch）、俄国梅契尼可夫（Elie Metchnikoff），他们的研究对微生态学的发展产生了重要影响。巴斯德通过"S"形曲颈瓶实验证实有机物发酵是酵母的作用，反驳了当时盛行的微生物是自然生成的"生物自生论"，认识到不同微生物的代谢也不同，并以液体培养方式解决了法国酿酒酸败的问题，同时解决了乳酸、乙酸及丁酸发酵的问题，提出了著名的巴氏消毒法，解决了微生物从混合培养到纯培养的许多关键问题，开创了微生物生理学。科赫发明了固体培养基，他先后用马铃薯、明胶、琼脂制作固体培养基，创建了纯培养技术，这是微生物学研究的重要里程碑，是一场微生物研究的革命，在此基础上，大部分病原菌相继被发现。梅契尼可夫认为，肠道菌群大肠埃希菌具有腐败作用，可减轻酚、皂酚、靛青质及其他有害氨类物质的有害作用，起到延年益寿功效，他认为，食用酸奶可以减轻肠中毒，因此，他既是微生态制剂奠基人，也是食用酸奶的倡导者。

1928年英国弗莱明首先发现青霉素，1942年，青霉素在美国大批量生产。20世纪40年代出现了链霉素，随着一大批抗生素相继问世，其在人类对抗感染性疾病中取得了卓越的功绩，挽救了亿万生命。1945年美国印第安纳州圣母大学J·A·Reynier博士成功实现了无菌动物（germ free）的培养。无菌动物的出现对研究正常生物群具有极其重要的作用，对正常微生物群的生理、营养、与人体相互作用的研究都是不可或缺的动物模型，在此基础上产生了悉生生物学（gnotobiotes）。抗生素的使用和无菌动物培养技术这两个里程碑事件极大地促进了微生态学的快速发展。

1977年，德国沃克鲁什（Volker Rush）首次提出"微生态学（microecology）"概念，在德国赫尔本建立第一个微生态学研究所，主要研究活菌制剂生态疗法和生态调控问题，利用大肠埃希菌、双歧杆菌、乳酸菌等作为活菌制剂，并于1985年提出"微生态学是细胞水平或分子水平的生态学"观点。我国康白教授在总结前人理论的基础上提出"微生态学是研究正常微生物与其宿主相互关系的生命科学分支"观点。魏曦教授对微生态学的展望是"人类生存与繁衍，必须适应环境，一个是外环境，即宏观生态；另一个是内环境，即微观生态"。

进入21世纪，伴随着微生态学研究目的明确和研究方法的多样化，微生态学科得到了长足的发展。2007年，美国国立卫生研究院（NIH）启动"人类微生物组计划"（human microbiome project，HMT）。2008年，欧盟宣布启动人类肠道宏基因组计划（Meta HIT）。2011年，肠道微生态研究荣获 *Science* 期刊年度十大突破之一、*Nature Medicine* 期刊年度八大生物医学研究进展之一。2012年，*Science* 期刊推出"肠道微生物群"专辑，*Nature* 推出"肠道微生物与健康"专辑。2016年，美国政府推出"国家微生物组计划"，成为继脑计划、精准医学、抗癌、"登月"之后又一重大国家计划。

二、肿瘤微生态学简史

1.微生物相关性肿瘤 1963年美国费城癌症研究所Blumberg教授在一位患白血病的澳大利亚土著人血清中发现一种抗原，这种抗原在正常人体内没有，后正式命名为乙型肝炎表面抗原（HBsAg），简称为"表抗"。1967年，明确乙型肝炎病毒（hepatitis B virus，HBV）与人肝癌发生相关，Blumberg凭着这些工作获得了1976年的诺贝尔生理学/医学奖。

1974年德国Harald zur Hausen教授明确了人乳头瘤病毒（HPV）与宫颈癌发生的联系，使得医学界认识到几乎所有的宫颈癌都是由高危型HPV感染引起的，该发现使得宫颈癌成为迄今病因最明确的一种癌症，奠定了人类在肿瘤微生态学研究领域的基石。

1983年澳大利亚Marshall BJ和Warren JR教授发现胃高酸环境中存在着微生物——幽门螺杆菌（helicobacter pylori，简称Hp），提出"无Hp无溃疡"理念，改变了"无酸无溃疡"的传统认识，现代研究证实Hp与十二指肠溃疡和胃癌的发展密切相关。

随着肿瘤微生态学研究技术的快速发展，研究表明微生态失调与机体各系统肿瘤的发生、发展均有着紧密相关的联系。1990年，Mareel将微生态学的概念引入肿瘤研究中，提出肿瘤-宿主生态系统的概念，即肿瘤的侵袭和转移是肿瘤微生态系统内各因素相互作用的结果。

1998年，Marshall教授提出"肠-肝轴"概念，关于肠道与肝脏疾病关系的研究越来越引起人们的关注。目前认为，肠道与肝脏是相互影响的，正常肝脏功能遭到破坏后很可能造成肠道功能障碍，一旦肠道微生态失调，肝脏便直接暴露于肠道微生物及其代谢产物中，肠道微生态改变也是诱发肝脏疾病甚至原发性肝癌的重要原因。近年来研究表明，肠道微生态不仅参与胃肠道功能的调节，并且通过"脑-肠轴""肠-肝轴""肠-心轴""肠-皮肤轴"和"肠-肺轴"等影响远端器官功能，甚至影响肿瘤的发生、发展。

2.肿瘤微生态治疗 1958年，BenEiseman报道了对4名患有严重假膜性肠炎患者在益生菌、抗生素等治疗无效后通过粪菌移植治疗后病情痊愈。1989年1月美国密苏里州堪萨斯城的Justin.B及Mark.B经6个月粪便灌肠缓解了Benet的溃疡性结肠炎，此为第一例用粪菌移植治疗炎性肠病的报告。2012年，粪菌移植在西方国家刮起热潮，同年，我国张发明教授为国内一位克罗恩病患者实施了粪菌移植治疗，这也是我国现代标准化粪菌移植的开端。美国医学指南在2013年将"FMT用于复发性难辨梭状芽孢杆菌感染（clostridium difficile infection，CDI）的治疗"纳入诊疗规范。2014年，张发明教授研制了世界首台智能化粪菌分离系统，用机器代替人力完成粪菌从粪便中的分离工作，并且建立了两个GMP级实验室专门加工用于临床的粪菌制品，制菌过程安全、清洁，方便质控。为解决粪菌移植的可行性问题，张发明确立了两条粪菌移植作为主要路径：一是从肛门进入做肠镜，将粪菌送到结肠；二是对于那些不具备肠镜条件的人，可以通过胃镜送到小肠，或者从鼻孔插管到空肠。目前粪菌移植在治疗肠道艰难梭菌感染上已经有明确疗效，越来越多实验证明，它可用来治疗顽固性便秘或腹泻、克罗恩病、溃疡性结肠炎、严重菌群失调、难治性肠道过敏、急慢性艰难梭菌感染（特别是复发性感染）、消化道感染性疾病、肠易激综合征等，对肥胖、糖尿病（合并肠道疾病）、代谢综合征、肿瘤等肠道菌群相关性疾病也能发挥作用。2019年美国癌症研究协会（American Association for Cancer Research，AACR）年会上报道粪菌移植具有一定的抗肿瘤作用。在粪便移植过程中，将来自健康供体的粪便样本移入患者的肠道。来自健康人的肠道微生物将重塑患病者的肠道菌群并改善他们的健康。

1857年，法国微生物学家巴斯德研究了牛奶的变酸过程，他把鲜牛奶和酸牛奶分别放在显微镜下观察，发现他们都含有同样的极小生物——乳酸菌，而酸牛奶中乳酸菌数量远比鲜牛奶多，这一发现说明牛奶变酸与乳酸菌活动有关。1878年，李斯特（Lister）首次从酸败的牛奶中分理出乳酸乳球菌。1892年，德国妇产科医生Doderlein在研究阴道时提出产乳酸的微生物对人有益。1899年，法国巴黎儿童医院的蒂赛率先从健康母乳喂养的婴儿粪便中分离出第一株菌种双歧杆菌（当时称为分叉杆菌），他发现双歧杆菌与婴儿腹泻的频率与营养都有关系。1900～1901年，Moro Beijerinck和Cahn各自研究了肠道中的乳酸菌，丹麦人奥拉-严森首次对乳酸菌进行了分类。1908年，俄国科学家诺贝尔奖获得者梅契尼可夫正式提出"酸奶长寿"理论。1935年，乳酸菌饮料问世，益生菌开始走向产业化。1962年，Bogdanov从保加利亚乳杆菌中分离出3种具有抗癌活性的糖肽，首次报道了乳酸菌的抗肿瘤作用。1974年，Paker将益生菌定义为对肠道微生物平衡有利的菌物，随着各项研究的不断开展，人们对于益生菌与肿瘤之间的紧密联系也得以不断地认知，益生菌与肿瘤治疗的研究方式也由原来的单纯体外试验转为体内试验，同时由抗肠道肿瘤扩展为抗单类型肿瘤、抗多类型肿瘤。

1995年Gibson GR和Roberfroid指出：益生元是一种膳食补充剂，它可以选择性地刺激一种或几种细菌的生长与活性，从而对宿主产生有益影响的不可消化食物成分。2004年，Gibson等进行了补充：一种可被选择性发酵而专一性改善肠道中有益于宿主健康的菌群组成和活性的食物配料，因为能促进双歧杆菌生长被称为双歧因子。益生元在改善糖脂代谢、降血清胆固醇、促进肠道内双歧杆菌增殖、改善菌群结构、改善和防止便秘等方面都有很好的作用。近年研究表明，益生元还有明显的抗肿瘤作用，其作用主要是通过直接刺激免疫系统、维持肠道微生物的平衡、产生代谢产物的短链脂肪酸抑制肿瘤细胞、参与细胞因子的调控。

合生元（synbiotics）的广泛定义是"对宿主具有有益作用的益生菌和益生元"的混合物。人们过去认为益生菌和益生元的混合物就是合生元，是一类旨在增加益生菌存活和保护益生菌在胃肠道定植，从而对宿主产生有益作用的膳食补充剂，通过选择性地刺激一种或有限数量的益生菌生长或激活其代谢，可以改善宿主的健康。2019年5月益生菌和益生元科学协会讨论了合生元的现状，将合生元的定义更新为"由活性微生物和可以被宿主微生物选择性利用的底物组成的混合物，并且该混合物可以给宿主带来益生作用"。合生元可以改善肠道微生态平衡、发挥有益作用，它们在肠道内能形成生物屏障，排斥和抑制有害细菌，产生对人体有益的物质，促进消化吸收与肠蠕动，增强肠道免疫功能，近年来合生元在激活机体免疫系统、抗肿瘤方面有着广泛应用。

三、肿瘤微生态学的发展方向

现代生物技术的飞速进步，使肿瘤微生态学研究方法不断升级，极大拓宽了该学科的研究深度，常用的肿瘤微生态学研究技术有色谱技术、分子指纹图谱技术、DNA探针及基因芯片技术和基于高通量测序的单一及多组学技术。

　　基因组学反映了什么是可以发生的，转录组学反映的是将要发生的，蛋白质组学指出了赖以发生的，而代谢组学反映的是已经发生的。虽然单一组学技术各具优势，但是在研究整体的肿瘤微生态学问题上又都存在明显的局限性，无法全面地解析肿瘤进展过程的发生、发展机制。因此，基于单一组学技术的多组学技术应运而生，见图1-2。多组学技术（Multi-Omics）是结合两种或两种以上组学研究方法，如基因组、转录组、蛋白组或代谢组，对生物样本进行系统研究，同时将各组学的数据加以整合分析并深入挖掘生物学数据。在微生态研究领域，微生物多样性测序、宏基因组、宏转录组、宏蛋白组、代谢组等技术的交叉融合，为人体微生态群落构成、代谢途径、微生物-环境互作、肿瘤的发生、发展提供了新的研究思路。通过多组学技术不仅可以注释并解析环境微生物群落的结构与功能，还可以比较实验组与对照组在不同水平下物种的活性丰度、基因的差异表达、代谢途径的强弱。

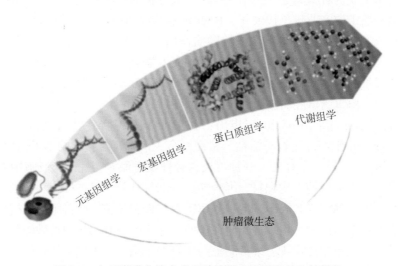

图1-2　多组学联合技术成为肿瘤微生态研究的必然趋势

　　近年来，肿瘤微生态学发展迅速，然而，微生物与肿瘤的互作机制仍不完全清晰，医护人员以及人民群众在肿瘤微生态学领域的知识掌握仍有很大欠缺，益生菌、益生元、合生元、粪菌移植等微生态治疗方式在临床应用率低，同时由于大部分研究多在小鼠模型中进行探讨，限制了其临床转化的价值，未来仍需进一步扩大人群研究数据，全面评估微生态调控在肿瘤治疗方面的作用与意义。

（饶本强　路　帅）

第三节　人类微生物组计划

　　人类微生物组计划（HMP）是人类基因组计划的延伸，它研究的重点是通过元基因组学的方法研究人体内（表）的微生物菌群结构变化与人体健康的关系。人体内有两个基因组，一个是从父母那里遗传来的人基因组，编码大约2.5万个基因，另一个则是出生以后才进入人体、特别是肠道微生态系统，包括500～1000种微生物，其遗传信息的总和叫"微生物组"，也可称为"元基因组"，它们所编码的基因有100万个以上。两个基因组相互协调、和谐一致，保证了人体的健康。因此，在研究基因与人体健康关系时，不能忽略共生微生物基因的研究。

一、人类微生物组计划的意义

人类基因组计划在2003年完成以后，许多科学家已经认识到解密人类基因组基因并不能完全掌握人类疾病与健康的关键问题，因为人类对与自己共生的巨大数量微生物群落还几乎一无所知。据估算，人体内存在着数以万亿计的微生物，仅人体肠道内就有10万亿个细菌，是一个成人自身细胞数量的数倍。初步研究显示其所含基因数目的总和是人类基因组所含基因数目总和的100倍。而且多项研究发现，寄生在人体中的微生物在多个生理生化功能中发挥重要作用。比如，它们能够抵御感染，影响体重和消化功能，影响自身免疫疾病的患病风险，甚至还会影响人体对癌症治疗药物的效果。但是，由于传统微生物学研究方法的局限，对生活在自己体内的95%以上的微生物没有任何研究数据。

二、人类微生物组研究计划

2007年美国国立卫生研究院联合众多研究机构正式启动人类微生物组计划，该项目也被认为是人类基因组计划的延伸。HMP第一阶段（HMP1）于2013年结束，来自美国麻省理工学院和哈佛大学Broad研究所、贝勒医学院、华盛顿大学医学院和J.CraigVenter研究所的研究人员，通过对300名健康个体鼻腔、口腔、皮肤、胃肠道和泌尿生殖道的微生物群落进行16S rRNA测序，识别了生活在人体内各个部位的数千种细菌、真菌以及病毒，揭示了人体微生物群落的复杂性，证明了寄生在人体内的微生物是人类生物学不可或缺的一部分，也挑战了医学界认为微生物只是传染病病原体的传统观点。2014年HMP第二阶段（HMP2）（即iHMP）启动，旨在特定疾病人群的纵向研究中通过分析微生物组和宿主活动，以及创建微生物组和宿主功能特点的整合数据集来研究这些相互关系，并进一步阐明人体微生物在健康和疾病中的关键作用，目前已在多方面取得进展。

1. 微生物与早产 全世界每年约有1500万妊娠不到37周的早产，早产仍然是全球第二大新生儿死亡的原因，也是中高收入经济体中最常见的婴儿死亡原因。早产的后果从幼儿期持续到青春期和成年期。在美国，早产存在显著的人口差异，非洲血统妇女的风险要大得多。来自美国弗吉尼亚州、德克萨斯州、太平洋生物科学公司和美国华盛顿大学妇产科的研究人员报道了约12 000个关于"生物组学"的社区资源，作为整个人类微生物组学项目的一部分。对45例早产和90例足月分娩对照组的16S rRNA、宏基因组、亚转录组和细胞因子谱进行纵向分析，结果发现早产主要是非洲血统的妇女。早产妇女阴道中Crispatus乳酸杆菌水平显著降低，而BVAB1、Sneathia amnii、TM7-H1、Prevotella cluster2和另外九种细胞因子水平［白细胞介素（IL）-1β、IL-6、IL-8、嗜酸性粒细胞趋化因子、肿瘤坏死因子（TNF）-α、IL-17A、巨噬细胞炎性蛋白（MIP）-1β、干扰素-γ诱导蛋白（IP）-10/趋化因子配体（CXCL）10、RANTES（活化调节、正常T

细胞表达和分泌〕显著升高。有代表性的基因 *BVAB1* 和 *TM7-H1* 第一次被描述，早产相关分类群与阴道分泌液促炎细胞因子相关，这些发现突出评估了早产风险的新机会，也是迄今为止对阴道微生物组群进行的最大、最全面的研究之一。

2.微生物与炎性肠病　炎性肠病（inflammatory bowel disease，IBD）包括克罗恩病（Crohn's disease，CD）和溃疡性结肠炎（ulcerative colitis，UC），影响着全球350多万人，其发病率在世界范围内不断增加。CD和UC属于一种复杂疾病，在临床、免疫、分子、遗传和微生物水平上存在差异，是由宿主、微生物和环境因素之间复杂的相互作用造成的。作为人类微生物组计划的一部分，美国麻省理工学院、哈佛大学感染性疾病和微生物组学，美国德克萨斯州休斯敦贝勒医学院分子病毒学和微生物组学等团队对132名受试者进行了为期一年的跟踪研究，以获得疾病期间宿主和微生物活动的纵向分子图谱（每个时间节点多达24个，共有2965个粪便、活检和血液样本）。得到的结果提供了一个全面的看法，即在IBD活动期肠道微生物功能失调，表现为CD和UC患者的微生物移位率要高于非IBD患者，例如CD患者专性厌氧菌（包括Faecalibacterium prausnitzii和Roseburia hominis）的消耗和兼性厌氧菌（如大肠埃希菌）的增加。IBD中两种优势菌属Ruminococcus torques和Ruminococcus gnavus在CD和UC中也表现出差异，证明了兼性厌氧菌的特征性增加是以专性厌氧菌的消耗为代价的。一小部分菌属的转录活性显著增加，并显示出丰度差异，包括Clostridium hathewayi，Clostridium bolteae，and R. gnavus，在菌群失调期间，它们的表达都显著增加，因此它们在IBD中的作用可能比它们在基因组丰度上的差异更明显。在代谢组中，短链脂肪酸在菌群失调时通常减少，与丁酸盐的减少尤其是丁酸盐的前体（如F. prausnitzii和R. hominis）的减少一致，与非菌群失调的样本对比，CD患者菌群失调样本中胆汁酸胆盐、甘氨酸、牛磺酸结合物富集，相反次级胆汁酸石胆酸盐和脱氧胆酸盐在菌群失调中减少，这表明次级胆汁酸产生的细菌在IBD患者菌群失调中耗尽，或者通过结肠的运转时间太短，这些化合物无法代谢，这些结果均表明菌群失调与IBD紧密相关。另外还观察到一些之前未被描述的生化异常，如酰基肉碱在菌群失调时显著增加，而碱性代谢物的水平通常会降低。然而，花生四烯醇肉碱减少，游离花生四烯酸（参与炎症反应的前列腺素前体）增加。IBD患者肠道菌群稳定性降低，随着时间的推移，每个受试者的微生物组群在亚基因组、亚转录组和代谢组学特征上差异增大，这些变化在CD和UC个体的分类中最为明显。通过对比取材于回肠（CD患者）和直肠（CD患者和UC患者）炎症部位活检组织与无IBD患者差异表达基因（differentially expressed genes，DEGs），确定了305个和920个分别在回肠和直肠中的DEGs，这些发炎部位与非IBD患者相应部位的DEGs可直接影响共生微生物的基因，在DEGs中KEGG30通路过度表达具有免疫相关通路强代表性，尤其是IL-17信号通路，之前已在CD患者回肠活检的基因表达中证实，在回肠和直肠中富含上调的DEGs，在UC患者直肠活检中的DEGs上调中，发现补体级联反应进一步增加，这是与IBD有关的先天免疫的一个组成部分。使用16S扩增子测序法检测与这些变化最相关的微生物组分，在回肠和直肠中分别确定了31对和106对重要的操作分类单元（operational taxonomic unit，OTU），两个位点之间没有重叠。所涉及的基因包括已知的IBD相关宿主-微生物相互作用因子，DUOX2及其成熟因子DUOXA2，这两个因子与回肠中Ruminococcaceae UCG 005（OTU89）的丰度呈负相关。一些已经报道具有抗菌特性的趋化因子基因（*CXCL6*、*CCL20*）与回肠中直肠真杆菌（OTU120）、直肠链球菌（OTU37）和直肠艾肯菌属的相对丰度呈负相关，表明这些物种对趋化因子的活性最为敏感。该研究的基础设施资源、结果和数据可通过IBD多组学数据库获得，提供了迄今为止IBD中宿主和微生物活动的最全面论述。最重要的是将这些分子结果应用于临床，发现新的生物标志物以更准确地预测IBD的产生和发展，以及找到新的宿主-微生物相互作用靶点，为缓解或治疗IBD提供突破口。

3.微生物与前驱糖尿病　2型糖尿病（type 2 diabetes，T2D）是一个日益影响人类健康的严重问题，是一种代谢紊乱疾病，影响全球4亿多人。前驱糖尿病和T2D通常与胰岛素抵抗有关，即个体产生胰岛素，但由于其细胞对胰岛素无反应而导致高血糖，但对前驱糖尿病宿主、微生物的分子整体研究还很缺乏。美国加利福尼亚州斯坦福大学医学院遗传学系、内分泌科及斯坦福糖尿病研究中心等团队在4年内每3个月对106位受试者进行健康走访，采集受试者健康状态及生病状态下的血液、粪便和鼻拭子样本，对转录组、代谢组、细胞因子和蛋白质组以及微生物组的变化进行了深入分析。首先，健康状况在个体间是不同的，不同的内部变化和（或）个体间的变化。三酰甘油与血浆稳态葡萄糖水平（steady-state plasma glucose，SSPG）呈正相关，而高密度脂蛋白与SSPG呈负相关，SSPG与炎症和免疫反应的增加呈正相关。胰岛素抵抗也与脂质生物学改变有关，一些长链和多不饱和脂肪酸的水平与SSPG呈正相关，与胰岛素抵抗/胰岛素敏感分类呈负相关的代谢物包括吲哚乙酸和马尿酸。另外，Odoribacter，Oscillibacter和Pseudoflavonifracter与SSPG呈负相关。总之，胰岛素抵抗与强炎症反应和脂质代谢的改变有关。其次，在呼吸道病毒感染（respiratory viral infection，RVI）和免疫过程中，宿主和微生物发生了广泛变化，RVI后超敏C反应蛋白水平和白细胞计数增加，高密度脂蛋白降低。还发现肠道和鼻腔微生物组的许多变化，包括肠道中的厚壁菌目和臭杆菌属，据报道，这些细菌在炎症和RVI患者中减少。肠道内的瘤胃球菌、巴氏杆菌、阿利斯蒂普斯及里肯菌科和杆菌也有所增加。鼻腔微生物群在RVI期间也发生了变化。在RVI期间，病毒载量增加后，鼻腔细菌变化较慢或延迟升高，例如，在一名受试者中，鼻腔微生物的变化与肠道中的变化相反，这表明鼻腔和肠道中的病毒和细菌变化可能是相互协调的。接下来比较了胰岛素抵抗和胰岛素敏感参与者对RVI的反应，大多数免疫相关途径在胰岛素敏感组的早期事件（early events，EE，感染后1～6天）上调，而胰岛素抵抗组在晚期事件（late events，EL，感染后7～14天）之前几乎没有明显免疫反应，在RVI期间胰岛素抵抗组鼻微生物分类群和预测基因的变化较少，鼻腔链球菌属仅在胰岛素敏感受试者RVI过程中增多。RVI对胰岛素抵抗个体发生代谢紊乱的潜在风险增加，以及患者对RVI的免疫反应受损。免疫通路（如B细胞受体信号）和NF-KB信号在RVI和免疫应答之间存在差异，大多数这些通路中的调节因子，如IFNγ、IL-2、IL-3、IL-6和BDNF，在RVI和免疫之间存在差异。在免疫诱导的变化中，与肥胖和高脂肪摄入相关的白粉菌属减少，表明免疫与1型糖尿病（T1D）和T2D信号呈负相关，而T1D和T2D信号与这些代谢紊乱具有重叠的生物学特征。另外，在2型糖尿病（type 2 diabetes，T2D）诊断前白细胞介素-1受体拮抗剂（interleukin-1 receptor antagonist，IL-1RA）和超敏C反应蛋白高度升高，与IL-1RA高度相关分子（如甲基尿酸、甲基黄嘌呤），它们是与糖耐量受损相关的肠道微生物代谢产物，那些外源性物质与补体系统（C4B，C4BPB、C4BPA）、急性免疫应答信号（PIK3CD、MAP3K5）和LPS刺激的MAPK通路（RAF1、PRKD3、MAP3K5和PIK3CD）密切相关，这些都与糖尿病的发生有关。

人类微生物组研究结果共同表明，微生物组是人类生物学的一个重要组成部分，也证实了微生物组对人类健康和发展的重要性。人类微生物组研究最终将帮助人类在健康评估与监测、新药研发和个体化用药，以及慢性病的早期诊断与治疗等方面取得突破性进展。HMP项目也正在创造人类微生物组研究所需的最丰富资源。

4.微生物与肿瘤　人类肠道微生物群是一种极为复杂的微生物生态系统，在人体内直接或间接参与了物质代谢、消化吸收和免疫调节等过程。肠道菌群随着宿主的饮食习惯和生活方式进行动态调节，当其结构和功能受到破坏时，可通过破坏肠黏膜上皮细胞、改变宿主机体代谢和产生致癌物质等方式增加异常病灶，最终诱发结直肠息肉和癌变。肠道菌群失调可通过免疫应答参与肿瘤的形成，比如肿瘤炎症环境通过激活STAT3HE和NF-κB信号传导并上调促增殖和细胞周期驱动基因等方式促进癌症发展。肠道菌群还可通过慢性炎症引起组织损伤并产生氧化应激，使上皮细胞DNA损伤累积，导致肠上皮细胞癌变。此外，肠道菌群还可通过基因毒性反应影响结直肠癌的发生、发展。在结直肠癌发生、发展过程中，肠道菌群的代谢产物也起到重要作用，比如胺类、氨类、酚类和硫化氢等化合物可通过组织细胞慢性炎症和DNA损伤参与结直肠癌的发生、发展过程。近年来，有学者发现肝癌宿主伴有肠道菌群结构和数量改变。研究发现，肠道菌群失调导致的菌群移位和肠源性内毒素血症可干扰机体对HBV的正常免疫过程，在脂多糖的作用下，受HBV感染肝细胞的LPS-TLR4通路被免疫细胞激活，分泌大量炎症介质，造成大量肝细胞受损，并且使HBV感染趋于慢性化，加快肝硬化及肝细胞的癌变过程。肠道微生物可使机体形成胰岛素抵抗，脂肪组织中巨噬细胞分泌的TNF-α、IL-6使正常或异常乳腺组织中雌激素水平升高，进而诱导子宫内膜癌的发生。

肺癌患者的肺部微生物群有着特征性变化，致病性微生物是肺组织癌变的驱动因素之一。有研究对肺癌患者、肺部良性病变患者、健康人的支气管肺泡灌洗液进行宏基因组测序，结果发现所有标本中都存在拟杆菌门微生物、变形杆菌门微生物、放线菌门微生物、厚壁菌门微生物，其中肺癌患者微生物组丰度明显降低，普氏杆菌属是优势菌群，与其他两组有明显差异。此外，阴道微环境失衡与子宫颈癌密切相关，Mitra等研究表明，女性阴道微生物的多样性增加可能与HR-HPV持续感染有关并最终导致子宫颈癌，而且疾病的严重程度与乳酸杆菌属相对丰度降低有关。微生物多样性增加可诱发子宫颈慢性炎症，破坏机体的黏膜屏障和免疫保护作用，加速HR-HPV感染而导致子宫颈癌。由此可以得出，微生物与肿瘤的发生、发展密不可分，越来越多肿瘤与微生物的关系已经或即将被阐明，成为研究新方向。

（饶本强　王　冰）

参 考 文 献

1.李兰娟.中国近30年微生态学发展现状及未来.中国微生态学杂志，2019，31（10）：1151-1154.

2.邓元慧，王国强.人类对微生物的发现与探索之路.张江科技评论，2019（02）：72-77.

3. 唐立. 中国肠道微生态学研究的实践. 胃肠病学和肝病学杂志, 2019, 28（03）: 241-244.

4. Wang F, Meng W, Wang B, et al. Helicobacter pyloriinduced gastric inflam- mation and gastric cancer. Cancer Lett, 2014, 345: 196-202.

5. Rubinstein MR, Wang X, Liu W, et al. Fusobacterium nucleatum promotes colorectal carcinogenesis by modulating Ecadherin/betacatenin signaling via its FadA adhesin. Cell Host Microbe, 2013, 14: 195-206.

6. Sobhani I, Bergsten E, Couffin S, et al. Colorectal cancer- associated microbiota contributes to oncogenic epigenetic signatures. Proc Natl Acad Sci U S A, 2019, 116（48）: 24285-24295.

7. He Z, Gharaibeh RZ, Newsome RC, et al. Campylobacter jejuni promotes colorectal tumorigenesis through the action of cytolethal distending toxin. Gut, 2019, 68（2）: 289-300.

8. Blencowe H, Cousens S, Oestergaard MZ, et al. National, regional, and worldwide estimates of preterm birth rates in the year 2010 with time trends since 1990 for selected countries: a systematic analysis and implications. Lancet, 2012, 379（9832）: 2162-2172.

9. Liu L, Oza S, Hogan D, et al. Global, regional, and national causes of under-5 mortality in 2000-15: an updated systematic analysis with implications for the Sustainable Development Goals. Lancet, 2016, 388（10063）: 3027-3035.

10. Wolke D, Eryigit-Madzwamuse S, Gutbrod T. Very preterm/very low birthweight infants' attachment: infant and maternal characteristics. Arch Dis Child Fetal Neonatal Ed, 2014. 99（1）: F70-75.

11. Fettweis JM, Serrano MG, Brooks JP, et al. The vaginal microbiome and preterm birth. Nat Med, 2019, 25（6）: 1012-1021.

12. Kaplan GG. The global burden of IBD: from 2015 to 2025. Nat Rev Gastroenterol Hepatol, 2015, 12（12）: 720-727.

13. Huang H, Fang M, Jostins L, et al. Fine-mapping inflammatory bowel disease loci to single-variant resolution. Nature, 2017, 547（7662）: 173-178.

14. Kostic AD, Xavier RJ, Gevers D. The microbiome in inflammatory bowel disease: current status and the future ahead. Gastroenterology, 2014, 146（6）: 1489-1499.

15. Lloyd-Price J, Arze C, Ananthakrishnan AN, et al. Multi-omics of the gut microbial ecosystem in inflammatory bowel diseases. Nature, 2019, 569（7758）: 655-662.

16. Tabák AG, Herder C, Rathmann W, et al. Prediabetes: a high-risk state for diabetes development. Lancet, 2012, 379（9833）: 2279-2290.

17. Zhou W, Sailani MR, Contrepois K, et al. Longitudinal multi-omics of host-microbe dynamics in prediabetes. Nature, 2019, 569（7758）: 663-671.

18. Lucas C, Barnich N, Nguyen HTT. Microbiota, Inflammation and Colorectal Cancer. Int J Mol Sci, 2017, 18（6）: 1310.

19. Marchesi JR, Adams DH, Fava F, et al. The gut microbiota and host health: a new clinical frontier. Gut, 2016, 65（2）: 330-339.

20. Yang R, Xu Y, Dai Z, et al. The immunologic role of gut microbiota in patients with chronic HBV infection. J Immunol Res, 2018, 2018: 2361963.

21. Mu N, Zhu Y, Wang Y, et al. Insulin resistance: A significant risk factor of endometrial cancer. Gynecol Oncol, 2012, 125（3）: 751-757.

22. Jin J, Gan Y, Liu H, et al. Diminishing microbiome richness and distinction in the lower respiratory tract of lung cancer patients: a multiple comparative study design with independent validation. Lung Cancer, 2019, 136: 129-135.

第二章

人体微生态结构和特征

第一节 微生物命名和分类

微生物是存在于自然界的一大群体形微小、结构简单、肉眼直接看不见，必须借助光学显微镜或电子显微镜放大数百倍、数千倍，甚至数万倍才能观察到的微小生物。

一、微生物种类与分布

微生物种类繁多，在数十万种以上，按其大小、结构、组成等分为三类。

1. 非细胞型微生物　最小的一类微生物。无典型细胞结构；无产生能量的酶系统；只能在活细胞内生长增殖；核酸类型为 DNA 或 RNA，两者不同时存在；病毒属于该类微生物。

2. 原核细胞型微生物　这类微生物原始核呈环状裸 DNA 团块结构，无核膜、核仁，细胞器很不完善，只有核糖体，DNA 和 RNA 同时存在。依据 16S rRNA 序列分析，这类微生物可分为古生菌和细菌两大类。古生菌有自身的 16S rRNA 序列特征，不合成细菌细胞壁中存在的肽聚糖，具有独特的代谢方式，可在极端环境下生存，如产甲烷菌、极端嗜盐菌和嗜热嗜酸菌等。目前尚未发现具有肯定致病性的古生菌。细菌种类繁多，包括细菌、支原体、衣原体、立克次体、螺旋体和放线菌等。后五类结构和组成与细菌接近，在分类学上将它们列入广义的细菌范畴。

3. 真核细胞型微生物　细胞核分化程度高，有核膜和核仁，细胞器完整。真菌属于该类微生物。

二、病毒

病毒是形态最微小、结构最简单的微生物。因体积微小，必须用电子显微镜放大几万至几十万倍后方可观察。病毒结构简单，表现为无细胞结构，仅有一种类型核酸（DNA 或 RNA）作为其遗传物质。为保护其核酸不被核酸酶等破坏，外围有蛋白衣壳，某些病毒在衣壳外还有包膜。病毒因缺少编码能量代谢或蛋白质合成所需元件（线粒体、核糖体）的遗传信息，只有在活细胞内方可显示其生命活性。与其他胞内专性寄生的微生物不同，病毒进入活细胞后，可根据病毒核酸的指令，改变细胞的一系列生命活动，复制出大量子代病毒，并导致细胞发生多种改变，而不是进行类似细菌等的二分裂繁殖。由于病毒无细胞结构、只有一种核酸为遗传物质、必须在活细胞内才能显示生命活性，故病毒被列为一个独立的微生物类型，即非细胞型微生物。

病毒分类研究历史较短，一般采用一种非系统的、多原则的、分等级的分类法。国际病毒分类委员会（international committee on taxonomy of viruses，ICTV）2017版病毒
分类系统将病毒细分为病毒和亚病毒二大类，共包括9目、131科、46亚科、802属和
4853种。随着病毒学研究的不断深入，尤其是病毒基因和基因组测序研究的推进，使病
毒分类从单一基因水平发展到了全基因组水平。

病毒分类依据：①核酸类型与结构（DNA或RNA、单链或双链、分子量、基因
数和全基因组信息）；②病毒体形状和大小；③衣壳对称性和壳粒数目；④有无包膜；
⑤对理化因素的敏感性；⑥抗原性；⑦生物学特性（繁殖方式、宿主范围、传播途径和
致病性）。病毒分科及重要病毒见表2-1、表2-2。

表2-1　DNA病毒分科及重要病毒

病毒科名	分类的主要特点	主要成员
痘病毒科（Poxviridae）	dsDNA，有包膜	天花病毒，痘苗病毒，猴痘病毒，传染性软疣病毒
疱疹病毒科（Herpesviridae）	dsDNA，有包膜	单纯疱疹病毒Ⅰ型和Ⅱ型，水痘-带状疱疹病毒，EB病毒，巨细胞病毒，人疱疹病毒6、7、8型
腺病毒科（Adenoviridae）	dsDNA，无包膜	腺病毒
嗜肝病毒科（Hepadnaviridae）	dsDNA，复制过程有反转录	乙型肝炎病毒
乳头瘤病毒科（Papillomaviridae）	dsDNA，环状，无包膜	乳头瘤病毒
小DNA病毒科（Parvoviridae）	＋ssDNA，无包膜	细小B19病毒，腺病毒伴随病毒

表2-2　RNA病毒分科及重要病毒

病毒科名	分类的主要特点	主要成员
副黏病毒科（Paramyxoviridae）	-ssRNA，不分节，有包膜	副流感病毒仙台病毒，麻疹病毒，腮腺炎病毒，呼吸道合胞病毒，偏肺病毒
正黏病毒科（Orthomyxoviridae）	-ssRNA，分节，有包膜	流感病毒甲（A），乙（B），丙（C）型
反转录病毒科（Retroviridae）	两条相同的＋ssRNA，不分节有包膜	人类免疫缺陷病毒，人类嗜T细胞病毒
小RNA病毒科（Picorna）	＋ssRNA，不分节，无包膜	脊髓灰质炎病毒，埃可病毒，柯萨奇病毒
冠状病毒科（Coronaviridae）	＋ssRNA，不分节，有包膜	冠状病毒
沙粒病毒科（Arenavirid）	-ssRNA，分节，有包膜	拉沙热病毒，塔卡里伯病毒群（鸠宁和马秋波病毒），淋巴细胞性脉络丛脑膜炎病毒
弹状病毒科（Rhabdoviridae）	-ssRNA，不分节，有包膜	狂犬病毒，水疱口炎病毒
丝状病毒科（Filoviridae）	-ssRNA，不分节，有包膜	埃博拉病毒，马堡病毒

亚病毒　自然界中还存在一类比病毒还小、结构更简单的微生物，称为亚病毒，包
括类病毒、卫星病毒和朊粒，是一些非寻常病毒的致病因子。

1.类病毒　为植物病毒，是1971年美国Diener等长期研究马铃薯纺锤形块茎后报

道命名的，迄今已发现有12种植物病由类病毒引起。类病毒仅由约360个核苷酸组成，为单链杆状RNA，有二级结构，无包膜或衣壳，不含蛋白质。在细胞核内增殖，利用宿主细胞的RNA聚合酶II进行复制。对核酸酶敏感，对热、有机溶剂有抵抗力。致病机制可能是由RNA分子直接干扰宿主细胞的核酸代谢。类病毒与人类疾病的关系尚不清楚。

2.卫星病毒　是在研究类病毒过程中发现的又一种与植物病害有关的致病因子。卫星病毒可分为两大类，一类可编码自身的衣壳蛋白，另一类为卫星病毒RNA分子，曾称为拟病毒，需利用辅助病毒的蛋白衣壳。其特点为由500～2000个核苷酸构成的单链RNA，与缺陷病毒不同，表现为与辅助病毒基因组间无同源性；复制时常干扰辅助病毒的增殖，有学者认为人类的丁型肝炎病毒具有部分卫星病毒和类病毒的特征，是一种特殊的嵌合RNA分子。

3.朊粒　近年研究认为，将朊粒列入病毒范畴不合适，其生物学地位尚未确定，但目前国际病毒分类委员会仍把朊粒列为亚病毒。朊粒又称朊蛋白，是一种由宿主细胞基因编码的、构象异常的蛋白质，不含核酸，具有自我复制能力和传染性。朊粒是人和动物传染性海绵状脑病的病原体。

三、细菌

细菌的命名采用拉丁双名法，每个菌名由两个拉丁字组成，用斜体字表示。前一字为属名，用名词，第一个字母大写，后一字为种名，用形容词，小写。一般属名表示细菌的形态或发现有贡献者，种名表明细菌的性状特征、寄居部位或所致疾病等。中文的命名次序与拉丁文相反，是种名在前，属名在后。例如 *Staphylococcus aureus*（金黄色葡萄球菌）、*Escherichia coli*（大肠埃希菌）、*Neisseria meningitidis*（脑膜炎奈瑟菌）等。

有些常见菌有其习惯通用的俗名，如 *Tubercle bacillus*（结核杆菌）、*Salmonella enterica*（伤寒杆菌）、*Neisseria meningitidis*（脑膜炎球菌）等。有时泛指某一属细菌，不特指其中某个菌种，则可在属名后加 sp.（单数）或 spp.（复数），如 *Salmonella sp* 表示为沙门菌属中的细菌。

细菌的分类原则上分为传统分类和种系分类（phylogenetic classification）两种。前者以细菌的生物学性状为依据，由于对分类性状的选择和重视程度带有一定的主观性，故又称为人为分类；后者以细菌的发育进化关系为基础，故又称为自然分类。具体到细菌鉴定和分类的方法，包括表型分类、分析分类和基因型分类。

1.表型分类　是以细菌的形态和生理特征为依据的分类方法，即选择一些较为稳定的生物学性状，如菌体形态与结构、染色性、培养特性、生化反应、抗原性等作为分类的标记，它奠定了传统分类的基础。20世纪60年代开始借助计算机将拟分类的细菌按其性状的相似程度进行归类（一般种的水平相似度＞80%），以此划分种和属，称为数值分类。

2.分析分类　应用电泳、色谱、质谱等方法，对菌体组分、代谢产物组成与图谱等特征进行分析，例如细胞壁脂肪酸分析、全细胞脂类和蛋白质的分析、多点酶电泳等，为揭示细菌表型差异提供了有力的手段。

3.基因型分类　分析细菌的遗传物质，揭示了细菌进化的信息，是最精确的分类方法。包括DNA碱基组成（G＋Cmol%）、核酸分子杂交（DNA-DNA同源性、DNA-rRNA同源性）和16S rRNA同源性分析，比较细菌大分子（核酸、蛋白质）结构的同源程度等，其中16S rRNA更为重要，因其在进化过程中保守、稳定，很少发生变异，是种系分类的重要依据。

随着方法学的发展，细菌的分类不断完善而且更加科学。1987年Woe在大量16S rRNA序列分析的基础上，描绘出生物系统发育树，由古细菌（archaea bacteria）、真细菌（eubacterium）和真核细胞（eukaryotic cell）共同构成生物三原界。后来演变为古生菌、细菌和真核生物三个域。古生菌和细菌同为原核生物，核糖体均为70S。古生菌在地球上出现最早，生存在极端环境（高温、高盐、低pH），细胞壁无肽聚糖，蛋白质合成起始甲硫氨酸不需甲酰化，tRNA基因中有内含子，含有多种RNA多聚酶，蛋白质合成对白喉毒素的抑制敏感，而对氯霉素的抑制不敏感，这些特性与真核生物相同，而与细菌不同。

国际上最具权威性的细菌分类系统专著《伯杰氏系统细菌学手册》（1984年）和《伯杰氏鉴定细菌学手册》第9版（1994年）都已反映了细菌种系分类的研究进展，但在具体编排上仍保留了许多传统分类的安排。2004年出版的《伯杰氏系统细菌学手册》又收集了4000余种模式菌株的16S rRNA序列，力求细菌分类学模式（taxonomic model）和种系发育模式（phylogenetic model）的一致性，将原核生物分为两个域，即古生菌域和细菌域，前者分为2个门，后者分为24个门，依次再分为纲、目、科、属、种。目前，尚未在古生菌中发现病原菌。之后于2001～2012年分别出版了5卷，各自描述古生菌、变形菌门、厚壁菌门、拟杆菌门、放线菌门等的详细分类。

细菌的分类层次与其他生物相同，但在细菌学中常用的是属和种。

种（species）是细菌分类的基本单位。关于种的定义，目前较为广泛接受的观点是彼此间有70%或70%以上DNA同源性，同时也具有5℃或更低的ΔTm值的细菌群体构成一个菌种。特性相近、关系密切的若干菌种组成一个菌属（genus）。同一菌种的各个细菌，虽特性基本相同，但在某些方面仍有一定差异，差异较明显的称亚种（subspecies，subsp.）或变种（variety，var.），差异小的则为型（type）。例如：按抗原结构不同而分血清型（serotype）；按噬菌体和细菌素的敏感性不同而分噬菌体型（phagetype）和细菌素型（bacteriocin-type）；按生化反应和其他某些生物学性状不同而分生物型（biotype）。变种因易与亚种混淆，已不再单独使用，与其他词复合构成代替"型"的术语，如biovar就是生物型（biotype）。按此原则，大肠埃希菌（种）则属于原核生物界、细菌域、变形菌门、肠杆菌目、肠杆菌科、埃希菌属中的一个种，全称为大肠埃希菌。

对不同来源的同一菌种的细菌称为该菌的不同菌株（strain）。具有某种细菌典型特征的菌株称为该菌的标准菌株（standard strain）或模式菌株（type strain）。

四、放线菌

放线菌（actinomycetes）是一类丝状或链状、呈分支生长的原核细胞型微生物。1877年，Harz在牛体中分离得到该病原菌，因其菌丝呈放射状排列，故名放线菌。放线菌具有菌丝和孢子，在固体培养基上生长状态与真菌相似，19世纪以前把放线菌归类为真菌。随着科学技术的发展和应用，近代生物学手段的研究结果表明，放线菌的结构和化学组成与细菌相同，属于一类具有分枝状菌丝体的细菌。迄今，系统学家们综合各种放线菌的研究证据，在《伯杰系统细菌学手册》（2004年）中将放线菌提升为放线菌门，属于原核生物界细菌域第14门。

放线菌广泛分布于自然界，主要以孢子或菌丝状态存在于土壤、空气和水中。放线菌种类繁多，有53个属，数千个种。常见的有链霉菌属（*Streptomyces*）、放线菌属（*Actinomyces*）、诺卡菌属（*Nocardia*）、小孢子菌属（*Micromonospora*）、游动放线菌属（*Actinoplanes*）和马杜拉放线菌属（*Actinomadura*）等。致病性放线菌主要为放线菌属和诺卡菌属中的菌群。放线菌属为人体的正常菌群，可引起内源性感染，诺卡菌属为腐物寄生菌，广泛存在于土壤中，引起外源性感染。此外，放线菌的代谢产物具有重要的生物学功能，与人类的生产和生活密切相关。目前广泛使用的抗生素约70%由各种放线菌产生，如链霉素、卡那霉素、创新霉素、利福霉素等分别来自链霉菌属、游动放线菌属和诺卡菌属。某些放线菌还能产生各种酶制剂、维生素和氨基酸等物质。

五、支原体

支原体是一类缺乏细胞壁、呈高度多形性、能通过滤菌器、在无生命培养基中能生长繁殖的最小原核细胞型微生物。该微生物在1898年由Noccard等首次分离，1967年被正式命名为支原体。

根据16S rRNA和23S rRNA进化树同源性分析，支原体归属于柔膜菌门、柔膜体纲。柔膜体纲包括4个目、7个科和11个属。支原体目分为2个科，其中支原体科下分支原体属和脲原体属，支原体属有133个种，脲原体属有7个种。从人体中分离获得的支原体有16个种，其中对人类致病的支原体主要有肺炎支原体、人型支原体、生殖支原体、嗜精子支原体，条件致病性支原体主要有发酵支原体、穿透支原体、梨支原体、解脲脲原体和微小脲原体。

致病支原体中，肺炎支原体引起肺炎，人型支原体、解脲支原体和生殖器支原体主要引起泌尿生殖道感染。支原体肺炎又称原发性非典型肺炎，支原体肺炎全年均可发病，以冬季多见，可有小流行。支原体肺炎是学龄前儿童及青年人常见的一种肺炎，支原体肺炎主要通过飞沫传播，潜伏期较长，可达2～3周。支原体肺炎虽然病程较长，肺部病变较重，炎症吸收较慢，但绝大多数预后都是良好的，并发症亦少。生殖器支原体感染是近年新明确的一种性接触传播疾病。成人主要通过性接触传播，新生儿则由母亲生殖道分娩时感染。成人男性的感染部位在尿道黏膜，女性感染部位在宫颈。新生儿主要引起结膜炎和肺炎。解脲支原体能产生尿素分解酶分解尿素。特异性抗体能抑制它生长，因其缺乏坚硬的细胞膜，故对青霉素耐药，对细胞膜有亲和性，生长繁殖时需要类固醇物质。支原体只能黏附在呼吸道或泌尿生殖道的上皮细胞表面的受体上，而不进入组织和血液。支原体引起细胞损害的原因为：黏附于宿主细胞表面的支原体从细胞吸收营养，从细胞膜获得胆固醇等脂质，引起细胞损伤，支原体代谢产生的有毒物质，如溶神经支原体能产生神经毒素，引起细胞膜损伤；脲原体含有尿素酶，可以水解尿素产生大量氨，对细胞有毒害作用。支原体除可以黏附于细胞、巨噬细胞表面外，还可以黏附于精子表面，从而阻止精子运动，其产生神经氨酸酶样物质可干扰精子与卵子的结合。这就是支原体感染引起不育不孕的原因之一。

六、立克次体

立克次体是一类以节肢动物为传播媒介、严格细胞内寄生的原核细胞型微生物。立克次体由美国病理学和微生物学家 Howard Taylor Ricketts 于 1909 年首先发现，为纪念他在研究期间不幸感染斑疹伤寒而献身，故以他的名字命名这一类微生物。1934 年，我国学者谢少文首先应用鸡胚成功地培养出立克次体，为人类认识立克次体做出了重大贡献。

根据 16S rRNA 和 23S rRNA 进化树同源性分析，将立克次体目分为三个科，即立克次体科、无形体科和全孢菌科。过去曾经归类于立克次体目的巴通体现归于根瘤菌目巴通体科，柯克斯体属现归于军团菌目柯克斯体科。目前发现对人类有致病作用的立克次体主要包括：立克次体属的斑疹伤寒群与斑点热群立克次体；东方体属的恙虫病东方体；无形体属的嗜吞噬细胞无形体；埃里希体属的查菲埃里希体和伊文埃里希体；新立克次体属的腺热新立克次体。

立克次体在进入体内后，先与宿主细胞上的受体结合进入宿主细胞内，接下来会在在局部淋巴组织或血管内表皮组织内繁殖。然后经由淋巴液和血液扩散至全身血管系统内，导致大量细胞破损、出血。血管壁细胞破损后，血管通透性增强，血液渗出，在皮肤上表现为皮疹。有些立克次体在侵入宿主时，会释放出溶解磷脂的磷脂酶 A，大量聚集后会导致细胞破裂。立克次体还会释放脂多糖，因而导致内皮细胞损伤，出现中毒性休克等症状。虽然不同的立克次体症状不同，但主要症状都为血管病变，有时还会出现血栓。由血管病变，立克次体还会引起神经、呼吸、循环系统的并发症。和其他疾病一样，立克次体病是可以预防的。预防这类疾病同其他昆虫传播的疾病一样，首先应对昆虫等中间或储存宿主加以控制和消灭，如灭鼠、灭虱。

立克次体的共同特点包括：①为革兰氏阴性细菌；②有细胞壁，但形态多样；③专性活细胞内寄生，以二分裂方式繁殖；④以节肢动物作为传播媒介或储存宿主；⑤多数是人畜共患病的病原体，在人类引起发热出疹性疾病；⑥对多种抗生素敏感。

七、衣原体

衣原体是一类严格真核细胞内寄生、具有独特发育周期、能通过细菌滤器的原核细胞型微生物，归属于广义的细菌学范畴。

衣原体的共同特性：①圆形或椭圆形，有细胞壁，革兰氏阴性；②具有独特的发育周期，以二分裂方式繁殖；③DNA 和 RNA 两种核酸；④有核糖体；⑤严格细胞内寄生，具有独立的酶系统，但不能产生代谢所需的能量，须利用宿主细胞的三磷酸盐和中间代谢产物作为能量来源；⑥对多种抗生素敏感。

根据 16S rRNA 和 23S rRNA 进化树同源性分析，衣原体分为独立的门，衣原体门包含独立的纲和目，其中衣原体目分为 8 个科、12 个属、21 个种。衣原体属有流产衣原体、鸟衣原体、豚鼠衣原体、猫衣原体、家禽衣原体、朱鹭衣原体、鼠衣原体、兽类衣原体、肺炎衣原体、鹦鹉热衣原体、猪衣原体和沙眼衣原体 12 个种，其中鸟衣原体、家禽衣原体和朱鹭衣原体是新发现的衣原体种。对人致病的衣原体主要有 4 种，见表 2-3。

表2-3　4种对人致病衣原体的主要生物学特性

性状	自然宿主	原体形态	基因组（bp）	G＋C（mol%）	DNA同源性（同种不同菌株间）	血清型	质粒	噬菌体	Pmp基因
沙眼衣原体	人、小鼠	圆形、椭圆形	1 044 459	41～44.2	＞90%	19	＋	－	9
肺炎衣原体	人	梨形	1 230 230	40	＞90%	1	－（N16株除外）	＋	21
鹦鹉热衣原体	鸟类、低等哺乳类动物	圆形、椭圆形	1 169 374	41.3	14%～95%	9	＋	＋	10
兽类衣原体	牛、羊	圆形	1 106 197	39.3	88%～100%	3	＋	＋	？

Pmp: polymorphic membrane proteins（多形态膜蛋白）

八、螺旋体命名和分类

螺旋体是一类细长、柔软、弯曲、运动活泼的原核细胞型微生物，生物学地位介于细菌与原虫之间。螺旋体的基本结构及生物学性状与细菌相似，如有原始核质、类似革兰氏阴性菌的细胞壁、二分裂方式繁殖以及对多种抗生素敏感等，故生物分类学上将螺旋体列入广义的细菌学范畴。

螺旋体在自然界和动物体内广泛存在，种类繁多，其中部分螺旋体可引起人类疾病。分类的主要依据是其螺旋数目、螺旋规则程度和螺旋间距。对人致病的螺旋体主要分布于如下三个属：钩端螺旋体属、密螺旋体属和疏螺旋体属。

钩端螺旋体属：螺旋细密规则，一端或两端弯曲成钩状，故名钩端螺旋体，其中问号钩端螺旋体等致病性钩端螺旋体对人和动物致病。

密螺旋体属：有8～14个较细密而规则的螺旋，对人致病的主要是梅毒螺旋体、雅司螺旋体、品他螺旋体，后两种亦通过接触传播但不是性病。梅毒螺旋体是梅毒的病原体，因其透明，不易着色，故又称苍白螺旋体。

疏螺旋体属：有5～10个稀疏而不规则的螺旋，其中对人致病的有回归热螺旋体及奋森螺旋体，前者引起回归热，后者常与棱形杆菌共生，共同引起咽峡炎、溃疡性口腔炎等。回归热螺旋体引起回归热，以节肢动物为媒介而传播。奋森螺旋体属于疏螺旋体，寄居在人类口腔中，一般不致病，当机体抵抗力降低时，常与寄居在口腔的梭杆菌协同引起奋森咽峡炎、牙龈炎等。Lyme病螺旋体是疏螺旋体的一种，可引起以红斑性丘疹为主的皮肤病变。Lyme病以蜱为传播媒介，以野生动物为储存宿主的自然疫源性疾病。

九、真菌的命名和分类

真菌是一大类真核细胞型微生物。细胞核高度分化，有核膜和核仁，胞质内有完整的细胞器。细胞壁由几丁质或纤维素组成，不含叶绿素，不分化根、茎、叶。少数为单细胞、多数为多细胞结构。

真菌在自然界中分布广泛、种类繁多，以腐生或寄生方式生存，按有性或无性方式繁殖。目前被确认和描述的真菌已有一万个属、十万余种。其中绝大多数对人类有益，如酿酒、发酵、生产抗生素等，少数对人类有害，可引起人类及动、植物的疾病。

真菌是一个独立的生物类群，即真菌界。目前分为4个门，即子囊菌门、担子菌门、接合菌门及壶菌门。在过去的分类中还有半知菌门。半知菌是指一群只有无性阶段，或有性阶段尚未发现的真菌。新的分类系统将这些半知菌划分到子囊菌门、担子菌门及接合菌门中。

与医学有关的真菌包括如下。①子囊菌门：具有子囊和子囊孢子，是真菌界中最大的一个门。该门约有3200属64 000种，有超过60%的已知真菌和约85%的人类病原真菌属于该门。常见菌属包括可引起原发感染的球孢子菌属、芽生菌属、组织胞浆菌属，可引起浅部感染的小孢子菌属、毛癣菌属，以及可引起深部感染的念珠菌属、曲霉属、镰刀菌属等。②担子菌门：具有担子和担孢子，约有22 000种，包括食用菌蘑菇、灵芝等，以及机会致病性真菌，如隐球菌属、毛孢子菌属及马拉色菌属等。③接合菌门：具有接合孢子，绝大多数为无隔、多核菌丝体，约有175属1050种。属于机会致病性真菌，如毛霉属、根霉属、根毛霉属、横梗霉属等。

（杨振鹏 唐华臻 路 帅 曲晋秀 徐 玉 王昆华）

第二节 微生态结构与自稳机制

人体从新生儿早期、儿童期就被不同的微生物群占据，并根据生活方式和健康状况在一生中不断发生变化。人体的微生态系统主要由口腔及呼吸道、消化道、泌尿生殖道及皮肤四大系统构成，在这四大微生态系统中附着着数以百万亿计微生物。这些微生物是在与其宿主共同进化过程中形成的，包括细菌、病毒、真菌和原虫。正常生理状态下，人体微生态系统共生的微生物群落主要表现为有益于宿主健康，在病理情况下，有害微生物过度繁殖，表现出对宿主的侵害作用。

一、消化道微生态

（一）消化道微生态结构和组成

1.食管菌群 食管内微生物含量较少且相对单一，研究表明，末端食管主要菌群为链球菌属和少量的普氏菌属、放线菌属、葡萄球菌属、乳酸菌属等。

2.胃内菌群 胃内则由于高酸环境，细菌浓度一般低于10^3/ml。幽门螺杆菌是胃内最重要，并且对其他微生物结构和组成具有决定性影响作用的一类细菌。当幽门螺杆菌存在时，胃内能检出的微生物种群极其有限，幽门螺杆菌占据了可检出微生物类群的绝大部分。当幽门螺杆菌缺乏时，普氏菌属、链球菌属、韦荣球菌属、洛氏菌属等十余种类群是胃内占主要地位的菌群，而链球菌属是最主要的一类。

3.小肠菌群 从十二指肠开始，小肠内的pH逐渐由酸变碱，形成一个pH梯度，细菌数量随着梯度逐渐增加，到回肠，一般细胞数为每克肠存物$10^5 \sim 10^7$个，到大肠，

可达每克肠存物 $10^{10} \sim 10^{11}$ 个。

（1）空肠：厚壁菌门细菌在空肠占据主要地位，其次为变形菌门，此外还包括拟杆菌门和放线菌门。厚壁菌门在种属水平上则以链球菌为主，主要包括缓症链球菌、唾液链球菌、口腔链球菌、副溶血链球菌和咽峡炎链球菌等；还有少量 γ- 变形杆菌，包括嗜血杆菌、埃希菌、假单胞菌等；拟杆菌门则包括黑普菌和洛氏普菌；其他非链球菌的厚壁菌门细菌包括小韦荣球菌和厌氧消化链球菌等。也有研究发现，空肠部位的变形菌门细菌主要包括克雷伯菌，而厚壁菌门主要为乳杆菌，链球菌相对较少。

（2）回肠：回肠部位以拟杆菌门和厚壁菌门为优势菌群，然后为疣微菌门、变形菌门和梭杆菌门。拟杆菌门细菌包括多形拟杆菌、普通拟杆菌和单行拟杆菌。厚壁菌门包括梭菌属XIVa、IV、IX和XIVb群以及较少的链球菌。Hayashi等的研究中，未在回肠部位发现拟杆菌门细菌，主要是变形菌门和厚壁菌门细菌。

4. 大肠菌群

（1）盲肠：盲肠内容物的微生物组成的复杂性高于空肠和回肠。主要由球形梭菌、柔嫩梭菌、阿氏肠杆菌、链球菌、乳杆菌、肠球菌、大肠埃希菌、双歧杆菌、拟杆菌等占据优势地位。

（2）结直肠：细菌的两个分支（拟杆菌门和厚壁菌门），在已知的系统发育分类中占90%以上，支配着远端肠道（大肠）菌群的构成，其次是放线菌门和疣微菌门。在结肠部位，拟杆菌门和厚壁菌门细菌为优势细菌，且厚壁菌门组成主要包括球形梭菌或柔嫩梭菌。厚壁菌门细菌主要为梭菌属XIVa、IV、IX和XIVb；拟杆菌门细菌则主要包括普通拟杆菌、多形拟杆菌、卵形拟杆菌和单形拟杆菌。微菌门细菌、变形菌门细菌（如大肠埃希菌、约氏不动杆菌、华德萨特菌和微黄奈瑟球菌）和梭杆菌门细菌也有所检出，但比例较低。与之类似，Hayashi等的研究发现，结肠和直肠内容物的微生物菌群中，厚壁菌门细菌占优势地位，其次为变形菌门细菌。厚壁菌门细菌包括唾液链球菌、纤溶维丁酸弧菌等；变形菌门细菌包括克雷伯菌和大肠埃希菌等。

同一个体大肠不同位置黏膜黏附细菌的组成没有明显差异。大肠不同位置黏膜黏附细菌主要为常规方法难以培养的微生物，其他的主要属于拟杆菌、瘤胃球菌和柔嫩梭菌。Zoetendal等的研究发现，个体内升、横与降结肠的优势菌群组成非常类似，Eckburg等的研究也证实不同位置的黏膜黏附菌群组成差别不大。

5. 粪便菌群　粪便样本易于取得，且对研究对象没有损伤，易于被研究对象接受，因此，很多肠道菌群研究基于粪便菌群组成的研究。健康成人粪便中主要的微生物类群为拟杆菌、球形梭菌和柔嫩梭菌。Zhang等对9位中年个体的研究发现，厚壁菌门和拟杆菌门细菌占优势地位，同时含有较少的变形菌7门、放线菌门、梭杆菌门和抚微菌门细菌。Tumbaugh等研究也发现，厚壁菌门和拟杆菌门细菌为粪便优势细菌，以及较少的放线菌门和变形菌门细菌。拟杆菌门中常见的优势细菌有普通拟杆菌、单形拟杆菌、多形拟杆菌、卵形拟杆菌、粪便拟杆菌、粪拟杆菌、腐败拟杆菌、屎拟杆菌、多毛拟杆菌、脆弱拟杆菌和厚壁菌门细菌中常见的优势细菌有柔嫩梭菌、直肠真杆菌、挑剔真杆菌、凸腹真杆菌、惰性真杆菌、卵瘤胃球菌、扭曲瘤胃球菌、活泼瘤胃球菌、柔嫩梭菌等。

变形菌门在健康成人大肠中所占比例很少，但是在肠道疾病的患者肠道中占据较高比例。一些常见致病菌（如弯曲杆菌属、霍乱弧菌属、沙门菌属）以及部分机会致病菌（如大肠埃希菌）也被发现存在于健康成人的肠道内，只是所占比例非常之小。因此，高比例的拟杆菌门、厚壁菌门和低比例的变形菌门与一些致病菌，可以被看作分析肠道相关的人类健康水平的关键指标。

多数关于肠道菌群的研究都是以粪便样本为研究对象，如取健康人粪便提取肠道菌群或通过灌肠获得样本。然而，以粪便样本代表结肠菌群组成和结构或许并不准确。Eckburg等发现，粪便样本与黏膜样本的菌群组成差别较大，粪便菌群的多样性要大于黏膜菌群的多样性，厚壁菌门在粪便中的相对比例大于黏膜菌，而拟杆菌门在黏膜菌群的相对比例大于粪便。而Harrell研究却发现厚壁菌门在肠道黏膜中比在粪便中丰度更高。虽然研究结果相左，但是都清晰地表明粪便菌群和结直肠黏膜菌群不能混为一谈。

（二）肠道微生态自稳机制

稳定的微生物组是维持人类健康的关键因素之一。然而，人类微生物群暴露于可能导致暂时或永久变化的外部因素的持续影响。理解肠道微生物与其宿主之间共生关系的第一步是表征基线健康微生物群和与疾病相关的差异。在健康成人中，肠道微生物组是一个非常稳定的微生物群落。人类肠道微生物组主要由四个主要细菌门组成，包括厚壁菌门、拟杆菌门、放线菌门和变形菌门，每个门的比例因地理位置而异。厚壁菌门主要与食物能量的采集有关，拟杆菌能够降解复杂的糖和蛋白质以产生短链脂肪酸（SCFA），具有多种健康益处。肠道微生物群落的组成、多样性和功能可能会为个性化营养和药物策略提供参考。给定身体栖息地内微生物的多样性可以定义为不同类型生物体的数量和丰度分布。在肠道中，这意味着肠道微生物群的丰富多样性对于维持微生物平衡（微生物群中物种的稳定组成）和黏膜屏障的完整性至关重要且具有保护作用。

有两个重要的生态学基本原理需要了解。首先，抗性是指生态系统抵抗外界干扰并使自己的结构和功能保持原状（不受损害）的能力。第二，弹性是指生态系统由一种稳态转变为另一种稳态前可以承受的压力。例如，在肠道中，这可能与细菌亚群的密度和时空组织有关，这可能会影响种群水平上的相互作用。面对持续的（压力）扰动，如由于从富含糖类的饮食向富含蛋白质的饮食转变而导致的养分利用率的永久变化，微生物群的组成可能会转向新的有益或有害状态。此外，面对不断变化的环境，适应环境是正常菌群可塑性的一部分。

弹性和抵抗力是微生物群落的固有特性。因此，微生物群的组成和多样性是其复原力潜力的驱动力。物种多样性与生态系统稳定性之间有着密切的关系。高多样性为微生物社区提供了缓冲能力，以应对扰动而恢复到稳定的平衡。一个包含许多物种的群落不太容易被扰乱。这是因为随着几个物种争夺有限的资源，这些适应性强的物种限制了其他物种的涌入或过度生长。因此高多样性和功能冗余似乎是微生物弹性的重要因素。

复杂多样的微生物群可分为"肠型"或"肠梯度型"，这是肠道群落非随机组合的一个例子。这些是以特征性细菌类群为主的群落类型，例如以拟杆菌属和毛螺菌科为特征细菌的类群。

总体而言，微生物群的弹性决定了特定的扰动是否会永久地改变其稳定状态，或者在受到干扰后是否能返回到其初始稳态。这对人类健康有着明显的影响。例如，当去卫生或饮食水平不同的国家旅行时，拥有对外源性挑战具有高度适应力的健康微生物群可能意味着可以防止食物中毒和感染。此外，当一个人患上胃肠道感染而生病时，恢复力还表现为微生物群的快速恢复和正常功能状态的快速恢复。此外，抗生素治疗（微生物群的显著应激源）可能导致以前稀有的病原体过度生长，这些原本的病原体是无害细菌，在某些条件下会引起疾病。但是，高度有弹性的微生物群可以恢复到其健康状态，这可能是通过竞争来减少病原体的数量并恢复初始稳态。

二、口腔呼吸道微生态

1.口腔呼吸道微生态结构和组成　　口腔微生物群是人类微生物群的重要组成部分之一，它特指存在于人类口腔中的微生物。口腔微生物群被认为是人体内第二复杂的微生物群，仅次于肠道微生物群。口腔微生物群非常多样，包括细菌、真菌、病毒、古细菌和原生动物，口腔微生物群在许多口腔和全身疾病的发病和发展中起着至关重要的作用。口腔是呼吸道的门户，是微生物进入呼吸道的必经之路，口腔解剖结构特殊，内部具有多位点、多层次微生物定植的特点。而且较之肠道微生态系统，异质性更加显著。目前人类口腔微生物组数据库中共记录了13个菌门619种口腔常见微生物群落。这13门分别是：放线菌门、拟杆菌门、衣原体门（Chlamydiae）、绿弯菌门（Chloroflexi）、广古菌门（Euryarchaeota）、厚壁菌、梭杆菌门（Fusobacteria）、变形菌门、螺旋体门（Spirochaetes）、SR1、互养菌门（Synergistetes）、柔膜菌门（Tenericutes）和TM7。其中约290种细菌菌种已被培养和正式命名。而在人体下呼吸道表面栖居的微生物主要隶属于变形菌纲（Proteobacteria）硬壁菌门和梭杆菌纲（Fusobacteria）拟杆菌门，在属的水平以假单胞菌属（Pseudomonas）、链球菌属（Streptococcus）、普雷沃菌属（Prevotella）、韦荣球菌（Veillonella）、嗜血菌属（Haemophilus）以及奈瑟球菌属（Neisseria）为主。口腔中大多数的病毒属于噬菌体，只有少部分是真核生物病毒（疱疹病毒和环状病毒）。健康人的口腔病毒组特征与性别有关，个体差异性较大且在一段时间内组成相对稳定。研究发现，在患有不同程度牙周疾病的患者口腔中，菌群与病毒群都相对于健康人有所改变。

呼吸系统由传导区呼吸道和呼吸区组成。传导区由鼻、咽、喉、气管和支气管组成，呼吸区由细支气管、肺泡管、肺泡囊和肺泡组成。呼吸系统传导区寄生着大量微生物，但呼吸区没有微生物，通常是无菌的。呼吸道可分为上呼吸道（鼻、咽）和下呼吸道（喉、气管、支气管、肺）。呼吸道最常见的细菌有化脓性链球菌、病毒链球菌、肺炎链球菌、白喉棒状杆菌、金黄色葡萄球菌、流感嗜血杆菌、结核分枝杆菌、百日咳杆菌、克雷伯菌、脑膜炎奈瑟菌、肺炎支原体、铜绿假单胞菌、莫拉菌。除此之外，还有许多病毒（腺病毒、鼻病毒、流感病毒、EB病毒、麻疹病毒等）和真菌种类（曲霉属、白念珠菌、金黄色念珠菌、新生念珠菌等）。

2.口腔呼吸道微生态自稳机制　　口腔龈上和龈下生物膜是一个复杂的群落，数百种细菌、病毒和真菌居住在其中并相互作用。微生物为了生存空间和营养等资源相互竞争和合作。细菌代谢活动可以改变其微环境，动态地影响共生体的适合度和生长。生物膜群落在时间和空间上的组织在很大程度上是由于细胞间的沟通，这促进了协同作用。代谢相互作用通过互惠的交叉喂养、代谢合成和交叉呼吸来维持生物膜的动态平衡。这些相互作用包括促进生理相容细菌生长的互惠代谢物交换，复杂底物的过程分解代谢，以及对多菌群落具有全球重要性的单向相互作用。此外，口腔细菌的相互作用可以导致氧化化合物的解毒，这将为整个社区提供保护。已经证实，特定的生物体为配对物种提供末端电子受体，导致从发酵到呼吸的转变，从而增加腺苷三磷酸（ATP）的产量和改善适应性。

呼吸道中的微生物群对呼吸健康起着守门人的作用，它们能抵抗呼吸系统潜在病原体的侵袭。呼吸微生物区系也与呼吸生理及其免疫平衡的成熟和持久相关。咽部的微生物群通过保护呼吸道衬里免受空气传播的病原体感染，在呼吸道感染中起着至关重要的作用。微生物群的某些成员，包括白云石菌属和棒状杆菌属，对生态系统平衡有很大的好处。它们对呼吸道的健康和排除肺炎链球菌、假单胞菌属、嗜血杆菌属、克雷伯菌属和军团菌等病原菌起着至关重要的作用。

三、泌尿生殖道微生态

1.泌尿生殖道微生态结构和组成　泌尿系统包括成对的肾和输尿管、膀胱和尿道。由于男性和女性的泌尿系统解剖有很大不同，他们的微生物组成也不同。对于女性来说，肾、输尿管和膀胱通常是无菌的，但女性的尿道通常会被不同的微生物定植。在女性尿道中定植的主要微生物有乳杆菌属、棒状杆菌属、梭菌属、韦荣菌属、大肠埃希菌、肠杆菌科（克雷伯菌、变形杆菌、肠杆菌属）、伯克霍尔德菌属、凝固酶阴性葡萄球菌、类杆菌属、革兰氏阳性厌氧菌，包括肠球菌、肠杆菌属、肠杆菌属、芽孢杆菌属、革兰氏阳性厌氧菌属、肠球菌属、变形杆菌属、肠杆菌属、伯克霍尔菌属、凝固酶阴性葡萄球菌属、类杆菌属、革兰氏阳性厌氧菌属，包括肠球菌、芽孢杆菌属、肠杆菌属等。男性尿道的微生物组成比女性少，男性尿道的优势微生物为凝固酶阴性葡萄球菌、棒状杆菌、绿色链球菌、革兰氏阳性厌氧球菌。对尿路感染患者和非感染患者的尿液进行病毒组成的鉴定，发现除噬菌体之外，还有少量的真核病毒被检测到。在95%受试者的尿液中鉴定到乳头瘤病毒，其基因型和之前报道的与子宫颈和结肠癌发病相关的HPV的基因型无关，但和皮肤上检测到与恶性病变相关的新型HPV存在同源关系。

以女性阴道为代表的生殖道解剖结构更为特殊，因此微生态体系的构成也更为复杂。对于阴道微生态系统的研究可以追溯到19世纪80年代，当时德国妇产科医生Dederlein首次从妊娠妇女阴道内分离出革兰氏阳性、接触酶试验阴性的棒状杆菌。后来的研究表明，这种棒状杆菌就是嗜酸乳杆菌（Lactobacillus acidophilus）。在随后的研究中，科研人员相继在阴道侧壁黏膜、皱襞、穹窿和宫颈等部位分离到多种微生物。经过鉴定，这些微生物主要隶属于乳杆菌、棒状杆菌、非溶血性链球菌、肠球菌及表皮葡萄球菌，其中乳杆菌是主要的共生菌群。2016年，一项美国爱达荷州立大学针对健康妇女阴道菌群动态监测的研究报道指出，正常的阴道微生态体系中应富含嗜酸乳杆菌、卷曲乳杆菌（Lactobacillus crisparus）、类干酪乳杆菌（Lactobacillus paracasei）、德式乳杆菌（Lactobacillusdelbrueckii）、发酵乳杆菌（Lactobacillus fermentum）、短乳杆菌（Lactobacillus brevis）、植物乳杆菌（Lactobacillus plantarum）和林氏乳杆菌（Lactobacillus lindneri）等常见乳杆菌，而上述乳杆菌的缺失往往造成阴道微生态体系失衡，进而引发妇科疾病。

2.泌尿生殖道微生态自稳机制　健康人的尿液多年来都被认为是无菌的，细菌存在意味着尿路感染。随着扩大定量尿液培养（EQUC）的发展和分子技术的应用，发现健康人的泌尿系统中也有相当多的微生物群落。尿液作为体液，是不利于微生物生存的。它是高渗性的，具有低的酸碱度（平均酸碱度约为6），含有高浓度的尿素，对大多数细菌具有抑制作用，包括一些具有抗菌特性的物质。此外，频繁的冲洗和排泄使膀胱微生物定植难以持久，尿路微生物群可以在维持尿路内环境平衡中发挥重要作用，尿路中的共生细菌产生一些抗菌化合物，杀死病原体，从而形成屏障，阻止病原体进入尿路上皮，并与病原体争夺相同的资源。某些细菌能够与许多环境毒素（如重金属、杀菌剂、塑料单体、有机化合物）相互作用。此外，尿路共生细菌甚至可能产生神经递质，与神经系统相互作用，帮助尿路的正常发育。

乳杆菌在维系阴道微生态平衡中发挥着关键作用。阴道上皮的糖原经乳酸杆菌的作用分解成乳酸，使得阴道的局部形成弱酸性环境（pH3.8～4.4），从而抑制其他寄生菌的过度生长。此外，部分乳杆菌可以合成过氧化氢，这些过氧化氢阳性乳杆菌通过与其他过氧化物联合作用可抑制其他细菌生长。因此，乳杆菌是通过正反两方面调节正常阴道的菌群。总结起来，阴道内正常菌群在维系阴道微生态平衡的过程中主要发挥生物屏障、维持酸性环境和保护性免疫应答的作用。

四、皮肤微生态

1.皮肤微生态结构和组成　皮肤是人体重要器官之一，在宿主抵御致病菌入侵方面，皮肤被视为人体的第一道防线，也是最容易被忽视的第四大人体微生态体系。从宏观角度讲，皮肤微生态系统由许多生理、形态不同的微环境"生态位"和生活在其中各种各样的微生物群系组成。这些微生物群系以细菌为主，还包括少量的真菌、病毒和螨虫等。人体皮肤表面的微生物群系在不同的"生态位"之间也存在着较大的差异。微生态可大概被皮肤归纳为3种微环境：①脂质分泌旺盛的额部、鼻翼、背部等；②潮湿多汗的鼻孔、腋窝、肘窝等；③干燥的前臂、小鱼际、臀部等。其中，脂质分泌旺盛的地方以丙酸杆菌（Propionibacterium）和葡萄球菌（Staphylococcus）为主；潮湿部位以棒状杆菌（Corynebacterium）为主；而干性皮肤部位的菌群却更为复杂，以变形杆菌和黄杆菌目为优势菌群。

2.皮肤微生态自稳机制　栖息在皮肤上的共生菌通过产生细菌素、一些有毒代谢物、蛋白质复合体和抗生素来保护人类免受其他病原体的伤害，这些细菌对病原体有拮抗作用。例如，金黄色葡萄球菌菌株502a释放一种细菌素，这种细菌素在抑制葡萄球菌生物体的其他毒力菌株方面发挥作用。皮肤微生物区系的许多成员产生的胞外酶也起着关键作用，它将宿主大分子水解成小分子化合物，这些化合物可以运输到细胞内作为营养物质。皮肤表面共生菌还会与病原性菌株竞争可用的资源，如结合位点、营养物质、生态位等，并阻止它们的定居。例如，表皮葡萄球菌与角质形成细胞受体结合，并抑制金黄色葡萄球菌的结合。通过以上多种机制共同维持皮肤微生态的稳定与功能。

（饶本强　Lei Lu　李旺林　张和平　路　帅）

第三节 微生态的建立和塑造

一、分娩方式及喂养方式对新生儿微生态体系建立的影响

早期研究中，研究人员曾一度认为婴儿出生时是无菌的，婴儿肠道菌群的建立只受周围环境中细菌的影响。随着研究的深入，研究人员逐渐意识到，新生儿从降生的那一刻便携带了大量细菌。2014年5月，美国休斯敦一家儿童医院的研究人员应用高通量测序技术对超过300个新生儿胎盘进行了微生物群落研究。该研究结果颠覆了人们长期以来的观点，即胎盘是一个无菌的环境。而进一步的研究表明，胎盘内细菌群落构成虽不复杂但却很特殊，它有别于其他任何人体部位，但是其中一小部分细菌与母体口腔菌群相似。然而，关于新生儿肠道微生物的起源仍一直是学术界争论的焦点。时至今日，虽然研究人员已经广泛认可新生儿菌群来源于母体，但是具体来源于母体的哪个部位，尚无定论。在新生儿孕育降生的过程中，母体的胎盘、肠道、羊水、产道菌群以及哺乳期乳汁中的细菌群落都有可能成为新生儿肠道菌群的重要来源。2011年比利时学者Makino在菌株的水平上证实双歧杆菌长型亚种能够从母体转移到新生儿肠道。该研究应用多位点序列分型（multiple locus sequence typing，MLST）和扩增片段长度多态性（amplified fragment length polymorphism，AFLP）技术来检测从8对母婴体内分离出来的207份粪便样品，结果表明从母体和婴儿粪便中分离出的11株长双歧杆菌长型亚种具有极高同源性。2014年11月，伦敦国王学院和康奈尔大学Ley实验室研究人员通过对416对近1000份同卵及异卵双胞胎粪便的研究表明，一种硬壁菌门下鲜为人知的肠道菌科（Christensenellaceae）具有高度的可遗传性，该菌科群体多样性主要取决于宿主基因型，而并非环境及其他因素。此外，进一步研究表明，这种细菌对人体健康有益，在身材较瘦的人体内丰度更高。上述这些研究结果均表明机体微生态体系的建立在母体的孕育过程中便已开始。

婴儿期是人体微生态体系形成的重要阶段，婴儿出生时的分娩方式，出生后的喂养方式、遗传因素、胎龄、卫生状况、地理环境、抗生素的应用等多种因素均会影响到婴儿微生态体系的建立，而肠道微生态系统的建立在这个阶段尤为关键，正常肠道菌群建立及演替对婴儿的营养、代谢及免疫发育至关重要。在已知的影响因素中，分娩方式（顺产或剖宫产）对婴儿肠道微生态体系的建立影响最大。2016年，一项来自黎巴嫩研究人员的报道称，较之顺产的婴幼儿，剖宫产出生的婴幼儿肠道微生物多样性显著减少，其中拟杆菌属和双歧杆菌属丰度偏低，而葡萄球菌属、梭菌属和肠球菌属丰度偏高。同时，剖宫产出生的婴儿肠道菌群建立过程缓慢，并且胃肠疾病及过敏症状发病率显著高于顺产婴儿。喂养方式是影响婴幼儿肠道微生态系统建立的另一个主导因素，在喂养方式中，分人工喂养及母乳喂养，由于出生后的婴儿多数为母乳喂养，因此母乳中的微生物多样性直接影响婴儿肠道菌群的建立及定植。母乳喂养可促进婴儿肠道内双歧杆菌和乳杆菌的建立，这对婴儿的健康影响显著。而人工喂养婴儿肠道内菌群与母乳喂养婴儿有一定的差异，主要以拟杆菌、肠杆菌、肠球菌、梭菌为主，且双歧杆菌数量显著低于母乳喂养婴儿。

二、宿主基因型对微生态体系的塑造

基因型指的是一个生物体内所包含的全部基因组，是机体内基因信息的总和。基因型这个概念是1909年丹麦遗传学家威廉·约翰逊最先提出的。纵观世界范围内不同国家、地区、民族的人群，不难发现，人体微生态体系建立后仍呈现出丰富的多样性和高度的群体化特征。甚至有研究表明，在分辨率足够精细的情况下（分类学种或者株的水平），人体微生态体系完全可以成为人类身份识别的第二套指纹密码。从更加广阔的地域和民族层面上来说，同一地区和民族的微生态体系既相互差别又有共同的特征，而此共同特征又明显区分于其他地区和民族。由此可知，宿主基因型对机体微生态体系的塑造至关重要。

在人体四大微生态系统中，肠道微生物群落结构最为复杂，同时也成为各国科研人员竞相研究的热点。时至今日，世界上多个国家地区的研究机构均报道了本国或者本地区居民肠道微生物群落结构及其功能基因组特征谱系。厚壁菌门和拟杆菌门是人体肠道中最优势的两个菌门，而厚壁菌门与拟杆菌门的比值（F/B）是研究人员用来反映机体肠道菌群构成最常见的指标。前期研究表明，世界各地不同国家地区的人肠道菌群中F/B值差异较大，早在2010年，De Filippo的研究团队就曾报道了非洲儿童和欧洲儿童肠道菌群构成的差异，该团队研究结果表明，在非洲儿童肠道内厚壁菌门与拟杆菌门的比例是0.47，而这一数值在欧洲儿童肠道内是2.81，差异极其显著。次年，Nam等报道了亚洲韩国人肠道菌群的多样性，在其研究中，韩国人F/B的平均值是2.9。

与此同时，伴随生物信息学的发展，科研人员对肠道微生物测序数据的解读日益精细，简单的厚壁菌门与拟杆菌门的比值（F/B）已不能满足对肠道菌群多样性的描述。2013年，德国科研人员深入东非，对世界上最后的狩猎民族——坦桑尼亚哈扎人的肠道微生物进行了系统分析。研究结果表明，哈扎人肠道菌群的多样性非常丰富，这在其适应草原生活环境方面发挥着重要作用。在菌属水平，哈扎人肠道富含普雷沃菌属、密螺旋体属、拟杆菌属和梭菌属。更值得关注的是，哈扎人肠道中含高水平密螺旋体菌属和较低水平的双歧杆菌属，在传统定义中该菌群并不"健康"，但哈扎人很少患肠道菌失衡引起的自身免疫性疾病。俄罗斯人处于温带，冬季严寒漫长，其典型的膳食以富含淀粉的面包或者土豆作为主要食物来源。同年，一项俄罗斯本土的研究表明，俄罗斯人肠道中普遍缺乏普氏菌属和拟杆菌。有些样本中双歧杆菌和乳杆菌占绝对优势，还存在很多古细菌。这与传统认为的健康优势菌群结构并不一致。2015年，加拿大阿尔伯塔大学的科研团队报道了巴布亚新几内亚居民肠道微生物群落特征。巴布亚新几内亚处于热带海洋性气候，许多居民仍保留着传统的生活习惯，坚持以农业为基础的生活方式。与美国城镇居民相比，巴布亚新几内亚居民肠道菌群多样性更大、个体差异性较低，并特有近50种细菌类型（以Alistipes菌和链球菌为主），这些细菌属构成了巴布亚新几内亚居民肠道菌群的核心种类。蒙古族起源于公元7世纪的额尔古纳河岸，是东亚主要民族之一，同时也是蒙古国的主体民族。传统蒙古族饮食极具特色，肉食、奶食及发酵乳制品在其饮食结构中占很大比重。通过对蒙古族人群肠道菌群研究发现，在门的水平上拟杆菌门、硬壁菌门、变形菌门和放线菌门是在蒙古族志愿者肠道内含量最高，而厚壁菌门与拟杆菌门的比值平均是0.71。在属的水平上，蒙古族健康志愿者肠道内含量最高的是普雷沃菌属。基于更精细水平的OUT分析结果显示，蒙古族人肠道内存在核心菌群，它们分别隶属于普雷沃菌属、拟杆菌属、普拉梭菌属、瘤胃球菌属和粪球菌属。通过与KEGG数据库预测比对，研究人员发现这些核心菌群主要参与了糖酵解、脂肪酸代谢、半乳糖代谢、丙氨酸及谷氨酸代谢、精氨酸及脯氨酸代谢、淀粉及蔗糖代谢、碳代谢和硫胺素代谢。以上研究表明，世界各地不同种族肠道菌群的构成呈现丰富的多样性，而健康的肠道微生态体系也不止一种模式。

　　一方水土养一方人，是中华民族古老的谚语，长期以来在某个特定的地域逐渐形成了特有的生产方式和生活习惯，这也是古老的中华民族用自己的智慧和认识，适应自然和改造自然的结果。中国作为一个多民族、地域辽阔和食物多样的国家，特别是中国人的居住环境、饮食和生活习惯均与西方人有较大差异，那么，占世界人口近1/5的中国人群肠道菌群构成是一个什么样的情况？ 2010年，由内蒙古农业大学张和平教授团队发起，从中国9个省份采集到汉族、壮族、维吾尔族、哈萨克族、蒙古族、藏族和白族7个民族314份健康志愿者的粪便样品，应用焦磷酸测序技术分析了中国人群肠道微生物的多样性。研究结果表明，中国健康人群肠道中细菌主要隶属于硬壁菌门、拟杆菌门、变形菌门和放线菌门四个门，与已报道的外国人群肠道菌群构成类似。其中，考拉杆菌属（Phascolarctobacterium）是中国健康人群肠道中含量最多且个体差异最大的微生物。而该菌属与短链脂肪酸的产生密切相关。不同民族的居民其肠道菌群构成有明显区别。汉族与白族、哈萨克族与维吾尔族居民的肠道菌群构成相对相似，而汉族与藏族、维吾尔族居民肠道菌群差异显著。

　　而上述基于世界各国人群肠道菌群特征谱的揭示让我们产生了更深层的思考，宿主基因型究竟是如何塑造肠道菌群的？ 2016年10月3日，世界顶尖遗传学期刊 Nature Genetics 同日刊发了2篇关于宿主基因型与肠道微生物组关联性的大样本量群体研究。第一篇报道来自荷兰的瓦格宁根大学医学研究中心，该研究共招募1561名健康志愿者，研究人员分别绘制出志愿者个体基因组和肠道微生物基因组图谱。基于两套基因组的关联分析表明，志愿者肠道中1/3的微生物群落是可遗传的。此外，研究人员发现宿主基因组中的58个单核苷酸多肽性（SNP）位点与肠道33个细菌群落度密切相关。而在另外一个由463人组成的验证人群中，58个SNP位点中的4个位点得到了验证，这4个SNP分别与毛螺菌属等4个属的细菌呈现显著关联。另一项研究由加拿大研究人员完成，该研究通过对1514名志愿者肠道微生物宏基因组测序结果进行分析，进一步揭示了宿主基因对肠道菌群的影响。研究人员分别鉴定出与微生物系统分类相关的9个宿主基因组以及与微生物代谢通路相关的32个基因座。同时，研究人员证实了一个与双歧杆菌属丰度密切相关的功能性乳糖代谢相关基因（LCT）SNP位点，并提供了基因-饮食互作对双歧杆菌属丰度的调节作用的证据。这2篇研究报道为我们理解宿主基因组对肠道微生物组的塑造机制提供了重要的参考依据。

三、饮食对肠道微生态体系的影响

　　饮食因素与宿主基因型同等重要，是机体肠道微生态系统建立的重要影响因素。前些年，在世界顶级期刊 Science 上曾刊登过一句关于肠道菌群与饮食的经典论断——"You Are What You Eat"，这句论断充分证明了肠道微生物群落与饮食的密切关系。近年来的研究成果不断证明了这句论断的正确性和重要性。在众多研究中，有3个里程碑式的研究可圈可点。在这3项研究中，科研人员结合宏基因组学技术、宏转录组学技术和代谢组学技术，从多个角度客观详尽地阐释了饮食对肠道菌群的影响。

第一项研究来自于美国。2011年，通过对98名美国志愿者饮食和肠道菌群群落结构的调查，Wu等的研究团队发现这些志愿者的肠道菌群可以清晰地分为3个以拟杆菌属、普氏杆菌属和瘤胃球菌属为核心的独立无交集的"肠型（enterotype）"，而通过饮食与肠道菌群的关联性分析，他们发现饮食是上述现象的根本归因。第二项研究源于欧洲。Claesson等对欧洲社区的178名老年人（平均年龄大于70岁）进行了长期的跟踪调研，详细记录了这些老年人的生活方式、饮食、居住位置以及就医和抗生素的使用情况。在这期间，研究人员采集了老年人的粪便并测定了其肠道菌群的多样性，而后通过普氏分析发现，饮食才是主导这些老年人肠道菌群构成和改变的主导因素。虽然基于以上研究，我们知道饮食是可以塑造肠道菌群的，但是并没有人去探究这样的影响到底可以在多长时间内完成？换而言之，饮食影响肠道菌群的速度到底有多快？第三项研究的关注焦点就在于此。2013年，美国哈佛大学David课题组在 *Nature* 期刊发文称，通过联合使用宏基因组学，宏转录组学以及代谢组学技术，他们发现，饮食可以极其快速地改变人体肠道菌群，而这种改变是可恢复的。在David的研究中，所有志愿者被分为两组，在为期5天的试验期内，一组只摄入植物性食品（素食，如蔬菜、谷物类），而另一组只摄入动物性食品（荤食，如牛奶、牛肉、猪肉和干酪等）。经过对样品测试分析，基于各类组学的生物信息学数据显示，仅仅1天的时间，饮食就改变了机体肠道菌群的结构，而动物性食品对机体肠道菌群的影响要比植物性食品对肠道菌群的多样性影响大得多。相应地，饮食改变也导致了机体肠道菌群的功能基因和代谢通路及后续代谢产物的变化。

更令人惊讶的是，饮食因素可能对肠道微生态系统产生代际影响。2016年，*Nature* 期刊发文称，饮食不仅会影响自身肠道微生物的构成，而且这种影响会一直持续到第四世代。Sonnenburg团队通过给无菌小鼠灌胃人类粪便菌群，完成了人源肠道菌群小鼠模型的构建。在7周的实验期内，小鼠被分为两组，一组饲喂富含纤维的食物，另一组给予低纤维饮食模式。通过粪便宏基因组测序，研究人员发现在实验初期，两组小鼠肠道菌群构成相似，而经过7周实验期，低纤维膳食小鼠肠道微生物多样性显著降低。而持续的低纤维膳食模式使得该组后代小鼠肠道菌群多样性受到代际影响，到了第四世代，低纤维组小鼠的肠道菌群达到了一种以低丰度菌群为特征的新稳态，而即使变换高纤维膳食模式也无法使子代小鼠恢复到其祖先辈肠道微生物多样性的模式。

四、年龄对微生态体系的影响

在人类不同的生命时期，机体微生态体系会表现出不同的多样性特征。仍以肠道微生态系统为例，婴儿时期是机体肠道菌群建立的关键时期。如果婴儿肠道菌群建立的结构合理、代谢平衡，那么今后该机体免疫系统发育将会更加完善并且患有各类代谢性疾病的风险就相对较小。正如上文提及，影响婴儿肠道菌群建立的因素众多，遗传基因、分娩方式、分娩时的周围环境、喂养方式、饮食结构、生活习惯、早产、过敏、疾病以及抗生素的使用等都对早期婴儿肠道菌群的建立至关重要。

　　健康的婴幼儿肠道微生态体系中厌氧的双歧杆菌是绝对优势菌群。随着年龄的增长，直到1～2岁的时候其肠道菌群群落结构逐渐"成人化"。成人的肠道结构相对复杂同时也相对稳定，且有研究表明这种稳定性能够持续数十年，其主要是由若干个属于硬壁菌门和拟杆菌门的已知优势菌属构成。随着时间的推移，机体逐渐衰老，到65岁以后，大部分老年人患有各种代谢性疾病和胃肠道疾病，这样的病变导致了肠道菌群结构的变化，也导致了肠道菌群多样性的锐减。研究表明，在患有慢性疾病的老年人肠道中，双歧杆菌、乳杆菌或拟杆菌的数量逐渐减少，而肠杆菌肠球菌和梭菌的数量逐渐增多并成为优势菌群。

　　随着全球老年人口的迅速增加，越来越多的研究人员致力于健康老年人肠道微生态体系的研究。2011年，Jelena等应用种属特异性聚合酶链反应（PCR）技术对中年人和老年人肠道中的乳杆菌属的多样性进行了对比分析。研究结果表明健康老年人肠道中乳杆菌的数量、身体质量指数、空腹血糖值的水平都高于中年人。中年人肠道中乳杆菌数量较低，相对来说定植比较多的是嗜酸乳杆菌和瑞士乳杆菌，而在老年人肠道中植物乳杆菌、副干酪乳杆菌和罗伊乳酸菌占绝对优势。2016年，我国科学家在 *Current Biology* 期刊发文，揭示了我国著名长寿之乡都江堰市青城山百岁长寿老人的肠道微生态特征。本研究共采集了168份包括长寿老人和年轻人群的粪便样品，通过采用"随机森林模型"分析其微生物16S rRNA基因V4-V5高变区序列，鉴定与人类长寿相关的微生物标签。分析发现，长寿老年人的菌群多样性和菌群丰度显著高于年轻组，这一结论在意大利相应人群中也得到了证实，提示更多有益菌群以及更丰富的菌群多样性可能是人类健康长寿的重要原因之一。研究还发现，尽管中国和意大利人群由于巨大的遗传和食物偏好的差异，导致整体菌群差异很大，然而在最能区分长寿老人与年轻人的50个微生物标签中，有11个是两地长寿老年人所共享的。该论文从肠道菌群角度，以长寿老年人为健康老龄化模型，研究肠道微生物与健康老龄化的相关性，所发现的微生物标记可作为潜在的益生菌制剂的靶点进行深入研究。从上述两项研究可以看出，健康长寿的老年人肠道微生态系统始终保持均衡，与中青年人肠道群落结构并无显著差异。因而，国内很多研究人员提出了"肠寿＝长寿"的新理念。

（张和平）

第四节　微生态的生理演化

　　人类机体承载着数量庞大的微生物群落，各种细菌、病毒、真菌等定居在人体各个部位，包括皮肤、口腔呼吸道、阴道、消化道。这些微生物群落彼此之间以及与机体之间相互作用，构成了人体独特的微生态环境，微生态系统会随着生理年龄的增长而演化。

一、口腔微生态

　　口腔是个特殊的环境，其温度、湿度和来源丰富的营养以及口腔内结构的复杂性，为多种微生物的生长、繁殖和定居提供了适宜的宿主环境，同时造就了口腔微生物的多样性。口腔菌群组成与年龄的变化密不可分，从新生儿到青少年，随着年龄的增长，口腔结构的明显变化是牙齿萌出到牙列完整，这期间口腔菌群有一个演替的过程。

婴幼儿出生时口腔一般是无菌的，即使有少数菌也是在分娩过程中污染的。胎儿出生后便暴露在与之接触的人和周围环境中，由于宿主缺乏足够的防御能力，微生物开始在新生儿体表定植。黏附是细菌定植的第一步，在新生儿口腔中，细菌首先黏附于黏膜表面，在此基础上开始建立口腔正常微生物群。由于与外界的接触，出生后的6～10小时口腔细菌的数量明显增加。唾液链球菌（*Streptoco ccus salivarius*）是最早在口腔中定居的链球菌，一般在出生后1～2天就可以从新生儿口腔分离到，出生后几天的口腔早期菌群包括葡萄球菌（*Staphylococcus*），链球菌属（*Streptococcus*），还有奈瑟菌属（*Neisseria*）和乳杆菌（*Lactobacilli*）的细菌。新生儿口腔很少有厌氧菌定植，韦荣菌属（*Veillonella*）是最早在口腔中定植的厌氧微生物，在出生一周后的新生儿口腔中即可检出，另外白念珠菌（*Candida albicans*）在新生儿口腔中的检出率可达80%。

幼儿期由于乳牙萌出，增加了细菌定植的环境，尤其是磨牙的萌出、滞留区的增加，使口腔中微生物数量明显增加，其种类也更加复杂。Miles等调查了学龄前儿童牙齿上的正常菌群，结果显示，在门齿、磨牙的唇面和舌面（除下门齿外），链球菌属是优势菌属，下门齿上的优势菌属是放线菌属（*Actinomycetes*），在所有牙齿表面的奈瑟菌属均多于韦荣菌属。Miles认为，许多潜在的口腔致病菌是学龄前儿童的共生口腔菌群的成员，它们的存在并没有导致明显的疾病发生。

青春期，恒牙的完全萌出使口腔生态环境相对恒定，几乎所有成人口腔中的菌群都能在青春期口腔中分离到。在此时期，拟杆菌（*Bacteroides*）、梭杆菌（*Fusobacterium*）和螺旋体（spirochaetosis）的数量也增加了。

成年期，口腔微生物的定植数量和种类达到高峰。与其他时期相比，成年期口腔菌群组成更具复杂性和多变性，菌群定植主要在唾液、黏膜表面、牙齿。在唾液中，50%为链球菌，以唾液链球菌和缓症链球菌为主。唇红缘的主要菌群有微球菌和表皮葡萄球菌。唇黏膜的口内部分、颊黏膜和硬腭的优势菌群是口腔链球菌。软腭的正常菌群主要包括口腔链球菌和咽部的常驻菌，如嗜血菌属、棒状杆菌属和奈瑟菌。舌背的优势菌是唾液链球菌和小韦荣菌，舌腹受唾液菌群影响，其常驻菌波动较大。牙龈的优势菌群主要是革兰氏阳性球菌和杆菌。血链球菌是健康龈沟中的优势菌群，能产生细菌素样物质，对多种牙周可疑致病菌有较强的拮抗作用，对维持牙周的健康、免疫、营养和生物拮抗起作用。牙齿微生物是以牙菌斑的形式定植于牙面，牙齿光滑面菌斑的优势菌群以需氧和兼性厌氧的球菌为主，如口腔链球菌和奈瑟菌。颌面点隙沟裂菌斑主要包括变形链球菌、血链球菌、黏性放线菌以及韦荣球菌，颌面间隙菌斑主要以黏性放线菌、内氏放线菌以及血链球菌为主。牙石是钙化的菌斑，其优势菌群包括血链球菌、内氏放线菌、奈瑟菌、核梭杆菌以及韦荣球菌等。

在口腔微生态系统中，众多微生物与其宿主以及微生物种群之间始终保持着动态平衡，这一平衡是人体健康的重要标志。平衡失调时将引起一系列口腔疾病，直至建立新的平衡时康复。

二、呼吸道微生态

新生儿无论是经阴道分娩还是剖宫产，刚出生时的微生物群，特别是呼吸道的微生物群都是相似的，这表明新生儿的微生物群特征是通过胎盘获得的，并在子宫内定植。首先，新生儿生后24小时左右，几乎所有经阴道分娩和剖宫产婴儿鼻咽部菌群均主要为草绿色链球菌（41%）和兼性双球菌属（12%），但不同出生方式婴儿呼吸道菌群的动态发展过程存在明显的不同。与经阴道分娩婴儿相比，剖宫产婴儿呼吸道菌群的特点是菌群结构不稳定，更容易向其他菌群谱转变；其次，从金黄色葡萄球菌向以莫拉菌、棒状杆菌和狡诈球菌为优势菌的过渡延迟且棒状杆菌和狡诈菌的丰度较低，尤其是在出生后第1个月。这些差异均与呼吸系统感染增加有关。因此剖宫产婴儿呼吸系统疾病发病风险增高在一定程度上与出生方式对呼吸道菌群构成的影响有关。

健康婴儿呼吸道定居着各种各样的细菌群落，构成了呼吸道菌群。其中大部分为没有致病作用的"共生菌"，也包括所谓的"致病共栖菌"，如肺炎链球菌、流感嗜血杆菌、金黄色葡萄球菌和卡他莫拉菌。婴儿期鼻咽部菌群以高丰度的莫拉菌属、链球菌属、嗜血杆菌属、葡萄球菌属、棒状杆菌属为特征。婴儿早期的呼吸道菌群构成决定了出生后2年菌群的稳定性和发展模式。初始以莫拉菌属、棒状杆菌属和狡诈菌属为优势的菌群谱稳定性较高，而以链球菌属、嗜血杆菌属为优势的菌群谱则变化较大。澳大利亚健康婴儿鼻咽部菌群早期的典型定植为葡萄球菌属（41%）或棒状杆菌属（41%），之后很快被莫拉菌属或差异球菌属替代（12个月时分别为26%和41%）。

流感嗜血杆菌（Haemophilus influenzae）是引起儿童脑膜炎的病原菌，也可引起其他炎症，例如中耳炎、窦炎、慢性支气管炎等。卡他莫拉菌是上呼吸道的一种寄居菌，感染多见于3岁以内的儿童，往往合并营养性疾病，Kim S对581例健康学龄儿童咽拭子中甲型链球菌进行调查，阳性率为16.9%；Bogaert D调查了3198名健康儿童鼻咽部肺炎链球菌和葡萄球菌属的定植情况，有598例（19%）儿童检出肺炎链球菌，其中影响因素为年龄（峰值在3岁）和日间照看情况，而葡萄球菌属的定植受年龄（峰值在10岁）和性别的影响。

上呼吸道在解剖学上与包括鼻孔、鼻咽部和口咽部在内的一个相互连接的腔体系统相关，并通过咽鼓管与喉部和耳朵的中腔相连。这些区域的黏液表面被广泛的细菌定植，成人上呼吸道定植的菌属有纤毛虫属、放线杆菌属、类杆菌属、变形杆菌属和梭杆菌属（图2-1）。

鼻孔微生物群主要富集放线杆菌属（棒状杆菌和丙酸杆菌）和厚壁菌门属（成人为葡萄球菌），少量的厌氧菌属于拟杆菌属（详见图2-1）。至于变形菌，它们数量变化很大，健康成人体内有大量的γ变形菌。鼻孔的上皮含有分泌皮脂的腺体，这与它选择性富集亲脂性细菌（如丙酸杆菌）有关，能够将皮脂脂类代谢成短链脂肪酸，使酸碱度降低，促进棒状杆菌和葡萄球菌凝固酶的生长。此外，鼻孔富含氧气和湿气，有助于金黄色葡萄球菌和棒状杆菌的生长。因此，丙酸杆菌和葡萄球菌同时存在。

肺部微生物群由细菌、病毒、噬菌体和真菌组成，如曲霉属、枝孢霉属、散囊菌属、青霉属等。细菌门的组成按种群数量顺序依次为拟杆菌属、菌丝菌属、变形杆菌属、梭杆菌属和放线菌属。

老年人呼吸道最丰富的菌属是棒状杆菌属、丙酸杆菌属、莫拉菌属、葡萄球菌属和伯克霍尔德菌属，其次是多洛菌属、假单胞菌属、西蒙菌属和链球菌属及其他更类似于

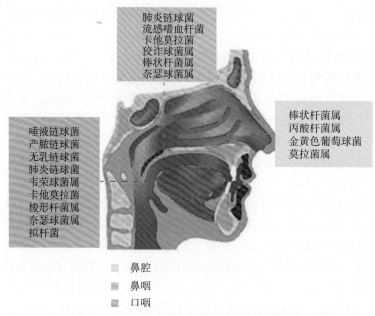

肺炎链球菌
流感嗜血杆菌
卡他莫拉菌
狡诈球菌属
棒状杆菌属
奈瑟球菌属

棒状杆菌属
丙酸杆菌属
金黄色葡萄球菌
莫拉菌属

唾液链球菌
产脓链球菌
无乳链球菌
肺炎链球菌
韦荣球菌属
卡他莫拉菌
梭形杆菌属
奈瑟球菌属
拟杆菌

鼻腔
鼻咽
口咽

图2-1 成人上呼吸道主要细菌属和微生物种类

中年人鼻腔细菌微生物群。美国一项针对养老院居民和独立生活老年人的鼻细菌微生物群研究发现，棒状杆菌和表皮葡萄球菌是老年人呼吸道最丰富的细菌类群。在养老院参与者中，罗伊乳酸杆菌、链球菌、表皮葡萄球菌（均为厚壁菌门）和胶质罗瑟菌（放线菌门）的相对丰度有所增加。

三、肠道微生态

第一次接触：子宫内定植。最新证据表明，健康足月妊娠的胎盘、羊水、胎膜和脐带血中含有微生物。此外，依赖于培养物和不依赖于培养物的方法都证明胎粪不是无菌的，其细菌群落与羊水中检测到的相似，这些结果均表明肠道微生物的最初定植是在出生前开始。

出生时肠道微生物组：与成人微生物组相比，出生时肠道微生物组的多样性更低，变异性更高。新生儿肠道中的优势门包括硬毛菌（厚壁菌门）、变形杆菌和放线菌，拟杆菌的含量较低。分娩时的胎龄和分娩方式均会影响新生儿微生物组，与足月分娩婴儿相比，早产儿微生物组表现出总体多样性较低和乳杆菌属、拟杆菌属以及双歧杆菌属丰度较低，这些差异可持续到产后90天。

婴儿肠道微生物组：生命的第一年是肠道微生物组重要的波动和成熟期。新生儿出生时微生物的多样性相对较低，随着时间推移，其菌群种类可随着婴儿从母乳和环境中获得的细菌定植而增加。饮食是婴儿微生物组发展的重要驱动力，因为它适应了不断变化的营养素供应。在婴儿期早期，肠道微生物组富含消化母乳中丰富寡糖的基因，而在婴儿期后期，由于引入了固体食物，微生物基因组富含了涉及多糖消化（如拟杆菌属）和维生素生物合成的基因。此外，喂养方式显著影响婴儿肠道中的微生物组成。母乳喂养的婴儿显示放线菌的相对丰度增加，配方奶喂养的婴儿表现出丰富的条件致病菌，包括大肠埃希菌和艰难梭菌。婴儿的肠道微生物组内个体间差异要比成人大得多，但成人微生物组的多样性却是相似的。

童年肠道微生物组：近期分子研究发现，儿童和成人的肠道微生物组存在显著差异。美国一项研究表明，与成人肠道微生物组相比，美国儿童肠道微生物组中的厚壁菌、变形杆菌和放线菌总体上明显丰富，而拟杆菌属含量降低。此外，与成人相比，美国青春期前儿童中，玫瑰果菌、粪杆菌属、瘤胃球菌属、普通拟杆菌和拟杆菌数量显著较高。玫瑰果菌、粪杆菌属和瘤胃球菌属是产生丁酸盐的细菌，与健康肠道微生物组有关。总之，儿童肠道微生物组虽然比婴儿微生物组更具多样性，但尚未完全成熟，对以后健康状况十分重要。

青春期肠道微生物组：青春期肠道微生物组与成人存在差异，包括梭状芽孢杆菌和双歧杆菌属的丰度更高。青春期健康肠道微生物组的研究相对较少，在这一领域需要进一步深入研究。激素水平波动是青春期的标志，因此肠道微生物组的变化也在这个重要过渡时期发生，这与其他与激素变化有关的生理事件相似，例如妊娠。

成年肠道微生物组：大多数微生物组研究都集中在成年肠道微生物组，其中主要包括厚壁菌门，拟杆菌门和变形菌门。每个菌门比例因地理位置的不同而具有差异。非工业化国家的成人中有较多的厚壁菌门，而在西方社会中，拟杆菌门与厚壁菌门之比例似乎更高，需要进一步研究阐明健康人群中厚壁菌门和拟杆菌的相对水平及其相关功能。总体来说，成年肠道微生物组在成年后仍保持相对稳定，除受到诸如感染、抗生素治疗或剧烈饮食干预等干扰的影响外，即使肠道微生物组能相对快速地恢复到其初始状态，这些扰动仍然会随着时间推移而改变肠道微生物组的结构与组成。

老年肠道微生物组：老年肠道微生物组中厚壁菌门与拟杆菌门之比数值较高，同时降低了保护性共生细菌（如双歧杆菌和拟杆菌）丰度。老年肠道微生态中拟杆菌属和普氏杆菌属减少，与老年人生活质量总体下降有关的肠杆菌科增加。

四、泌尿生殖道微生态

泌尿生殖道微生态主要是指女性泌尿生殖道，健康妇女输卵管是无菌的，阴道是重要的微生物栖居地，新生婴儿阴道内没有细菌，但出生后很快在阴道内就能够检出微生物。随着女性的性成熟，阴道内细菌逐步发展为以乳杆菌为主的菌群，常居菌群有乳杆菌、表皮葡萄球菌、大肠埃希菌、棒状杆菌、B族链球菌、粪链球菌、支原体、白念珠菌等。其中，乳杆菌数量最多，其在维持阴道微生态平衡中起重要作用，绝经后雌激素水平降低，阴道乳杆菌生长受到抑制，阴道菌群再次发生变化，杂菌数量显著增多，因此老年人常会发生老年性阴道炎。

定植于正常阴道的微生物有细菌、真菌、支原体，它们主要寄居于阴道四周的侧壁黏膜中。宫颈周围及宫颈口液体营养充足，温度适宜，氧浓度低，适宜多种厌氧菌的生长繁殖。因此常驻菌是产黑色素拟杆菌和厌氧消化球菌等，亦有少量的棒状杆菌、链球菌以及白念珠菌定植。宫颈管内含有碱性的黏液栓使其和外界隔开，其内细菌量极低，仅含部分厌氧菌。女性尿道外部和外阴部菌群组成相似，主要有葡萄球菌、粪链球菌、大肠埃希菌、变形杆菌、乳杆菌和真菌等，男性尿道口有葡萄球菌、拟杆菌、耻垢杆菌、大肠埃希菌和支原体等。

阴道菌群的结构与组成主要受到性活动、雌激素、生活习惯和抗生素的影响。男性精液是一种碱性液体，性生活后可以引起阴道的酸碱度变化，导致菌群紊乱，多个性伴侣会使得异常阴道菌群比例增加。雌激素能够导致阴道上皮增厚，上皮内糖原增多，为微生物生长提供了充足养料。妊娠时体内雌激素水平升高，阴道内糖原增多，阴道内细菌生长较非妊娠期旺盛，易发生真菌性阴道炎。孕激素能够导致阴道表层细胞脱落，阴道细胞上附着的阴道细菌也随之脱落，导致阴道菌群不稳定。月经前是孕激素分泌的高峰，也是阴道炎高发时段。频繁的阴道冲洗会导致阴道内菌群受到大量破坏和紊乱，发生细菌性阴道病，也会诱发真菌生长。当人体内有感染灶时，抗生素常相对富集于感染区域，对人体正常菌群影响较小；当体内没有感染灶时，抗生素就会作用于正常菌群，导致菌群紊乱。

五、皮肤微生态

分娩方式是新生儿皮肤微生物群组成的主要决定因素，通过剖宫产分娩的新生儿皮肤上的细菌与母亲皮肤上的细菌最为相似，尤其是葡萄球菌、链球菌、棒状杆菌和丙酸杆菌，通过阴道分娩的新生儿皮肤上细菌与母亲的阴道菌群相似，主要含有乳杆菌。

剖宫产分娩并人工暴露于母体阴道菌群的婴儿具有部分类似于阴道菌群的皮肤微生物群组成，证明了新生儿皮肤微生物群的易受影响性和动态性。皮肤微生物组是动态的，随着年龄增长而不断进化和多样化，胎龄、细菌的丰度与细菌的多样性呈正相关，而大量抗生素的使用与细菌的多样性呈负相关。

儿童皮肤部位的主要微生物是变形菌（42%）、厚壁菌（25%）、放线菌（13%）和拟杆菌（11%）。相对丰度较高的属（＞3%）是链球菌属（13%）、肠杆菌属（6%）、丙酸杆菌属（5%）、脑膜炎奈瑟菌（9%）、嗜血杆菌（4%）、颗粒球菌（3%）、神经鞘氨醇单胞菌（5%）、奈瑟球菌（3%）和金黄杆菌（3%）、醋酸钙不动杆菌（6%）、鞘氨醇单胞菌（6%）、克雷伯菌（4%）、棒状杆菌（4%）和耐球菌（3%）。年龄、分娩方式以及喂养方式都与儿童的皮肤菌群结构变化相关。

青春期激素水平增加会刺激皮脂腺分泌油脂，皮肤微生物菌群的多样性和相对丰度在该时期发生重建，青春期后皮肤的清脂性微生物［如细菌（丙酸菌和棒状杆菌）、真菌（马拉色霉菌）等］出现显著增加，青春期皮肤微生物组中厚壁菌类、拟杆菌和变形菌类丰度较高。皮肤微生物群的结构与组成年龄密切有关，例如葡萄球菌引起的过敏性皮炎在大多数青春期孩子中下降，而由真菌马拉色霉菌引起的花斑癣在成人中比孩子中更常见。

成人皮肤菌群分为常驻和暂驻菌。常驻菌是一群在健康皮肤上定居的微生物，包括葡萄球菌、棒状杆菌、丙酸杆菌、不动杆菌、马拉色菌、微球菌、肠杆菌及克雷伯杆菌等。暂驻菌是指通过接触外界环境而获得的一类微生物，包括金黄色葡萄球菌、溶血性链球菌及肠球菌等，它们是引起皮肤感染的主要病原菌。细菌是皮肤表面的优势菌，此外皮肤上也存在少量真菌。从门水平上看，皮肤表面的细菌主要由四个菌门构成，分别是放线菌门、厚壁菌门、变形菌门和拟杆菌门（图2-2），从属水平看，皮肤表面的细菌主要为棒状杆菌属、葡萄球菌属和丙酸杆菌属。

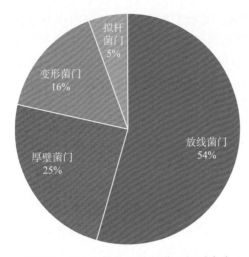

图2-2　成人皮肤表面优势菌门相对丰度

（饶本强　路　帅　杨振鹏　唐华臻）

第五节　肠道微生态与遗传

通常认为，肠道微生物的结构和组成主要是环境因素与宿主基因相互作用形成的表型，具有宿主决定的属性，不同成人肠道微生物群落的多样性存在显著差异。部分研究者期望在人类和哺乳动物之间确定一组共同调节宿主-微生物相互作用的基因，以促进肠道微生物在人类健康事业中的应用。然而，自然种群中微生物组成和结构的遗传基础在很大程度上仍然不为人所知。本节概述了肠道菌群与宿主遗传的联系以及联系程度的大小。

从进化的角度看，与其他高等哺乳动物相比，人体内肠道菌群的结构更接近于与其有共同进化祖先的灵长类动物，且人之间共有的菌属水平的细菌种类多于人与其他动物共有的细菌群落。关于宿主基因对微生物群影响的研究，常用以靶向特定菌种和特定基因位点的方法，或采用双胞胎研究的方法进行验证。例如，产生甲烷的史氏甲烷短杆菌在同卵双生中携带的一致性比异卵双生更高。

一、全基因组研究

（一）基因位点与肠道菌群

研究宿主的遗传性对微生物作用的一个常用方法是将基因位点与肠道细菌的丰度联系起来。Benson等研究了影响小鼠高级杂交系中微生物群组成的因素，确定了64个保守分类群的核心可测量微生物区系（CMM），发现其在大多数动物个体中存在且具有差异。还确定了18个宿主数量性状位点（QTL），它们与特定微生物类群的相对丰度具有较强的全基因组关联（GWAS）。Dan等发现NOD2与细菌分类群有较强的联系，更高的NOD2风险等位基因数量与肠杆菌科增加有关，其他相关基因包括肿瘤坏死因子超家族成员15（TNFSF15），白细胞介素12亚单位（IL12B）。Goodrich等检测了37个候选基因和单核苷酸多态性位点（SNP）与肠道微生物的联系，确认了乳糖代谢相关基因

（LCT）和双歧杆菌的联系；揭示了*RABGAP1*基因内一个单核苷酸多态性位点（SNP）与微生物之间的联系，该基因与LCT中的变异处于连锁不平衡（LD）状态；观察到嗅觉受体基因（*OR6A2*）和刺梨科Cc115属（Erysipelotrichaceae Cc 115 genus）的联系，Blautia属和*CD36*的联系，SHA98（克里斯藤森菌中的一种）和*ALDH1L*基因的联系；一个潜在性SMB53属和*GNA12*（与IBD有关）基因的联系；利用全基因组关联分析（GWAS）发现了一个*UHRF2*基因中的SNP在基于加权unifract距离分析中与微生物β多样性相关，第四条染色体上两个连锁不平衡SNP在基于Bray Curtis差异分析中与微生物β多样性相关。

在其他研究中被报道或确认的基因位点或区域及单核苷酸多态性位点（SNP）有LCT基因区域与双歧杆菌的关联，*PLD1*基因区域与阿克尔克菌的关联，嗅觉受体活性与厌氧菌、双歧杆菌和费卡杆菌的关联，rs3747113与乳球菌的关联，4q22.3区域的2个连锁SNP与Bray-Curtis相异度的关联，*SLIT3*基因区域与梭菌科的关联，*ALDH1A1*基因区域和SHA-98的关联，*CD36*基因区域与Blautia的关联，*LINGO2*基因区域与Blautia的关联，lncRNA：RP11-436D23.1与甲烷菌科的关联，2q37.3和10p12.1区域与Dialister invisus的关联，*VANGL1*基因区域与蝶形目的关联；免疫受体（CLEC4F-CD207、CLEC4K-FAM90A1、NOD1和NOD2）和能量代谢（SORCS2、SLIT3和ARAP1）等相关基因区域共计42个位点与微生物结构和功能的关联，*UBR3*基因区域与核科的关联，*CNTN6*基因区域与费氏杆菌的关联，*DMRTB1*基因区域与漆螺菌的关联，*SALL3*基因区域与真细菌的关联。

（二）基因型与肠道菌群

Li等利用两种鱼类纯系亲本杂交产生两种杂交系（BT-F1/TB-F1），比对两种杂交系和亲本肠道菌群发现，基因型和肠道菌群组成之间存在强相关性，如杂交种F1代与亲本（BSB）之间肠道菌群有强烈的相关性，且倾向于一种亲本；亲本之间肠道菌群的多样性存在差异，而没有遗传差异的F1代之间肠道微生物的多样性则没有差异；还发现在门水平上占优势的微生物分类单元（如厚壁菌门、变形杆菌门、放线菌门和拟杆菌门）与两种杂种和亲本的遗传因子呈显著正相关，而梭杆菌与亲本TC遗传因子呈显著正相关。

（三）染色体与肠道菌群

McKnite等发现，与肠道菌群组成变异效应相关的基因座（loci）主要集中在4条染色体上，例如，12染色体对普雷沃菌科有影响，17号染色体对芽孢杆菌目和葡萄球菌科有影响；15号染色体上的一个数量性状位点对理研菌科有显著影响。

这些数据为宿主基因控制哺乳动物个体微生物群的多样性提供了明确的证据，这是理解宿主基因控制与复杂疾病相关的肠道微生物群组合的关键。

二、双胞胎研究

研究宿主的遗传性对肠道菌群作用的另一个常用方法是双胞胎研究。Good-rich等在2014年纳入了英国超过1000例双胞胎的研究结果显示，肠道菌群的类群和丰度均受宿主基因的影响。其中可遗传性最高的分类单元，克里斯藤森菌科与其他可遗传细菌和产甲烷古菌形成了共生网络，与宿主遗传之间有强烈相关。

在其2014年研究的基础上，三倍于之前的研究，Goodrich等收集了2730个个体的3261份粪便样本进行分析，包括489对异卵双胞胎，637对同卵双胞胎。他们发现，8.8%（14年研究为5.3%）的分类群（taxa）遗传力大于0.2；从门水平看，拟杆菌门整体不具有遗传性，遗传力大于0.2的主要属于厚壁菌门、软壁菌门、放线菌门、广古菌门，遗传力最高的分类群是克里斯藤森菌科（0.42），其他有弯曲菌属、甲烷短杆菌属、SMB53属、放线菌属、梭菌科、肽球菌科；α多样性和甲烷短杆菌属、克里斯藤森菌科相关；比对530份第二时间点取样与初始样本发现，非遗传和遗传分类群均表现出高度的稳定性，没有较低稳定性的分类群。

三、微生物与疾病

（一）炎性肠病与肠道菌群

一些研究通过关注宿主遗传与肠道微生物在肠道疾病中的共同作用来探讨宿主遗传对微生物的影响。研究显示，IBD患者的肠道菌群多样性减少，其中有益菌减少，大肠埃希菌、志贺杆菌等病原菌增加，IBD患者与其健康双胞胎的肠道菌群相似性降低，进一步表明宿主基因可以影响肠道菌群。Imhann等假设IBD患者间的异质性可能是宿主基因组和肠道微生物群之间复杂的相互作用的个体差异造成的，发现IBD遗传风险评分与健康对照组肠道菌群中Roseburia菌的减少显著相关。Dan等发现NOD2变异是克罗恩病（CD）的危险因素；TNFSF15表达引起促炎细胞因子的产生，在IBD患者肠道中特异性表达更高；IL12B是IL-23复合体的一部分，通过IL23-Th17途径参与微生物防御机制，而这几个基因或基因产物都与微生物的多样性有关，提示宿主遗传因素通过免疫机制调节肠道微生物组成。

（二）铁代谢与肠道菌群

Keren等把目光放在铁代谢和微生物的组成关系之上，在哺乳类动物中，只有5%～20%的摄入铁被吸收，剩余全部到达微生物处，铁的利用可以直接影响肠道菌群的组成和代谢水平；Hfe基因缺陷会影响铁的转运和其他金属代谢，引起遗传性血色素沉着病；Irp2缺失可引起小鼠肠上皮细胞铁沉积。研究发现，粪便微生物种群数量随着粪便金属元素的含量发生变化，两种缺陷小鼠与野生型粪便微生物种群数量有显著差异，与野生型小鼠相比，Irp2-/-缺陷小鼠有更高肠球菌丰度，Hfe-/-缺陷小鼠有更高L.murinus丰度，提示铁代谢，以及其他各种微量元素代谢都有可能是宿主遗传影响肠道菌群的方式之一。

四、遗传的作用程度

（一）宿主遗传作用较小

尽管有上述证据显示遗传信息影响肠道菌群的组成，也有研究支持这一观点，但是遗传信息是否调控肠道菌群仍存在争议。目前，大部分研究者认为，食物是最大的影响因素，其次是环境、年龄等因素，遗传信息对肠道菌群形成的影响很小。如通过喂食不同品系小鼠高脂肪高热量或低脂肪低热量饮食的饲料，发现肠道菌群首先受到饮食的影响，其次才是遗传因素。

Rothschild等对宿主遗传对肠道菌群的作用持否定态度。首先，他们提出一个遗传相关的解释模型：如果只有10%的微生物组差异是由遗传解释的，那么找到统计学上显著的微生物组-遗传关联的概率是70%，如果超过30%的微生物组差异是由遗传解释的，那么找到统计学上显著的微生物组-遗传关联的概率是90%。

然后，根据这个原则，他们研究发现，在以色列，生活在相对共同的环境中，拥有不同祖先的几个人群，微生物组成和基因祖先关系并不显著，宿主基因对肠道微生物的影响起次要作用，环境和饮食才是主要因素。更重要的是，他们发现，在他们2018年发表的文章以前，过去曾经被报道过的几十个基因位点和肠道菌群的联系，在他们的数据和分析中均难以被复制。包括43个与肠道微生物β多样性有显著相关性的单核苷酸多态性位点（SNP）、211个基因座（loci）上的225基因位点，可以被复制的只有7个基因座（loci）（3.3%）。同时，以往研究中被报道具有显著遗传性的33种微生物其实只占总微生物组组成的5.5%，根据公式估算出的微生物遗传力只有1.9%（离Good-rich等提出的可以认为和遗传有关联的0.2这一遗传力数值相去甚远）。因而他们推断，过去的研究中发现肠道菌群和宿主遗传的关系有很大可能是由使用的统计方法本身的属性造成的，而非实际具有的生物学意义。

在动物实验中，TAO等也发现，与转基因大鼠相比，外源性胆固醇摄入可能在改变肠道菌群分布方面发挥更有效的作用，尽管转基因大鼠血清胆固醇水平更高。一些代表性物种的相对丰度表明，由于饮食变异造成的差异更为明显，而一些低丰度物种则是由于遗传失调而发生变化，说明肠道微生物对环境因素变异更敏感，而对宿主遗传因素反应较小。

Dan等同样认为，宿主基因作为一个整体对微生物组成有显著影响，但是与其他宿主和环境因素比较，它只是一个小的贡献者；多种因素（如近期抗生素的使用情况）与许多微生物组成的改变有关，免疫抑制剂与厚壁菌门减少相关，活检位置与不同研究对象均对肠道菌群有影响，年龄、性别、疾病表型等对微生物组成也有重要作用。而他们研究发现的 NOD2 基因和肠杆菌科关系较强，但和其他因素相比，NOD2 对微生物组成的影响并不突出。

（二）遗传作用量化

Rothschild等并非完全否定宿主遗传对肠道菌群的影响，他们的研究中确证了乳糖酶相关的基因与微生物具有明确联系（LCT，rs4988235），认为rs4988235是目前证据最明确的和肠道微生物有联系的基因位点。并且他们认为，肠道菌群和人类表型的联系可以被量化，肠道菌群与高密度脂蛋白（HDL）有36%相关，与乳糖消耗有36%相关，以及与腰围有29%相关，与臀围有27%相关，与身体质量指数（BMI）及血糖水平有25%相关，与腰臀比（WHR）有24%相关，与空腹血糖有22%相关。而这些因素，除了受饮食和运动等因素影响外，遗传是最重要的影响因子，间接证明宿主遗传对肠道菌群的组成和结构有影响作用。

（三）遗传决定肠道菌群的组成

针对宿主遗传对肠道微生物究竟是主要作用还是次要作用，一些学者从另一个角度提出解释，宿主遗传因素决定肠道微生物的定植而非构成比，即遗传因素影响微生物的组成，而对微生组的结构影响较少。

在各类研究中，肠道微生物组的组成和结构特征往往被同时描述，并不区分二者。但是，赵佩华等发现：①饮食习惯能显著影响肠道菌群组结构，素食者与杂食者之间肠道菌群结构不同，杂食者之间肠道菌群更加相似；但饮食习惯不能区分出肠道菌群的组成差异。②引用成人食物，儿童肠道菌群结构会发生决定性改变，但是肠道菌群的组成明显按照个体年龄增长来分布，以往研究证明，肠道菌群的组成在3岁以内随着年龄的增长而增加，说明个体遗传信息和肠道菌群成员共同发展，否则不可能有一个3年的缓慢发育期。③生活地域的短暂变化会导致肠道菌群结构发生明显变化，但是肠道菌群的组成始终保持不变。④一个家庭之间，有遗传关系的人之间（父母与孩子/孩子之间）肠道菌群组成的差异小于无遗传关系的人之间（父母之间）的差异，而肠道菌群的结构在两种关系之间的家庭成员之间没有差异。

这些结果说明，肠道菌群具有极强的适应性，在外界环境影响下会改变其结构；当不同个体受到同一个非遗传因素影响时，相同的变化会发生在肠道菌群的结构中，因此杂食者肠道菌群更加相似，素食者表现出不同。但是非遗传因素不能显著影响肠道菌群的组成，不同个体之间遗传信息的差异是引起个体间肠道菌群组成差异的主要原因。

Turnbaugh等比较不同哺乳类动物的肠道菌群获得类似的结论，他们发现，如果哺乳类动物的基因组越接近人类，那么它们的肠道菌群组成同样也更接近人类，但是在肠道菌群的结构比较中没有这种趋势，即遗传信息主要决定肠道微生物是否能够成功定植于肠道，而非微生物的相对含量。宿主遗传信息决定肠道微生物的组成，但不决定微生物组的结构。

因而，在研究影响肠道菌群组成和结构的因素时，不能直接比较遗传因素和环境因素对肠道菌群的作用程度，宿主遗传因素和其他因素通常以复杂的相互作用来塑造肠道微生物的组成。

五、展望

基因位点、基因型、染色体与肠道菌群的直接相关性已有很多研究，目前众多研究者认可乳糖代谢相关基因（LCT）与乳酸杆菌之间的联系，而其他基因位点与肠道菌群分类群之间的联系并未获得一致认可。其他全基因组研究也都处在探索之中。双胞胎对比研究有利于辨析宿主遗传对于肠道菌群的影响作用，克里斯藤森菌科似乎是一个可以确证的受宿主遗传影响较大的分类群。通过对疾病与肠道菌群的相关性研究，可以从作用通路和机制上解释宿主遗传的作用，目前提出了免疫调节、代谢调节等机制。宿主遗传对肠道菌群的作用程度，取决于分析角度以及计算方式的区别。很多证据证明宿主遗传对肠道菌群的影响微乎其微，分析角度的不同可能是造成各类研究数据矛盾的原因之一。未来的研究中，更大的样本量，更精细化的分析方式和计算方法能为这一问题提供更优的解决思路。

（李旺林）

参 考 文 献

1. 原雪峰，于成明. 国际病毒分类委员会（ICTV）2017分类系统与第九次分类报告的比较及数据分析. 植物病理学报，2019，49（02）：4-9.

2. 李凡，徐志凯. 医学微生物学. 第9版. 北京：人民卫生出版社，2018.

3. 屈平华，罗海敏，张伟铮，等. 医学细菌的分类和菌种鉴定思考. 临床检验杂志，2019，037（010）：776-779.

4. 邓功成，吴卫东. 微生物与人类. 重庆：重庆大学出版社，2015.

5. Pei Z. Bacterial biota in the human distal esophagus. Proc Natl Acad Sci U S A, 2004, 101（12）：4250-4255.

6. 张鸿雁，孙冬梅，李敏，微生态学. 哈尔滨：哈尔滨工程大学出版社，2010.

7. Bevins, C. L. and N. H. Salzman, The potter's wheel：the host's role in sculpting its microbiota. Cellular and Molecular Life Sciences, 2011, 68（22）：3675-3685.

8. Hansen E E. Pan-genome of the dominant human gut-associated archaeon，Methanobrevibacter smithii, studied in twins. Proceedings of the National Academy of Sciences, 2011, 108（Supplement_1）：4599-4606.

9. Benson A K. Individuality in gut microbiota composition is a complex polygenic trait shaped by multiple environmental and host genetic factors. Proceedings of the National Academy of Sciences, 2010, 107（44）：18933-18938.

10. Bo T. Relative variations of gut microbiota in disordered cholesterol metabolism caused by high-cholesterol diet and host genetics. MicrobiologyOpen, 2017, 6（4）：e00491.

11. Rothschild D. Environment dominates over host genetics in shaping human gut microbiota. Nature, 2018, 555（7695）：210-215.

12. Goodrich J K. Genetic determinants of the gut microbiome in UK twins. Cell Host & Microbe, 2016. 19（5）：731-743.

13. Carmody R N. Diet dominates host genotype in shaping the murine gut microbiota. Cell Host & Microbe, 2015, 17（1）：72-84.

14. Bonder M J. The effect of host genetics on the gut microbiome. Nature Genetics, 2016, 48（11）：1407-1412.

15. Turpin W. Association of host genome with intestinal microbial composition in a large healthy cohort. Nature Genetics, 2016, 48（11）：1413-1417.

16. Joossens M. Dysbiosis of the faecal microbiota in patients with Crohn's disease and their unaffected relatives. Gut, 2011, 60（5）：631-637.

17. Hedin C R. Altered intestinal microbiota and blood T cell phenotype are shared by patients with Crohn's disease and their unaffected siblings. Gut, 2014, 63（10）：1578-1586.

18. Imhann F. Interplay of host genetics and gut microbiota underlying the onset and clinical presentation of inflammatory bowel disease. Gut, 2017, 67（1）：108-119.

19. Buhnik-Rosenblau K. Genetic modification of iron metabolism in mice affects the gut microbiota. BioMetals, 2012, 25（5）：883-892.

20. Koren O. Host Remodeling of the Gut Microbiome and Metabolic Changes during Pregnancy. Cell, 2012, 150（3）：470-480.

第三章

微生态生理功能

第一节 "脑-肠"轴学说与微生态行为认知功能

一、"脑-肠"轴学说

"脑-肠"轴（brain-gut axis，BGA）是中枢神经系统和胃肠道之间相互作用的双向调节轴，也称"脑-肠-菌"轴，其中肠道对微生态发挥重要作用。广义上，"脑-肠"轴包括中枢神经系统、中枢内分泌系统及中枢免疫系统，其中包括下丘脑-垂体-肾上腺轴（the hypothalamic-pituitary-adrenal axis，HPA轴）、自主神经系统中的交感神经系统、副交感神经系统（迷走神经）及肠神经系统，以及肠道中的微生物群，各部分功能相互影响并调控全身各种生理作用。影响"脑-肠"轴的常见因素包括饮食、先天性遗传和相关表观遗传、环境、药物、运动和出生时的分娩方式，以及已知受"脑-肠"轴扰动影响的各种行为，包括认知和社会行为、压力、恐惧和食物的摄入等，如图3-1所示。

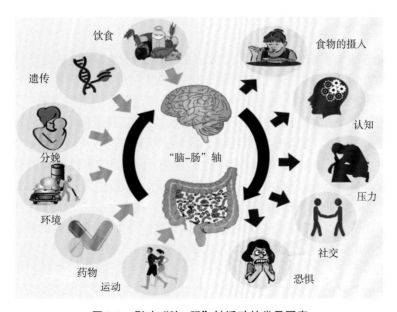

图3-1 影响"脑-肠"轴活动的常见因素

在动物体的肠胃表面最主要被自主神经系统所连接支配，但在胃肠道中菌群的刺激下，也会促使肠道表皮细胞分泌生理调控信号，而此生理调控信号除了会诱导产生局部免疫反应外，还会通过和其连接的自主神经系统，将生理信号传送至大脑中枢，进而影响到中枢内分泌系统及中枢免疫系统，影响神经系统发育和功能。同时，"脑-肠"轴也可激活肠黏膜免疫，对肠道菌群产生影响，使菌群结构发生改变。

二、微生物对中枢神经系统的影响

"脑-肠"轴是肠道和大脑神经系统之间的双向调节通路，主要由免疫、神经内分泌、迷走神经和代谢4条途径构成。人类一生中微生物多样性的变化明显，从出生到老年，包括婴儿期、儿童期、青春期和成年期，伴随着神经发育的典型变化，表明在生命的特定阶段发生伴随的神经元过程，如图3-2所示。

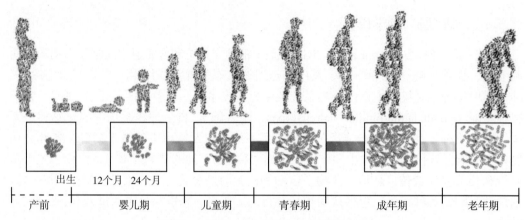

出生	12个月 24个月				
产前	婴儿期	儿童期	青春期	成年期	老年期

图3-2　人类一生中微生物多样性的变化

（一）免疫途径

肠上皮细胞和免疫细胞表面存在模式识别受体，与细菌相关的分子结构（如脂多糖、肽聚糖和鞭毛蛋白等）结合，释放细胞因子等相关免疫活性物质，透过肠上皮屏障影响免疫系统和炎症的发生。肠道菌介导的免疫反应可以产生细胞因子，进而影响大脑功能。例如，肠菌可诱发厌食症、降低疼痛阈值。另外，肠道菌可以通过改变免疫应答导致肠上皮屏障的改变，激活肠神经系统，放大感受器的信号从而导致疼痛和焦虑。此外，肠道慢性炎症会引起小鼠的焦虑样行为，伴有下丘脑脑源性神经营养因子（brain derived neurotrophic factor，BDNF）表达水平的下降，而益生菌长双歧杆菌的使用能明显逆转这种焦虑行为并且恢复BDNF的表达。另外一项研究中，研究者使用幽门螺杆菌感染小鼠，发现可导致小鼠胃排空延迟及内脏敏感性下降，摄食行为的异常表现为进食次数增多而进食量少，与功能性消化不良患者的进食模式相似。该进食模式的机制可能与弓状核阿黑皮素原（pro-opiomelanocortin，POMC）的下调和下丘脑正中凸起的前炎症因子的表达增多有关。由此可见，肠道微生物能通过免疫相关因子调节神经系统的功能，影响机体的应激水平。

（二）神经内分泌途径

神经内分泌途径中最主要的组成部分是HPA轴，HPA轴在应激状态下主要介导肾上腺皮质激素的分泌。肠道菌群在HPA轴的正常发育过程中不可或缺，正确的肠道定植才能确保这条应激相关信号通路的形成。无菌小鼠存在一定的抗焦虑行为，和无特定病原微生物的对照小鼠相比，基础HPA轴的活性在束缚应激条件下明显升高，血清皮质酮的水平明显升高，但使用婴儿双歧杆菌进行干预后，能重建肠道菌群从而使HPA轴对束缚应激的反应恢复正常。而在人体试验中，健康成人服用益生菌后其情绪可获得改善，同时尿皮质醇水平降低。特定肠道菌可分泌神经递质，例如生物活性物质γ-氨基丁酸（γ-aminobutyric acid，GABA）、5-羟色胺（5-hydroxytryptamine，5-HT）、儿茶酚胺和组胺，细菌分泌这些神经递质通过肠嗜铬细胞瘤、迷走神经逐步传递到中枢神经系统。在抑郁动物模型中，GABA受体在额叶皮质的表达变低，而在鼠李糖乳杆菌喂养后的动物模型中，GABA的表达有所增加。肠道益生菌、乳酸杆菌和双歧杆菌等能产生神经递质GABA作用于"脑-肠"轴，抑制应激相关激素的水平，抑制HPA轴和交感神经系统两条通路，逆转机体的慢性应激状态。此外，在肝性脑病状态时，肠道微生物可产生氨和其他神经毒素，进入中枢神经系统，从而导致认知障碍和情绪异常。

（三）迷走神经途径

迷走神经作为连接肠道和大脑神经功能的纽带，可将肠道菌群失调的信息传递到大脑，引起机体的焦虑和抑郁等慢性应激情绪，从而影响肿瘤的进展。迷走神经刺激是治疗部分耐受性抑郁患者的一种方法，在调节情绪行为中具有重要的作用。研究表明，鼠李糖乳杆菌能改善大鼠的焦虑和抑郁行为并且降低应激导致的皮质酮水平，但是这种对行为和生理反应的作用需要依赖迷走神经，迷走神经切断术后的大鼠不能观察到上述行为和神经化学方面的改变，故迷走神经切断术能抑制鼠李糖乳杆菌的抗焦虑和抗抑郁作用。

研究发现将空肠弯曲杆菌引入小鼠胃肠道的几个小时内，小鼠表现出了明显的焦虑行为，而在这个阶段机体主要的免疫反应未启动，从而证明该现象不是由细胞因子介导的。此后进一步的研究发现，枸橼酸杆菌可触发迷走神经通路活性，快速激活负责内脏感觉和焦虑的大脑区域（包括孤束核、外侧旁核和杏仁核等）。这也说明，神经系统可以感知肠道的急性变化和识别病原体的存在，进一步证实了迷走神系统在"脑-肠"轴中的重要性。

（四）短链脂肪酸途径

短链脂肪酸是肠道乳杆菌和双歧杆菌等益生菌酵解未消化吸收的糖类形成的代谢产物，包括乙酸、丙酸和丁酸等。对正常人群的研究发现，微生物可产生短链脂肪酸，进一步进入体循环，使机体产生饱腹感，影响5-HT水平及情绪。此外，短链脂肪酸能穿过肠黏膜进入系统循环，调节小神经胶质细胞的成熟过程和功能，而小神经胶质细胞作为脑组织中的巨噬细胞，对大脑的正确发育具有重要作用，在神经精神疾病的病理过程中也发挥重要作用。小神经胶质细胞正常结构和功能的缺失会导致抑郁和相关的神经可塑性及神经发生过程受损，所以部分形式的抑郁症被认为是小神经胶质细胞疾病。肠道菌群数量不足会造成小神经胶质细胞缺陷，这种缺陷通过重新定植复杂的肠道菌群种类能恢复小神经胶质细胞的部分功能。肠道菌群的失调，益生菌比例的降低，肠道菌群丰度不够等情况会导致循环中短链脂肪酸浓度降低，导致小神经胶质细胞形态和功能发育障碍，从而引起抑郁等慢性应激状态。

三、中枢神经系统对肠道菌群的影响

不同的情绪可以影响肠道菌群的种类和数量。通过对猕猴的研究发现，产前和产后肠道微生物均有短暂的下降。出生后与母亲分离的子代动物表现出焦虑的同时伴随乳酸菌水平的下降，机体抵抗力也弱于正常对照组。这种现象的机制可能是应激导致肠蠕动加快，使乳酸杆菌排出增多导致的。交感神经和副交感神经、HPA轴及调节疼痛不适的内源性通路组成一个系统。该系统可以介导情绪状态对躯体的影响，其中就包括胃肠道功能。例如，肠黏液层是肠道菌群寄生的重要环境，上述系统对黏液层的形成至关重要，并且也可影响肠道上皮的免疫反应，从而直接或间接的改变肠道菌群的定植。一些研究表明，压力刺激下，可激活肠道的胶质细胞和肥大细胞，产生过量的干扰素 -γ，降低紧密连接蛋白从而使肠上皮细胞的屏障作用减弱，肠道上皮细胞渗透性增加，使细菌进入肠道上皮和触发肠道黏膜层的免疫反应。

（李旺林）

第二节　微生态与机体代谢

肠道中存在丰富的微生态系统，微生物种类为500 ～ 1000种，其微生物数量在人体微生物总数中占比高达约78%。研究表明，无菌小鼠肠道黏膜表面积、黏液层显著减少，肠绒毛明显变薄，肠系膜淋巴结、集合淋巴结、脾白髓等均发育不完善。并且，人机体免疫系统与肠道微生物的形成发育同步，机体营养不良与发育不完善的肠道菌群有一定的关系。肠道菌群可以利用上消化道不被消化吸收的食物残渣、消化道细胞分泌物及死亡脱落的上皮细胞等作为代谢底物，进行代谢及生物合成。肠道菌群代谢活动能够影响宿主的整体生理代谢特性，菌群与宿主之间存在活跃的代谢交换及"共代谢"过程。对肠道微生态与营养素代谢吸收进行研究，不仅有利于我们进一步了解营养素在机体内如何消化吸收利用，更有助于了解膳食与肠道微生态及疾病的对应关系，指导个体化膳食营养干预，预防和改善疾病状况。临床日常诊疗中，肠道微生态在营养素代谢吸收及众多疾病的发生、发展中扮演着重要角色，肠道菌群的失衡会诱发患者出现营养不良及营养风险，同样肠道菌群的紊乱也是众多肠道内疾病、慢性疾病及自身免疫性疾病发生、发展的关键因素。

一、微生态与糖代谢

人体内细菌数量庞大（其总数约是人体细胞总数的10倍），肠道（尤其大肠）是细菌寄存的主要场所，大肠所含细菌量约为10^{14}个。虽然细菌种群繁多（大于5000种），但人体肠道内细菌主要有三个菌群，革兰氏阴性的拟杆菌（Bacteroidetes）、革兰氏阳性的厚壁菌门（Firmicutes）和放线菌门（Actinobacteria）。大肠不仅参与消化吸收功能，同时也是人体重要的自然免疫器官之一，而且这两种功能均离不开寄居在其中的细菌的参与和调控。大肠中的细菌参与小肠未完全消化食物的进一步分解代谢，帮助营养物质的吸收并参与人体重要代谢过程——糖代谢的调控。

人类饮食富含糖类物质，即碳水化合物，主要包括复合多糖、二糖和单糖。研究表明，微生态菌群的存在可显著改善肠道对糖类物质的吸收，通过调控糖类反应元件结合蛋白（carbohydrate response element binding protein，ChREBP）和甾醇调节元件结合蛋白 1（sterol-regulatory element binding protein 1，SREBP1）转录因子，分别提升机体血清葡萄糖和胰岛素水平，并激活乙酰辅酶 A 羧化酶基因（acetyl-CoA carboxylase，ACAC1）和脂肪酸合酶基因（fatty acid synthase，FASN），促进肝脏脂肪从头合成途径。肠道菌群还能增强机体钠/葡萄糖同向转运蛋白 1（sodium/glucose cotransporter 1，SLC5A1）和葡萄糖被动转运蛋白 2（solute carrier family 2，facilitated glucose transporter member 2，SLC2A2）基因的表达，增加肠道对葡萄糖和半乳糖的摄取并结合钠离子共同进入肠上皮细胞，促进糖类营养素的吸收。此外，来自某些植物的多糖［如菊糖（inulin）、果胶（pectin）和木聚糖（xylan）］很难被人体完全消化吸收必须借助细菌在大肠厌氧环境下通过发酵作用转变成短链脂肪酸，如丁酸盐、丙酸盐和醋酸盐。在肠道菌群酵解的过程中，厚壁菌门及拟杆菌门占肠道菌群的绝大部分，厚壁菌门主要参与宿主膳食能量的吸收，将多糖转换为可吸收单糖和短链脂肪酸，拟杆菌门主要负责糖类及类固醇物质代谢，增加基础营养素的吸收。Amy JG 团队研究发现，肠道菌群对机体营养素的获取可通过细胞膜上蛋白复合体完成，该复合体由一个底物结合蛋白（starch-binding protein SusD，SusD）和通道转运蛋白（tonB-dependent receptor SusC，SusC）组成。当低聚糖等营养素作为底物出现时，SusD 蛋白将其捕获，再通过 SusC 蛋白进入到细菌体内，进一步无氧酵解生成 SCFAs、三甲胺、胆汁酸等代谢产物。

肠道微生菌在调节宿主糖类代谢时可以产生一些酶，这些酶和宿主糖类代谢酶交互协同作用共同完成消化过程。已发现有 64 个酶参与 87 个此类过程，其中有些酶为宿主独有，有些酶则为肠道菌群特有。例如，乳糖的分解代谢有两条途径，一条是在宿主和肠道菌共用酶（β-乳糖酶）的催化下将乳糖分解代谢为葡萄糖和半乳糖，另一条途径为在厚壁菌门（鼠木糖乳杆菌）特有酶（6-磷酸 β 半乳糖苷酶）的作用下将乳糖转化为塔格糖（tagatose）。塔格糖的甜度是蔗糖的 98%，而提供的热量仅为蔗糖的 38%，且对血糖和胰岛素的影响较小，故可减少肥胖症的发生。

肠道菌对机体糖代谢过程的调控受宿主饮食的影响，食物可以改变肠道菌的种类和数量从而影响肠道菌群的定植和代谢，而肠道菌群的定植和代谢又可改变机体的糖代谢。肠道菌与糖代谢的相互作用还可影响宿主免疫相关基因的表达并可参与肥胖和糖尿病的发病机制。例如，厚壁菌门（Firmicutes）的磷酸烯醇式丙酮酸-糖类磷酸转移酶系统参与二糖、单糖和其他糖衍生物的磷酸化和转运，从而促进糖类的代谢；相反拟杆菌门（Bacteroidetes）完全缺乏磷酸转移酶系统。相应的临床研究表明肥胖人群磷酸转移酶系统水平增高，同时肠道内厚壁菌门对拟杆菌门的比值（Firmicutes to Bacteroidetes ratio）较高，而低糖类或低脂饮食可增加拟杆菌门的比例并伴有体重减轻。肠道菌群谱对宿主基因型以及环境因子的依赖被认为是一个动态的生态系统并在一定程度上证明了宿主和菌群相互作用机制的重要性。

二、微生态与膳食纤维代谢

越来越多的研究显示微生菌与饮食相互作用可调节机体的脂肪酸代谢，来自食物的脂肪酸在肠道被吸收且是机体的主要能量来源之一，目前认为短链脂肪酸（short-chain fatty acids，SCFAs）生物合成是从葡萄糖到丙酮酸，再到乙酰辅酶A，最后到乙酸、丙酸及丁酸的过程。同样氨基酸也可作为SCFAs的底物，但葡萄糖与氨基酸在抵达结肠前已被吸收，故膳食纤维是微生物产生SCFAs的主要来源。短链脂肪酸可被机体吸收进入血液循环并被多种脏器利用，从而调节肝脏、肌肉和脑的代谢，并在细胞增殖和细胞死亡中起着重要的调节作用。可溶性膳食纤维通过结肠菌群发酵产生SCFAs，不仅为肠上皮细胞及菌群生长提供能量，也能调节肠道pH促进乳酸杆菌及双歧杆菌等有益菌的生长，抑制有害菌群并纠正肠道微生态紊乱，也可作为血糖调控剂调节胰岛素的分泌和利用。膳食纤维代谢生成SCFAs成分主要包括乙酸盐、丙酸盐和丁酸盐。嗜黏蛋白-艾克曼菌（Akkermansia municiphilla），是一种可分解黏液的严格厌氧肠道菌，从粪便中分离得到，在肠道中的丰度通常占1%～3%，在促进乙酸生成中具有关键作用，而抗酶解淀粉在布氏瘤胃球菌（Ruminococcus bromii）作用下发酵对丁酸的生成起关键作用。另外，一些数量较少的肠道菌群如普拉梭菌-柔嫩梭菌群（Faecalibacterium prausnitzii）、直肠真杆菌（Eubacterium rectale）、霍氏真杆菌（Eubacterium hallii）和布氏瘤胃球菌也可促进丁酸的生成。乙酸盐、丙酸盐和丁酸盐三者通过不同亲和力结合G蛋白受体，对机体肠道稳态、免疫应答及能量代谢产生重要影响。其中丁酸盐可与G-蛋白偶联受体-41（g-protein coupled receptor 41，GPR41）结合调节机体交感神经系统，从而发挥调控机体能量稳态的生物学效应。进一步研究发现，丁酸同样能够通过阻断组蛋白脱乙酰基酶（histone deacetylase，HDAC）来抑制结肠肿瘤细胞增生增殖，促进肿瘤细胞凋亡，影响原癌基因的表达，达到预防和治疗结肠癌的效果。乙酸盐作为体内含量最高的SCFAs，在糖代谢过程中可通过促进肠道L型分泌细胞来增加胰高血糖素样肽1（glucagon-like peptide 1，GLP1）分泌，促进胰岛素分泌并改善胰岛素抵抗和敏感性，同时参与调控机体脂肪及胆固醇代谢，在机体内发挥至关重要的作用。近年来，膳食纤维被广泛用于临床病人营养支持，起到调节能量代谢、维持菌群平衡、改善疾病预后的作用。Cani研究发现，肠道菌群通过发酵吸收膳食纤维可增加机体内胰高血糖素样肽的分泌与表达，修复肠道细胞的增殖，增强机体对疾病的适应性，减少机体免疫及氧化因子的释放，缓解炎症反应。

喂食动物高纤维饮食可增加短链脂肪酸的产生，从而通过短链脂肪酸来调节机体的代谢，并且膳食纤维也能调节肠道菌群结构及相对丰度，促进有益菌群增殖。Hask研究发现，膳食纤维能明显增加肠道乳酸杆菌和双歧杆菌的结构丰度，在一定程度上还能抑制肠杆菌及肠球菌生长，表明高膳食纤维饮食可干预改善患者肠道有益菌群结构，促进肠道健康，可用于预防和治疗炎症及非传染性肠道疾病。

三、微生态与脂质和胆盐代谢

肠道菌群能够通过多种途径参与机体能量及脂肪代谢。膳食脂肪的来源有动物脂肪、植物脂肪、微生物脂肪及结构脂质，不同的膳食脂肪结构组成会影响肠道微生物的组成及数量，产生不同的代谢产物，进而影响宿主的代谢及健康。部分膳食脂肪的代谢终产物为SCFAs，SCFAs对能量代谢的影响如图3-3所示。卵磷脂、膳食肉碱、磷脂酰胆碱等经肠道菌群酶解产生高水平的三甲胺，经肝-肠循环后氧化生成三甲胺-N-氧化物，胆固醇在肠道微生物的氧化作用下生成胆固烯酮，进而降解为类固醇及胆固烷醇，初级胆汁酸在肝脏内由胆固醇产生并分泌到小肠中，在膳食脂质溶解、消化吸收过程中，胆固醇、胆汁酸及肠道菌群起着非常重要的作用，肠道菌群可通过表达羟化类固醇7α-脱氢酶作用将初级胆汁酸生成次级胆汁酸。在胆汁酸合成的过程中，胆汁酸可激活法尼酯X受体（FXR）来诱导成纤维细胞生长因子（fibroblast growth factor，FGF）19的表达，通过负反馈调节抑制胆汁酸合成，动态调节机体代谢和生理功能。与此同时，肠道菌群可通过作用于胆汁酸促进FGF的释放，激活下丘脑AGRP/NPY神经元受体后使*AGRP/NPY*神经元基因表达沉默，提高机体对葡萄糖的耐受性。研究还发现，肠道菌群通过对胆汁酸转化后其代谢产物可结合肌肉及棕色脂肪细胞G蛋白偶联胆汁酸受体（G protein-coupled bile acid recepter 5，TGR5），显著提高环磷酸腺苷（cyclic adenosine monophosphate，cAMP）水平，促进Ⅱ型脱碘酶释放，增加体内甲状腺激素水平，提升脂肪代谢和能量消耗，改善并预防肥胖及胰岛素抵抗等疾病的发生。Martinez-Guryn进一步研究发现，梭菌科成员可通过其代谢产物和生物活性因子增加对脂质的摄取吸收，增加二酯酰甘油酰基转移酶2（diacylgycerol acyltransferase 2，DGAT2）的表达，促进三酰甘油的合成。

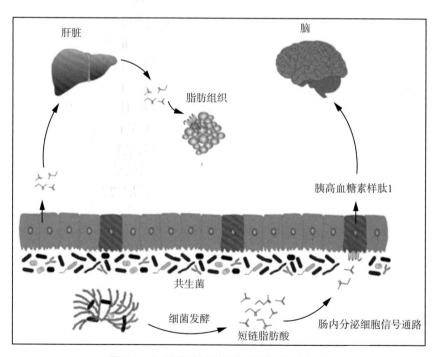

图3-3 短链脂肪酸对能量代谢的潜在影响

肠道菌群虽促进脂肪代谢吸收，但随着高脂饮食的进一步发展，会显著降低拟杆菌及双歧杆菌等肠道有益菌，增加厚壁菌、变形菌及梭杆菌等潜在致病菌数量，使肠屏障通透性增强，机体内毒素及肠源性毒素水平增加，最终诱发细菌易位、胰岛素抵抗、肥胖、肠道肿瘤等疾病。为此一种全新的脂肪改良产品应运而生——结构脂质，富含大量多不饱和脂肪酸（polyunsaturated fatty acid，PUFA），其通过酶法和化学方法来改变脂肪酸化学式和结构位置，具备特殊营养疗效和功能。有研究将喂养富含n-3 PUFA鱼油的小鼠肠道粪便测序显示厚壁菌门数量增高，螺杆菌、梭菌属及鞘脂单胞菌等潜在致病菌丰度显著下降，PUFA有利于益生菌生长，在一定程度上可减少胃溃疡和肥胖的发生。Ghosh等学者通过向膳食中添加n-6 PUFA和n-3 PUFA，可显著增加肠道双歧杆菌及乳杆菌丰度，减少致病菌数量，促进肠道免疫细胞渗透，增加前列腺素的表达，减少疾病的发生。并且，胆汁酸能促进小肠内先天性免疫基因活化而对肠道微生态产生影响，可见肠道菌群不仅能通过胆固醇代谢影响脂肪的吸收、代谢，还能缓解机体胰岛素抵抗，改善肥胖，增强机体免疫力。

四、微生态与氨基酸代谢

肠道微生物基因组比人类基因组大约150倍，这些基因通过贡献一些非人类基因编码的酶（如裂解多糖、多酚和合成维生素的酶）来补充哺乳动物肝脏和肠道黏膜酶的活性，从而对机体多种代谢包括蛋白质代谢起调节作用。氨基酸是组成蛋白质的基本单位，肠道菌首先利用来自食物或宿主的氨基酸合成蛋白质，其次通过转化（将肠道蛋白质转化为肽和氨基酸）或发酵（如将某些不可消化的糖类发酵为短链脂肪酸）驱动营养物质代谢，另外肠道菌能够合成数个人体所不能合成的营养必需氨基酸。氨基酸不仅作为蛋白质和多肽的原料，同时还可启动许多参与信号传导通路和机体代谢的生物活性物质的合成。

此外，传统观点认为，蛋白质进入人体后需被降解为游离氨基酸才能被小肠吸收，但随着进一步研究发现，寡肽也是蛋白质非常重要的吸收形式，即蛋白质吸收由游离氨基酸及寡肽两种独立吸收机制组成。在转运过程中，肽类及氨基酸吸收均采用逆浓度梯度耗能，转运系统由依赖H^+浓度或Ca^{2+}浓度主动转运系统、pH依赖性的非耗能性Na^+/H^+交换转运系统及谷胱甘肽（glutathione，GSH）转运系统组成。肠道菌群的存在对机体H^+供给，维持最佳pH反应浓度及促进相关酶活性起到非常重要的作用。当膳食蛋白未经机体消化酶完全吸收，可运送至结肠末端进行菌群酵解，为菌群提供生物必需的碳和氮，同时分解生成SCFAs、支链氨基酸、吲哚、酚、氨和胺等代谢产物，可进一步参与肠道屏障完整性的维持和刺激机体免疫应答。同样宏基因组技术显示肠道微生物有着丰富的氨基酸代谢能力，能合成苯丙氨酸、色氨酸、赖氨酸、亮氨酸、异亮氨酸等机体必需氨基酸，其中机体所需赖氨酸来源中，肠道菌群合成贡献占比2% ~ 20%，亮氨酸高达20%。肠道菌群通过对不同种类氨基酸进行脱氨、转氨作用产生结构各异的α-酮酸或α-羟基酸，再经过氧化还原反应生成短支链脂肪酸，最后同SCFAs一起发挥生物学效应。

氨基酸和肠道微生菌相互依存相互作用，一方面氨基酸可调节菌群的分布和成分，另一方面菌群又可影响氨基酸的代谢。例如，科学家比较无菌鼠和普通鼠，发现后者肠道游离氨基酸的分布发生了显著改变，提示肠道菌群对人体氨基酸的内环境平衡起重要调节作用，从而影响全身内环境的稳定及代谢。微生菌在调节人类代谢功能上既有共性又有个性。共性表现为都可参与机体的主要代谢途径，如中心碳的代谢、氨基酸的合成及一些蛋白复合物（如RNA、DNA多聚酶及ATP合成酶）的产生等；特性则为某些肠道菌群所特有，例如，结肠微生菌具有重要的蛋白水解和发酵功能，能将外源性（饮食摄入蛋白）和内源性（来自宿主酶，黏蛋白和脱落的肠细胞）的蛋白转化成短肽、氨基酸、短链及支链脂肪酸和气体（包括氨、H_2、CO_2 和硫化氢）。在结肠 pH 较高的区域（如远端大肠）氨基酸发酵占优势，但在近端大肠糖类的发酵占优势，而氨基酸发酵及其终产物（酚和吲哚）会降低 60%。最近研究显示，芳香族氨基酸（苯丙氨酸、酪氨酸和色氨酸）可发酵为苯丙素代谢物、苯乙酸和 4-羟基苯基-乙酸，这些物质在粪便中含量丰富。总之肠道菌群对氨基酸、蛋白质及全身代谢起重要的调节起作用，饮食中的氨基酸和机体的健康状况又可调节菌群的分布和成分，微生菌和宿主是一个统一的动态的相互依存和相互制约的生态系统。

五、微生态与维生素及微量元素代谢

人体肠道微生物能够合成维生素 C、K、生物素、烟酸、叶酸等多种维生素，可以补充机体维生素、维持机体维生素稳定。双歧杆菌属及乳酸杆菌属能够利用人肠道提供的 6-羟甲基-7,8-蝶呤焦磷酸（DHPPP）和氨基苯甲酸（PABA）底物合成叶酸；枯草芽孢杆菌、大肠埃希菌和沙门菌等可以合成维生素 B_2；某些肠道专性厌氧菌如拟杆菌属、真细菌属、丙酸菌属和蛛网菌属是合成维生素 K_2 的主要菌群。另外，肠道微生物代谢产生的有机酸能够络合钙、铁、镁等微量元素，部分代谢产物对微量元素的代谢路径具有调控作用，进而影响微量元素的吸收利用率。

六、微生态与药物代谢

有学者认为，高度变异的肠道微生物菌群在药效发挥方面发挥着重要作用。肠道微生物菌群能对药物代谢动力学过程产生影响，如肠道微生物菌群能调节肝脏药物代谢相关基因，或可通过微生物合成酶来修饰药物分子结构，或者也可以通过对药物靶点的竞争作用来影响药的治疗效果。不仅如此，部分药物对肠道微生物菌群有着直接影响，如柳氮磺吡啶、非那西丁、地高辛、抗生素等药物，临床上用药时需要考虑菌群影响因素。肠道微生物对药物分子的转化代谢能够影响药物的毒性、有效性、生物利用率。首先，肠道微生物能够直接参与口服药物分子的水解及氧化还原，转化为相应的药理或毒理成分而发挥作用，研究表明，京尼平苷必须经肠内菌群分泌的 β-葡萄糖苷酶水解成京尼平才能被吸收，从而发挥促进胆汁分泌的药效，雌马酚作为大豆异黄酮的次级代谢产物，其生物学活性较其原型大豆异黄酮普遍提升；其次，肠道菌群可以通过多种方式调节宿主的代谢酶和转运体的表达，从而导致代谢和转运药物的能力发生变化，间接影响药物代谢；再次，肠道菌群代谢物（如丁酸、胆汁酸）可以作为核受体配体，介导药物代谢。

（Di Meng）

第三节 微生态对免疫稳态的双向调节

肠道是机体最大的免疫器官，在机体免疫稳态的维持中起着重要作用。哺乳类动物免疫系统的基本发育特征和功能也依赖于微生物组的相互作用。与条件致病菌引起的免疫反应导致的感染和组织损伤不同的是，部分共生细菌物种在定植期间可预防炎性疾病的发生。当然所谓的"正常"肠道菌群也含有在特定条件下诱导炎症反应的微生物。肠道菌群的改变或紊乱可以导致多种疾病的发生，如炎性肠病、多发性硬化症和1型糖尿病等自身免疫疾病以及癌症、哮喘、肥胖等。

一、微生态对免疫反应的下调作用

肠道微生态的建立会受到机体免疫系统的调控，菌群反过来也会影响免疫系统的发育。

婴幼儿肠道中含量最丰富的是变形菌。研究表明，悉生小鼠（gnotobiotic mice）在幼鼠时期针对变形菌产生的特异性的IgA，可以在小鼠成年后控制肠道中变形菌的水平。某些肠道菌群（如Sutterella属的细菌）能够通过降解IgA分泌的组分从而影响肠腔中的IgA的浓度，而且这种现象可以独立于机体的遗传因子的影响进行垂直传递。

首先，小肠中的潘氏细胞分泌抗菌肽，需要免疫细胞来源的干扰素（interferonγ，IFNγ）的刺激后才能完成脱颗粒过程，而肠道稳态条件下的IFNγ的产生和分泌需要菌群的参与和调控。脆弱类杆菌（Bacteroides fragilis）细胞壁成分之一的多聚糖A（polysaccharideA，PSA）可以激活浆细胞样的树突状细胞上的Toll样受体2，从而促进Treg的分化，防止发生肠炎和实验性自身免疫性脑脊髓炎。此外，菌群的鞭毛蛋白可以被上皮细胞和树突状细胞中TLR5所识别。特异性敲除肠道上皮细胞TLR5后，小鼠肠道菌群发生改变，并伴随轻微的自发炎症反应和代谢紊乱，对黏附侵袭性大肠埃希菌（Adherent invasive Escherichia coli，AIEC）的清除存在明显缺陷。Nod2-/-小鼠肠道中IL-15下调导致上皮内淋巴细胞（intraepithelial lymphocyte，IEL）减少，而人为上调IL-15或者用胞壁酰二肽饲喂小鼠可以恢复IEL数量，这表明Nod2介导的肠道菌群识别能影响IEL稳态。此外，Nod2可以维持杯状细胞的功能从而控制小肠中普通拟杆菌（Bacteroides vulgatus）的数量，缓解小肠的炎症反应。脆弱类杆菌分泌脆弱拟杆菌毒素依赖性的颗粒，可诱导宿主肠道上皮细胞以外泌体样的颗粒分泌鞘磷脂（特别是鞘氨醇-1-磷酸），从而诱导Th17细胞分化，促进多发结肠癌小鼠的肿瘤发生。肠道脆弱类杆菌能够合成鞘磷脂，鞘磷脂在结构上类似于iNKT细胞的宿主脂质激动剂，可以通过抑制新生儿小鼠发育过程中iNKT细胞的活化和增殖来调节细胞稳态，从而在成年期预防恶唑酮诱导的结肠炎。

其次，短链脂肪酸（short-chain fatty acids，SCFA）（如丁酸盐、丙酸盐和乙酸盐）是膳食纤维发酵的副产物，也是菌群最具代表性的代谢物，在肠道中的浓度可以达到毫摩尔（mmol）数量级。它们可以通过激活各自对应的G蛋白偶联受体来抑制组蛋白去乙酰化酶、调节细胞自噬以及诱导调节性T细胞（Treg）的分化，进而抑制炎症反应。此外，丁酸盐可通过刺激结肠上皮细胞代谢来促进氧消耗，进而促进低氧诱导因子和缺氧诱导因子依赖的靶基因表达，促进黏膜屏障的功能。来自肠道菌群的SCFA也可以作用于全身，在肺部过敏性炎症反应的小鼠模型中，高水平的丙酸盐可以通过GPR41信号通路来促进高吞噬能力的DC细胞形成，从而减弱Th2分化。最后，肠道菌群来源的色氨酸可以被乳酸杆菌代谢，产生吲哚-3乙醛，激活芳香烃受体（Aryl hydrocarbon receptor，AhR），促进IL-22的表达，从而诱导上皮细胞分泌大量的抗菌肽来维护黏膜稳态，抵抗白念珠菌感染并减轻葡聚糖硫酸钠（DSS）诱导的肠炎。

二、微生态对免疫反应的上调作用

研究表明，革兰氏阴性菌的细胞壁组分LPS作为一种内毒素（endotoxicity）具有强的免疫原性，当其大量作用于机体的肠道等组织时会引起免疫反应，从而引发炎症等疾病引。结肠中绝大部分的Treg可以识别来自梭菌、拟杆菌和乳杆菌的抗原，而抗生素饲喂可清除肠道菌群，减少梭菌属成员，能够显著降低Treg的数量并改变其T细胞受体（TCR）谱的多样性。如果表达针对肠道菌群特定成分的TCR的T细胞未能形成Treg，而是分化成效应T细胞，就可能诱导结肠炎的发生。研究表明，不变型NKT细胞被骨髓来源的细胞因子（包括白细胞介素-12和白细胞介素-18）有效激活，白细胞介素-12和白细胞介素-18由抗原呈递细胞分泌，以响应对微生物相关分子模式的识别，如图3-4所示。

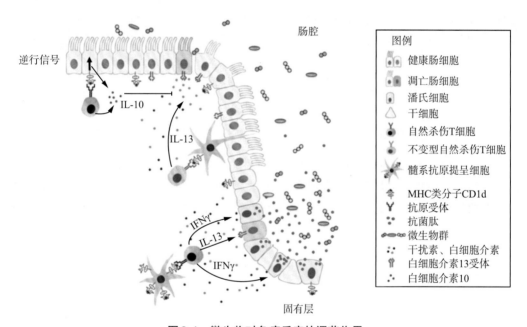

图 3-4 微生物对免疫反应的调节作用

在关于菌群对免疫细胞调控影响的研究中，对定植在小鼠的末端回肠处的丝状分枝杆菌（segmented filamentous bacteria，SFB）的研究最深入。SFB可以诱导IgA的产生，促进Th17细胞的分化。Honda和Littman的研究组发现，SFB主要能够诱导肠道固有层而非派尔结或肠系膜淋巴结中的Th17细胞的分化，固有层中的树突状细胞通过主要组织相容性复合体Ⅱ（major histocompatibility complex Ⅱ，MHCⅡ）递呈的抗原对于SFB诱导Th17细胞分化至关重要。最近的研究发现，上皮细胞可以通过中细胞分裂周期蛋白42（cell divisioncycle42，CDC42）依赖的方式将贴附到其表面的SFB的细胞壁相关的蛋白转移到胞内，进而转移至固有层促进Th17的分化。CD4+T细胞中IL-17的诱导表达，需要SFB贴附在滤泡相关的上皮才能发生，当把来自大鼠的SFB定植到无菌的小鼠体内，其Th17的水平并未得到上调，因为大鼠来源的SFB虽然可以存在于小鼠的小肠内，但并不能贴附到上皮细胞上。同样，其他具有贴附上皮细胞功能的菌群，如柠檬酸杆菌（C.rodentium）、肠出血性大肠埃希菌（EHEC）和白念珠菌，在做定植实验时，也可以明显诱导Th17细胞的产生。

炎症反应或损伤可以导致肠道菌群中的条件致病菌刺激免疫系统，加重炎症反应，如奇异变形杆菌（Proteusmirabilis）可以激活炎症反应部位的单核细胞中的NLRP3信号通路，促进IL-1β的产生和分泌。进一步研究发现，从炎性肠病患者体内分离出的黏附侵袭性大肠埃希菌也可以在巨噬细胞中激活NLRP3导致IL-1β的大量释放。外膜囊泡既可以促进免疫稳态，也可增强细菌的致病性，这主要取决于细菌类型、外膜囊泡的含量以及宿主环境。多形拟杆菌（Bacteroides thetaiotaomicron）分泌的外膜囊泡中含有哺乳动物肌醇磷酸酶的同源物，可以与小肠上皮细胞（intestinal epithelial cells，IEC）相互作用，促进细胞内钙信号的传导，从而有助于营养代谢并且有潜在的抗癌性。此外，多形拟杆菌可以促使自发性结肠炎易感的小鼠发生炎症反应，因为其分泌的外膜囊泡含有硫酸酯酶，可以降解黏液素蛋白中的聚糖，促使它与宿主巨噬细胞相互作用。

（李旺林）

第四节　微生态交互抑制与生物拮抗

一、正常肠道菌群

人类消化道内蕴藏有约10^{14}个活细菌，即100万亿个细菌，然而人体细胞总数也不过10^{13}个，即消化道内细菌的总数比人体细胞总数还多10倍，其种类有500～1000种。肠道中细菌与细菌、细菌与宿主间形成相互依赖、相互制约的生态系统，是实现人体正常生理功能不可缺少的部分。目前认为肠道正常菌群至少具有下列功能。①抗胃肠道炎症；②营养吸收功能；③稳定血脂：一般动物粪便中排泄的胆固醇比无菌动物高得多；④改善乳糖耐受：无菌小鸡不能消化乳糖，许多食乳糖的无菌小鸡不能成活，而一般的小鸡却能消化乳糖；⑤抗肿瘤作用；⑥参与胃肠道免疫。

人的一生中，肠道菌群经历两次大的菌种变化。婴儿刚出生时肠道内是无菌的（胎粪是无菌的），出生后几小时，肠道内即出现大量需氧和兼性厌氧菌（大肠埃希菌、链球菌、乳酸杆菌、肠球菌等）。但2～3天后，上述需氧菌和兼性厌氧菌大幅度下降，而代之以严格厌氧菌的大量增加（主要是双歧杆菌）。到出生后的5～7天，双歧杆菌增长达到高峰，然后趋于稳定，成为婴幼儿期的肠道菌种特征。这是第一次肠道菌种变化，即从无菌到有菌，从需氧菌和兼性厌氧菌占优势转化为严格厌氧菌占优势（大肠埃希菌与双歧杆菌的剪刀差）。第二次菌种变化发生在幼儿的离乳期，儿童由混合喂养转向成人饮食，这时双歧杆菌逐步减少，类杆菌（Bacteroides）、优杆菌（Eubaeterium）、厌氧链球菌等厌氧菌成为优势菌。双歧杆菌减少到占总菌数的10%左右，大肠埃希菌虽家喻户晓，但它和肠球菌一起也不超过总数的1%。而且双歧杆菌的种类也由婴儿型的双歧杆菌、短双歧杆菌转变为成人型的长双歧杆菌和青春型双歧杆菌。对健康成人而言，整个成年期稳定于这一菌种结构。进入老年期，双歧杆菌进一步减少，有的个体甚至完全不能检出。而大肠埃希菌、类杆菌、梭菌的检出率显著增高。这些细菌能产生内毒素，大肠埃希菌具有脱氨酶（产生氨）和脱羧酶（产生胺）作用，致使肠内腐败状态明显加重。这种现象反过来又促进衰老和肿瘤的形成。

我国部分地区对肠道菌群进行了定量、定性研究，在获得肠道菌群正常参考值的同时，也发现随着年龄的增长，老年人肠道内双歧杆菌数量明显减少，肠杆菌和肠球菌数量明显增加。老年组双歧杆菌数量的对数值与肠杆菌数量的对数值之比较青少年组明显降低。这一比值反映了肠道的定植抗力，说明老年组的肠道对病原菌的抗力降低，易引起疾病。

肠道菌群对人体既有益又有害，无害的细菌只有两种，即双歧杆菌和乳酸杆菌。双歧杆菌主要分布在结肠，其功能包括：①通过菌膜屏障产生亲脂分子（lipophilicmoleeules）等抗菌物质，抑制致病菌和条件致病菌对肠上皮的黏附、定植；②促进消化吸收，双歧杆菌能使被寄居部位的pH下降，有利于维生素D和钙的吸收，还参与维生素B_6、B_{12}和叶酸的合成和吸收；③润肠通便，双歧杆菌主要产生乙酸和乳酸，能促进肠蠕动；④与肠黏膜上皮细胞紧密接触，构成肠道的定植抗力，阻止致病菌和条件致病菌的定植和入侵，对胃肠黏膜起到占位性保护作用；⑤增强免疫功能，双歧杆菌能激活机体的吞噬活性，促进特异性和非特异性抗体的产生。

乳酸杆菌的分布较广，从口腔到直肠皆存在，但以小肠最多，其功能为：①抑制肠内致病菌的侵袭；②其代谢产物为乳酸、乙酸和甲酸，能促进肠蠕动，改善便秘；③增强细胞免疫功能，促进辅助性T细胞Th1发育，诱导产生多种细胞因子，预防IgE介导的过敏反应等；④可在酸性环境中生长，是胃内主要的微生物。乳酸杆菌在体外可抑制幽门螺杆菌（Hp）的生长，这一作用与其产生L-乳酸的浓度呈正相关。然而，具有最有效抑菌作用的乳酸杆菌菌株产乳酸量并非最大，说明乳酸杆菌还可能产生一些其他的细胞外复合物，对Hp发挥抑制作用。

二、肠道菌群间交互抑制及生物拮抗作用

微生物种群间关系相当复杂，既包括正相互关系，如协同（synerglsm）关系，也包括负相互关系，如竞争（competition）或拮抗（an-atgoinst），如图3-5所示。我们从健康人皮肤上分离的正常菌群，经驯化、筛选、分类和鉴定以及动物毒性实验研究后，进一步研究它们对皮肤上常见的致病菌的拮抗作用，以了解分离菌株的生理作用，即生态效应。

生物拮抗的方式有多种，乳杆菌、大肠埃希菌等能产生细菌素，可以抑制一些肠道病原菌的生长；某些真菌、放线菌能产生抗生素，抑制或杀死不同种的敏感病原菌；口腔中的血链球菌、阴道的乳杆菌能产生具有杀伤作用的过氧化氢；肠道正常菌群中，99%以上是厌氧菌，它们依靠其数量上的绝对优势，在营养竞争方面压倒处于劣势的需用氧性病原菌。还有一种方式称为占位性保护，现在已经知道，病原菌侵入宿主机体后，首先要以其特殊结构（配体）和机体的黏膜上皮细胞表面的特异性受体相结合。也就是说，病原菌和宿主细胞黏附在一起是引起感染的第一步。如果这些细胞受体早已被正常菌群的配体结合而"占位"，那么后来的病原菌就无"位"可结合，当然不可能形成感染了。

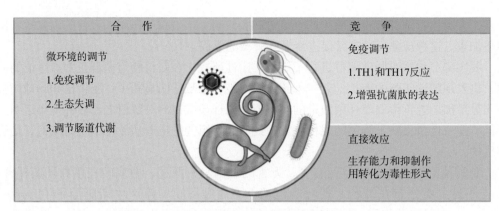

图3-5 微生物间的相互关系

人和动物的胃肠道栖息的细菌主要由厌氧菌、兼性厌氧菌和需氧菌组成,其中专性厌氧菌占99%以上。肠道中的细菌根据它们的功能可分为三部分,即生理性细菌、条件致病菌和病原菌。生理性细菌为专性厌氧菌,是肠道的优势菌群,如双歧杆菌等,芽孢杆菌属于此类。下面通过介绍几种具有代表性芽孢杆菌对肠道菌群的调节来理解这种交互抑制及相互拮抗作用。

纳豆芽孢杆菌(Bacillusnatto)是具有耐酸、耐热特性的有益菌,在胃酸环境中4小时存活率为100%,是各种有益菌当中对环境耐受力最好并且可以直达小肠的菌种之一。它能改变人体肠道细菌丛生态,具有强力的病原菌抑制能力,可以产酸,调节肠道菌群。陈兵等发现纳豆芽孢杆菌增加了肠道厌氧菌群中的双歧杆菌、乳酸杆菌、梭菌和拟合杆菌数量,而减少了肠杆菌、肠球菌等需氧菌群数量。黄俊才等发现纳豆芽孢杆菌显著提高了仔猪结肠内容物中乳酸杆菌和双歧杆菌数量,与甘露聚糖(MOS)联用时大肠埃希菌数量显著下降且黏膜上乳酸杆菌数量上升。吴德华等研究发现,添加不同浓度的纳豆芽孢杆菌显著增加了乳酸杆菌数量而极显著地降低了大肠埃希菌数量,而未添加纳豆芽孢杆菌,大肠埃希菌数量却极显著上升。试验证明,添加纳豆芽孢杆菌有助于增加胃肠道的益生菌生长,而对需氧菌或肠杆菌肠球菌等产生拮抗作用,可减少致病菌的定植。

地衣芽孢杆菌(Bacillus licheniformis)是芽孢杆菌中具有较大潜力的菌种之一,它能够通过以菌治菌、生物夺氧的方法抑制致病菌的生长。郭贵海等发现地衣芽孢杆菌口服后以活菌方式进入肠道并产生短杆菌肽、枯草杆菌肽、制霉菌素和头孢菌素C等抗菌活性物质,抑制肠道中的致病菌。刘波等研究发现,投喂地衣芽孢杆菌,异育银鲫食糜中芽孢杆菌和乳酸杆菌的数量显著增加,而大肠埃希菌的数量显著降低。全艳玲等运用混合菌培养,发现地衣芽孢杆菌对病原微生物具有抑制作用,而对双歧杆菌、乳酸菌有促进或共生作用。研究发现饮食中添加地衣芽孢杆菌对平衡肠道菌群、改善肠道形态结构效果明显。

枯草芽孢杆菌是革兰氏阳性需氧菌,对大肠埃希菌等有害微生物有很强的抑制作用。李卫芬等研究发现,饲喂基础日粮加枯草芽孢杆菌制剂组肉鸡空肠和盲肠内容物中乳酸菌、芽孢杆菌数量显著增加,而大肠埃希菌数量显著降低。说明枯草芽孢杆菌也能促进厌氧菌而抑制需氧菌的生长,从而调节肠道菌群。枯草芽孢杆菌能够很好地调节肠道微生态系统，是因为迅速消耗环境中的游离氧，造成肠道低氧，促进有益厌氧菌生长，并产生乳酸等有机酸类，降低肠道pH，间接抑制致病菌生长。

（李旺林）

参 考 文 献

1. Dinan TG，Cryan JF．The impact of gut microbiota on brain and behaviour：implications for psychiatry．Curr Opin Clin Nutr Metab Care，2015，18（6）：552-558．

2. Mayer EA，Knight R，Mazmanian SK，et al．Gut microbes and the brain：paradigm shift in neuroscience．J Neurosci，2014，34（46）：15490-15496．

3. Bercik P，Verdu EF，Foster JA，et al．Chronic gastrointestinal inflammation induces anxiety-like behavior and alters central nervous system biochemistry in mice．Gastroenterology，2010，139（6）：2102-2112．

4. Bercik P，VerdúEF，Foster JA，et al．Role of gut-brain axis in persistent abnormal feeding behavior in mice following eradication of Helicobacter pylori infection．Am J Physiol Regul Integr Comp Physiol，2009，296：R587-R594．

5. Messaoudi M，Lalonde R，Violle N，et al．Assessment of psychotropic-like properties of a probiotic formulation（Lactobacillus helveticus R0052and Bifidobacterium longum R0175）in rats and human subjects．Br J Nutr，2011，105：755-764．

6. Barrett E，Ross RP，O'Toole PW，et al．γ-Aminobutyric acid production by culturable bacteria from the human intestine．J Appl Microbiol，2012，113（2）：411-417．

7. Bravo JA，Forsythe P，Chew MV，et al．Ingestion of Lactobacillus strain regulates emotional behavior and central GABA receptor expression in a mouse via the vagus nerve．Proc Natl Acad Sci U S A，2011，108（38）：16050-16055．

8. Goehler LE，Park SM，Opitz N，et al．Campylobacter jejuni infection increases anxiety-like behavior in the holeboard：possible anatomical substrates for viscerosensory modulation of exploratory behavior．Brain Behav Immun，2008，22：354-366．

9. Erny D，Hrab ě De Angelis AL，Jaitin D，et al．Host microbiota constantly control maturation and function of microglia in the CNS．Nat Neurosci，2015，18（7）：965-977．

10. Yirmiya R，Rimmerman N，Reshef R．Depression as a microglial disease．Trends Neurosci，2015，38（10）：637-658．

11. Glenwright AJ，Pothula RK，Bhamidimarri SP，et al．Structural basis for nutrient acquisition by dominant members of the human gut microbiota．Nature，2017，541（7637）：407-411．

12. Reichardt N，Duncan SH，Young P，et al．Phylogenetic distribution of three pathways for propionate production within the human gut microbiota．ISME J，2014，8：1323-1335．

13. Waldecker M，Kautenburger T，Daumann H，et al．Inhibition of histone-deacetylase activity by short-chain fatty acids and some polyphenol metabolites formed in the colon．J Nutr Biochem，2008，19（9）：587-593．

14. Cani PD，Possemiers S，Van de Wiele T，et al．Changes in gut microbiota control inflammation in obese mice through a mechanism involving GLP-2-driven improvement of gut permeability．Gut，2009，58（8）：1091-1103．

第四章

微生态失调与肿瘤

第一节 微生物相关性肿瘤概述

宿主的微生物可能会增加，减少或完全不影响癌症的易感性。将癌症中的因果关系分配给特定的微生物或微生物群，揭示宿主-微生物群与致癌作用中环境因素的相互作用，并利用这些知识进行癌症诊断和治疗，是引起人们广泛关注的领域。

通常认为，癌症是宿主遗传和环境因素作用的一种疾病，但微生物却与16%～20%的人类恶性肿瘤相关，人体微生态失衡与癌症之间的关系见图4-1。肠道微生物、肠上皮细胞和宿主免疫系统之间的相互作用，已经显示出在肿瘤生物学中的多种效果，如恶性转化、肿瘤进展以及抗癌免疫治疗等。肠道菌群通过各种机制影响结直肠癌的发生，移除肠道微生物或特异性改变肠道微生物组成均能增加结直肠癌的发病和进展，包括在遗传型和致癌物诱导的致瘤模型中。此外，肠道菌群的几种副产物直接靶向肠上皮细胞，介导致癌作用，如硫化物和脆弱拟杆菌毒素，或具有抑制肿瘤发生的作用，如短链脂肪酸。在肠外，也已经有大量文献证明了微生物群落稳态的破坏与病理状况之间的联系，范围广泛，从神经系统、代谢、心血管系统到呼吸系统以及泌尿系统。

尽管微生物已经被认为参与肿瘤的发生、发展进程，但是微生物在肿瘤发生、发展中的作用仍然知之甚少，一种假设基于黏膜表面丰富且多样性的微生物，认为细菌等通过分泌小分子物质进入循环，"远程控制"肿瘤的发生、发展。另一种并不冲突的假设是，肿瘤微环境中含有局部发挥作用的微生物，越来越多的肿瘤类型中检测到细菌可以支持这一假说，不同肿瘤类型，包括乳腺癌、肺癌、卵巢癌、胰腺癌、黑色素瘤、骨癌和脑瘤，均已发现独特的微生物组成。机制方面，无论是增加还是降低宿主的风险，微生物和微生物群促成癌变的方式可分为三大类：①改变宿主细胞增殖与死亡的平衡；②指导免疫系统功能；③影响宿主食入的食物和药物的代谢。

重要的是，针对微生物群的策略已在人类疾病的各个领域中得到采用，并取得了一些成功的证据。然而，关于如何最佳地靶向治疗肠道和肿瘤微生物群的问题存在复杂性，更深入地了解宿主-微生物组相互作用对于克服这个问题至关重要，因而，本章主要描述微生物和微生物群如何扩大和减轻致癌作用，包括细胞信号传导、免疫和代谢等机制以及微生态失调与肿瘤营养不良的关系。

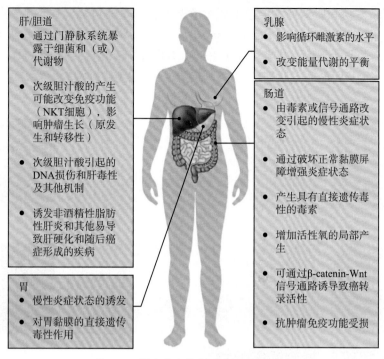

图4-1 微生态失衡与癌症之间的联系

（李旺林）

第二节 微生物相关性肿瘤流行病学

人类微生物组已经被发现在许多疾病中都发生了改变，可能会严重影响患癌的风险。随着第二代测序技术等高通量方法的发展，我们对于人类微生物组及非共生微生物的理解逐渐加深，获得了更多对这个复合物的理解。这一节将会描述微生物组的研究，重点是与乳腺癌、肺癌、胃癌、食管癌、肝胆癌症、胰腺癌、结直肠癌、泌尿系统肿瘤和其他癌症有关的流行病学关联。从流行病学角度，采用多学科实验室和分析方法的微生物组大型前瞻性研究，以及对病例状态的严格验证，很可能会产生通过改善预防、筛查和治疗来降低癌症的发病率和死亡率的机会。

一、肿瘤内细菌定位

肿瘤内微生物的丰度较低，以前人们认为肿瘤内测到微生物是由肿瘤样本在取材或者测序的过程中被外来细菌污染所致。Ravid Straussman等用了大量的方法来检测细菌DNA、RNA和细菌外膜或细胞壁成分（如脂多糖和脂磷壁酸），以表征和可视化肿瘤内细菌。研究者通过对肿瘤进行病理学检查发现，细菌脂多糖和16S rRNA存在于肿瘤细胞和免疫细胞中。肿瘤细胞中细菌的16S rRNA主要存在于胞质中，脂多糖在胞质和胞核均被检测到（图4-2A）；CD45阳性白细胞16S rRNA染色发现比肿瘤细胞更强的胞质细菌染色（图4-2B）；细菌脂磷壁酸几乎仅在巨噬细胞中发现（图4-2C）。尽管在巨噬细胞中细菌脂多糖和脂磷壁酸染色的强度非常强，但是通过荧光原位杂交（FISH）在巨噬细胞中很少发现细菌16S rRNA（表4-1）。这种差异可能说明了巨噬细胞摄取细菌的组成成分而并非活细菌，或者可能是由巨噬细胞对细菌的脂多糖处理非常缓慢，导致在吞噬了细菌很长时间后，脂多糖和脂磷壁酸在巨噬细胞中的堆积所致。

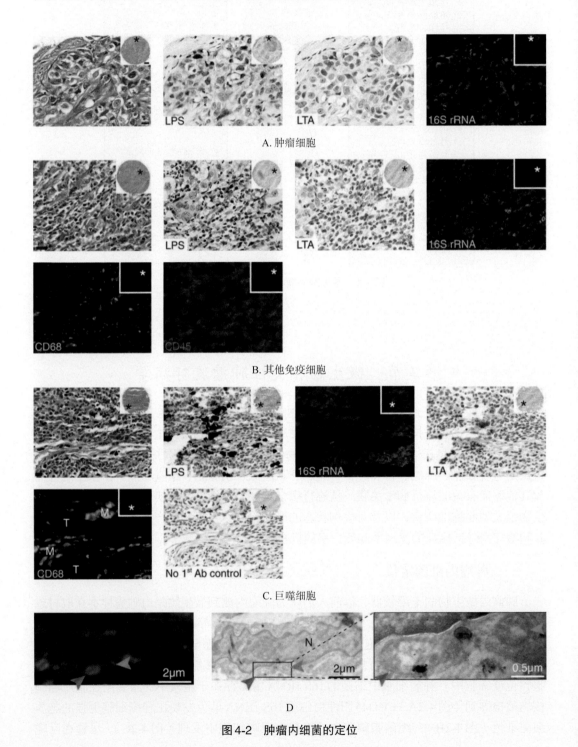

图4-2　肿瘤内细菌的定位

表4-1　不同方法观察的细菌结果

细菌的观察位置	观察结果		
	LPS	LTA	FISH
肿瘤细胞	＋＋	－	＋＋
巨噬细胞	＋＋	＋	－
其他免疫细胞	＋＋	－	＋＋

LPS：脂多糖；LTA：脂磷壁酸；FISH：荧光原位杂交

为进一步的了解肿瘤内细菌的定位，研究者综合同一细胞的脂多糖免疫荧光和透射电镜图像证实肿瘤内的细菌主要位于细胞核的周围（图4-2D）。由于透射电镜未检测到细胞核内细菌，研究者认为某些肿瘤中脂多糖出现核定位代表了胞质核周细菌的染色。细菌16S rDNA测序表明人类肿瘤中有许多革兰氏阳性细菌，但是肿瘤细胞中缺乏其相应的细胞壁结构（如脂磷壁酸）。这说明肿瘤细胞中的细菌可能改变了其结构，类似于L型细菌。众所周知，L型的细菌只存在于细胞内，在细胞内，其形态转变为大小和形状变化很大的结构，并且透射电镜的图像还表明，许多细胞内细菌缺乏细胞壁（图4-2D）。

有很多的研究者认为，肿瘤内的细菌有可能来源于实验室内外的污染。针对这一问题，研究者们利用对照的方法来消除污染的影响。通过对比肿瘤组织和石蜡块（无组织）边缘采集的纯石蜡标本的微生物以消除实验室外来自取材和运输的污染。再通过引入DNA提取过程中以及PCR反应体系中的对照来消除来自实验室的污染细菌。

二、乳腺癌

乳腺肿瘤具有丰富、多样化的微生物组，在任何单个乳腺肿瘤样品中平均检出16.4种细菌，而在所有其他肿瘤类型中检出的细菌平均值＜9。Delphine等对来自统一患者的乳腺癌组织和正常相邻组织进行对比，发现耐甲基芽孢杆菌在肿瘤组织中相对富集，而鞘氨醇单胞菌在配对的正常组织中相对富集。这两种细菌的相对丰度在正常乳腺组织中呈负相关，而在肿瘤组织中则不呈负相关。此外，乳腺癌肿瘤中总细菌DNA的丰度减少。并且细菌DNA丰度与晚期疾病成反比，这一发现可能对乳腺癌的诊断和分期具有广泛的意义。Gregor等使用16S rRNA测序和培养，分析了来自加拿大和爱尔兰的81位有或没有癌症的女性的乳腺组织。发现乳腺癌中最丰富的细菌主要是变形菌门。加拿大标本中最丰富的群是芽孢杆菌（11.4%）、不动杆菌（10.0%）、肠杆菌科（8.3%）、假单胞菌（6.5%）、葡萄球菌（6.5%）、丙酸杆菌（5.8%）、丛毛单胞菌（5.7%）、变形菌（5.0%）和普雷沃菌（5.0%）。在爱尔兰标本中，最丰富的分类群是肠杆菌科（30.8%）、葡萄球菌（12.7%）、李斯特菌（12.1%）、丙酸杆菌（10.1%）和假单胞菌（5.3%）。所有受试者都没有感染的迹象或症状，但通过培养在一些样本中证实存在活菌。进一步研究证明，从乳腺癌患者中分离出的小肠杆菌（肠杆菌科成员）和表皮葡萄球菌可诱导肿瘤细胞中的DNA双链断裂而导致肿瘤的发生。Krishna等对癌症基因组图谱中的668个乳腺肿瘤组织和72个癌旁正常组织RNA测序数据进行分析，将微生物菌群与肿瘤表达谱相关联。同样发现了在乳腺肿瘤组织中变形菌的丰度增加，正常组织中放线菌的丰度增加。基因组富集表明李斯特菌属与上皮到间充质转化的基因表达有关，并且有证据表明，流感嗜血杆菌存在于肿瘤的间质中，与G2M检查点通路、E2F转录因子、有丝分裂纺锤体组成等相关。Robertson等对不同乳腺癌类型的微生物多样性进行分析发现，三阴性和三阳性的乳腺癌样本具有不同的微生物组成，而ER阳性和Her2阳性的乳腺癌样本具有相似的微生物特征。微生物特征的分析使得人们对于不同类型乳腺癌的诊断及治疗有了更进一步的理解。

三、肺癌

牙周疾病与肺癌风险有关，表明口腔微生物组与肺癌之间存在关联。有研究观察到肺部感染和肺癌之间的联系，即使从未吸烟者，肺结核分枝杆菌感染也与罹患肺癌的风险相关，同样的，各种非结核杆菌引发的肺炎与肺癌风险增加有关。有部分研究发现，肺癌患者的微生物组成和健康对照有显著差异，尽管研究的微生物种属不同，三个研究发现链球菌属在肺癌患者中增加。同样的，微生物组和肺癌的相关性仍需要更多流行病学数据验证。

Gregory等通过手术从肺癌患者中提取组织样本，并使用反转录聚合酶链反应（RT-PCR）来鉴定细菌的存在。发现在所有肿瘤标本中均鉴定出支原体菌株。出现频率较高的是表皮葡萄球菌、链球菌和芽孢杆菌，其次是衣原体、念珠菌、李斯特菌和流感嗜血杆菌。Curtis等利用16S rRNA测序方法对33个正常及143个肺癌组织进行分析，并使用肿瘤基因组图谱（TCGA）数据库进行验证。发现正常组织中微生物的α多样性较低，嗜酸菌属在吸烟的肺鳞癌患者中丰度较高，并且在TP53突变的鳞癌患者中丰度更高，提示嗜酸菌的丰度可作为TP53突变肺鳞癌患者的生物标志物。Jiyoung等发现正常组织中，Koribacteraceae科细菌的丰度较高与无复发生存率（RFS）和无病生存率增加有关；而Bacteroidaceaeae，Lachnospiraceae和Ruminococcaceae科细菌的较高丰度与RFS或DFS的减少相关。肿瘤组织具有较低的细菌丰富度和多样性，但是肿瘤内细菌整体组成与RFS或DFS无关。

四、胃癌和食管癌

胃癌一直是细菌性相关癌症的典型，国际癌症研究机构（IARC）将幽门螺杆菌定义为Ⅰ类致癌物。幽门螺杆菌感染会产生强烈的宿主免疫反应，从而导致胃部炎症、胃酸缺乏、上皮萎缩和发育异常。在前瞻性流行病学研究中，幽门螺杆菌感染使总体患胃癌风险增加了2倍。以上相反，幽门螺杆菌促进食管癌的风险较低，可能与酸反流导致上皮组织损伤减少有关。

调查胃微生物和胃癌风险的研究主要使用胃癌组织，发现不论是胃癌组织相比健康对照，还是胃癌组织相比癌周组织，胃微生物组成均存在显著差异。三项研究发现胃癌和癌组织样本中梭杆菌门丰度增加，两项研究发现奈瑟菌属丰度增加，一项研究中，有11例非门胃癌，10例肠上皮化生，10例慢性胃炎，随着疾病严重程度的增加，观察到了α多样性增加，即胃炎患者多样性最低，胃癌患者多样性最高。同样的，在胃中，90%的低分化黏膜相关淋巴组织淋巴瘤似乎是由幽门螺杆菌引起的，重要的是，根除幽门螺杆菌会引起淋巴瘤消退。胃黏膜相关淋巴组织（MALT）淋巴瘤是由B细胞中的染色体易位引起的，这可能是由这些细胞中易位的幽门螺杆菌CagA蛋白的直接作用以及针对驱动B细胞的幽门螺杆菌的直接和间接免疫应答所致。但是微生物群落和胃MLAT淋巴瘤的相关性尚缺乏大范围的流行病学研究。

目前，大多数发表的微生物组和食管癌的研究都比较了食管组织的微生物组，但是缺乏组织学区分的对照（即鳞癌/腺癌），它们具有不同的风险特征。一项系统综述发现，食管癌和健康对照之间的食管微生物组成没有显著差异，差异表现在胃微生物组成之间，包括微生物的科、属、种水平，但是不同研究之间微生物丰度改变方向往往不同。食管癌和微生物组的相关性仍需要更多流行病学数据验证。

五、肝胆肿瘤

关于幽门螺杆菌致肝胆癌症的数据有了一些更新，表明幽门螺杆菌和肝细胞癌及胆管癌相关，但是小样本量和不同对照组受到较多质疑。一些前瞻性研究发现，幽门螺杆菌相关抗原在肝细胞癌中升高无统计学意义，而在胆道癌中显著升高；相对良性组织，多种幽门螺杆菌抗原在胆道癌组织中被发现。此外，有研究发现胆道癌风险和沙门菌感染相关，但是这些研究缺乏对整个胆道组织及微生物组的表征。同样的，微生物组和肝胆癌症的相关性仍需要更多流行病学数据验证。

六、胰腺癌

牙齿脱落或牙周病患者的胰腺癌风险增加，这表明口腔微生物组可能对这种致死性恶性肿瘤有所贡献。在一项来自10个胰腺癌病例和10个健康对照的唾液DNA的小型研究中，410个细菌分类群中有16个（3.9%）与病例状态显著相关，尽管使用qPCR证实了16个分类群中只有6个。在来自28个胰腺癌病例和28个健康对照的唾液样本的独立验证集中，在6个已确认的类群中，仅长形奈瑟菌和链球菌可用于作为区分健康对照中胰腺癌病例的生物标志物。另一项前瞻性研究发现，口腔中较高浓度单胞菌的参与者相比低浓度和无法检测者，胰腺癌风险为2.44倍。相反的是，通常认为非致病性的针对共生口腔细菌的高抗体滴度可降低胰腺癌的风险。同样的，微生物组和胰腺癌的相关性仍需要更多流行病学数据验证。Geller等研究发现，肿瘤内微生物可以影响胰腺癌的治疗效果。细菌可以将化疗药物吉西他滨代谢成其非活性形式。Pushalkar等发现，与正常胰腺相比，胰腺癌中的微生物组成明显更为丰富，并且与肠道相比，癌变胰腺中的选择性细菌有不同程度的增加。

George等研究人员发现，真菌从肠腔迁移到胰腺，与胰腺癌的发病机制有关。相比于正常的胰腺组织，胰腺癌患者和胰腺癌小鼠模型肿瘤中的真菌数目增加了约3000倍。基于物种的α和β多样性指数，胰腺癌肿瘤中的真菌组的组成与肠道或正常胰腺的组成不同。具体而言，胰腺癌肿瘤中有明显的马拉色菌的富集。在进展缓慢和缓慢侵袭的胰腺癌模型中，根除真菌群落可防止肿瘤生长，马拉色菌属细菌（而非念珠菌属、酵母菌属或曲霉属）的重新繁殖能够促进肿瘤的发生。并且还发现病原真菌通过激活甘露糖结合凝集素（MBL）来驱动补体级联反应从而促进胰腺癌的发生、发展。

七、结直肠肿瘤

结直肠癌（colorectal cancer，CRC）和微生物组的关联已经有较多研究，大部分研究将CRC患者的粪便微生物组作为检测样本，一些研究使用了黏膜样本。粪便菌群能否完全代表参与肠道疾病发展的微生物组，仍是一个争议。总体而言，一些研究中结直肠癌病例中的微生物种群α多样性和对照相似或略有降低。部分研究发现，病例中微生物基因和种属丰度更高，相比邻近组织，更多梭杆菌门在结直肠癌黏膜组织样本中被发现，在梭杆菌属和梭杆菌种分类下，结直肠癌黏膜样本中的丰度同样高于正常对照，部分研究在粪便样本中获得了同样的发现。在属水平，有多个研究发现，卟啉单胞菌属、乳酸杆菌属、普氏杆菌属、消化链球菌属、帕维莫纳斯菌属、孪生球菌属和纤毛菌属等均在结直肠癌黏膜和粪便样本中富集。在科水平，球菌科和毛螺菌科在对照和邻近组织中相比结直肠癌组织中更加富集。总体而言，在众多研究中，微生物组和结直肠癌关联最一致的发现是梭杆菌属和结直肠癌的关联，最重要的是梭杆菌属中的具核梭杆菌种，卟啉单胞菌属和消化链球菌属均显示出相比正常组织和邻近对照组织，在结直肠癌黏膜和粪便样本中显著富集，相反的，整个微生物组的α多样性调查结果并不一致。

八、泌尿生殖系统肿瘤

Yan等从24例肾细胞癌患者中收集配对的肿瘤和正常组织，对比发现肾癌组织中物种多样性降低，肾癌组织中细菌群落的组成与正常组织显著不同。与正常组织相比，肿瘤组织中鉴定出25个增加的类群和47个减少的类群。在这些类群中，叶绿体类和链霉菌类可将肾癌组织与正常组织区分开。此外，膜转运、细胞生长和死亡通路在肾癌组织中被富集到，为进一步研究肾癌的发生、发展机制提供了方向。Ongkeko等研究前列腺癌内肿瘤内细菌的微生物组成，以确定微生物组对肿瘤转移生长的影响。利用大规模的RNA测序数据和相应的临床数据，将微生物的丰度与免疫途径和前列腺癌的危险因素相关联，确定了显著抑制或促进癌症侵袭的特定微生物可作为前列腺癌的预测和评价指标。

九、其他恶性肿瘤

其他一些癌症也与微生物有关，头颈部癌症与牙齿脱落和牙周疾病相关，据观察，奈瑟菌是口腔常驻菌，具有很高的醇脱氢酶活性，可将乙醇转化为致癌物乙醛，这可能和头颈癌相关，尤其是口腔癌。另外的联系是肠道微生物和乳腺癌之间的联系，有研究发现了病例组中微生物种群多样性降低和组成改变，可能的机制是肠道菌群对雌激素的肝肠循环以及对非雌激素依赖途径（如炎症）的影响有关。另外的研究发现，一些未分类的拟杆菌、肠杆菌科、芽孢杆菌、葡萄球菌、梭菌属、奇异菌属、嗜氢属菌、葡糖醋杆菌和乳酸杆菌等，相对于良性乳腺疾病，这些种属的微生物在侵袭性乳腺癌中的相对丰度增加。宫颈癌中，排除一些矛盾的结果，目前的调查一致发现，在宫颈癌中卷曲乳酸杆菌丰度降低，整个宫颈微生物组的α多样性增加。考虑到微生物与宿主免疫反应之间的密切双向联系，淋巴瘤的风险可能会收到微生物种群变化的影响。部分研究发现B细胞非霍奇金淋巴瘤与莱姆病病原体波氏疏螺旋体血清阳性相关，通过扩增和测序，在各种非胃肠道器官的MALT淋巴瘤中检测到了鹦鹉热衣原体。一例双胞胎对照研究发现，与未受影响的双胞胎对照组相比，霍奇金淋巴瘤幸存者的粪便微生物群落多样性显著降低。这可能支持"卫生环境"增加青少年/年轻成年人霍奇金淋巴瘤的假说，但是这种差异可能是恶性肿瘤治疗的结果，因此仍需要更多的证据支持。在泌尿系中，两项研究一致报告膀胱癌中，链球菌丰度减低和梭杆菌属丰度增加。

十、未来展望

各种流行病学表明，人类微生物组与癌症（尤其是胃癌和结直肠癌）之间存在关联，并且已经有部分机制研究揭示了内在联系，然而，到目前为止，这种关联的流行病学研究非常有限，通常是样本量较小的横断面研究。较大的研究也因为差异化的设计、研究之间存在分类、分析方法、总体人群、实验设计、饮食或药物使用、肿瘤分期或无法识别的混杂因素等的差异，调查结果存在事实上的不一致，导致想要获得决定性和高质量的证据，仍然具有挑战性。这些挑战主要存在几个方面，所有这些挑战都基于肿瘤-微生物组的联系是存在的。

第一个挑战是难以建立肿瘤和微生物组联系的因果关系，这也是最困难的。尽管一些病例对照研究可以为微生物与癌症的关联研究提供初步见解，但是所能提示的因果关系受到较多质疑，无法确定是癌症发展过程改变了微环境，为微生物创造了新的生存环境，还是微生物及其功能改变导致了癌症的发生。这仍需要更多的流行病学证据来支持这些联系。

第二个挑战是类似于致瘤基因作用的时间特异性，不同微生物或许在肿瘤发展的不同阶段发挥作用。在开始阶段，一些微生物可能促进特定基因突变和慢性炎症，也可能被囊括在肥胖和代谢综合征发展过程中，以创造促癌微环境。起始阶段之后，一些微生物可能参与肿瘤生长，血管生成和转移。在癌症发展的长期过程中，直到诊断以及治疗之时，再去对癌症与微生物的关系进行调查，展现的或许仅是那些在癌症中后期发挥作用的微生物，没有那些早期促癌的微生物。

第三个挑战来源于疾病发展的复杂性。癌症与微生物的关系，不太可能都像幽门螺杆菌感染和胃癌之间的关系，以及另外九种被国际癌症研究机构定义为致癌物的微生物和它们对应的癌症的关系一样，都是"一个微生物——一个疾病"的简单对应。一些微生物可能只拥有温和及轻微的致癌能力，导致在癌症和微生物关系调查中，它们极难被发现。更有可能的是，这些致癌作用，依赖于宿主的遗传背景、性别、年龄、生活方式以及环境暴露等因素。

第四个挑战是，在特定解剖位置的微生物组成可能和其他位置的癌症发展相关，比如，口腔微生物和胰腺癌风险，导致对于因果关系的调查更加复杂。事实上，胃肠道内的益生菌，可以通过产生具有生理活性的复合物，包括激素、糖类和脂类等来影响宿主代谢。例如，肠道菌群降解色氨酸产生的吲哚类似物，对于维持肠道稳态、限制炎症以及减少结直肠癌、前列腺癌、乳腺癌的风险非常重要。

第五个挑战是，研究设计和使用的方法限制着结果的有效性、普遍性和兼容性。大量外源性和内源性宿主因素影响着人类微生物，仍需要一个足够容纳大量宿主和微生物组信息，具有更好的统计效能，能够调查潜在因果关系的大样本研究，来消除这些因素的限制。

（李旺林　袁　伟）

第三节　微生态失衡机制

一、微生态系统失衡的诱导因素

以肠道微生态体系为代表的人体微生态系统被誉为人体的第二套基因组，与人类的健康和疾病有着紧密的联系。与人体自身的基因组相比较，第二套基因组似乎更容易发生改变。虽然微生态体系的群落构成极其复杂，但是它却可以受到众多因素的影响，一些因素甚至是微生态体系失衡的直接诱因。根据近些年的研究报道，我们总结：不均衡的饮食、病原菌的入侵和抗生素的过度使用是导致人体微生态失衡的主要诱因。

1.不均衡的饮食　正如上节内容中谈及的，饮食是肠道微生态体系塑造最直接也最快速的因素，这凸显了饮食因素的重要地位。正因为如此，不均衡的饮食对肠道微生态体系的失衡影响更大。随着经济社会的发展，人类的生活方式及饮食习惯发生了彻底颠覆。物质生活的极大丰富使得高脂、高糖、高蛋白饮食越来越普遍。同时，大量研究证实，高脂、高糖、高蛋白饮食结构可以通过影响肠道微生态系统来左右消化道疾病的产生和发展。

2016年，一项由法国科研团队领衔的研究成果系统阐释了高脂饮食破坏小肠菌群和生理功能的潜在机制。该研究表明，在食用高脂饮食30天后，小鼠回肠内的绒毛间区域中（通常被认为是无菌的）出现大量细菌。高脂饮食的摄入不但影响了小肠中菌群的空间分布，同时影响了菌群的群落结构。其中，厚壁菌门、变形菌门显著增加，而拟杆菌门显著减少，并且在回肠中细菌密度最高的区域内，抗菌肽表达下降。此外，研究人员发现高脂饮食增加了肠道的通透性，并降低了 *NKCC1* 基因及蛋白的表达导致回肠氯化物分泌减少，并通过对 PPAR-γ 通路的调节对小肠内菌群及生理产生影响。同年3月，美国科赫癌症综合研究院的科研人员在 *Nature* 发文，系统介绍了高脂饮食促进肠道祖细胞的多能性和致癌作用。该研究表明，高脂肪饮食在活体中和在小肠细胞器中会增加哺乳动物小肠干细胞的数量。受高脂饮食影响，一个涉及 PPAR-δ 的通道使非干细胞具有细胞器启动能力，同时在抗原提呈细胞（APC）肿瘤抑制因子失去后，该通道在活体中诱导非干细胞形成肿瘤。该研究的完成标志着高脂饮食调节干细胞功能和影响癌症的机制有了重大突破。而高糖饮食对肠道微生态体系的损伤同样不容小觑。2016年3月，国际知名免疫学期刊 *Immunome Research* 刊登了高糖饮食对肠道微生态体系影响的研究论文。研究人员通过让雄性大鼠接受60天高糖饮食，而后检测其肠道微生物群落结构变化。结果表明，在高糖饮食影响下，大鼠肠道大肠埃希菌及梭菌属比例升高，乳酸杆菌属比例降低，同时免疫因子 TLR2、TLR4 和 NF-κB 的 mRNA 表达量上升，同时血液及组织中炎症反应增强。这表明由高糖饮食介导的肠道菌群改变显著影响了大鼠肠道微生态体系的代谢和组成。

与此同时，食品添加剂的过度使用也是肠道微生态体系失衡的重要诱因。2015年3

月，*Nature* 期刊刊登了一项食品乳化剂通过影响小鼠肠道菌群的组成，进而破坏肠道屏障促使结肠炎及代谢综合征发生的研究报告。食品乳化剂是加工食品中重要的食品添加剂。研究发现，这类食品添加剂可以增加肠道微生物跨过肠壁细胞，引起细菌易位。自20世纪的中期开始，人们已经观察到食品乳化剂可能促进炎性肠病的发生。研究人员用两种常用的乳化剂混入食物中喂养小鼠，包括聚山梨酯80和羧甲基纤维素。在乳化剂被广泛消化后，他们观察到，肠道菌群的组成发生了变化，这种变化促使炎症发生。改变的菌群有更强的消化和渗透肠道致密黏液层的能力，并且导致了细菌表达更多鞭毛和脂多糖，这可以激活免疫系统，激活促炎基因的表达。在免疫系统已有异常的小鼠中，肠道菌群这些变化引发慢性结肠炎。与此相反，在正常的免疫系统小鼠中，菌群的变化主要诱导轻度肠道炎症和代谢综合征，其特征在于更多的食物消耗、肥胖、高血糖和胰岛素抵抗。研究人员又检测了乳化剂激活的菌群对无菌小鼠的作用，乳化剂喂养过的小鼠的肠道菌群移植到无菌小鼠后，引起了轻度炎症和代谢综合征。这已经足够表明食用乳化剂导致的菌群变化带来的影响。该科研小组目前正在测试更多的乳化剂，调查乳化剂如何影响人类。如果在人体有类似的结果，这将表明这类食品添加剂在肥胖的盛行、各种慢性肠道炎症相关的疾病中确实扮演了"不光彩"的角色。

2. **病原菌的侵染**　病原菌是一种能入侵宿主引起感染的微生物，有细菌、真菌和病毒等。病原菌的致病物质可分为毒素和侵袭力两大类；毒素对宿主有毒，能直接破坏机体的结构和功能；侵袭力本身无毒性，但能突破宿主机体的生理防御屏障，并可在机体内生存定植、繁殖和扩散。在微生态学的角度，一个微生态系统中每一种微生物都占据有特定的生态位，而病原菌作为外来物种想在原有的微生态体系中占有一席之地并不容易，然而，病原菌可以通过合成释放生物毒素等方式在生态位的竞争中迅速占据优势并最终成为该微生态系统中的优势微生物，进而严重扰乱原微生态体系的平衡。

以面部皮肤微生态体系为例：痤疮是一种多发于青少年的慢性皮肤炎症，近年来痤疮流行病学调查表明，11～25岁的青少年发病率达80%以上，25～35岁的青年人发病率达15%以上。而现代医学研究表明，痤疮的发生和发展与面部皮肤微生态平衡的失衡密不可分，而痤疮丙酸杆菌（*Propionibacterium acnes*）的入侵是关键诱因。2016年11月，瑞典德隆大学研究人员报道了痤疮丙酸杆菌在面部皮肤微生态系统黏附定植的关键机制。研究人员从痤疮丙酸杆菌中鉴定出一种新的抗氧化酶——自由基氧合酶RoxP，这种酶在其他细菌中没有同源物，痤疮丙酸杆菌分泌的RoxP结合亚铁血红素，减少自由基，能够保护分子以免被氧化。因此自由基氧合酶RoxP对于痤疮丙酸杆菌在含氧的面部微生态环境下的生存十分关键。

另一种严重影响肠道微生态体系的致病菌是臭名昭著的艰难梭菌（*Clostridium difficile*）。艰难梭菌感染是使用抗生素造成的肠道感染及腹泻的主要原因。近年来，剧毒性艰难梭菌菌株开始出现并流行，且社区获得性艰难梭菌感染不断增加。在美国，艰难梭菌每年约造成14 000人死亡。现阶段，如甲硝唑、万古霉素或非达霉素是艰难梭菌感染的主要治疗方法。然而，艰难梭菌感染的特殊性就在于，抗生素的使用恰恰是导致发病的危险因素。鉴于此，科研人员不得不重新从生态学的角度重新审视和应对艰难梭菌的感染。而粪菌移植成为在微生态层面治疗艰难梭菌感染的先驱疗法。粪菌移植治疗艰难梭菌感染的可能机制是：移植的细菌直接与艰难梭菌进行生态位的竞争，进而帮助结肠次级胆汁酸代谢得以恢复。另外，移植的肠道菌群通过促进黏膜免疫系统而对肠道屏障进行修复，最终遏制了艰难梭菌的过度繁殖。另有研究报道，膳食中的锌过量会增加艰难梭菌感染的易受性。2016年9月26日，*Nature Medicine* 期刊刊登了美国范德比尔特大学研究人员对高浓度锌的膳食补充剂和冷冻治疗法的担忧。该研究团队发现，高含量的锌会以模拟抗生素治疗的方式改变肠道微生物组，这是艰难梭菌感染的主要风险因素。食物中过量的锌通过改变肠道菌群的组成，从而降低了艰难梭菌感染的抗性，艰难梭菌在小鼠体内定植后，饮食中的锌通过增加毒素活性及改变宿主免疫反应，严重加剧了艰难梭菌相关疾病。此外，研究人员还指出，锌结合蛋白可通过限制锌的可用性来对抗艰难梭菌感染。

3. 抗生素的过度使用　抗生素主要是由细菌、霉菌或其他微生物产生的次级代谢产物或人工合成的类似物，主要用于治疗各种细菌感染或致病微生物感染类疾病。然而，伴随着抗生素的过度使用，越来越多的研究表明，抗生素在治疗细菌感染疾病的同时也严重破坏了肠道菌群的平衡，并且由于肠道菌群的改变也会增加一些慢性疾病的风险，因此每个疗程的抗生素治疗都可能是短期收益与长期风险的博弈。

2010年，美国斯坦福大学的Dethlefsen研究团队应用454焦磷酸测序技术分5个阶段共耗时10个月研究了抗生素环丙沙星对三名志愿者肠道菌群的影响。在试验期间，三名志愿者分两次，每次服用环丙沙星1周，研究人员在此期间采集了52～56份志愿者的粪便用于肠道菌群研究。研究结果表明，在服用抗生素的3～4天以及停止服用后的1周内志愿者肠道菌群多样性锐减，而后开始恢复，但是也很难恢复到服用环丙沙星前的水平，而且研究人员特别指出，环丙沙星的摄入直接导致了一些肠道细菌不可逆的丢失。而抗生素的使用不仅能够严重扰乱肠道微生态体系的平衡，还将影响肠道内的脂类代谢并促进炎症反应的发生。2016年，我国科学家的一项研究表明，青霉素、红霉素及两者混合物长期暴露可导致小鼠肠道菌群紊乱及脂质代谢失调，且该菌群失调需要近10周禁药才能局部恢复，其中药物暴露使小鼠肠内拟杆菌门丰度显著降低，并伴随着肠道内脂多糖产量增加，进入血液后诱发小鼠肝脏产生低水平炎症，而肝脏的低水平炎症可能进一步导致小鼠肝脏脂质代谢紊乱。更令人感到不安的是，自然集团全新刊物*Nature Microbiology* 2016年刊登了持续低剂量抗生素的使用在导致肠道微生态失衡的同时将加速1型糖尿病的发展相关研究。实验期间，研究人员通过对非肥胖糖尿病小鼠进行连续低剂量抗生素或脉冲式抗生素（PAT）处理，以此模拟新生儿早期抗生素的使用情况。实验结果表明，接受PAT处理的小鼠1型糖尿病发病率显著上升，且肠道菌群结构显著改变。同时，在接受PAT的雄性小鼠中，肠道固有层中Th17及Treg细胞比例以及肠道血清淀粉样蛋白A（serum amyloid A protein，SAA）表达水平降低。这表明，PAT显著影响了菌群对脂质的代谢及宿主胆固醇合成相关基因的表达。由此可见，抗生素类药物是一把典型的双刃剑，治疗疾病的同时也直接导致了肠道菌群的失衡，从而引起腹泻、慢性肠炎等常见副作用。

二、微生态系统失衡机制解析

结合上文关于微生态体系建立及群体特征的描述，我们认为微生态失衡是指正常的微生物种群之间和正常微生物群与宿主之间的微生态平衡，在外环境影响下，微生物群落发生结构性改变，进而由生理性组合转变为病理性组合状态。虽然微生态失衡的诱导因素众多，但是追根溯源不外乎3个根本原因：①微生态体系中有益微生物的减少；②有害微生物的过度增殖；③微生态体系中微生物多样性和功能基因多态性的锐减，如图4-3所示。

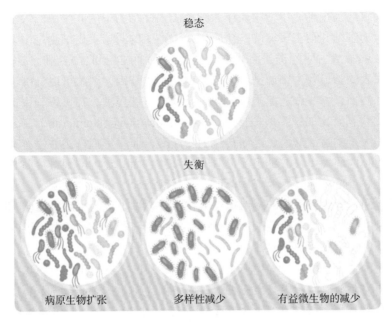

稳态

失衡

病原生物扩张　　　　多样性减少　　　　有益微生物的减少

图4-3　微生态系统失衡机制

1.微生态体系中有益微生物的减少　从与机体相互作用关系的角度讲，构成人体微生态系统的微生物可以分为有益微生物、有害微生物和简单共生微生物。其中有益微生物在维持微生态平衡方面发挥重要作用，而其发挥益生作用的主要机制可以归纳为以下几个方面。

第一，竞争性代谢产物的合成。以乳酸菌这个类群为例：一方面，大部分乳酸菌在机体肠道中都可以合成乳酸，其中一些乳酸菌还可以代谢抗菌肽。有益微生物通过发酵肠内寡聚糖和膳食纤维产生乳酸，降低肠内酸度值，抑制对酸性环境敏感的微生物生长，从而减少肠道内致病微生物。另一方面，肠道内有益微生物可以产生抗菌肽类物质，从而发挥其抗菌功能。此外，短链脂肪酸作为肠道内的抗炎症因子也是有益微生物拮抗病原菌的利器。第二，优势生态位的占领。有益微生物与致病菌竞争肠道黏膜表面结合位点，然后定植于肠道内，从而阻止肠道致病菌及条件致病菌在肠道内定植，这也是有益微生物发挥其功能的机制之一。第三，宿主细胞屏障功能的改善和免疫功能的调节。肠道屏障功能可以维持肠道上皮细胞的完整性，从而发挥肠道上皮细胞对生命体的保护作用，而有益微生物对受损的肠道屏障功能具有修复作用。此外，通过调节免疫细胞生成促使其生成抗炎反应细胞素，有益微生物也可以实现免疫调节。

2.有害微生物的过度增殖　除了有益微生物，微生态系统中还含有一些对机体不利甚至是有害的微生物类群，这些微生物被称为致病菌及条件致病菌。在微生态体系平衡的情况下，致病菌的含量会保持在一个非常低的水平，而在某些特定条件下，致病菌数量发生激增，原微生态平衡瓦解，相应机体受到损伤，这也是微生态失衡的第二个典型机制。

而微生态体系中有害微生物的过度增殖往往伴随着营养物质的竞争利用和有害物质的产生，而一些共生微生物在这个过程中扮演着"帮凶"的角色。我们仍以肠道中的艰难梭菌为例说明。日常饮食中的单糖物质大多在机体小肠中被吸收，这意味着结肠中的共生微生物及致病菌很难以单糖物质作为碳源。因此结肠中的共生菌群大多是可以利用未经消化的植物多糖和宿主多糖的。众所周知，宿主的肠道上皮细胞是由一层富含海藻糖、半乳糖、唾液酸、N-乙酰半乳糖胺、N-乙酰基葡萄糖和甘露糖的黏蛋白组成。而以拟杆菌为代表的肠道共生细菌携带丰富的糖类利用基因，因此可以分解宿主肠黏膜多糖作为碳源。然而，一些致病菌虽然无法直接利用这些多糖，却可以利用拟杆菌的初级代谢产物间接获利。比如说多形拟杆菌（Bacteroides thetaiotaomicron）在分解肠黏膜多糖的同时分泌大量的唾液酸酶，进而转化为唾液酸，而多形拟杆菌并没有唾液酸分解代谢途径，因此肠内环境中释放堆集了大量的唾液酸。而肠道内的艰难梭菌和鼠伤寒沙门菌（Salmonella typhimurium）等致病菌可以将唾液酸作为优质的碳源，进而极大地促进自身的生长代谢。因此肠道内的多形拟杆菌在某种程度上成为了艰难梭菌和鼠伤寒沙门菌增殖的"帮凶"。此外，多形拟杆菌分解宿主肠黏膜多糖时在肠内腔释放出大量的岩藻糖，而这些岩藻糖成为鼠伤寒沙门菌的优选碳源。另外，在长期的进化过程中，一些致病菌为了在微生态系统中占领生态位达到增殖的目的，进化出了一套独特的糖类利用机制和信号通路调节机制。以肠出血性大肠埃希菌为例：一方面，该致病菌在肠道碳源竞争中，进化出了肠道原共生大肠埃希菌所不具备的半乳糖、甘露糖和核糖代谢的能力。这就使得肠出血性大肠埃希菌不必与肠道原共生大肠埃希菌竞争岩藻糖作为唯一碳源，进而保证了肠出血性大肠埃希菌在竞争中毫无悬念的胜出并占领了优势生态位。另一方面，岩藻糖的出现成为肠出血性大肠埃希菌释放毒力的信号分子，该致病菌在占领优势生态位后大量释放内毒素，导致大量肠道土著微生物菌群被杀灭，在扰乱机体原微生态体系平衡的同时最终导致机体受到严重伤害。

3. 微生物多样性和功能基因多态性的锐减　物种丰富且功能多样的微生物群落是微生态系统平衡的必要条件。在这个庞大的微生态体系中微生物群落各司其职，有的负责产生抗炎症因子，而有的微生物构建保护性免疫应答网络。而当今在西方国家高发的婴幼儿过敏炎症就与机体微生态系统中微生物多样性的丧失密切相关。多项研究均表明，西方国家1～12个月龄的婴儿过敏性皮炎和哮喘呈现逐年增加的趋势。而基于皮肤和肠道微生物群落谱征的研究表明，这些患病婴幼儿具有共同的特征，便是皮肤及肠道微生物多样性显著低于健康婴幼儿，并且伴随着微生物特定功能基因组的缺失。因此，高度复杂和多样性的微生物群落组成是维持微生态体系平衡的重要因素，而微生态体系的失衡往往伴随着微生物多样性的丧失和功能基因多态性的锐减。

（张和平）

第四节　微生态失衡与肿瘤细胞信号传导

人体和共生细菌微生物（bacterial microbiota，即正常菌群）共同演化组成一个复杂的"超级有机体"。共生细菌分布于皮肤、胃肠道、呼吸道和泌尿生殖道等表面,彼此间既有竞争又有协作,在人体形成一个平衡的微生态系统(即生态平衡)。这些共生微生物与人体关系密切、相互作用,其中人体细胞识别微生物及其代谢产物形成的信号,能够影响神经系统、免疫系统、代谢、炎症及防御等生理功能。人体与微生物间的平衡有利于彼此共同演化及人体健康。当这种平衡被打破(即微生态失衡),两者间的信号传递交流就会出现异常,并导致复杂的疾病,其中诱导形成肿瘤就是这种平衡破坏的结果之一。常驻菌群入侵组织、黏膜内形成生物膜或病原菌定植都可以导致肿瘤的发生、发展和复发。

胃癌是特定细菌感染促进肿瘤的一个典型例子。幽门螺杆菌(Helicobacter pylori,Hp)感染时能够引起胃溃疡、萎缩性胃炎,最终可导致胃癌的发生和发展。由于幽门螺杆菌诱导的萎缩性胃炎和胃酸分泌减少使得其他细菌易于在胃部过度生长导致微生态失衡,复杂的微生物群能进一步促进其诱导胃癌的作用。相反,幽门螺杆菌感染却能降低人类食管癌的发病风险,表明在肿瘤发生、发展过程中细菌的作用具有器官特异性。

结直肠肿瘤(colorectal cancer,CRC)中微生物的促瘤作用可由宿主与微生物相互作用的改变和微生态失衡引起。肠道细菌能通过促炎因子微生物相关模式分子(microorganism-associated molecular pattern,MAMPs)和细菌代谢产物促进肝癌的发生(通过门静脉到达肝脏),这一过程也与肠道菌群失衡有关。最近研究发现,细菌MAMPs[如脂多糖(lipopolysaccharide,LPS)]和其受体Toll样受体4(Toll-like receptor 4,TLR4)作用能促进胰腺癌的形成。另外,口腔微生物和牙周炎与胰腺癌间也存在关联,但是细菌和MAMPs促进胰腺癌的机制不清楚。在许多生存有大量细菌的器官中(如肺、皮肤、口腔和女性生殖道),细菌在其致癌机制中的作用也仍待阐明。

细菌对宿主(即有益又无害的微生物)有一个进化优势,能建立一种持久的微环境以适应生存,并能对宿主维持免疫耐受状态。但是,具有致病性的细菌进入生态系统就能激活强烈的天然免疫和获得性免疫反应。允许宿主和细菌共生共存的一个重要因素是细菌与宿主在解剖学上能被多层次的屏障分隔。这些屏障的破坏能促进炎症和疾病,包括肿瘤。屏障依赖于完整的上皮细胞层、识别和清除侵入细菌的信号感应系统以及其他因素,如黏膜层(消化道)、角质层(皮肤)和低pH(皮肤和胃)。此外,特殊细胞(如肠道潘氏细胞和杯状细胞、皮肤角质细胞等)能感应细菌数量和位置变化,并通过分泌抗菌肽调节微生物群落。屏障也富含特殊的免疫细胞,如肠道相关淋巴组织(gut-associated lymphoid tissue,GALT)、皮肤郎格罕细胞和黏膜表面Th17细胞。肠道分泌的免疫球蛋白A代表宿主调控微生物群的另一机制。这种机制能限制肠道细菌抗原进入循环系统、限制潜在危险病原菌侵入机体。除了宿主机制,微生物群自身通过维持上皮细胞更新、产生黏蛋白和竞争资源抑制病原体生长也代表了一种功能性管腔屏障。除了竞争资源外,共生菌还能通过产生细菌素形成的干扰机制抑制病原体生长。

这些调控机制失效,即屏障缺陷、免疫缺陷和平衡丧失,就可能与微生物促进的肿瘤形成相关。重要的是各种调控机制间互相紧密联系,一种调控机制出现问题就会扰乱整体平衡。例如,幽门螺杆菌感染不仅损伤宿主细胞,还能改变胃部环境和屏障、增加炎症、改变微生物群的构成。屏障、宿主免疫系统和微生物间相互依存的另一个例子是钝化突变，或是炎症小体关键成分核苷酸结合寡聚化结构域蛋白（nucleotide-binding oligomerization，NOD）和NOD-LRR-热蛋白结构域6（NOD-，LRR- and pyrin domain-containing 6，NLRP6）缺失或白细胞介素10（IL-10）缺失。

宿主多种模式识别受体（pattern recognition receptors，PRRs）能够感应识别微生物群落、监测细菌状态和屏障的完整性，并触发调节反应。PRRs不仅能通过抗菌介质调控微生物群落抑制肿瘤，而且也能促进抗细胞凋亡作用（肿瘤的主要特征之一）及触发促肿瘤性炎症。另外，微生物还能通过释放致肿瘤分子（如基因毒素）和生成促肿瘤代谢产物影响肿瘤的形成。

Toll样受体（Toll-like receptors，TLRs）微生物模式识别是天然免疫应答的基础，是一种最强的促炎症刺激信号。细菌MAMPs和TLRs是肿瘤形成的促进因子。TLR4是LPS的受体，能促进结直肠、肝脏、胰腺和皮肤等部位形成肿瘤。TLR2是细菌细胞壁成分肽聚糖和磷壁酸的受体，能促进胃癌的发生、发展。TLRs还能通过上皮细胞、间质纤维细胞和骨髓衍生细胞促进上皮细胞癌变。TLR信号通路下游的关键促瘤效应主要是通过核因子-κB（NF-κB）和转录激活子3（signal transducer and activator of transcription 3，STAT3）活化介导的生存通路激活来实现的。TLR-髓样分化因子88（myeloid differentiation primary response 88，MyD88）信号通路具有促生存功能。在肠道，微生物能诱导髓样细胞TLRs活化，进而触发IL-17和IL-23促瘤信号通路。TLRs也能促进有丝分裂原（如表达TLR间质纤维细胞释放的上皮调节蛋白、双调蛋白和肝细胞生长因子）介导的肿瘤增殖。TLRs信号传导通路分子MyD88具有多种功能，不仅具有维护肠道上皮细胞完整性的作用，其还是IL-18信号传导通路的介导因子。因此，MyD88缺失可以通过阻断影响微生物构成的IL-18依赖的信号途径活化促进肿瘤形成。

核苷酸结合寡聚化结构域样受体［Nucleotide Binding andOligomerization Domain（NOD）-like Receptors，NLRs］属于PRRs家族，以具有核心NOD结构域为特征。NOD2为胞壁酰二肽识别NLR，其活性缺失与克罗恩病相关。尤其是NOD2基因失活与增加的CRC易感性相关。NOD2在细菌免疫中发挥重要作用，其缺失或灭活能导致宿主对细菌感染易感性增加及杀死细菌能力降低，也能引起肠道菌群失衡，进而增加肿瘤形成的易感性。在宿主与微生物间相互作用及细菌促进肿瘤形成过程中发挥作用的第二个NLR是NLRP6。NLRP6是炎症小体成分，但也能活化炎症小体。与NOD2类似，NLRP6基因缺失也能导致菌群失衡，而菌群失衡使宿主对结肠炎和CRC的形成更加易感。菌群失衡促进的致瘤性与炎症小体活性降低和IL-18产生有关。另外，IL-6也是常见的促肿瘤形成介导因子。NOD1在肠道抗菌作用中发挥作用，其变体与人类炎性肠病（inflammatory bowel disease，IBD）有关。特别是NOD1缺陷时肠道屏障会受到破坏，并能促进炎症和遗传因素诱导的CRC。其他NLRs［如NLRP3、NLRP12和NLRC4（NOD-，LRR- and CARD-containing 4）］在结肠炎相关的肿瘤中也发挥作用，但这些天然感应分子对微生物诱导的肿瘤形成机制目前尚不清。

一些细菌除能通过诱导慢性炎症（活性氧介导的基因毒性增加相关）促进肿瘤形成外，还能产生诱导DNA损伤的特殊毒素直接调节肿瘤形成。屏障功能改变使得肠道细菌（如黏附侵袭性大肠埃希菌）进入上皮细胞，从而导致细菌易位或特殊毒素扩散。细菌毒素［如细胞致死膨胀毒素（cytolethal distending toxin，CDT）、细胞毒素坏死因子1（cytotoxic necrotizing factor 1，CNF1）、产毒脆弱拟杆菌毒素和溴化甲哌佐酯毒素（colibactin）] 能够影响肿瘤形成过程中的关键细胞反应，特别是对DNA损伤的反应。但是，仅仅CDT和colibactin能直接导致DNA损伤反应和基因组的不稳定性，因此称之为基因毒素。两种毒素都能触发双链DNA损伤反应，包括共济失调毛细血管扩张突变（ataxia-telangiectasia mutated，ATM）-细胞周期监测点激酶2（checkpoint kinase 2，CHK2）信号传导通路激活和组蛋白2A变异体（histone family 2A variant，H2AX））磷酸化，这一过程能导致短暂的G2/M期细胞周期阻滞和细胞肿胀。

CDT是革兰氏阴性菌产生的基因毒素，与结直肠癌、胃癌和胆囊癌相关的细菌（如大肠埃希菌、螺杆菌属和伤寒沙门菌）都能产生CDT。感染时CdtA和CdtC亚单位在细菌和宿主细胞间形成锚结构，以便活性亚单位CdtB进入胞质。胞质中的CdtB再进入胞核，最终导致DNA酶活性介导的DNA损伤。CdtB活性位点与哺乳类动物DNA酶Ⅰ位点高度同源，该位点残基突变能减少DNA损伤反应，包括细胞周期阻滞。另外动物实验显示，CdtB突变菌株既不能引起NF-κB亚单位（p50和p65）缺陷小鼠肠上皮细胞增生，也不能导致IL-10缺陷小鼠异型增生。因此，CDT介导的DNA酶活性对携带CDT细菌的致肿瘤能力相当重要。

colibactin是由聚酮合成酶（polyketide synthase，*PKS*）编码的另一种重要基因毒素。含*PKS*基因的细菌大多属于肠杆菌家族，如B2群大肠埃希菌、变形杆菌和肺炎克雷伯菌。动物实验显示，这些细菌与CRC和结肠炎症的发生、发展有关。在分子水平上，大肠埃希菌pks阳性菌株能诱导双链DNA断裂和相关DNA损伤反应（由ATM介导）、细胞周期阻滞及基因组的不稳定性。colibactin基因毒性和致瘤作用可能是由DNA酶活性介导的，但关于colibactin是直接发挥作用还是通过中间靶点间接发挥作用需要进一步研究。

此外，多种细菌来源的代谢产物（如硫化氢和超氧自由基）也能引起基因组的不稳定。例如，粪肠球菌能产生大量胞外超氧化物引起双链DNA断裂和染色体不稳定，进而导致CRC的发生、发展。硫酸盐还原菌——大部分属于梭杆菌门类（临床前动物模型显示该类细菌与CRC和肿瘤的形成相关）和δ-变形菌纲类，能够促进基因毒性气体硫化氢产生。宿主和微生物对这些基因毒素的解毒和清除作用能够对宿主细胞内环境的稳定和肿瘤的形成产生影响。

病原菌促进疾病和肿瘤的作用常常依赖于其产生的毒力因子加以实现。这一作用已由幽门螺杆菌细胞毒素相关基因A蛋白（cytotoxin-associated gene A，CagA）或空泡细胞毒素A（vacuolating cytotoxin A，VacA）表达菌株增加炎症和肿瘤的发生率而得以例证。毒力因子利用特定的宿主信号传导通路来激活肿瘤促进信号途径，从而诱导肿瘤的发生和发展。另外，具核梭杆菌（Fusobacterium nucleatum）通过毒力因子FadA黏附并侵入细胞，与胞内E-钙黏蛋白（E-cadherin，一种肿瘤抑制蛋白）结合并激活β连环蛋白（β-catenin），进而促进炎症反应和E-钙黏蛋白介导的CRC形成。

幽门螺杆菌毒素VacA是与胃部恶性肿瘤相关的特殊蛋白。VacA蛋白在蛋白酶的作用下裂解为p33和p55两个功能片段。全长VacA蛋白能结合多种上皮细胞表面成分，如跨膜蛋白受体型酪氨酸蛋白磷酸酶ζ（transmembrane protein receptor-type tyrosine protein phosphatase-ζ，PTPRZ1）、纤维结合蛋白、表皮生长因子受体（epidermal growth factor receptor，EGFR）、各种脂类、神经磷脂和T细胞表面的CD18分子（整合素β2）。VacA不仅能诱导空泡形成，还具有刺激胃上皮细胞凋亡功能。p33或全长VacA表达能诱导线粒体释放细胞色素C，导致Caspase-3激活。VacA与整合素β2结合，通过抑制Ca^{2+}流动和下调Ca^{2+}依赖的磷酸酶钙调蛋白干扰IL-2介导的信号传导，即通过抑制转录因子活化T细胞核因子（nuclear factor of activated T cells，NFAT）及其靶基因IL-2和IL-2受体α的激活，阻断抗原依赖性T细胞增殖。另外，VacA还能以NFAT非依赖方式抑制IL-2诱导的人$CD4^+$ T细胞的细胞周期进程和细胞增殖。VacA的以上作用显示，其能抑制细菌抗原激活的T细胞增殖，进而使得幽门螺杆菌逃避宿主被动免疫应答的攻击。

幽门螺杆菌CagA具有多个酪氨酸磷酸化结构域（EPIYA）可被宿主细胞激酶识别，然后将CagA磷酸化（p-CagA）。富含EPIYA的编码区含有许多DNA重复序列以允许EPIYA位点数量能机动变化。带有C或D型EPIYA的菌株通过Src/Shp-2/MAPK信号传导途径与宿主上皮细胞发生信息交流，而缺乏EPIYA的蛋白则通过gp130/JAK（janus kinase，janus激酶）/STAT3信号通路进行信息传递。因此，CagA阳性幽门螺杆菌能增加胃癌前病变（萎缩性胃炎和肠上皮化生）和胃癌发生、发展的风险。

CagA阳性幽门螺杆菌能显著增加远端胃癌的发病风险。Cag致病岛内基因编码原核生物Ⅳ型细菌分泌系统（type Ⅳ bacterial secretion system，T4SS）以输出细菌蛋白。幽门螺杆菌黏附后，CagA进入宿主上皮细胞并在胞内磷酸化。宿主细胞整合素受体是CagA进入细胞的门户，在这一过程中T4SS菌毛定位蛋白CagL发挥了重要作用。在靶细胞表面CagL将T4SS和整合素α5β1桥联，并激活宿主细胞激酶黏着斑激酶（focal adhesion kinase，FAK）和SRC，以确保CagA能在进入部位直接磷酸化（图4-4）。CagA进入上皮细胞后在其含EPIYA氨基酸序列的基序位点被SRC和abelson鼠白血病病毒癌基因同源物（abelson murine leukemia viral oncogene homolog，ABL）激酶磷酸化。CagA胞内磷酸化激活细胞磷酸酶SHP2，这种相互作用通过刺激RAP1A-BRAF-ERK（Ras-related protein Rap-1A，ras相关蛋白Rap 1A/v-raf murine sarcoma viral oncogene homolog B1，鼠肉瘤病毒癌基因同源物B1/extracellular regulated protein kinases，胞外调节蛋白激酶）信号传导途径促进细胞骨架重排和细胞延长。幽门螺杆菌能以特殊的时间依赖性方式严格调控SRC和ABL活性。在感染初期SRC得以激活，随之再迅速灭活，然后ABL则被细菌持续激活以维持SRC和ABL激酶持续磷酸化的CagA形式。磷酸化CagA也能通过募集c-src酪氨酸激酶（c-src tyrosine kinase，CSK）抑制SRC。由于SRC是CagA激活的主要激酶，因此磷酸化CagA介导的SRC抑制能产生负反馈环路以严密调控胞内磷酸化CagA的量。但是，细胞内非磷酸化CagA也能行使功能以降低细胞癌变的阈值。细胞黏附蛋白E-钙黏蛋白、肝细胞生长因子受体MET、磷脂酶Cγ、连接头蛋白生长因子受体结合蛋白2（adaptor protein growth factor receptor-bound protein 2，GRB2）和激酶极性调节激酶分离缺陷基因1b（Polarity-regulating kinase partitioning-defective 1，PAR1B，也称microtubule affinity-regulating kinase 2，MARK2，微管亲和力调节激酶2）都能与非磷酸化CagA作用，导致炎症和有丝分裂反应、细胞间连接破坏和细胞极性丧失。非磷酸化CagA与上皮细胞紧密连接支架蛋白ZO1和跨膜蛋白结合黏附分子A（junctional adhesion molecule A，JAMA）结合能够在细菌黏附部位形成不完全的新生紧密连接。另外，CagA还能直接结合细胞极性中心调节子PAR1B抑制其激酶活性（图4-4）。这一作用不仅促进了细胞极性丧失，还能导致有丝分裂纺锤体形成失调。

　　CagA介导宿主细胞作用的另一个结果是产生趋化因子。虽然诱导产生炎症因子依赖于宿主信号传导分子核因子κB（nuclear factor-κb，NF-κB）和MAPK，但介导趋化因子产生的特异性细菌效应子却不明确。CagA能通过激活NF-κB诱导IL-8的表达，但是CagA介导IL-8表达的能力在CagA阳性菌株中并不普遍存在。除了CagA的功能外，Cag分泌系统也能通过外膜囊泡把幽门螺杆菌肽聚糖送入宿主细胞。在外膜囊泡中，胞质内病原体识别分子NOD1识别肽聚糖，并得以激活。活化的NOD1刺激NF-κB、p38和ERK信号通路，导致细胞因子巨噬细胞炎性蛋白2（macrophage inflammatory protein，MIP2）和IL-8的表达。NOD1的这种活化方式也触发了Ⅰ型干扰素（type Ⅰ interferon，IFN）的表达（图4-4）。NOD1与肽聚糖结合触发受体相互作用丝氨酸/苏氨酸激酶（receptor-interacting serine-threonine kinase，RICK）的活化以结合肿瘤坏死因子受体相关因子3（TNF receptor-associated factor 3，TRAF3）。随后这一作用激活TANK结合激酶1（TANK-binding kinase 1，TBK1）和IkappaB激酶ε（IKKε），继之导致干扰素调节

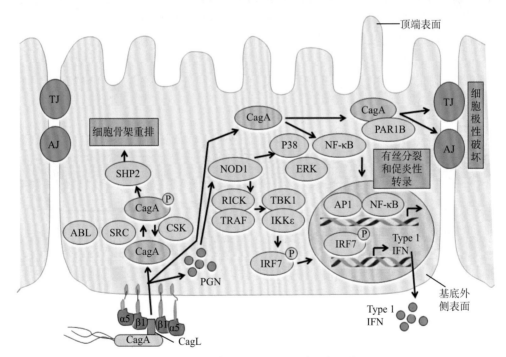

图4-4　幽门螺杆菌和胃上皮细胞间相互作用

　　幽门螺杆菌结合上皮细胞基底外侧表面α5β1整合素，细菌黏附后效应分子CagA和肽聚糖（PGN）转位进入胞内。NOD1识别PGN激活NF-κB、p38、ERK和IRF7，诱导促炎症因子释放。进入胞内的CagA迅速被SRC和ABL激酶磷酸化导致细胞骨架重排。未磷酸化的CagA触发几个不同的信号通路级联（如NF-κB激活和细胞间连接破坏）导致上皮细胞屏障功能丧失。NOD1：核苷酸结合寡聚化结构域蛋白1；NF-κB：核因子-κB；CSK：c-Src酪氨酸激酶；IFN：干扰素；IKKε：IκB激酶ε；IRF7：干扰素调节因子7；RICK：受体相互作用丝氨酸/苏氨酸激酶；TBK1：TANK结合激酶1；ERK：胞外调节蛋白激酶；ABL：abelson鼠白血病病毒癌基因同源物；SRC：Src酪氨酸激酶；PAR1B：极性调节激酶分离缺陷基因1b；AP1：激活蛋白1；AJ：黏附连接；TJ：紧密连接

因子7（IFN regulatory factor 7，IRF7）活化。IRF7 再诱导产生干扰素 -β，导致干扰素刺激基因因子3激活（interferon-stimulated gene factor 3，ISGF3），继之表达趋化因子（C-X-C 基序）配体10（chemokine-CXC motif ligand 10，CXCL10）和Ⅰ型干扰素。

肽聚糖经Cag分泌系统转位进入宿主细胞还能诱导EGFR及Src磷酸化，从而激活磷脂酰肌醇3-磷酸激酶（phosphatidylinositide 3-kinases，PI3K）-蛋白激酶B（protein kinase B/AKT）信号传导通路。PI3K-AKT信号途径的活化抑制了细胞凋亡、促进了细胞生存和迁移（癌变相关的2种表型，在肿瘤侵入能力和转移性生长过程中发挥重要作用），降低了幽门螺杆菌的致癌阈值。

β- 连环蛋白（β-catenin）是宿主的特殊分子，结合幽门螺杆菌影响其致肿瘤作用。β- 连环蛋白能连接钙黏蛋白受体和肌动蛋白细胞骨架，而胞质β- 连环蛋白是Wnt信号传导途径（Wnt/β-catenin信号传导通路）的下游成分（图4-5）。Wnt配体缺失时，由Axin蛋白、结肠腺瘤性息肉病蛋白（adenomatous polyposis coli，APC）和糖原合成酶激酶 -3β（glycogen synthase kinase-3β，GSK3β）组成的抑制性复合物能诱导β- 连环蛋白降解、维持游离β- 连环蛋白胞质或胞核内低稳态水平。Wnt与其受体Frizzled结合后激活Dishevelled，从而阻断GSK3β触发的β- 连环蛋白磷酸化，使β- 连环蛋白转位进入胞核并激活致癌基因转录。幽门螺杆菌能够促进黏膜β- 连环蛋白基因的表达，而β- 连环蛋白信号激活又是癌前上皮细胞对幽门螺杆菌做出反应的核心组成部分。

CagA转位进入胃上皮细胞诱导β- 连环蛋白核聚集和功能性激活。胞内CagA与上皮细胞E-钙黏蛋白作用，破坏E-钙黏蛋白/β-连环蛋白复合物并诱导β-连环蛋白核聚

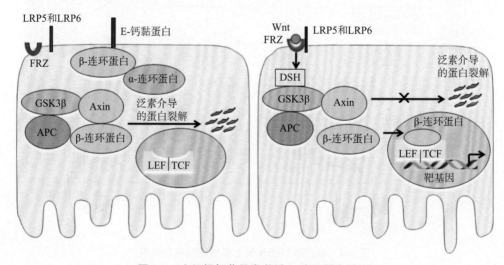

图4-5　幽门螺杆菌异常激活β-连环蛋白（1）

膜结合 β- 连环蛋白连接钙黏蛋白受体和肌动蛋白细胞骨架，在非转化上皮细胞中 β- 连环蛋白主要与 E- 钙黏蛋白复合物结合。胞质 β- 连环蛋白是 Wnt 信号通路的下游组分；Wnt 缺乏时，胞质 β- 连环蛋白保持与 GSK3β、APC 肿瘤抑制蛋白和 Axin 多蛋白抑制复合物结合。在未受刺激条件下，β- 连环蛋白由 GSK3β、泛素化和降解进行组成性磷酸化（P）。Wnt 与其受体 Frizzled（FRZ）结合，激活 dishevelled（DSH）和 Wnt 的共同受体——低密度脂蛋白受体相关蛋白 LRP5 和 LRP6，然后与 Axin 和抑制复合物其他成分作用抑制 GSK3β 激酶活性。这些作用能抑制 β- 连环蛋白降解促进其核内聚集及与转录因子淋巴细胞增强因子 /T 细胞因子（LEF/TCF）形成异二聚体，导致影响致肿瘤性靶基因转录活化。GSK3β：糖原合成酶激酶 3β；APC：结肠腺瘤性息肉病蛋白

集，这一过程不依赖CagA的磷酸化（图4-6）。CagA依赖性β-连环蛋白激活的结果包括与胃癌相关的基因表达上调，如尾型同源盒1基因（caudal type homeobox 1，CDX1）。CDX1编码肠道细胞特异性转录因子，在肠上皮化生进展中发挥重要作用。

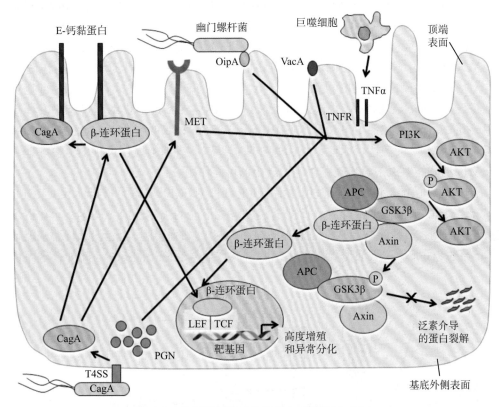

图4-6 幽门螺杆菌异常激活β-连环蛋白（2）

CagA进入细胞导致β-连环蛋白从细胞膜β-连环蛋白/E-钙黏蛋白复合物上释放出来，并聚集于胞质和胞核。CagA通过结合MET或其他幽门螺杆菌蛋白（如OpiA、VacA、PGN）和巨噬细胞产生的TNF-α激活PI3K信号传导通路导致GSK3β磷酸化和灭活。这一过程使β-连环蛋白得以释放并转位进入胞核上调基因的表达，增加细胞增殖和异常分化。TNF：肿瘤坏死因子；TNFR：肿瘤坏死因子受体；AKT：蛋白激酶B；T4SS：Ⅳ型细菌分泌系统；MET：肝细胞生长因子受体（或酪氨酸激酶受体）；TCF. T细胞因子；LEF.淋巴增强因子；APC.肿瘤抑制基因

其他信号通路也能调节β-连环蛋白活化对幽门螺杆菌做出反应。PI3K和AKT激活导致GSK3β磷酸化和灭活，使β-连环蛋白聚集于胞质和胞核。CagA CM基序和MET作用导致PI3K-AKT信号通路持续诱导激活，继之活化β-连环蛋白（图4-6）。有关PI3K和AKT的研究显示，幽门螺杆菌其他菌体成分（如VacA和OpiA）也能激活PI3K依赖的β-连环蛋白活化。

EGFR磷酸化激活后通过灭活GSK3β增加β-连环蛋白转录活性（EGFR反式激活信号通路）。幽门螺杆菌感染时，胃上皮细胞增生和胃黏膜萎缩与EGFR和（或）同源配体（如肝素结合EGF样生长因子，heparin-binding EGF-like growth，HBEGF）信号失调强烈相关。幽门螺杆菌所致的EGFR反式激活依赖于Cag致病岛上的基因和分泌蛋白以及宿主因子TLR4和NOD1。

EGFR可通过与配体直接作用而激活，以启动二聚化、增加激酶活性（图4-7）。细胞因子如肿瘤坏死因子-α（tumor necrosis factor α，TNF-α）及细胞黏附分子G蛋白偶联受体（adhesion molecules and G protein-coupled receptors，GPCR）反式激活胃上皮细胞EGFR。EGFR这一转录激活机制由金属蛋白酶依赖的EGFR剪切体（metalloproteinase-dependent cleavage of EGFR，ERBB家族）配体介导。这种方式与幽门螺杆菌诱导的EGFR反式激活相似。去整合素-金属蛋白酶（adisintegrin and metalloproteinase，ADAM）17是第一个具有明确生理功能的ADAM家族分子，是TNF-α的前体跨膜形式。ADAM 17抑制剂能阻断可溶性TNF-α、部分EGF配体家族成员和ERBB4胞外结构域释放。另外，ADAM 17也能通过调节EGFR配体在肠道上皮细胞稳态中发挥重要作用。此外，至少有3种EGFR配体（HBEGF、TGF-α和双调蛋白）的加工处理和有效性需要ADAM 17的表达。因此，幽门螺杆菌诱导胃上皮细胞损伤过程中，更好地了解ADAM17功能能够深入洞察其在胃癌形成中的可能作用。

幽门螺杆菌能够阻断胞饮作用激活EGFR和抑制EGFR降解，特异性放大EGFR信号。继之，EGFR反式激活介导一些具有癌前病变潜能的细胞反应（图4-7）。在胃癌形成前，细胞凋亡改变在幽门螺杆菌诱导的损伤机制中发挥作用。而幽门螺杆菌则能通过Cag介导的EGFR反式激活诱导胃上皮细胞抗凋亡信号通路（图4-7）。此外，幽门螺杆

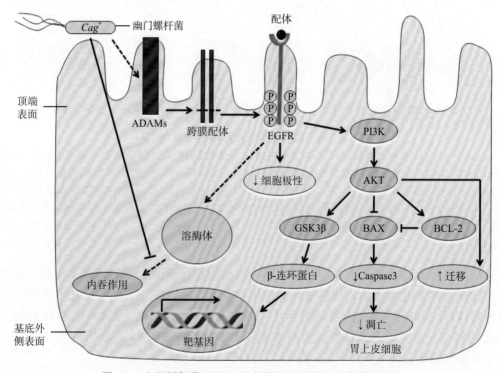

图4-7　幽门螺杆菌EGFR反式激活和诱导产生致肿瘤细胞

幽门螺杆菌通过EGFR配体（HBEGF）剪切体反式激活胃上皮细胞EGFR。这一过程依赖于ADAM家族蛋白激酶。EGFR反式激活下游靶标PI3K-AKT导致AKT依赖的细胞迁移、凋亡抑制和β-连接蛋白激活。EGFR：表皮生长因子受体；ADAM：去整合素金属蛋白酶；BCL-2：B淋巴细胞瘤-2蛋白；BAX：BCL-2相关的X蛋白；P：磷酸化；GSK3β：糖原合成酶激酶-3；Caspase3：细胞凋亡过程中的终末剪切酶。向下箭头表示下降、向上箭头表示上调

菌介导的EGFR反式激活还能通过Cag依赖的PI3K和AKT激活调控上皮细胞迁移（图4-7）。由于EGFR激活的生物学反应包括增加细胞增殖、抑制细胞凋亡、破坏细胞极性和促进细胞迁移，因此幽门螺杆菌诱导的EGFR反式激活信号通路还是一个具有吸引力的治疗研究靶点。

慢性幽门螺杆菌感染引起胃黏膜萎缩、胃酸减少（pH增加），扰乱了营养利用和局部天然免疫反应。这种生理和免疫功能上的变化导致不耐酸的非幽门螺杆菌细菌过度生长，使得胃部微生物群构成发生改变。幽门螺杆菌和某些过度生长的非幽门螺杆菌微生物诱导强烈的固有免疫和获得性免疫应答损伤上皮细胞，建立可以促进肿瘤形成的条件。另外，幽门螺杆菌和非幽门螺杆菌细菌间长期相互作用又能促进具有致癌潜能的菌群过度生长，更易导致肿瘤形成的风险。这些过度生长的微生物也能促进致癌能力更强的幽门螺杆菌生长。细菌数量的增加导致胃内产生大量亚硝酸盐，从而促进硝酸盐还原菌大量生长，并进一步生成更多的亚硝酸盐。亚硝酸盐是致癌物质N-亚硝基复合物的前体，其能在细菌细胞色素cd1-亚硝酸盐还原酶的作用下转变成N-亚硝基复合物。幽门螺杆菌和微生态失衡的另一致肿瘤机制是细菌产生DNA损伤性活性氧（ROS）和活性氮（RNS）促进肿瘤形成。ROS诱导产生氧化DNA损伤物8-羟基-2-脱氧鸟苷（8-oxodG）。DNA合成时腺嘌呤错误掺入8-oxodG对位导致G到T颠换突变。炎症期间一氧化氮（nitric oxide，NO）能特异性依赖炎症和上皮细胞内诱导型一氧化氮合酶（inducible nitric oxide synthase，iNOS）催化合成。NO再与超氧化物反应形成高活性硝化和氧化DNA损伤物——过氧亚硝酸盐（ONOO⁻），并进一步生成8-oxodG和8-硝基鸟嘌呤。8-硝基鸟嘌呤不仅是一种炎症标志物，而且还是致肿瘤DNA损伤诱变剂（导致G到T颠换突变）。幽门螺杆菌和共生菌群的脂多糖（LPS）是TLR4的配体，通过LPS-TLR4信号通路，TLR4能以MyD88依赖或非依赖的方式激活NF-κB，介导iNOS和各种炎症因子的表达。另外，Cag阳性幽门螺杆菌还能诱导强烈的炎症反应并分泌炎症因子，如IL-8（上皮细胞产生）和TNF-α（炎症细胞产生）。幽门螺杆菌通过细胞因子介导的宿主免疫反应又促进iNOS和超氧化物产生，从而使胃上皮细胞内8-硝基鸟嘌呤和8-oxodG进一步聚集（图4-8）。

IBD炎症型肠病等慢性炎症能显著改变局部免疫反应，如诱导ROS和NO释放、DNA损伤、改变组织内平衡，等等。炎症时产生的细胞因子和趋化因子能够促进肿瘤的生长和存活，可以通过促进血管生成和抑制免疫介导的肿瘤清除机制而诱导肿瘤的发生和发展。肿瘤促进细胞因子包括TNF-α、IL-6和IL-1等，而炎症介质除TNF-α、IL-1外还包括IL-8、NO、前列腺素2衍生物和炎症传导通路的信号分子。两组因子都参与免疫细胞和组织转化细胞间的相互作用。肠道内正常微生物能产生释放毒素，结合特异性细胞表面受体影响胞内信号传导。例如，产肠毒素型脆弱拟杆菌（Bacteroides fragilis，ETBF）能无症状定植于人体，但其分泌的脆弱拟杆菌毒素（BFT）也能引起人类炎症性腹泻。BFT与结肠上皮细胞（CEC）结合刺激E-钙黏蛋白裂解（图4-9）。胞膜相关E-钙黏蛋白缺失触发β-连环蛋白核定位，并与T细胞因子依赖的转录激活子结合诱导c-Myc和细胞周期蛋白D1的表达，导致细胞持续增殖。APC突变激活β-连环蛋白信号通路有助于遗传性和散发性CRC的发生、发展。在细菌影响肠道炎症和肿瘤形成的机制中，宿主识别微生物的天然感应分子激活具有重要作用。

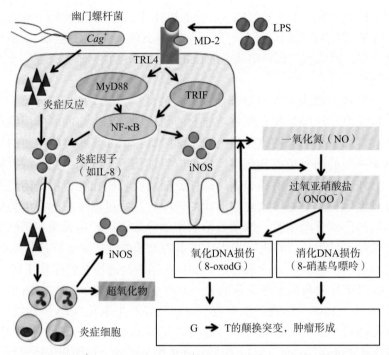

图4-8　幽门螺杆菌和微生态失衡所致氧化和消化DNA损伤诱导肿瘤形成

　　细菌LPS与TRL4结合通过MyD88依赖或非依赖方式激活NF-κB，介导iNOS和各种炎症因子的表达。Cag阳性幽门螺杆菌诱导强烈的炎症反应并分泌炎症因子，如IL-8和TNF-α。这些细胞因子介导的宿主免疫反应又促进iNOS和超氧化物产生，从而使8-硝基鸟嘌呤和8-oxodG进一步聚集，并导致DNA损伤。LPS：脂多糖；MD-2：髓样分化蛋白2；TRL4：Toll样受体4；MyD88：髓样分化因子88；TRIF：β干扰素TIR结构域连接头分子；iNOS：一氧化氮合酶

　　天然感应分子活化的类型和水平能够影响基因表达的途径及炎症水平。DNA损伤和染色质改变联合宿主遗传因素可致肿瘤形成。肠道微生物能够诱发固有和获得性免疫系统以保护宿主、维持肠道体内平衡。前面已经提到宿主天然免疫系统在肿瘤形成过程中具有重要的调节作用。这种调节部分依赖于特异性PRRs，其能特异性识别和结合高度保守的微生物分子标签——MAMPs，如脂多糖、鞭毛蛋白、肽聚糖和甲酰化肽等。

　　PRRs是与结肠炎和CRC相关的天然感应分子，肠道内PRRs激活能促发MAPK、NF-κB/Rel及炎症小体半胱氨酸蛋白酶依赖的信号级联（caspase-dependent signaling cascades）等调控途径，且其激发的信号通路高度保守。另外，Wnt信号传导通路在结直肠肿瘤发生中也发挥重要作用，而NOD1通路则能增强Wnt衰减信号的促瘤作用。

　　TLRs属于TLR/IL-1受体（IL-1R）超家族，当受到MAMPs刺激时能导致NF-κB活化及炎症因子和趋化因子的基因转录，但NF-κB诱导的炎症促进肿瘤发生的机制不清。IL-6能诱导癌前STAT3信号途径，也能在转录水平激活促肿瘤生长相关基因的表达，特别是IL-6能够激活与增殖、抗凋亡及血管新生相关的基因（如c-IAP-1、c-IAP-2、Fas配体、c-Myc、p53、细胞周期蛋白D1）表达。因此，IL-6在NF-κB诱导的炎症反应中具有关键作用。另外，单免疫球蛋白-1受体相关分子（single immunoglobulin IL-1 receptor-

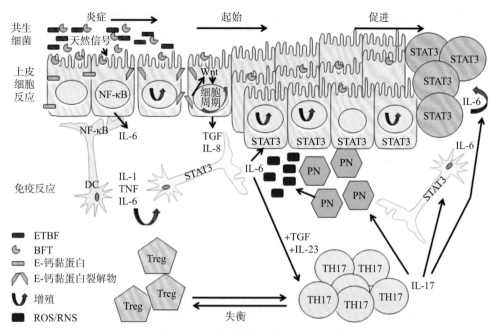

图4-9　炎症诱导的结直肠肿瘤形成

STAT3/TH17信号传导途径建立了炎症和肿瘤形成间的关系。天然信号促发炎症反应时，细菌定植和信号通路下游的NF-κB得以激活。同时诱导产生IL-1β、TNF-α和IL-6等炎症因子。定植于结肠上皮细胞（CEC）的ETBF产生BFT，触发E-钙黏蛋白裂解，诱导CEC中β-连环蛋白/Wnt信号通路复杂信号的传导。结果导致c-Myc生成、CEC增殖，并释放细胞因子/趋化因子（如IL-8和TGF-β）。IL-6旁分泌/自分泌表达和STAT3激活通过促增殖、抗凋亡和（或）促血管生成作用在促进肿瘤形成中发挥核心作用。上皮细胞和免疫细胞分泌的IL-6和STAT3活化也有助于局部T细胞分化从TGF-β调节的内环境平衡调控通路（Treg）转移至IL-23等重要细胞因子所致的Th17炎症反应。IL-17募集多形核白细胞（PN），并通过IL-6依赖的STAT3活化促进CEC增殖。源于PN抗菌活性的吞噬细胞呼吸暴发能够引起触发肿瘤形成的DNA损伤和遗传不稳定性。慢性无症状ETBF定植导致持续的Th17炎症性结肠反应，进而通过IL-6和STAT3途径促进CRC形成。ETBF：产肠毒素型脆弱拟杆菌；BFT：脆弱拟杆菌毒素；STAT3：信号转导子与转录激活子3；DC：树突状细胞，ROS/RNS：活性氧/活性氮

related molecule，SIGIRR）是一种TLR/IL-1受体信号通路负调节子，其能维持结肠上皮细胞微生物耐受，在肠内平衡、肠道炎症和结肠炎相关肿瘤形成中发挥重要作用。据推测，SIGIRR可能是通过阻断TLR4、TLR7和MyD88连接头的分子界面来发挥其抑制功能。另外，天然MyD88连接头蛋白能够通过传导IL-18受体信号防止结肠炎相关肿瘤（CAC）的发生和发展。相反，在氧化偶氮甲烷（AOM）/葡聚糖硫酸酯钠（DSS）模型中TLR4能够促进CRC的发展。TLR4表达于CD4$^+$T细胞表面，激活时CD4$^+$T细胞表型和其激发肠道炎症的能力会受到影响。

ETBF是促进结直肠肿瘤发生、发展的代表性微生物，其产生的BFT即能直接对肠上皮细胞产生基因毒性，又能刺激肠上皮细胞E-钙黏蛋白裂解。E-钙黏蛋白裂解物会增强肠道屏障渗透性并通过β-连环蛋白/Wnt信号传导途径（大部分CRC中组成性表达活性的信号通路）放大细胞信号。BFT还能刺激人结肠癌细胞增殖和迁移，并进一步激活NF-κB信号通路诱导肠上皮细胞分泌炎症因子。ETBF通过CD4$^+$T细胞和γδ-T细胞激活STAT3信号通路诱导黏膜固有层渗透性增加以促进肿瘤形成。IL-17与肿瘤细胞上相

应受体结合产生IL-6以及BFT诱导持续性Th17型炎症反应都能促进结肠上皮细胞癌变。另外，IL-17也可募集多形核白细胞，从而针对细菌的呼吸暴发引起人体细胞DNA损伤和遗传不稳定性。ETBF通过STAT3和Th17依赖的信号通路介导炎症诱导的CRC形成过程总结于图4-9。根据图4-9所示的各种信号分子，以下着重阐述与CRC形成相关的重要信号通路。

转化生长因子β（TGF-β）信号通路。TGF-β是一种多功能细胞因子，在细胞生长、凋亡、分化和免疫反应等诸多细胞信号通路的调节中发挥重要作用。正常情况下TGF-β是一种强烈的抗炎因子，通过抑制异常细胞生长来抑制肿瘤形成。许多胃肠道肿瘤细胞的无序生长和分化都与遗传性缺失TGF-β信号传导分子和TGF-β受体改变有关。一旦肿瘤形成，TGF-β将促进肿瘤细胞生长、侵入、转移和抑制免疫系统的监视功能。

胃肠道因持续暴露于各种微生物和食物抗原，因此能够诱导一系列宿主防御性反应，如免疫细胞募集、抗炎酶激活和抗炎因子分泌。调节性T细胞（Treg）具有部分维持肠道屏障和其他免疫反应的功能，通过提高耐受性预防病理性炎症和维持胃肠道内环境平衡。IL-6能调节T细胞的分化和激活，并通过Th1和Th17细胞在慢性肠炎中发挥调节功能。IL-6还能通过其反式信号传导途径调节上皮细胞、中性粒细胞、巨噬细胞和T细胞功能。另外，IL-6也能促进Th17细胞和TGF-β生成，在炎症组织中诱导维持IL-17信号传导的T淋巴细胞功能，不过IL-6对Treg细胞的产生则表现出抑制作用。研究显示，阻断IL-6受体信号传导通路和激活STAT3能使固有层细胞中的T细胞凋亡。IL-6存在时（活动性感染和其他炎症状态时产生），TGF-β可致天然T细胞分化为Th17细胞。Th17分泌IL-17又导致IL-6和TNF-α等趋化因子的表达。Th17在IBD中具有重要的作用，在炎症失控时能够促进癌前病变。

TGF-β也有助于上皮细胞向间质细胞转变。间质细胞能通过多种信号传导机制促进肿瘤转移和侵入，最终导致紧密连接和黏着连接瓦解。通过促进间质细胞转变，TGF-β还可上调金属蛋白酶的表达以促进结肠肿瘤的形成和转移。结直肠肿瘤中TGF-β/Smad 3（mothers against decapentaplegic homolog 3）信号传导途径具有强烈的活性。TGF-β1刺激引起金属蛋白酶、纤溶酶原激活物抑制物-1（plasminogen activator inhibitor-1，PAI-1）和TGF-β1自身表达显著增加，导致肿瘤微环境中TGF-β和蛋白酶聚集，并随之产生促进肿瘤生长的信号反馈环路。

患IBD时人体分泌一系列细胞因子，如TNF-α、IL-6、IL-17和IL-27等。这些因子有助于维持肿瘤生长微环境的形成。天然免疫系统中的巨噬细胞和吞噬细胞不仅可以吞噬进入机体的外源物质，还能清除凋亡细胞和组织产生的废物。辅助性T细胞分泌的细胞因子，特别是IFN-γ能增强巨噬细胞的活性。炎症时巨噬细胞除了释放趋化因子、前列腺素和补体成分外，还释放TNF-α、IL-6、IL-8和IL-12等一系列炎症因子。这些介质相互作用导致血管渗透性增加和炎症因子募集。因此，微生物、炎症等环境触发因子能够导致上皮细胞的损伤。增加的炎症细胞和炎症因子会产生氧化应激反应，诱导DNA损伤导致上皮细胞遗传和表观上的改变，进而引起上皮细胞异常增生、癌变和克隆扩增。最终因TGF-β、IL-6和TNF-α等的增加打破了介质间的平衡导致IBD和CRC。各种细胞因子中，Th2分泌的IL-13和IL-4能促进结肠上皮细胞突变、支持血管生成、产生TGF-β。此外，Th17细胞分泌的细胞因子还具有促有丝分裂功能。

NF-κB信号通路：NF-κB在CRC和IBD形成的信号传导通路中是一个关键性调节子。各种致肿瘤物质、生长因子、炎症刺激物（如微生物和氧化剂）都能激活NF-κB。NF-κB在炎症中发挥核心作用，而且常常在肿瘤组织中表达。NF-κB借助κB抑制子（IKB）磷酸化而激活，导致其泛素化和蛋白酶降解。这种反应能触发NF-κB的核定位信号，一旦进入核内，NF-κB将激活一些基因，从而调节增殖、凋亡、血管形成、侵入、炎症和转移。NF-κB通过上调一些炎症因子、促肿瘤生长因子（IL-6、IL-1α和TNF-α）和生存基因（BCL2和BCLXL）等机制在慢性炎症向肿瘤形成的转化过程中具有重要作用。另外，NF-κB通过微环境中snail和twist自身激活及炎症因子表达促进间质细胞转变。NF-κB也能通过促炎基因表达参与肿瘤相关的巨噬细胞（TAM）募集及肿瘤相关的成纤维细胞形成。

TNF-α信号通路：TNF-α是由活化的巨噬细胞及其他细胞产生的细胞因子，在系统性炎症中发挥重要作用，能诱导C反应蛋白合成、血管扩张和血管渗透性增加，促进炎症细胞募集。在IL-17协同作用下，TNF-α触发攻击性中性粒细胞趋化因子CXCL1、CXCL2和CXCL5的表达，导致迁移至炎症部位的CXCL2依赖性中性粒细胞增加。TNF-α也能通过对细胞黏附分子的作用促进白细胞渗出。在免疫调节因子中，IBD患者肠黏膜中TNF-α表达增加，并在发病机制中发挥核心作用。另外，TNF-α还能激活其他信号转导通路，如NF-κB和MAPK途径，进而活化Jun氨基末端激酶（Jun N-terminal kinase，JNK）和激活蛋白1（activator protein 1，AP-1）。NF-κB和AP-1的持续活化是结直肠癌变不同发展阶段的活性介质。

（刘庆中）

第五节　微生态失调与肿瘤免疫

肿瘤免疫学（tumor immunology）是研究肿瘤的抗原性、机体对肿瘤的免疫应答、机体的免疫功能与肿瘤发生发展的相互关系以及肿瘤的免疫诊断和免疫防治等的科学。

肿瘤是机体自身细胞在各种内外致癌因素作用下发生恶性转化产生的。肿瘤细胞不仅在生物学特征方面与机体正常细胞不同，而且在免疫学方面也发生明显的变化，比如一些基因突变和异常表达，使肿瘤细胞表面出现新抗原，一些基因缺失或表达降低，造成某些抗原丢失。这些改变使肿瘤与机体免疫系统的关系显得十分复杂：一方面肿瘤细胞表面存在肿瘤抗原，机体免疫系统能识别这种抗原并产生一系列免疫应答，最终导致排斥肿瘤；另一方面，机体免疫功能受到许多因素影响，其中也包括肿瘤本身对免疫功能的抑制作用，同时肿瘤细胞在受到宿主免疫系统攻击后出现抗原调变机制，也使肿瘤逃避宿主的免疫学攻击而得以生长发展，因此，通过生物应答调节剂调整肿瘤与机体免疫系统的相互关系，对肿瘤具有一定的免疫治疗作用。

一、肿瘤抗原

肿瘤抗原（tumor antigen）是指细胞在癌变过程中出现的新抗原物质的总称，正常基因调控异常或病毒基因整合均可诱发细胞癌变，后者表达正常细胞没有或含量极低的某些蛋白质，即肿瘤抗原。肿瘤抗原在肿瘤发生、发展及诱导机体抗瘤效应中起重要作用。

（一）肿瘤抗原的特点

1.免疫原性　指引起免疫应答的性能。肿瘤抗原在本质上是肿瘤细胞在癌变和恶性生长中产生的新的抗原性物质，这些物质中有些是正常细胞所没有的，如化学致癌剂和病毒诱发的肿瘤都可能表达肿瘤特异性移植抗原；有些物质是正常细胞基因组中某些基因点突变的产物，它们与正常基因的表达产物相比，可能只有一个或几个氨基酸的差异，如突变的Ras瘤基因产物P21Ras；有些物质是正常细胞不表达的沉默基因的产物，它们与正常基因产物无差别，但正常基因无此物质产生，这些物质对宿主免疫系统来说，都是新的物质，可能被识别为"异己"成分，却都属于肿瘤特异性抗原。也有物质在正常时仅痕量表达，在肿瘤时过量表达，因而可打破机体对该抗原的低剂量耐受而引起免疫应答。因此，一般来说，肿瘤抗原可被机体免疫系统识别为"异己"，具有免疫原性，可刺激机体产生免疫应答，如诱导产生致敏淋巴细胞和（或）形成抗体，但肿瘤抗原的免疫原性一般较弱，有些甚至不能引起有效的免疫应答。

2.特异性　肿瘤抗原的特异性是指其是否为肿瘤所特有，只引起机体产生针对该抗原的特异性抗体和（或）致敏淋巴细胞。根据特异性的程度，通常将肿瘤抗原分为两类：肿瘤特异性抗原（tumor specific antigen，TSA）和肿瘤相关抗原（tumor associated antigen，TAA）。

（1）肿瘤特异性抗原（TSA）：是指只存在于肿瘤组织中而不存在于正常组织中的肿瘤抗原。根据其在不同带瘤个体和不同组织学类型肿瘤中的分布差异，可分为三类：①只存在于某一个体的某一肿瘤而不存在于其他个体的同组织学类型肿瘤和正常组织，也不见于同一个体的其他肿瘤；②存在于同一组织学类型不同个体肿瘤中，如黑色素瘤相关排斥抗原，但正常黑色素瘤细胞不表达此类抗原；③不同组织学类型的肿瘤所共有，如突变的Ras瘤基因产物，可见于消化道癌、肺癌等肿瘤细胞，但与正常原瘤基因Ras表达的产物在氨基酸顺序等方面有些差异，并能被机体免疫系统所识别。

（2）肿瘤相关抗原（TAA）：是指非肿瘤细胞所特有、正常细胞上也存在的抗原，只是其含量在肿瘤时明显增加。此类抗原只表现为量的变化而无严格的肿瘤特异性，故称肿瘤相关抗原，如某些糖蛋白、胚胎性抗原等都属此类抗原。

3. 免疫反应性　是指能与免疫应答产物相互作用起反应的性能。根据它们与免疫产物反应的特性不同可将其分为以下两类。

（1）细胞毒T淋巴细胞的识别抗原：这类抗原能够刺激产生致敏的细胞毒性T淋巴细胞（cytotoxic T lymphcyte，CTL）并能为CTL所识别，带有该类抗原的肿瘤细胞可成为CTL的靶细胞，为CTL介导的主要组织相溶性复合体（MHC）Ⅰ类分子限制性杀伤作用所杀伤。这类抗原在介导肿瘤的免疫排斥反应中起着十分重要的作用。

（2）B淋巴细胞（抗体）识别的抗原：它们可为B淋巴细胞所识别并引起抗体的产生，针对这类抗原的抗体可通过补体介导的细胞毒作用和抗体依赖性细胞介导的细胞毒作用（antibody dependent cell-mediated cytotoxicity，ADCC）杀伤肿瘤细胞，但这种作用是相当有限的。显然，这类肿瘤抗原所引起的免疫反应在机体的抗肿瘤机制中一般不起主要作用。肿瘤抗原与相应的致敏淋巴细胞或抗体的反应具有特异性。

（二）常见肠道肿瘤抗原

1. 癌胚抗原 癌胚抗原（carcinoembryoric antigen，CEA）是一种糖蛋白，相对分子质量为20万，含糖基成分70%，其部分结构与免疫球蛋白类似，属于免疫球蛋白超家族的一员，其基因定位于19号染色体，放射免疫法测定CEA正常值在2.5µg/L以下。

CEA是胃肠道恶性肿瘤的标志物之一，在胎儿早期，胰腺、肝脏和胃肠道表达CEA，至成人时，胃肠道仅表达微量。CEA由于分子极性，一般极少进入血液，而主要经消化道排出。发生肿瘤时，胃肠道CEA表达量增加，且由于极性消失，易于反流进入血液或淋巴液，从而在血液中检测到高水平的CEA。文献报道，胃癌和结直肠癌患者血清CEA阳性率分别为21%～61%和40%～70%，CEA超过20µg/L时往往提示胃肠道恶性肿瘤。血清中CEA水平与结肠癌Dukes分期密切相关，升高主要见于中、晚期癌肿。因此，CEA是结-直肠癌的临床诊断和病情检测方面的标志物。CEA升高也可见于胰腺癌、肺癌、甲状腺癌、乳腺癌及女性生殖道肿瘤，引起CEA升高的良性疾病有胃炎、胃溃疡、肝外胆道阻塞、肝炎、肝硬化、胰腺炎、结肠直肠息肉等。良性疾病时CEA升高常常是暂时的、中度的，很少超过10µg/L。所以CEA是一种非特异性肿瘤标志物，只有辅助诊断价值，不能作为癌肿筛选的指标。

2. 癌抗原19-9 癌抗原19-9（cancer antigen 19-9，CA19-9）是用SW-1116人结肠癌细胞系为免疫原的单克隆抗体（单抗）19-9所识别的肿瘤相关糖类抗原，又称为肿瘤相关19-9抗原、糖抗原19-9或胃肠道相关抗原。放射免疫法测定正常人血清CA19-9上限为30 000U/L。

CA19-9主要与消化系统恶性肿瘤相关，但在肿瘤相对应的正常组织也有表达，因此，CA19-9并非肿瘤特异的抗原。报道表明，胰腺癌、肝胆系癌、胃癌和结肠癌患者的血清CA19-9水平分别可为正常均值的683倍、535倍、279倍和15倍。CA19-9在结肠癌中的阳性率为20%，且随病期发展而增高，可达80%。对结肠癌复发，CA19-9的诊断敏感性为52.2%，特异性达100%。研究认为，进展期结肠癌CA19-9升高是一项重要的预后因素，与患者生存期呈负相关。

3. 癌抗原50 癌抗原50（CA50）是以人结肠癌Colo-205细胞系为抗原制备的单抗CA50所识别的抗原，正常上限为14 000U/L。CA50是一种广谱的肿瘤标志物，胃癌、结肠癌、胆囊癌、胰腺癌、部分乳腺癌和前列腺癌都可有CA50升高，但以胰腺癌、胆道肿瘤中阳性率为高，可分别达85%和80%。目前CA50主要作为消化道肿瘤的标志物，单独或联合用于以上数种肿瘤的诊断、疗效监测和随访。此外，56%的良性肝病、33.3%的消化道良性疾病和54.5%的胆管结石患者CA50也有升高。

4. 癌抗原242 癌抗原242（CA242）也是用人结肠癌Colo-205细胞系为抗原制备的单抗CA242所识别的抗原，其特点是几乎总是同CA50一起表达，正常上限为200 000U/L。CA242对结肠癌和胃癌的敏感性分别为55%和47%，特异性分别为90%和93%。检测早期结肠癌CA242阳性率为47%，优于CEA的32%，而对进展期结肠癌阳性率为51%，低于CEA的71%。因此，有学者认为，CA242在诊断早期结直肠癌尤其与正常及良性病变区别方面的敏感性优于CEA。

5. TAG-72/CA72-4 肿瘤相关糖蛋白72（tumor associated glycoprotein，TAG-72）

是以人乳腺癌细胞膜为免疫原制备的单抗B72.3，其相应的抗原即为TAG-72，其正常值上限为60 000U/L，主要存在于胃癌、肠癌、胰腺癌、乳腺癌、卵巢癌等，正常人组织细胞则很少表达。报道表明，TAG-72对胃癌的敏感性是45%左右，特异性为99%，早期胃癌中TAG-72即有增高，而同期检测CEA、CA19-9尚在正常范围。TAG-72在结肠癌敏感性为40%～50%，特异性为98%。

用提纯的TAG-72为抗原，制备了单抗CC49，将CC49、B72.3单抗均能识别的抗原命名为CA72-4，CA72-4属于黏蛋白类癌胚抗原，其分子量＞1000kD。它是胃肠道和卵巢的肿瘤标志物。

二、肠道微生态调节机体对肿瘤的免疫反应

（一）机体抗肿瘤免疫效应机制

机体抗肿瘤免疫机制十分复杂，涉及多种免疫机制（图4-10）。抗肿瘤免疫效应一般以细胞免疫为主，但对病毒诱发的肿瘤，体液免疫亦起重要作用。

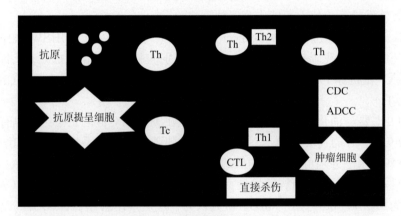

图4-10　机体抗肿瘤免疫机制

1.细胞免疫机制

（1）T细胞介导的抗肿瘤作用：T细胞介导的细胞免疫在机体抗肿瘤效应中起重要作用，肿瘤患者体内存在肿瘤抗原特异性T细胞应答，参与肿瘤效应的T细胞包括多个亚群。

1）CD4$^+$ T细胞介导的抗肿瘤效应：专职抗原提呈细胞（APC）可捕获肿瘤细胞分泌的可溶性抗原、从肿瘤细胞表面脱落的抗原或摄取从肿瘤组织脱落的肿瘤细胞，经加工处理后，以MHC II类分子限制的方式提呈给CD4$^+$ T细胞，使之活化并发挥抗肿瘤效应。CD4$^+$ T细胞还参与激活B细胞、巨噬细胞、NK细胞和细胞毒性T细胞（CTL），协同发挥抗肿瘤作用。另外，上述活化细胞所释放的多种细胞因子也参与抗瘤效应。例如：IL-2可促进CTL增殖及抗瘤作用，并激活自然杀伤（NK）细胞；γ-干扰素可激活巨噬细胞、NK细胞；IL-4、IL-5等可促进B细胞活化、分化和抗体产生；TNF-β可杀伤瘤细胞活化。少数CD4$^+$ T细胞属细胞毒性T细胞，具有MHC II类分子限制性杀瘤作用。

2）CD8$^+$ T细胞介导的抗肿瘤效应：CD8$^+$ T CTL的杀伤活性在机体抗瘤效应中起关键作用。CTL可识别肿瘤细胞表面肿瘤抗原肽-MHC I 类分子复合物，被激活后增殖、分化为具有杀瘤活性的CTL。一般情况下，机体主要借助CTL清除体内存在的少量瘤细胞，该效应在荷瘤早期、肿瘤缓解期或清除术后残余瘤细胞中发挥重要作用。若肿瘤增殖达一定程度并发生扩散，或至肿瘤晚期，此时多数患者处于免疫抑制状态，则免疫系统不能有效清除肿瘤。此外，某些肿瘤浸润淋巴细胞（tumor-infiltrating lymphocytes，TIL）中含有CTL，可特异性杀伤相应瘤细胞。

3）γδT细胞的抗肿瘤效应：γδT细胞杀瘤的作用机制如下。分泌多种细胞因子，发挥杀瘤或抑瘤作用；具有细胞毒作用，其作用类似CD8$^+$ T细胞，但不受MHC I 类分子限制，而是依赖于Ca^{2+}的存在；自身γδT细胞可识别热激蛋白（HSP）70-肿瘤抗原肽复合物而被激活，并发挥杀瘤效应。γδT细胞也是LAK细胞的重要组分，从胃癌、黑色素瘤所分离的γδT细胞经IL-2作用发生扩增，可用于过继细胞免疫治疗。

（2）自然杀伤（NK）细胞介导的抗肿瘤效应：自然杀伤细胞（natural killer cell，NKC）是一种存在于人和哺乳动物外周血中的淋巴样细胞，其表面有抗体Fc受体但无抗原识别受体。NK细胞无须抗原致敏即可直接杀伤敏感的肿瘤细胞，且不受MHC限制。NK细胞在抗新生肿瘤、已形成肿瘤及转移肿瘤中发挥重要作用，是机体抗肿瘤的第一道防线。

NK细胞具有较广抗瘤谱，可杀伤同系、同种或异种瘤细胞，对淋巴瘤及白血病细胞尤为有效，但对实体瘤作用较弱。NK细胞非特异性识别并杀伤肿瘤细胞的机制可能为：NK细胞与肿瘤细胞间黏附分子介导的黏附作用，使NK细胞和瘤细胞得以直接接触并发挥杀伤效应；正常情况下，NK细胞抑制性受体（KIR）与自身细胞表面自身肽-MHC I 类分子复合物相互作用可启动抑制性信号，从而阻断NK细胞的细胞毒活性，使自身细胞免遭NK细胞杀伤。已发现，多种瘤细胞表面MHC I 类分子或具有保护作用的自身肽发生改变，从而使NK细胞的抑制性机制发生障碍。最新研究表明，IL-27可通过NKG2D致敏NK细胞介导的抗肿瘤机制。

（3）巨噬细胞介导的抗肿瘤效应：巨噬细胞（macrophage）存在于疏松结缔组织、肝、脾、淋巴结、骨髓、肺部及腹膜等处，是体内具有强大吞噬破坏抗原等异物能力的细胞。巨噬细胞也是机体抗肿瘤免疫中重要的效应细胞。不同肿瘤内含巨噬细胞的数量不同，病理活检提示富含巨噬细胞的肿瘤较少发生转移，预后较好。巨噬细胞的抗肿瘤作用具有选择性，即仅杀伤肿瘤细胞而不杀伤正常细胞，其杀伤效应与肿瘤抗原分子结构及肿瘤细胞的增殖周期无关，且可杀伤对化学、放射治疗呈抗性的肿瘤细胞。

巨噬细胞的抗瘤机制为：处理和提呈抗原，激活T细胞产生特异性抗肿瘤的细胞免疫应答；杀伤肿瘤细胞，通过与肿瘤细胞直接接触，溶解破坏肿瘤细胞；巨噬细胞表面有抗体Fc受体，通过抗体依赖性细胞介导的细胞毒作用（ADCC）杀伤肿瘤细胞；激活的巨噬细胞能释放肿瘤坏死因子溶解破坏肿瘤细胞；巨噬细胞与NKC一起，其介导、识别、溶解、肿瘤细胞的作用增强。

（4）其他细胞介导的抗肿瘤效应

1）LAK细胞与TIL细胞：大量实验证明，淋巴因子激活的杀伤细胞（LAK）和肿瘤浸润淋巴细胞（TIL）参与抗肿瘤免疫。LAK细胞属于非特异性杀伤细胞，分为NK-LAK

和T-LAK。前者由NK细胞衍生而来，无MHC限制性；后者由T细胞衍生而来，有MHC限制性。TIL细胞多为T细胞，其杀伤效应具有抗原特异性及MHC限制性。LAK和TIL细胞均为IL-2作用下所诱生，能杀伤多数来源的肿瘤细胞，对正常细胞作用较弱。

2）中性粒细胞：中性粒细胞与单核-吞噬细胞在功能及效应机制上有许多共同之处。肿瘤周围组织可见大量中性粒细胞聚集及浸润，未活化的粒细胞抗瘤活性很低，活化的中性粒细胞可通过可释放活性氧、细胞因子（如TNF和IL-1等）、PGE、白三烯等发挥抑瘤作用，或非特异性杀伤肿瘤。

3）树突状细胞：树突状细胞（DC）可高表达MHC-Ⅰ、MHC-Ⅱ、B7和ICAM-1等免疫相关分子，参与肿瘤抗原的提呈，从而激发针对肿瘤的初次和再次T细胞应答。

4）内皮细胞：内皮细胞被TNF-α、INF-γ等激活后具有细胞毒活性，也可杀伤某些肿瘤细胞。

2.体液免疫机制　荷瘤动物或肿瘤患者血清中存在能与肿瘤细胞发生反应的抗体（包括抗TAA和TSA抗体）提示机体对肿瘤存在体液免疫应答。在APC参与和CD4$^+$T细胞辅助下，B细胞对肿瘤细胞分泌的可溶性抗原或瘤细胞膜抗原产生应答，并分泌抗瘤抗体。抗瘤抗体的作用机制主要如下。

（1）ADCC：抗瘤细胞膜抗原的抗体可通过ADCC效应杀伤瘤细胞，这对防止动物肿瘤细胞血流播散及转移具有重要意义。体内能发挥ADCC作用的效应细胞包括中性粒细胞、NK细胞和巨噬细胞等，但对特定肿瘤细胞，通常仅其中一类效应细胞起主要作用。

（2）补体依赖的细胞毒作用：抗瘤抗体可通过补体依赖的细胞毒作用（CDC）杀伤肿瘤细胞，但不同肿瘤细胞对CDC作用的敏感性各异。CDC在防止癌细胞转移中具有一定作用。

（3）干扰瘤细胞黏附作用：某些抗瘤抗体与肿瘤细胞表面抗原结合后，可通过如下机制发挥抑瘤作用：修饰肿瘤抗原，通过干扰肿瘤细胞黏附特性而干扰肿瘤生长；阻断所结合蛋白抗原的生物学活性，抑制肿瘤增殖。

（4）形成免疫复合物：抗瘤抗体与肿瘤抗原结合形成抗原-抗体复合物，其中抗体的Fc段可与巨噬细胞表面Fc受体结合，从而浓集抗原，有利于提呈肿瘤抗原并激活肿瘤抗原特异性T细胞。另外，抗独特型抗体的"内影像"组分可模拟肿瘤抗原，在诱导、维持抗瘤免疫效应中发挥一定作用。

（5）调理作用：抗瘤抗体可通过调理作用促进巨噬细胞吞噬肿瘤细胞。抗体并非机体抗肿瘤效应的重要机制，且某些抗体具有封闭抗体效应，能与肿瘤细胞表面抗原结合，阻碍效应细胞识别和攻击肿瘤细胞，从而有利于肿瘤细胞的持续生长。

（二）肠道微生态促进结直肠癌的发生

1.肿瘤免疫的负性调控机制　随着肿瘤的进展，肿瘤组织可通过营造抑制免疫反应的微环境来逃避免疫系统的识别，增强自身增殖、转移等恶性生物学行为。肿瘤免疫反应的负性调控机制：最重要的是肿瘤可通过招募或诱导炎症细胞来逃避适应性免疫反应，包括调节性T细胞（Treg）、髓源性抑制细胞（MDSC）、M2型巨噬细胞等；另一大免疫负性调控机制为：T细胞表面免疫检测点分子，如细胞毒性T淋巴细胞相关抗原-4（CTLA-4）、程序性死亡因子-1（PD-1）与肿瘤细胞及基质细胞表面B7分子家族（CD80/

CD86）及 PD-L1/2 配体结合，抑制 T 细胞抗肿瘤免疫活性，从而发挥免疫负调控作用。此外，免疫抑制性细胞因子分泌，例如转化生长因子-β（TGF-β）、IL-10 和 IL-17 等也参与肿瘤免疫负性调控。因此，肿瘤组织通过免疫负性调控网络实现免疫逃逸，促进自身的发生、发展。人体免疫系统与肠道菌群关系密切，肠道菌群可干预肿瘤免疫负性调控影响炎症及肿瘤的发生。

2.肠道菌群干预肿瘤负性免疫调节细胞　众所周知，参与肿瘤免疫逃逸的负性调节细胞主要为 Treg、MDSC、M2 型巨噬细胞。研究表明，肠道菌群可调控 Treg、MDSC、M2 型巨噬细胞数量及功能，抑制免疫反应及炎症发生，对肿瘤发生发展具有重要影响。

（1）调节性 T 细胞：调节性 T 细胞（Treg）由肿瘤细胞及淋巴细胞释放的细胞因子 IL-10、TGF-β 等刺激分化，其表型特点为 $CD4^+CD25^+Foxp3^+CD127^-$。在肿瘤的恶性进程中，Treg 对塑造机体免疫抑制微环境发挥重要作用。Treg 可抑制 $CD4^+$ T 细胞、$CD8^+$ T 细胞、DC 细胞及 NK 细胞的功能，促使免疫抑制性肿瘤微环境形成，进而促进肿瘤的进展。转录因子 Foxp3，对维持 Treg 的功能至关重要。在肺癌及淋巴瘤等多种肿瘤中，$Foxp3^+$ Treg 已证实与临床不良预后显著相关。新近研究发现，肿瘤患者 Treg 的产生与肠道菌群关系密切。

肠道菌群的种类、数量与肿瘤微环境中 Treg 的数目及功能息息相关。脆弱拟杆菌通过表面多聚糖 A（PSA）与 Treg 表面 Toll 样受体 2（TLR2）结合，促使小鼠 Treg 功能成熟，IL-10 产生增多，形成黏膜免疫耐受，宿主微生物共生状态。将来源于小鼠粪便的 17 种梭菌定植于无菌小鼠中可促进 Treg 扩增，IL-10、TGF-β 表达增高，进而减少结肠炎的发生。因此，肠道菌群通过调节 Treg 抑制免疫反应及炎症的发生。在恶性肿瘤发生、发展过程中，有害菌群数量增多对肿瘤的发生及治疗具有重要影响，其中，产肠毒素脆弱类杆菌数量增加不仅引起慢性炎症反应，也是引发癌变的重要危险因素。有研究表明，产肠毒素脆弱拟杆菌可使 Treg 扩增、IL-17 分泌，促使炎症反应及小鼠早期结肠肿瘤的发生。

（2）髓源性抑制细胞：髓源性抑制细胞（MDSC）是骨髓来源的造血细胞的亚类，由前体巨噬细胞、前体粒细胞及前体树突状细胞组成。MISC 细胞是机体重要的免疫调节细胞之一，其可通过多种机制（如产生氧化应激，抑制 T 细胞、NK 细胞功能）促进 Treg 的产生及巨噬细胞向 M2 表型极化等，发挥免疫负性调节作用。研究表明，结肠癌患者外周血中 MDSC 细胞数目明显增加，抑制自体 T 细胞增殖功能，且与肿瘤临床分期及转移密切相关；也有研究显示，在结直肠癌及其他类型肿瘤中，MDSC 细胞数量均与疾病进展相关，减少 MDSC 细胞数量或降低其功能可抑制肿瘤生长，增加抗肿瘤免疫治疗疗效。

MDSC 细胞在肠道微生物调节机体免疫系统以及肿瘤的发生、发展中同样具有重要作用。研究发现，脆弱拟杆菌可通过诱导 MDSC 细胞分化，促进 MDSC 向肿瘤组织聚集，抑制 T 细胞抗肿瘤免疫反应，促进结直肠癌的发生。同时，肠道菌群可识别 TLR5，招募 MDSC 细胞，从而引发抑制性 γδT 淋巴细胞分泌半乳凝素-1，减轻抗肿瘤免疫反应，促进恶性肿瘤进展。

（3）M2 型巨噬细胞：肿瘤相关巨噬细胞（TAM）由单核细胞及局部巨噬细胞组成，占肿瘤间质细胞的 50%，与恶性肿瘤临床不良预后密切相关。活化巨噬细胞分为 M1、M2 及调节性巨噬细胞三类。M1 型巨噬细胞，以表达诱导性一氧化氮合成酶（iNOS）

为特征，可分泌IL-12等细胞因子，发挥吞噬功能，促进抗肿瘤免疫反应的发生；M2型巨噬细胞，以表达精氨酸-1为特征，可释放IL-10，促进血管生成，发挥免疫抑制功能，起抗炎促肿瘤的作用。调节性巨噬细胞无明确的表面抗原分子，可释放TGF-β和IL-10，与M2型巨噬细胞发挥同样的作用。研究表明，TAM与M2型巨噬细胞功能相似，可增强肿瘤侵袭、转移等恶性生物学行为。

肠道菌群调控M1、M2型巨噬细胞分化，发挥双向免疫调控功能。革兰氏阴性菌（如大肠埃希菌、沙门菌）可促进iNOS基因的表达，介导巨噬细胞向M1表型极化；脆弱拟杆菌可增强巨噬细胞的吞噬功能，也可促进巨噬细胞向M1表型极化。Jang等报道乳杆菌CLP-0611、G-101可抑制NF-κB、MAPK及ATK信号通路，促进IL-10和精氨酸酶-1的产生，介导M1型巨噬细胞向M2型转化，从而减弱小鼠结肠炎。肿瘤负性免疫调节相关的具核梭杆菌（Fn）是定植于人类口腔和肠道的厌氧菌，给自发肠腺瘤模型小鼠饲喂Fn能够选择性增加肿瘤部位的髓源性免疫细胞，如MDSC、DC、TAM及M2型巨噬细胞的数量，激活NF-κB促炎免疫应答，增加IL-1β、IL-6及IL-8等细胞因子的水平，促进结直肠癌的进展。

3.肠道菌群干预肿瘤负性免疫调节分子　肿瘤免疫负性调控的另一大机制为CTLA-4和PD-1等免疫抑制性分子的表达，其阻断剂的临床应用可增强机体对肿瘤的免疫反应，实现了肿瘤免疫治疗的新突破。利用肠道菌群增强CTLA-4、PD-1阻断剂的临床疗效，增强机体抗肿瘤免疫应答，对于开发新型抗肿瘤治疗策略具有重要意义。

（1）细胞毒性T细胞相关蛋白-4：细胞毒性T细胞相关蛋白-4（CTLA-4）主要表达于活化的CD4$^+$ T细胞，少量表达于CD8$^+$ T细胞。CTLA-4结合抗原提呈细胞（APC）表面B7分子，拮抗CD28/B7信号免疫活化作用，抑制T细胞功能及机体抗肿瘤免疫应答。CTLA-4分子组成性表达于Treg表面，调节T细胞免疫耐受，在肿瘤的进展中发挥重要作用。

（2）程序性死亡蛋白-1：程序性死亡蛋白-1（PD-1）也是重要的免疫负性调控分子。研究显示，肿瘤细胞表达高水平的程序性死亡因子配体-1（PD-L1，也称为B7-H1），与T细胞表面蛋白受体PD-1结合，激活PD-1/PD-L1信号通路，可导致免疫抑制性肿瘤微环境形成，使肿瘤细胞逃避机体免疫监视和杀伤，从而促进肿瘤的生长。

4.肠道菌群干预肿瘤负性免疫调节细胞因子　肠道菌群失调通过异常细胞因子分泌与机体免疫调节紊乱关系密切。研究表明，肠道菌群与细胞因子具有清晰互作模式：菌群特异性、细胞因子特异性以及两者共同作用影响机体免疫应答。肿瘤细胞可释放大量细胞因子（如IL-10、TGF-β、IL-17等）到周围组织，形成抑制性免疫微环境。其中，IL-10可抑制T细胞活化及免疫应答，促进免疫抑制性细胞因子的产生，从而诱导肿瘤免疫逃逸，维持机体免疫耐受。然而，在肠道菌群诱发炎症促癌过程中，由T细胞及Treg分泌的IL-10可抑制局部肠道菌群的密度，减弱炎症及肿瘤的发生。另外，TGF-β也发挥了同样的免疫抑制作用，其可通过抑制NK、CD8$^+$ T细胞功能，调节巨噬细胞向M2表型极化，维持Treg功能等作用促进肿瘤的进展。乳酸杆菌在正常肠道上皮细胞中上调TGF-β1 mRNA及蛋白水平，但肠道菌群通过TGF-β影响肿瘤发生、发展的作用仍需要进一步研究证实。细胞因子IL-17主要由Th7细胞分泌，也可由肿瘤微环境中多种免疫抑制细胞（如MDSC、TAM等）分泌，其可通过多种途径促进肿瘤的发生。肠道菌群失调可激活TLR-MyD88信号通路，使肠道上皮细胞高表达IL-17C，抗凋亡分子Bcl-2和Bcl-xL水平升高，进而抑制肠道上皮细胞凋亡，促进肿瘤的发生。产肠毒素脆弱拟杆菌可使Treg、Th17炎症细胞扩增，细胞因子IL-17分泌增多，促使小鼠及人体结肠肿瘤的发生。

5.肠道菌群产生的基因毒素等及新陈代谢影响肿瘤发生

（1）肠道细菌系统发育过程中，细菌逐渐获得具有致病性的毒力因子。例如，细菌通过使用鞭毛、菌毛和黏附素穿透肠黏膜屏障，以及黏附到并侵入肠上皮细胞和黏附素。而病原体大部分致病和致癌的作用取决于这些毒力因子。病原体可以与黏附分子相互作用。例如，核梭杆菌通过FadA毒力因子黏附并侵入细胞，从而激活β-连环蛋白信号通路并促进结直肠癌。

基因毒素可能通过调节某些机体的信号通路参与结肠直肠癌的发生，导致致癌促进途径的活化。如细胞致死肿胀毒素（CDT）、大肠埃希菌素、细胞毒性坏死因子和循环抑制因子，可诱导DNA损伤，干扰细胞周期和或细胞凋亡。只有CDT和大肠埃希菌素可以直接损伤DNA并且导致基因组的不稳定性。CDT和大肠埃希菌素可诱导双链DNA断裂，激活毛细血管扩张性共济失调突变（ATM）检测点激酶2信号通路，并导致H2AX组蛋白磷酸化。这些影响导致暂时的G2/M细胞周期停滞和细胞肿胀。此外，CDT还有利于细菌持续的肠道定植，并诱导产生诸如核因子κB（NF-κB）、肿瘤坏死因子（TNF-α）、IL-6和环氧合酶（COX）等促炎因子。当DNA损伤、干扰细胞周期和调节促炎途径三者组合在一起，即可能引起突变，从而导致基因组的不稳定性发生结直肠癌。

（2）除了细菌毒力因子、基因毒素参与之外，还有肠道菌群的代谢也越来越明显地影响了CRC的发生、发展。其可能通过以下几个过程影响结肠直肠癌发生：调节次级胆汁酸的产生；致癌化合物、膳食植物化学物质和异生物的代谢活化或失活；激素代谢和炎症途径的改变。

1）饮食、胆汁酸和肠道菌群之间的相互作用十分复杂。事实上，高脂肪饮食与胆汁分泌增加和CRC风险增加相关。排泄到肠道中的初级胆汁酸通过微生物的代谢（包括水解酶活性）转化为次级胆汁酸。这些胆汁酸被微生物作为能量来源，但同时也涉及许多结肠直肠癌发生的相关过程，如凋亡、细胞增殖、DNA损伤诱导和肿瘤促进。Bernstein等报道了小鼠模型中肠道暴露在胆汁酸环境中肿瘤的发生率较高。确实，细菌转化的胆汁酸可通过产生促氧化分子，如活性氧（ROS）和一氧化氮合酶（NOS），导致DNA损伤，从而引发肿瘤。

2）一些致癌物质通过与葡萄糖醛酸结合在肝脏中失活，并通过消化道中的胆汁排出。在肠道，特别是在结肠，该过程可能被细菌β-葡萄糖醛酸糖苷酶活性逆转而导致CRC。实际上，Takada等报道了在CRC大鼠模型中抑制细菌β-葡萄糖醛酸糖苷酶活性可使肿瘤数目减少。此外，与健康对照相比，CRC患者的粪便β-葡萄糖醛酸糖苷酶活性增加。这些结果强烈地支持细菌β-葡萄糖醛酸糖苷酶活性通过有毒成分的再激活参与CRC的起始和进展。另外，细菌β-葡萄糖醛酸糖苷酶的活性在外源物代谢中起主要作用，并影响某些抗肿瘤药物的活性和副作用。例如，CRC常用化疗药物伊立替康，正常在肝脏中灭活，在肠道中经过细菌的局部修饰，产生不具有全身抗肿瘤作用的中间分子并诱导阻碍治疗的副作用（如严重腹泻）。可以通过使用抗生素或细菌β-葡萄糖醛酸糖苷酶抑制剂来防止这些不希望发生的结果。

3）在肠道中糖类经过肠道菌群发酵可以产生短链脂肪酸（如丁酸盐，乙酸盐，丙酸盐）使机体受益，然而蛋白质的发酵则产生具有潜在毒性和致癌的代谢物，例如酚类、硫化物、氨和亚硝胺。据报道，富含蛋白质和低糖类饮食可导致微生物有毒代谢物产生增加，从而减少对机体有益的保护性代谢物，增加了CRC的风险。另外，在肠道中通过细菌还原饮食中的硫酸盐产生的硫化物，以及其他化合物的代谢都是具有肠毒性的。这些硫化物在生理浓度下通过ROS的形成和DNA损伤对人类细胞系具有遗传毒性作用。

（三）肠道微生态抑制结直肠癌的发生

1.肠内益生菌　目前，研究最热门的是乳酸菌及双歧杆菌。乳酸菌及双歧杆菌被统称为肠道内益生菌，其是肠道菌群的重要组成部分。益生菌主要通过调节肠道黏膜免疫和炎症、修复肠上皮黏膜功能、抑制致病菌定植和繁殖、抑制致癌化学物活性剂抗氧化作用及肿瘤细胞增殖等，从而对结直肠肿瘤产生一定的预防和治疗作用。

双歧杆菌（Bifidobacterium spp.）是属革兰氏阳性无芽孢厌氧杆菌，是人体肠道内重要的生理菌群，在维持人体健康中起着重要作用，是人体健康的重要标志之一。目前的研究资料表明它对多种肿瘤的发生、发展都具有一定的抑制作用。

（1）减少肠道致癌物质的形成：双歧杆菌属于人肠道正常菌群的一种，与肠道其他正常菌群一起黏附在肠黏膜表面，维持肠道微生态平衡，RAFTERT研究报道双歧杆菌可能通过如下机制抑制肿瘤的发生与发展：①改变肠道的理化特性，可分解糖类产生乙酸和乳酸，从而降低肠道pH，促进肠蠕动，减少致癌物质与肠黏膜细胞的接触。②定量或定性改变肠道菌群产生的致癌物和激活物，如抑制脱氢酶的活性，从而抑制初级胆汁酸转化脱氧胆酸和石胆酸，后二者已表明具有致结肠癌变作用。③结合并降解潜在的致癌物质。ZHANG和OHTA的研究表明，肠道细菌冻干剂可显著降低来自鼠小肠的致癌物质，与此同时血液中的致癌物质水平也下降。④产生抗肿瘤发生或者抗诱变剂的成分。由此可见，双歧杆菌可通过多种途径来减少肠道致癌物质的产生，从而起到抗肿瘤作用。

（2）保持宿主基因组的稳定性：双歧杆菌可稳定宿主DNA，防止其发生突变，从而防止肿瘤的发生。

（3）激活机体的免疫系统：双歧杆菌具有免疫刺激作用，可刺激全身免疫器官的发育，使其发挥免疫监视功能，还可以增强各种细胞因子和抗体的产生，提高自然杀伤细胞和巨噬细胞的功能活性，从而提高机体的免疫力，进而达到杀死肿瘤细胞和抑制肿瘤细胞生长的作用。

（4）诱导一氧化氮的合成。

（5）抑制肿瘤细胞的增殖，促进肿瘤细胞的凋亡。

（6）影响肿瘤细胞端粒酶的活性：双歧杆菌LTA可能也具有类似肿瘤细胞分化剂的作用，通过抑制肿瘤细胞的端粒酶活性而诱导肿瘤细胞的分化、凋亡，进而发挥抗肿瘤作用。

（7）影响肿瘤血管的生成：青春双歧杆菌可能通过下调血管内皮生长因子（VEGF）的表达抑制大肠癌血管的生成。彭艳华等研究了双歧杆菌脂磷壁酸对血管内皮细胞生长因子的表达及其对大肠癌细胞株侵袭、转移能力的影响，结果双歧杆菌LTA能抑制大肠癌细胞黏附、侵袭、迁移的能力，下调其 VEGF 的 mRNA 和蛋白质的表达。

2. 双歧杆菌的直接抗肿瘤作用

（1）抑制肿瘤细胞生长。

（2）诱导肿瘤细胞凋亡：主要表现在以下几个方面。①抑制与肿瘤相关生长因子受体介导的细胞信号通路：与肿瘤相关的生长因子通过连接或激活细胞表面的受体将信号传到细胞内的感受器而引起各种各样的生物学反应，如调控肿瘤细胞的分化、生长和血管形成，以及抑制细胞的死亡与凋亡等。双歧杆菌脂磷壁酸可通过抑制 PI3K/AKT 细胞信号通路的活性促进 p53 的表达，抑制凋亡抑制蛋白 survivin 的活性，导致 Caspases 酶活性升高，诱导 LoVo 细胞凋亡的发生。②上调 *bax* 和 *bak* 基因的表达：Bcl-2 基因家族是重要的细胞凋亡调控基因，*bax* 和 *bak* 基因也是该家族的两个成员，均能诱导细胞凋亡。当 *bax* 在细胞内表达一定量时，它能与 *bcl-2* 结合形成 bax-bcl-2 复合物，从而减弱 *bcl-2* 的凋亡抑制效应，同时也能与其自身结合形成 box-bak 同源二聚体，最终促进细胞的死亡。Wang 等将双歧杆菌完整肽聚糖注射到接种有结肠癌细胞的裸鼠体内后发现，*bax* 蛋白水平明显增高，且阳性细胞密度、阳性表达率以及表达强度均明显高于肿瘤对照组，证明了双歧杆菌的完整肽聚糖能增强大肠癌细胞 *bax* 基因的表达水平。

3. 双歧杆菌刺激机体免疫系统发挥间接抗肿瘤作用

（1）双歧杆菌表面分子结构免疫调节作用：细胞因子在机体发挥抗肿瘤作用中起重要作用，白细胞介素-1（IL-1）可在其产生的局部对靶细胞发挥作用，也可进入血液中而引起内分泌性全身反应。其主要生物学功能有：①促进 T、B 细胞活化、增生；②促进造血细胞增生分化；③与 IL-2 或干扰素协同作用，增强 NK 细胞的杀伤活性。

IL-6 主要功能有：①促进 B 淋巴细胞分化成熟，合成、分泌免疫球蛋白；②促进 T 细胞增生分化，并促使细胞毒性 T 细胞分化成熟为致敏细胞。

IL-12 能增强激活的 NK 细胞和 CD8$^+$ T 细胞裂解靶细胞，因而在体内外具有广谱的抗肿瘤作用。

肿瘤坏死因子（TNF）对多种肿瘤细胞均有杀伤或抑制作用，其敏感性因肿瘤细胞类型而异。TNF 抗瘤机制尚不完全清楚，可能包括：①通过 TNF 受体结合介导的直接效应；②诱导组织内凝血活性，导致病理性凝血，阻断进入瘤区的血流；③诱导肿瘤局部的炎症反应及血管改变；④介导多种细胞的杀瘤性效应，如自然细胞毒细胞、杀瘤性单核-巨噬细胞等。

Seo 等研究表明，革兰氏阳性菌细胞壁成分脂磷壁酸可以激活巨噬细胞；Wang 等也发现双歧杆菌的完整肽聚糖能激活小鼠腹腔巨噬细胞，而激活的巨噬细胞可分泌 IL-1、IL-6、IL-12、TNF-α 等多种细胞因子。因此诱导 IL-1、IL-6、IL-12 和 TNF-α 的产生可能是双歧杆菌间接抗肿瘤的作用机制之一。

（2）双歧杆菌 DNA 的免疫调节作用：当前研究显示，双歧杆菌 DNA 中的非甲基化磷酸胞苷酰 CPG 基序可以激活和调节免疫反应。Niers 等研究发现来自于长双歧杆菌 BB536 基因组 DNA 的寡聚脱氧核苷酸 BL07 能刺激 B 淋巴细胞增殖和诱导巨噬细胞产生干扰素和 IL-12。Li 等用提纯的双歧杆菌 DNA 对其 CPG 基序的甲基化程度进行测定后，与巨噬细胞共培养，与 PBS 对照组相比，双歧杆菌 DNA 能够明显增加培养上清液中 IL-1B、IL-6、IL-12 和 TNF-α 的水平，还可增强巨噬细胞的吞噬能力。

（3）双歧杆菌分泌物的免疫调节作用：Hoarau等将从人单核细胞中分离出来的树突状细胞与IL-4和粒-巨噬细胞集落刺激因子培养5天后，再分别与短双歧杆菌C50培养上清液（BbC50SN）和脂多糖（LPS）共培养，发现BbC50SN可增加CD83、CD86和HLA-DR的表达，诱导树突状细胞成熟；通过与LPS处理组比较，BbC50SN还可增高IL-10，降低IL-12，延长树突状细胞的存活时间。

4. 乳酸菌　乳酸菌可能抑制结肠癌的确切机制目前尚未明确得知。然而，其机制可能包括：肠道菌群代谢活动的改变；结肠理化性质的改变；潜在致癌物的结合与降解；肠道菌群可产生的潜在致癌物质数量或质量的改变和促进剂（如胆汁酸代谢细菌）；抗肿瘤或抗致突变化合物的产生；宿主的免疫反应和对寄主的生理影响的增强。

5. 某些代谢产物抑制肿瘤的发生　肠道中的一些细菌及其代谢产物能够保护肠壁细胞，抑制结直肠癌的发生及发展。比如说脂肪酸，短链脂肪酸（short chain fatty acid, SCFA）是肠道中重要的细菌代谢产物，包括丁酸盐、乙酸盐和丙酸盐等。SCFA不仅为肠黏膜细胞提供主要的能量供应，还可以维持肠上皮细胞的完整性及杯状细胞的分泌功能，调节机体免疫反应，促进肠神经元成熟等。现已证明短链脂肪酸具有抗肿瘤作用，游离羧基和双键是其重要的抗瘤活性基因。肠道细菌分解多聚糖产生的丁酸盐在动物模型中能够诱导大肠癌细胞的凋亡及细胞周期的停止。除此之外，丁酸盐还可降低肠上皮细胞的DNA氧化损伤，降低有促癌活性的酶的作用，从而保护肠壁，抑制肿瘤的生长和繁殖。

罗氏菌属、梭杆菌和柔嫩梭菌在肿瘤中是中度富集的细菌，他们是产生丁酸的主要细菌。丁酸被认为可以通过增加癌细胞凋亡率增加来预防结肠癌发生。然而丁酸的影响仍在辩论中。因为肿瘤抑制可能仅限于癌变的早期阶段。然而，也有学者认为，丁酸为肿瘤细胞提供了一个额外的能量来源，而抑制炎症反应阻止先天免疫系统攻击新生肿瘤。因此，无论是肿瘤抑制还是肿瘤促进的情况下可能是CRC组织的差异定植的可能结果，因此我们需要进一步详细地调查来澄清这个问题。

6. 肠道菌群调节体机体对肿瘤的免疫以增强肿瘤治疗效果

（1）肠道菌群增强小分子类药物的肿瘤治疗效果

1）铂类化合物：铂类药物是迄今为止应用最广泛的抗肿瘤药之一。自1979年第一个铂类药物顺铂问世以来，铂类药物为许多肿瘤的化疗提供了有力的武器。草酸铂与顺铂通过形成DNA加合物引起链内交联，导致DNA损伤，激活致凋亡通路，诱导肿瘤细胞凋亡。

Iida等研究表明，以抗生素治疗皮下接种EL4淋巴瘤小鼠，草酸铂诱导的DNA损伤减轻、活性氧（ROS）类基因表达减少，提示抗生素治疗削弱了铂类化合物的抗肿瘤效果。无菌小鼠（GF小鼠）实验也证实缺少肠道菌群会降低铂类化合物对肿瘤治疗的效果，说明铂类化合物的作用依赖于肠道菌群。Iida等通过基因表达分析发现，铂类化合物的抗肿瘤作用并不依赖肿瘤坏死因子，而是通过产生ROS从而引起DNA损伤及细胞凋亡。在经抗生素处理小鼠或GF小鼠中，肠道菌群的缺失引起ROS产生减少及细胞毒性的降低，导致铂类化合物对肿瘤细胞治疗效果减弱。

2）环磷酰胺：环磷酰胺（CTX）一种有效的烷基化抗肿瘤药物，是目前临床上重要的抗肿瘤药物之一。它能够诱导免疫原性肿瘤细胞死亡，破坏免疫抑制性T细胞，协助Th1和Th17细胞控制肿瘤细胞的增殖。

Viaud S等给不同小鼠接种相同的MCA205肉瘤并给予CTX治疗后发现：与荷瘤无特定病原体（SPF）小鼠相比，荷瘤无菌小鼠对CTX治疗不敏感；与未经抗生素治疗的荷瘤小鼠相比，万古霉素杀灭革兰阳氏性菌的荷瘤小鼠对CTX治疗反应性下降，脾脏致病性T辅助17（pTh17）细胞聚集减少。过继性输入pTh17细胞可以有效增强CTX的抗肿瘤效果，提示肠道菌群可以影响抗肿瘤免疫反应。

Perez-Chanona等认为：CTX抗肿瘤的作用机制部分是通过改变小肠菌群、促进某些特定革兰氏阳性菌移位实现的。这些移位的革兰氏阳性菌刺激了pTh17细胞亚群的产生，激发Th1细胞免疫反应，唤醒机体抗肿瘤特异性免疫反应。

3）CpG寡核苷酸抗白细胞介素-10抗体：免疫系统通过高度保守的受体识别病原体，从而激活机体的固有免疫以及获得性免疫应答。Toll样受体（TLR）是目前研究最清楚的受体之一，共有10个分子家族。CpG寡核苷酸（CpG-ODN）是TLR9受体激动剂，能够直接诱导浆细胞样树突状细胞（pDC）的活化和成熟，促进Th1型细胞因子的分泌及抗原提呈细胞（APC）的成熟和活化，具有激活机体免疫系统的作用。

临床研究显示：单独使用CpG-ODN没有抗肿瘤疗效，但将CpG-ODN与肽疫苗联合使用时，可以增强抗肿瘤免疫反应。与人类不同，小鼠TLR9广泛分布于所有髓系细胞。肿瘤内注射CpG-ODN时，特别是与抗白细胞介素-10抗体（a-IL-10 ab）联合使用时，可以有效治疗移植肿瘤。CpG-ODN通过刺激释放促炎因子，包括肿瘤坏死因子（TNF），诱导肿瘤快速出血坏死，继而诱导获得性抗肿瘤免疫反应。无菌小鼠、抗生素治疗小鼠对上述治疗抵抗。以CpG-ODN/a-IL-10 ab治疗菌群缺乏小鼠髓系细胞IL-12和TNF表达减少，而这些细胞因子是CpG-ODN诱导出血坏死所必需的。给菌群缺乏小鼠注射TLR4配体、LPS，也可以恢复CpG-ODN/a-IL-10 ab的治疗反应。改变肠道菌群可以削弱小鼠皮下肿瘤对CpG-ODN及铂盐的治疗反应。以上研究表明寡核苷酸的抗肿瘤疗效同样依赖于完整的共生菌群（图4-11）。

（2）肠道菌群增强检测点抑制剂及抗体类药物的肿瘤治疗效果

1）CTLA-4检测点抑制剂：免疫检查点抑制剂（immune checkpoint inhibitors，ICI），特别是细胞毒性T细胞相关蛋白-4（CTLA-4）和程序性死亡蛋白-1（PD-1）或其配体（PD-L1），影响人体的免疫系统，削弱其杀死癌细胞的能力，是目前研究最热的癌症免疫治疗靶点。

Vetizou等最近报道：抗CTLA-4治疗对无菌小鼠、抗生素治疗小鼠的皮下肿瘤无效。究其原因发现：抗CTLA-4治疗诱导肠道黏膜损伤、引起细菌移位及树突状细胞的浸润，树突状细胞负责扩增抗CTLA-4治疗的抗细菌作用和抗肿瘤作用，说明肠道菌群通过调节树突状细胞的功能，部分地控制抗CTLA-4疗效。

肠道菌群中类杆菌属［如多形拟杆菌、脆弱拟杆菌、伯克菌属（如洋葱伯克菌）］等的富集可以强化抗CTLA-4的疗效。给无菌小鼠胃内灌注上述细菌或用富含拟杆菌属而且对抗CTLA-4治疗反应良好患者的肠道菌群定植无菌小鼠，或用脆弱拟杆菌的LPS免疫无菌小鼠，或给予普通小鼠过继性输注经抗CTLA-4诱导出的脆弱拟杆菌特异性Th-1细胞，均可逆转无菌小鼠的抗CTLA-4治疗不敏感。采用脆弱拟杆菌和洋葱伯克菌胃内灌注无菌小鼠，还可以减轻黏膜毒性，减少结肠炎的发生。提示调节肠道菌群可以改善抗肿瘤效果，防止出现不良反应，如图4-12所示。

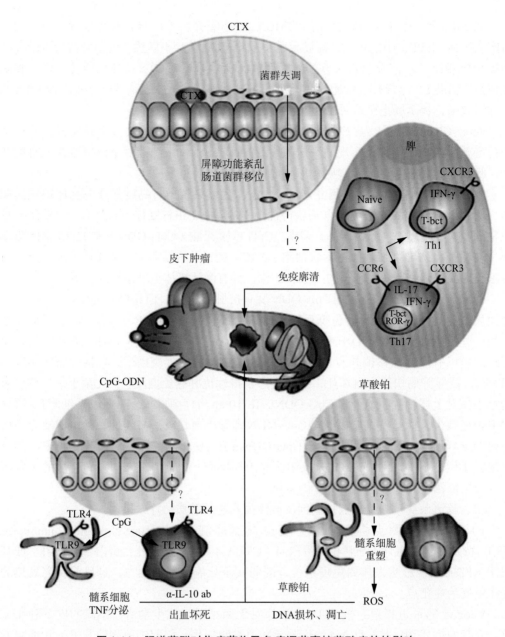

图 4-11　肠道菌群对化疗药物及免疫调节寡核苷酸疗效的影响

　　CTX：环磷酰胺；CpG-ODN：CpG 寡核苷酸；CXCR3：CXC 趋化因子受体 3；IL-17：白细胞介素 -17；INF-γ：干扰素 -γ；TLR4：Toll 样受体 4；TNF：肿瘤坏死因子；Th17：T 辅助 17 细胞；ROS：活性氧；a-IL-10 ab：抗白细胞介素 -10 抗体。CTX 治疗导致肠道黏膜上皮不稳定，引起屏障功能破坏、肠道细菌及其产物移位，进而激发系统性变化：包括初始 T 淋巴细胞分化为致病性 T 辅助 17（pTh17）细胞，共表达 Th1（T-bet、IFN-g、CXCR3）和 Th17（ROR-gT、IL-1、CCR6）细胞基因。上述细胞与 Th1 细胞共同介导了肿瘤免疫细胞死亡。免疫刺激招募髓系细胞中的 TLR9，诱导 TNF 产生，结合 a-IL-10 ab 的抑制效应，引起炎症反应，导致肿瘤出血性坏死。草酸铂的治疗效果依赖于微生物信号刺激髓系细胞产生 ROS。铂盐、DNA 加合物及 ROS 诱导 DNA 破坏，导致肿瘤细胞凋亡

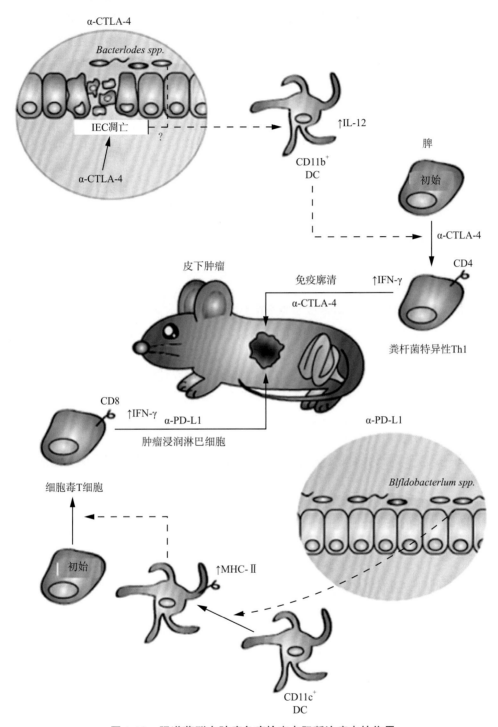

图4-12　肠道菌群在肿瘤免疫检查点阻断治疗中的作用

CTLA-4：淋巴细胞相关抗原4单克隆抗体；IL-12：白细胞介素-12；INF-γ：干扰素-γ；PD-L1：程序性死亡蛋白配体-1。抗CTLA-4治疗诱导的免疫活化依靠肠道黏膜损伤、菌群失调及特定拟杆菌属移位，后者诱导IL-12激活、树突状细胞增殖，激活粪杆菌特异性Th1细胞，共同营造一个有利于抗CTLA-4刺激保护性抗肿瘤免疫应答的理想免疫微环境。抗PD-L1的抗肿瘤效应并非严格依赖于肠道菌群，但是小鼠肠道菌群中的双歧杆菌可以激活CD11c＋树突状细胞，进而提高抗肿瘤效果、抑制肿瘤生长，使抗PD-L1治疗发挥更好的肿瘤控制效果

2）抗PD-1/PD-L1抗体类药物：肿瘤逃逸是目前肿瘤免疫治疗公认的障碍，已有研究表明程序性死亡配体-1（PD-L1）与肿瘤的免疫逃逸机制有关。癌细胞能够在自身表面产生PD-L1，与T细胞表面的细胞膜蛋白受体PD-1结合，PD-1/PD-L1信号通路的激活可导致免疫抑制性肿瘤微环境的形成，使肿瘤细胞逃避机体免疫监视和杀伤，从而促进肿瘤的发生与生长。因此，采用抗PD-1/PD-L1抗体类药物阻断PD-1/PD-L1信号通路可以逆转肿瘤免疫微环境，增强内源性抗肿瘤免疫效应。

Sivan A等最新研究表明，抗PD-L1抗体抗肿瘤作用存在个体差异，可能与个体之间的肠道微生物组成存在差异密切相关。Sivan A等选用了分别来自Jackson实验室（JAX）和Taconic农场（TAC）的携带不同共生微生物群的同一品系小鼠，比较它们皮下黑色素瘤的增长。研究发现，JAX小鼠体内黑色素瘤的生长速度明显慢于TAC小鼠，而经过共同饲养后消除了两种小鼠在肿瘤生长和免疫应答反应之间的差异。由此表明，肠道微生物菌群差异能影响小鼠抗肿瘤免疫反应。且JAX小鼠体内自身特异性T细胞应答反应和瘤内CD8+ T细胞积累明显高于TAC小鼠，表明两种小鼠抗肿瘤免疫反应之间的差异是由免疫系统介导的。

为了确定与增强抗肿瘤免疫反应有关的特定细菌，Sivan A等考察了随着时间的推移小鼠粪便中的细菌含量，比较分析TAC小鼠和JAX小鼠257种菌群的相对丰度，双歧杆菌是与肿瘤微环境中活性特异性抗原T细胞积累有明显关联的唯一关键菌群，经鉴定此类双歧杆菌中主要是短双歧杆菌、长双歧杆菌和青春双歧杆菌，且要达到抗肿瘤效果需要活细菌，因此事先服用热失活的双歧杆菌并不会增强肿瘤的治疗效果。

Sivan A等研究表明，植入特定菌群与用抗PD-1/PD-L1抗体治疗小鼠均可减缓肿瘤的生长，特定菌群与抗PD-1/PD-L1抗体联合作用显著增强了肿瘤治疗效果。通过大规模测试发现双歧杆菌能够通过与漫游的树突状细胞相互作用触发免疫反应，激活肿瘤杀伤性T细胞。这些研究表明抗PD-1/PD-L1抗体抗肿瘤作用存在个体差异，可能与个体之间的肠道微生物组成存在差异密切相关，双歧杆菌能够促进抗肿瘤免疫反应，增强抗PD-1/PD-L1抗体的抗肿瘤作用。

三、展望

肠道菌群对肿瘤发生的双重作用证明了细菌-免疫-肿瘤轴的复杂性。肠道菌群通过对肿瘤免疫的影响为肿瘤治疗提供了新的策略，但其临床应用还面临着较多问题。人与实验动物的肠道菌群存在差异，但目前人体肠道菌群调节肿瘤治疗的研究较少，其治疗影响尚不明确。不同个体肠道菌的组成存在差异，调控不同肿瘤治疗的肠道细菌种类可能不同，治疗前、中、后期可能都需要监测肠道微生态变化，个体化调节患者的肠道菌群。

此外，肠道菌群在机体免疫系统中扮演重要角色，在肿瘤治疗中发挥重要作用。粪菌疗法由此应运而生，是将粪便从一个个体移植到另一个个体，将健康供体液化的粪便引入受体的肠道中，从而使健康的菌群在受体肠道中重新定植。粪菌移植目前已用于治疗严重的感染性疾病，如难辨梭状芽孢杆菌感染等，与标准抗生素疗法20%的有效率相比，粪菌移植的有效率可以达到85%～90%，展现出绝对优势。此外，粪菌移植目前也在试用于其他疾病，如肥胖、糖尿病、肠易激综合征等。鉴于肠道菌群在肿瘤发生、发展及治疗中的重要作用，我们有理由相信：不久的将来，粪菌移植将被用于肿瘤治疗，从而产生一种崭新的肿瘤治疗方法——肿瘤粪菌疗法（cancer fecal microbiota therapy，CFMT）。

（李旺林）

第六节　微生态失调与肿瘤代谢重编程

肠道菌群是一个动态的平衡系统，参与机体多种生理过程。在消化和吸收方面，肠道菌群能发酵不被小肠吸收的食物残渣，为宿主和微生物本身提供能量和营养物质；在肠道的发育和功能方面，肠道细菌参与肠上皮细胞的翻转、绒毛形态、隐窝深度、肠上皮增殖及局部血管的生成，同时在胃肠动力和药物代谢等过程中发挥重要作用；微生物还可促进固有免疫和获得性免疫的分化，刺激肠道相关淋巴样组织的成熟和免疫耐受的形成。除了其本身以外，微生物也可通过其代谢产物来发挥作用，最有代表性的就是结肠内厌氧菌利用低聚糖、非淀粉多糖、抗性淀粉等未消化糖类发酵的主要产物短链脂肪酸，主要包括乙酸、丙酸和丁酸。研究证实，短链脂肪酸能促进肠上皮细胞的生长和分化，且具有更强的促进调节性T细胞分化的能力。完整紧密的生理、化学和免疫屏障是保持肠道微生态数量和位置并维持健康状态的核心。

越来越多的证据表明，肠道菌群可通过影响炎症反应、DNA损伤和凋亡来参与结直肠癌的发生、发展，并和预后密切相关。肠癌患者的肠道菌群结构和功能发生明显变化，主要表现为机会性致病菌增多，具有抗炎和产丁酸的细菌比例下降，菌群结构的变化也同时伴随功能的变化。肠道细菌的代谢产物（如一些小分子肽和化学物质）和有益菌的蛋白质组成成分是最主要的功能分子。研究发现，乙酸、丙酸和丁酸等短链脂肪酸具有抑制炎症和癌变的作用，而微生物的其他代谢产物（如次级胆酸）则具有促癌作用。短链脂肪酸作为肠道内细菌发酵未消化糖类的主要产物，可以调节肠道微生态菌群，促进结肠细胞的增殖，还能抑制肿瘤细胞增殖、控制原癌基因的表达、促进肿瘤细胞的分化和凋亡，起到抗肿瘤的作用。次级胆酸是初级胆酸在结肠中通过有遗传毒性的厌氧菌作用酶解和脱羟基后形成的产物。次级胆酸的累积可触发氧化损伤、线粒体功能失调和肿瘤进展。微生态失调，肠道菌群的失衡和易位、菌群代谢产物的影响导致肠道微环境出现多种慢性炎症、缺氧、免疫抑制、代谢紊乱等情况。由于周围环境的氧气和营养物质匮乏，使得肿瘤细胞自身发生代谢重编程来适应恶劣的外界环境。代谢重编程是指肿瘤细胞与正常细胞相比代谢方式发生改变，是机体为肿瘤细胞及其干细胞提供充足能量及营养物质的机制之一。与正常细胞相比，肿瘤细胞的快速增殖需要大量的能量和生物合成原料，即使在有氧条件下，也优先利用糖酵解来获取大部分能量，这种低水平的氧化磷酸化有氧糖酵解被称为"Warburg效应"，它被认为是肿瘤细胞的适应性改变，是恶性肿瘤的标志，使其对肿瘤微环境极缺氧条件的耐受能力增强，在与正常细胞的营养竞争中获得内部生长优势。很多分子机制都会促成"Warburg效应"。例如，生长因子可以刺激PI3K-AKT-mTOR信号通路，诱导低氧诱导因子（HIF1）的表达，促进糖酵解的发生。此外，肿瘤细胞中*P53*基因功能异常也会促进"Warburg效应"。肿瘤细胞的氨基酸代谢与正常细胞也有差异，主要表现在氨基酸分解减弱、蛋白质合成增强。例如，肿瘤细胞对精氨酸的消耗量显著增加，精氨酸是蛋白质、多胺、肌酸及NO生物合成的前体物质。肿瘤细胞对谷氨酰胺的需求也显著增加，谷氨酰胺通过代谢，被转化为α-酮戊二酸并进入三羧酸循环，参与氨基酸、核苷酸以及脂肪酸的合成。另外，肿瘤细胞的脂代谢方式也有所变化。有研究表明，单酰甘油脂肪酶在肿瘤细胞中高表达，形成促肿瘤发生的脂质网络。除了糖和脂质等传统的营养物质外，肿瘤细胞还可以利用乳酸、酮体、乙酸等其他原料来供给自身生长。以上种种代谢变化都表明，代谢重编程是肿瘤发生、发展过程中的一个重要标志，微生态失调导致的免疫抑制及紊乱对肿瘤发生、发展及代谢重编程有重大影响。在肿瘤进展过程中，由于肿瘤细胞增殖迅速，但血管网络无法快速建立，而新生血管在结构上存在异常，导致微环境中的氧含量降低、营养物缺乏和代谢物（尤其是乳酸）堆积，因此肿瘤微环境有低氧、低pH等代谢特点。由于肿瘤微环境中营养相对匮乏，因此免疫细胞与肿瘤细胞之间存在激烈的代谢竞争。肿瘤代谢造成微环境的局部葡萄糖缺少和代谢物累积，这两者都会影响免疫细胞代谢，抑制免疫监视功能，同时肿瘤细胞微环境中的色氨酸、精氨酸等被大量分解及消耗，进一步导致T淋巴细胞可利用的原料缺乏，极大影响T细胞功能，这也是最近发现的造成肿瘤免疫抑制的重要因素。由此可见，肿瘤的代谢重编程对于肿瘤的发生、发展至关重要。

（李旺林）

第七节　微生态失调与肿瘤营养不良

一、肿瘤患者营养不良的原因

（一）肿瘤本身的影响

肿瘤本身是一种消耗性疾病，细胞特点是失控性地无限增殖，因此即使活动量减少到最低程度，其代谢率仍高，导致患者因机体组织贮存的脂肪迅速丢失，继而肌蛋白过度分解，造成营养不良，有的甚至发展成恶液质。另外，由于肿瘤的影响，患者常合并厌食、味觉异常、恶心呕吐、消化道吸收功能障碍，甚至梗阻，导致营养物质摄入量减少。

（二）能量消耗异常

肿瘤患者还常常伴有能量消耗异常，主要包括消耗增加和低效率能量利用，如乳酸循环、胰岛素抵抗、氨基酸的糖异生及脂肪酸分解的增加等也是造成营养不良的另一重要原因。

（三）抗肿瘤治疗的影响

手术治疗可导致高代谢、氮大量丢失，同时机体对能量的需求进一步增加；放化疗在治疗肿瘤的同时，也对正常的机体组织细胞有一定的杀伤作用，特别是对增殖较快的组织细胞，如消化道黏膜上皮细胞等，引起黏膜溃疡。此外，化疗药物还可引起明显的纳差、乏力、恶心、呕吐、腹泻、便秘等不良反应，进一步加重营养不良，机体综合耐受力下降。化疗后患者的免疫功能受损，易合并感染，加剧能量的消耗。

（四）心理因素的作用

肿瘤化疗患者常有不同程度的抑郁、焦虑、恐惧等不良心理因素和情绪，造成食欲下降，这也是造成患者营养不良的原因之一。

二、微生态失调与肿瘤患者营养不良的关系

虽然没有针对肿瘤患者的微生态失调与营养状况（包括营养不良）之间的关系进行专门研究，但我们可以从影响肿瘤患者发生营养不良的原因中进行间接的推测，从而丰富我们对肿瘤患者中发生营养不良的群体的治疗方案，使患者获益更多，以实现现代生物医学模式的要求。

首先，微生物与癌症的发生及进展过程的关系不应再简单视为病原体-疾病的关系。证据表明，胃肠道菌群能够通过促进细胞凋亡、抑制细胞增殖以及炎症的发生等方面发挥促进健康、预防疾病等作用。而机体产生炎症反应则可能破坏平衡，难以抵抗病原微生物入侵。当病原微生物在胃肠道发生定植，则将进一步产生炎症以及毒性蛋白或致癌代谢产物。因此，胃肠道微生态失调可能导致病原微生物的入侵进而增加胃癌等发生的可能。

其次，微生态参与了葡萄糖、脂肪以及蛋白质等物质的代谢。

一方面，大肠中的菌群善于通过酵解分解糖类（糖和淀粉）从而参与并调控机体的糖代谢。另一方面，肠道微生物在调节宿主糖类代谢时可以产生一些酶，这些微生菌酶和宿主糖类代谢酶交互协同作用共同完成消化过程。微生菌对机体糖代谢过程的调控又受宿主饮食的影响，食物可以改变肠道菌的数量和种类从而影响肠道菌的定植和代谢，而微生菌群的定植和代谢又可改变机体的糖代谢。越来越多的研究显示，微生菌与饮食相互作用可调节机体的脂肪酸代谢。肠道所聚集的大量微生菌通过促进肠道脂肪的吸收和脂肪粒的形成来调节脂肪的吸收和代谢从而调节机体的能量代谢，其作用机制因菌种而异，而菌种又受饮食方式的调节。肠道微生菌含有约300万基因组，比人类基因组多150倍，这些基因通过贡献一些非人类基因编码的酶（如裂解多糖、多酚）和合成维生素的酶来补充哺乳动物肝脏和肠黏膜酶的活性，从而对机体多种代谢包括蛋白质代谢起调节作用。

最后，越来越多的证据表明肠道细菌可以通过调节疗效或毒性来影响对化疗和免疫治疗药物的反应。此外，肿瘤内细菌也被证明能调节化疗反应。同时，抗癌治疗本身会显著影响微生物群的组成，从而破坏体内平衡加重患者的不适感。肠道微生物群失调是肿瘤患者胃肠毒性的潜在生物标志物，已证明，肠道微生物群的失调通过以下途径导致肿瘤治疗中的胃肠道毒性：产生炎症细胞因子（如内毒素和白细胞介素-6），改变上皮细胞损失和肠道通透性，降低上皮屏障，增加细菌易位风险。StringerAM等研究了与化疗诱导腹泻相关的肠道微生物群变化，发现化疗诱导的腹泻患者体内的拟杆菌、双歧杆菌、肠球菌、大肠埃希菌和葡萄球菌等病理微生物群有增加的趋势。

所以我们可以发现微生态失调可影响肿瘤患者发生营养不良的所有可能的因素，同样的后者（机体）也会因为发生营养不良反过来影响或加重菌群失调，二者联系紧密，

不加以控制或干预可能会导致恶性循环，影响患者预后。

（李旺林）

参 考 文 献

1. 丁义涛，于成功，李天兴，等. 消化系肿瘤学. 南京：江苏科学技术出版社，2014.

2. 高春芳，王仰坤. 消化系统肿瘤学. 北京：人民军医出版社，2012.

3. 靳雅荣，宋鑫. 肠道菌群干预肿瘤负性免疫调控机制的研究进展. 中国肿瘤生物治疗杂志，2017，24（3）：215-221.

4. 石汉平. 肠道菌群在肿瘤治疗中的作用. 中国医学前沿杂志，2016，8（7）：41-44.

5. 李国法，郑红斌. 短链脂肪酸对结肠病变及作用机制的影响. 世界华人消化杂志，2010，18（32）：3425-3427.

6. Polk DB, Peek RM Jr. Helicobacter pylori: gastric cancer and beyond. Nat Rev Cancer, 2010, 10（6）: 403-414.

7. Brawner KM, Morrow CD, Smith. Gastric microbiome and gastric cancer. PD. Cancer J, 2014, 20（3）: 211-216.

8. Wang LL, Yu XJ, Zhan SH, et al. Participation of microbiota in the developmentof gastric cancer. World J Gastroenterol, 2014, 20（17）: 4948-4952.

9. Zhu Q, Gao R, Wu W, et al. The role of gut microbiota in the pathogenesis of colorectal cancer. Tumour Biol, 2013, 34（3）: 1285-1300.

10. Jurjus A, Eid A, Al Kattar S, et al. Inflammatory bowel disease, colorectal cancer and type 2 diabetes mellitus: The links. BBA Clin, 2015, 5: 16-24.

11. Schwabe RF, Jobin C. The microbiome and cancer. Nat Rev Cancer, 2013, 13（11）: 800-812.

12. Yang Y, Torchinsky MB, Gobert M, et al. Focused specificity of intestinal TH17 cells towards commensal bacterial antigens. Nature, 2014, 510（7503）: 152-156.

13. Bhatia A, Kumar Y. Cellular and molecular mechanisms in cancer immune escape: a comprehensive review. Expert Rev Clin Immunol, 2014, 10（1）: 41-62.

14. Domagala-Kulawik J. The role of immune system in non-small cell lung carcinoma and potential for therapeutic intervention. Transl Lung Cancer Res, 2015, 4（2）: 177-190.

15. Brahmer JR, Pardol DM. Immune checkpoint inhibitors: making immunotherapy a reality for the treatment of lung cancer. Cancer Immunol Res, 2013, 1（2）: 85-91.

16. Stewart CA, Metheny H, Iida N, et al. Interferon-dependent IL-10 production by Tregs limits tumor Th17 inflammation. J Clin Invest, 2013, 123（11）: 4859-4874.

17. Pang Y, Gara SK, Achyut BR, et al. TGF-beta signaling in myeloid cells is required for tumor metastasis. Cancer Discov, 2013, 3（8）: 936-951.

18. Bashir A, Miskeen AY, Bhat A, et al. Fusobacterium nucleatum: an emerging bug in colorectal tumorigenesis. Eur J Cancer Prev, 2015, 24（5）: 373-385.

19. Plottel CS, Blaser MJ. Microbiome and malignancy. Cell Host Microbe, 2011, 10（4）: 324-335.

20. Sullivan LB, Gui DY, Heiden MGV. Altered metabolite levels in cancer: implications for tumour biology and cancer therapy. Nat Rev Cancer, 2016, 16（11）: 680-693.

21. Ward PS, Thompson CB. Metabolic reprogramming: a cancer hallmark even warburg did not anticipate. Cancer Cell, 2012, 21（3）: 297-308.

22. Pavlova NN, Thompson CB. The emerging hallmarks of cancer metabolism. Cell Metab, 2016, 23(1): 27-47.

23. Liang Y, Liu J, Feng Z. The regulation of cellular metabolism by tumor suppressor p53. Cell Biosci, 2013, 3(1): 9.

24. Grabon W, Mielczarek-Puta M, Chrzanowska A, et al. L-arginine as a factor increasing arginase significance in diagnosis of primary and metastatic colorectal cancer. Clin Biochem, 2009, 42(4-5): 353-357.

25. Nomura DK, Long JZ, Niessen S, et al. Monoacylglycerol lipase regulates a fatty acid network that promotes cancer pathogenesis. Cell, 2010, 140(1): 49-61.

26. Ghesquiere B, Wong BW, Kuchnio A, et al. Metabolism of stromal and immune cells in health and disease. Nature, 2014, 511(7508): 167-176.

27. Bryant W M, Patrick R C, Gregory D K. Intestinal inflammation and the diet: Is food friend or foe?World journal of gastrointestinal surgery, 2016, 8(2): 115-123.

28. Touchefeu Y, Montassier E, Nieman K, et al. Systematic review: the role of the gut microbiota in chemotherapy- or radiation-induced gastrointestinal mucositis - current evidence and potential clinical applications. Aliment Pharmacol Ther, 2014, 40(5): 409-421.

第五章

微生物相关性肿瘤诊断

第一节　微生物相关性肿瘤临床诊断及筛查

一、微生物相关性肿瘤的临床诊断

微生物相关性肿瘤的临床诊断是指仅根据临床症状、体征，参考疾病的发展规律，在排除非肿瘤性疾病后所做出的诊断。虽然临床诊断可靠性程度低，但临床诊断可以为进一步的检查提供指导和依据，是微生物相关性肿瘤正确诊断的第一步。

（一）微生物相关性肿瘤的临床表现

微生物相关性肿瘤的临床表现与肿瘤的性质、发生部位、发展程度、病原体和致病菌感染等因素相关。一般早期大多数患者无明显的症状，待症状明显时，多已进入肿瘤晚期，失去治愈机会。因此，微生物相关性肿瘤的早期发现和诊断至关重要。尽管各种类型微生物相关性肿瘤的临床表现形式多样，但也具有共同的特点。

1.局部表现

（1）肿块：尤其对于位于体表或表浅的肿瘤，肿块往往为首发症状。有些生长旺盛的肿块表面，还可见到扩张纡曲的血管。肿块的质地可为硬到韧不等。部位较深或位于内脏的肿物，往往不容易触及，而可能会出现相应脏器受压或梗阻的表现。良性肿瘤往往生长速度较慢，而恶性者生长速度较快，甚至可在短期内出现肿块进行性增大，并出现引流区域淋巴结的肿大。肝炎病毒感染引起的原发性肝癌往往生长迅速，可形成巨块型肝癌，或发生坏死、破裂，引起腹腔内出血。

（2）疼痛：肿块或转移病灶的膨胀性生长、局部侵犯、破坏或感染等会导致局部组织受压迫、末梢神经受损伤而呈现出不同性质的疼痛，比如烧灼样疼痛、闷痛、隐痛、刺痛、放射痛等。疼痛剧烈者难以忍受、痛不欲生，尤以夜间更加明显。对于骨转移及腹膜后淋巴结转移的患者而言，疼痛更为常见且明显。

（3）出血：发生在肺部的肿瘤可以表现为痰中带血、咯血，发生于消化道的肿瘤可以表现为呕血或黑便，发生于下消化道的肿瘤可以为大便隐血、黑便、血便，发生在泌尿系统的肿瘤可以表现为血尿，妇科肿瘤可以表现为阴道不规则出血、绝经后阴道出血，而肝炎病毒感染引起的肝癌结节破裂出血可以导致腹腔内出血。

（4）梗阻：与肿瘤的发生部位有密切关系。胃癌患者尤其是幽门部浸润致幽门梗阻时，可以发生呕吐；胰头癌可以因胆汁排出不畅合并黄疸；肠道肿瘤可致肠梗阻。肝癌可至肝门部淋巴结转移引起十二指肠梗阻。

（5）局部浸润：良性肿瘤多为膨胀或外生性生长，挤压周围组织，形成假包膜。恶性肿瘤则呈浸润性生长，沿组织间隙、脉管生长，界限不清，是导致术后复发的主要原因。

（6）远处转移：肿瘤可以沿淋巴管或血管向远处播散，肿瘤细胞在播散过程中定植于远处组织、器官，便形成转移灶，如胃癌左锁骨上转移、鼻咽癌致下颌角旁。颈部淋巴结肿大、淋巴瘤往往表现为全身多发无痛性淋巴结肿大。骨转移者往往有骨痛、局部肿块甚至病理性骨折。肿瘤转移致胸膜、腹腔、心包，可出现恶性胸腔积液、腹水和心包积液，而出现相应的症状。

2.全身表现　很多微生物相关性肿瘤类型往往没有明显的局部包块、出血、疼痛等症状，而仅仅表现为乏力、低热、贫血、体重减低等，很容易被忽视。

（1）发热：肿瘤患者可以合并发热，往往为低热，不予特殊处理，体温可自行降至正常，行相关的实验室检查并无感染征象。淋巴瘤患者典型的临床表现为发热、体重减轻、盗汗，即临床所说的B症状。

（2）乏力：肿瘤可分泌IL-6等细胞因子，导致患者产生乏力，因症状不特异，极易被忽略。

（3）贫血：因肿瘤对机体营养的消耗，或合并肿瘤出血，容易造成患者贫血，若不及时处理，会进行性加重。

（4）体重减轻：肿瘤消耗，或影响患者营养摄入，以及并发感染、发热等致能量消耗增加，会致患者体重进行性减轻，至肿瘤晚期常表现为恶病质的重度消耗。

（5）实验室指标异常：比如小细胞肺癌可以分泌抗利尿激素，使患者表现为难以纠正的低钠血症。肿瘤导致全身多发骨质破坏者可以以高钙血症导致的昏迷为首发症状就诊，比如肝癌可引起血液中甲胎蛋白升高，体检时可进行筛查。

（6）异位内分泌综合征：一些肿瘤能引起内分泌紊乱的临床症状，称为异位内分泌性肿瘤，其所引起的临床症状称为异位内分泌综合征。此类肿瘤多为恶性肿瘤，以癌居多，如胃癌、肝癌、结肠癌，也可见于肉瘤，如纤维肉瘤、平滑肌肉瘤等。此外，弥散性神经内分泌系统（APUD系统）的肿瘤，也可产生生物胺或多肽激素，如类癌、嗜铬细胞瘤等。肿瘤的产物（包括异位激素产生）或异常免疫反应（包括交叉免疫、自身免疫和免疫复合物沉积等）使内分泌、神经、造血、消化、骨关节、肾脏、皮肤等系统发生病变，引起相应的临床症状，称为副肿瘤综合征。

（7）高危对象的随访：对已确诊微生物感染高危人群的随访检查，可以早期发现肿瘤，达到早期治疗的目的。常见几种微生物相关性肿瘤的高危对象如下。①肝癌：HBsAg阳性及有慢性肝炎史者；②胃癌：患有胃息肉、胃溃疡、慢性萎缩性胃炎，尤其是伴肠上皮中、重度化生或不典型增生者，以及Hp致病菌检测阳性患者；③结直肠癌：结肠腺瘤综合征或家族性结肠息肉病的家族成员，Gardner综合征、慢性溃疡性结肠炎、节段性回肠炎及结直肠血吸虫病肉芽肿患者；④宫颈癌：初次性交年龄早于18岁、本人或丈夫有婚外性伴侣、月经不调及月经垫不洁、初产在18岁以前、不孕或多产及宫颈糜烂者，以及人乳头瘤病毒（HPV）检测阳性患者；⑤乳腺癌：家族中（母亲、姐妹）有乳腺癌史的40～60岁的妇女、曾患乳腺囊性增生病或其他乳腺良性肿瘤者、未生育者、月经紊乱尤其是患过功能性子宫出血者、甲状腺功能低下的肥胖者。

（二）肿瘤的临床诊断

对微生物相关性肿瘤做出临床诊断的目的在于明确肿瘤的良恶性、侵犯程度、疾病分期，以便于指导后续临床治疗。采集病史与体格检查是临床医师对患者做出初步判断、评估微生物相关性肿瘤最有效的手段。

1. 病史采集

（1）年龄性别：一般而言，癌多发生于中老年人群，但肝癌、结肠与直肠癌、甲状腺癌等亦见于青少年。胚胎性肿瘤多发生于儿童，偶尔见于中年和老年人。消化道癌、肺癌以男性多见，乳腺癌主要发生于40岁以上的妇女。

（2）病程：良性肿瘤多进展缓慢，而恶性肿瘤发展较快，病程较短。

（3）环境和个人行为：长期暴露于粉尘、重金属等致癌物的环境中或患者大量吸烟、饮酒，喜食烫食、腌制食品等均会导致相应肿瘤的发生，甚至是聚集性肿瘤的发生。

（4）家族史：对于乳腺癌、胃癌、大肠癌有家族性或遗传倾向的肿瘤，询问家族史更利于诊断。

（5）微生态致病因素：大多数微生物相关性肿瘤有较明显的致病因素。比如，幽门螺杆菌感染与胃腺癌的发生密切相关，感染者与非感染者相比，发生胃癌的危险性明显增高。EB病毒反复感染与鼻咽癌发生相关，乙型肝炎、丙型肝炎病毒感染可以导致肝癌的发生，人乳头瘤病毒感染是宫颈癌的病因，极大丰富了人们对病毒和细菌感染与肿瘤关系的认识。此外，人们发现埃及当地血吸虫感染与膀胱癌的高发有关，非洲大陆疟疾流行疫区伴随伯基特淋巴瘤的高发，推测很可能与疟原虫感染有关。

2. 体格检查

（1）全身检查：在常规体检的基础上，应注意淋巴结的检查，许多肿瘤可以表现为引流区淋巴结的转移、肿大。

1）视诊：观察患者的精神状态、体质和营养状况，以判断肿瘤对全身的影响程度。局部视诊，需从头、面、五官、颈、胸、腹、背、四肢、肛门和外生殖器等处观察肿瘤的大小、形态和异常表现，了解肿瘤的局部概况。例如：边缘隆起、基底凹凸不平的溃疡，一般为皮肤癌；头、面、颈、胸壁皮下水肿、颈部以及下胸壁静脉怒张、气促，多由纵隔肿瘤压迫上腔静脉与气管所致；皮肤巩膜黄染则需考虑肝胆部位发生肿瘤的可能。

2）闻诊：发生于皮肤、口腔、鼻咽腔、外阴、肛管、宫颈等癌症，因溃烂、感染可排出恶臭分泌物，患者就诊检查时，常可闻到腥臭气味。

3）触诊：为体表及深部肿块的重要检查方法。凡在肢体皮肤、软组织、骨骼、淋巴结、腮腺、甲状腺、乳腺、口腔、鼻咽腔、肛管、直肠、子宫及附件、阴道和腹腔等处的肿瘤，均需进行触诊检查或双合诊检查。触诊可初步确定肿瘤的发生部位、表面情况、形状、边界、活动度、硬度、大小、有无波动、压痛、搏动，局部温度是否升高、局部淋巴结与邻近器官是否受累。

4）叩诊：常用于胸腔和腹腔器官的物理检查。肺癌合并胸腔积液时，患侧叩诊呈浊音。恶性肿瘤侵犯心包、心脏，引起心包积液，叩诊心脏浊音界加宽。腹部叩诊为实音，可能为实体肿瘤，但在肿瘤上面覆盖有肠管时叩诊发出鼓音。

5）听诊：喉癌破坏声带，甲状腺癌或纵隔肿瘤压迫喉返神经，引起声音嘶哑。肺癌引起肺不张，听诊时可发现呼吸音减弱或消失。结肠癌、直肠癌患者合并肠梗阻时，于腹壁可听到肠蠕动音亢进和高调气过水音。血管丰富的肿瘤，如骨肉瘤、甲状腺癌、肝癌、胰腺癌和蔓状血管瘤、动脉瘤处，常可听到震颤性或响亮的血管杂音。

（2）局部检查

1）肿瘤的部位：原发肿瘤多表现为体表的包块。明确肿块所在的解剖学位置，有助于分析肿瘤的来源，便与诊断。

2）肿瘤的性状：需明确肿块的大小、质地、外形、活动度、边缘侵犯程度、颜色，等等。良性者往往有包膜，质地同相应组织，比如脂肪瘤质地软，骨瘤质地硬，恶性瘤往往无包膜，向周围组织浸润性生长，边界不清，肿块固定、活动度差，若表面血管丰富，则皮温会升高，若发生坏死、溃烂、出血等则提示恶性度较高。

3）区域淋巴结或转移灶的检查：恶性肿瘤往往沿引流区淋巴结扩散，比如乳腺癌应检查锁骨上淋巴结，头颈部肿瘤应检查颈部、颌下淋巴结，胃癌等消化道肿瘤患者应着重锁骨上淋巴结，淋巴瘤患者往往首先表现为全身无痛性进行性淋巴结肿大。原发性肝癌往往伴随肝门部淋巴结转移。

4）肿瘤的分级：根据肿瘤细胞与正常组织分化之间的差别，肿瘤组织大体上可分为Ⅰ～Ⅲ级。Ⅰ级为分化良好，属低度恶性；Ⅱ级为分化中等，属中毒恶性；Ⅲ级为分化很差，属高度恶性。

5）肿瘤的分期：根据原发肿瘤的大小、浸润深度、范围以及是否累及邻近器官、有无淋巴结转移、有无血源性或其他远处转移，确定肿瘤发展的程期或早晚。国际上广泛采用TNM分期系统。T是指肿瘤的原发灶，随着肿瘤的增大依次用$T_1 \sim T_4$来表示；N指局部淋巴结受累及，淋巴结未累及时用N_0表示，随着淋巴结受累及的程度和范围的扩大，依次用$N_1 \sim N_3$表示；M指远处转移，无远处转移者用M_0表示，有远处转移用M_1表示。TNM分期的意义在于帮助临床医生制订治疗方案和评估预后治疗效果，将有助于人类攻克癌症的持续研究（表5-1）。

表5-1　TNM分期系统临床意义

分期符号	临床意义
T_X	原发肿瘤无法评估
T_0	无原发肿瘤的证据
Tis	原位癌
T_1-T_4	大小和（或）原发肿瘤的范围
N_X	区域淋巴结情况无法评估
N_0	无区域淋巴结受累（淋巴结未发现肿瘤）
N_1-N_3	区域淋巴结受累逐渐增加
M_0	无远处转移
M_1	有远处转移

3.常规化验　　血、尿、粪三大常规检查对微生物相关性肿瘤的确诊有很大帮助。例如：泌尿系统的肿瘤，尿中常见到红细胞，尿液离心沉淀，可以找到肿瘤细胞；骨髓瘤的患者，尿中有时出现本周蛋白；尿的妊娠试验是绒毛膜上皮癌的主要诊断根据；大便有黏液和红细胞，应考虑是直肠癌。隐血试验长期阳性提示胃肠道癌出血的可能。

二、微生物相关性肿瘤的筛查

大多数微生物相关性肿瘤患者确诊时已为晚期，失去了治愈机会，成为目前限制微生物相关性肿瘤治疗的主要原因和瓶颈问题。而微生物相关性肿瘤的筛查是早期发现癌症和癌前病变的重要途径。体检中的血液检查指标、B超、X线检查、肛门直肠指检、妇科体检中的巴氏涂片、乳腺钼靶摄片等都是常用的筛查肿瘤的方法。

1.血液学检查　　血液检查是体检中查出早期癌症的重要手段，检测血液中各项肿瘤标志物指标是否升高，则可发现、鉴别多种恶性肿瘤。例如：甲胎蛋白（AFP）用于筛查原发性肝癌，前列腺特异性抗原（PSA）用于50岁以上男性筛查前列腺癌，高危型人乳头瘤病毒（HPV16、HPV18）用于筛查宫颈癌，CA125用于50岁以上妇女筛查卵巢癌。然而，微生物相关性肿瘤标志物的特异性临床应用受限，不能单单依据肿瘤标志物确诊肿瘤，只能作为参考。

2.体检筛查　　妇科体检中的巴氏涂片检查检测早期宫颈癌的检出率可达60%～70%。通过肛门指检可以确定距肛缘7～10cm的肛门、直肠有无病变和病变的性质。

3.辅助检查　　腹部及盆腔B超可以清晰地判断肝脏、卵巢等脏器是否有肿块。低剂量螺旋CT可以早期发现肺部病灶。乳腺钼靶检查可以对乳腺肿块进行良、恶性的初步判定。此外，胃肠镜检查直接用肉眼观察胃、肠黏膜的色泽、血管纹理、腺体开口形态，来识别有无病变，对可疑病灶可做活检确诊。

（杨鹏辉）

第二节　微生物相关性肿瘤病理学诊断

同一类型的肿瘤可由不同诱因启动，已有越来越多的精细化研究关注在肿瘤的发生、发展过程中，微生物（包括病毒、细菌、真菌、寄生虫等）作为主要或重要因素，直接参与了肿瘤癌变过程的一类肿瘤的病理学特征。本节将总结现有部分理论成果，对微生物相关性肿瘤的病理学表现进行阐述。

一、病毒相关性肿瘤

部分病毒可引起细胞的恶性转化从而参与肿瘤的发生、发展，该类病毒被称为肿瘤病毒。肿瘤病毒中有2/3是RNA病毒，1/3为DNA病毒，例如HIV（人类免疫缺陷病毒）可引起多种类型淋巴瘤，HPV参与口腔、阴茎、宫颈等多部位鳞癌的形成，乙型肝炎病毒/丙型肝炎病毒（HBV/HCV）等噬肝病毒可致肝癌。本节将选取比较有代表性的EB病毒（Epstein-Barr病毒，EBV）所致的鼻咽癌、人乳头瘤病毒（HPV）所致的阴茎癌及HIV所致的霍奇金淋巴瘤进行讲述。

（一）鼻咽癌

鼻咽癌以东南亚多见，尤其是中国南方的男性。发病年龄有两个高峰，一是15～25岁，二是60～69岁。目前研究认为，鼻咽癌是遗传易感性、环境因素和EBV感染共同作用的结果，鼻咽癌的启动阶段需要EB病毒的表达。抗EB病毒的IgG抗体及EB病毒壳抗原的IgA对诊断有帮助，只是前者有30%和后者有9%～18%的假阳性。大体上肿瘤缺乏特异性，增加鼻咽黏膜随机活检是提高诊断率的有效办法。

1.光镜　光镜下鼻咽癌可初步分为角化性和非角化性，与EBV关系密切的是后者，被称为非角化癌，该癌还可进一步分为分化型和未分化型。鼻咽癌的生长方式有两种类型，一种称为Regaud型，即上皮性肿瘤细胞被淋巴细胞和纤维组织清楚地分隔成巢或片块；另一种称为Schmincke型，即上皮性肿瘤细胞呈小巢或弥漫散步在炎症细胞之间，该型不易与大细胞性恶性淋巴瘤相鉴别。

鼻咽癌组织学上分为以下三类。

（1）角化型鳞癌：即WHO1型，仅占极少数。鳞状分化显著，可见细胞间桥及角化，很少有腺样或棘细胞溶解型变化。此癌对放射治疗无反应，预后差。

（2）非角化型分化性癌：即WHO2型，癌细胞缺乏鳞状分化，但有一定的成熟性，细胞境界清楚，呈复层条索状、相互交错，无黏液及腺样分化，可有不等的慢性炎症细胞浸润。此型对放射治疗敏感性不等。

（3）非角化型未分化癌：即WHO3型，通常称为淋巴上皮癌。大多数间质间有明显的淋巴细胞浸润，有些病例无淋巴细胞。其特点是，癌细胞核呈空泡状，核膜光滑，有单个大的红核仁，常呈片块状，间质中除反应性淋巴细胞外，还可有嗜酸性粒细胞、浆细胞、上皮样细胞及多核巨细胞。

由于鼻咽癌转移在淋巴结中多呈弥漫分布，故易误认为大细胞性淋巴瘤。当见到上皮样细胞反应及坏死时可误认为是结核。在鼻咽活检中，在大量淋巴细胞背景中仅有少许癌组织时，易将癌组织误认为淋巴滤泡的生发中心。

2.免疫组织化学　免疫组织化学上，鼻咽癌均为角蛋白阳性，上皮细胞膜抗原（EMA）大多数为阳性。因此角蛋白是诊断鼻咽癌最可靠的标志物，而各型又有各自的特点。WHO2型CK5/CK6、CK8（＋），WHO3型角蛋白阳性（特别有助于识别Schmincke型，CK5/CK6、CK8、CK19）；可见到S-100阳性的树突状细胞。原位杂交EBER1阳性。

3.遗传学　大于80%的鼻咽癌病例中，EBV-LMP1是引起细胞永生化的重要癌基因，促进肿瘤细胞增殖的AKT、MAPK和Wnt通路均有上调。E钙黏蛋白和β连环蛋白功能异常导致细胞黏附功能受损。抗凋亡机制也被上调。约100%的细胞中存在染色体3p（3p21.3）等位基因丢失，此区带包含的基因有 *RASSF1A*、*LTF*、*BLU* 和 *LARS2*。另一个常见等位基因丢失是9p21，此区带含有 *P14/ARF*、*P15* 和 *P16* 基因。

（二）阴茎癌

阴茎的恶性肿瘤包括鳞状细胞癌、肉瘤样癌、基底细胞癌、黑色素瘤、腺鳞癌等多种类型，其中占阴茎恶性肿瘤绝大多数的鳞癌被认为与HPV感染密切相关。发生部位依次为阴茎龟头部（80%）、包皮黏膜（15%）期冠状沟黏膜（5%）。根据其组织学表现不同，又可分为普通型鳞癌、基底细胞样鳞癌、湿疣癌、疣状癌、非特异性乳头状癌，与HPV感染更为相关的是基底细胞样鳞癌和湿疣癌。

1.基底细胞样鳞癌

（1）大体：基底细胞样鳞癌瘤体大，由阴茎头部向冠状沟、包皮及阴茎体的皮肤扩散，2/3的患者诊断时已有腹股沟淋巴结转移，整体预后差。

（2）光镜：癌组织呈实性巢或片状，由排列致密的未分化基底细胞样小细胞组成，有的癌巢中央有坏死，像乳腺导管原位癌中的粉刺癌，癌巢与周围间质间常出现人工收缩的空白带，巢周围细胞排列不明显，巢中常见角化。常向深部作垂直生长，侵犯阴茎及尿道海绵体。常见神经周围浸润及血管侵犯。

2.湿疣癌

（1）大体：低度恶性的阴茎肿瘤，生长慢，最常见于阴茎头，常多发，腹股沟淋巴结转移少见。菜花状外生性肿物，瘤体大，切面常呈乳头状生长，底部边界清楚，但参差不齐，常累及阴茎海绵体，少累及尿道海绵体。

（2）光镜：为具纤维血管轴心的乳头状肿物，兼有外生性及内生性生长，向阴茎固有层及海绵体浸润。乳头尖部伴有与湿疣相似的病变，表现为明显的角化亢进及角化不全，最特殊者为挖空细胞及其核周空晕。可检测到HPV16或HPV6。

（三）霍奇金淋巴瘤

免疫缺陷个体患淋巴瘤的概率要远高于正常个体。霍奇金淋巴瘤的受累淋巴结均呈不同程度的增大。霍奇金淋巴瘤是生发中心B细胞来源的淋巴瘤，根据临床表现、生物学特征、病理学、形态学不同可分为两大类，即经典型霍奇金淋巴瘤（CHL）及结节性淋巴细胞为主型霍奇金淋巴瘤（NLPHL）。

1.经典型霍奇金淋巴瘤 占霍奇金淋巴瘤的95%，可进一步分为结节硬化型、混合细胞型、富于淋巴细胞型、淋巴细胞衰减型。认识CHL之前首先需知道Reed-Sternberg细胞（R-S细胞），R-S细胞是一种大细胞，具有丰富的弱酸性或嗜双色性胞质，可呈均质或颗粒状，无Golgi区淡然带。其细胞核可为双叶或多叶，因此其细胞核可为双核或多核。核膜厚且轮廓清晰，核呈空泡状，有散在分布的粗大的染色质。

（1）光镜：典型的R-S细胞对于霍奇金淋巴瘤的首次诊断是必需的，但在已确诊的患者则不然。对于已确诊的患者，其骨髓、肝脏以及其他器官的活检组织中出现伴有非典型单核细胞的多形性浸润而非典型R-S细胞时即可作为霍奇金淋巴瘤受累的证据。CHL在光镜下的典型表现是，淋巴结结构破坏，不等数量的R-S细胞增生，背景炎症细胞浸润。

（2）免疫表型：R-S细胞CD30（约90%）和CD15（约80%）阳性，呈细胞膜和核旁细胞质高尔基区；不足10%的病例CD45阳性；10%～20%的病例CD20阳性，同时表达强度不一；大部分表达B细胞特异性活性蛋白PAX5，但较正常小B细胞弱，MUM1＋；EBV Ⅱ型潜伏方式的特征表现为部分R-S细胞表达EBV、LMP1、EBNA1蛋白，但EBNA2阴性。大多数不表达B细胞转录因子OCT2以及其共同活化因子BOB1。

（3）遗传学：R-S细胞呈IG克隆性重排，IGH-V基因高度体细胞突变。

2.结节性淋巴细胞为主型霍奇金淋巴瘤

（1）光镜：在NLPHL中占优势的是小B淋巴细胞，伴或不伴有形态良性的组织细胞，组织学上呈结节性或结节-弥漫性生长，肿瘤细胞分布于扩大的滤泡或进行性转化的生发中心中，因此背景包含丰富的B细胞、CD4$^+$ T细胞和滤泡树突状细胞。与CHL的R-S细胞不同，NLPHL的细胞多呈分叶状核，小核仁。

（2）免疫表型：CD20、CD79a、Bcl-6、CD45阳性，B细胞转录因子OCT2和BOB1共表达，多数不表达CD30、CD15，50%病例表达EMA。

（3）遗传学：LP细胞呈IG克隆性，IGH-V基因呈高度体细胞突变。

二、细菌相关性肿瘤

（一）胃癌

幽门螺杆菌能促使硝酸盐转化成亚硝酸盐及亚硝胺而致癌；Hp感染引起胃黏膜慢性炎症加上环境致病因素可加速黏膜上皮细胞的过度增殖，导致畸变致癌；幽门螺杆菌的毒性产物CagA、VacA可能具有促癌作用，胃癌患者中抗CagA抗体检出率较一般人群明显为高。根据Lauren分型，幽门螺杆菌主要参与肠型腺癌，而弥漫型胃癌则与之无关。

肠型腺癌

1.光镜　肠型腺癌来源于肠化生的胃上皮，癌的分化程度差别很大，与癌的大小呈负相关。高分化癌多数细胞呈柱状排列并分泌黏液，部分高分化癌与完全性肠化生相似。低分化癌主要呈实性生长，偶尔可见呈纤毛上皮细胞样。

2.组织化学　肠型胃癌主要表达的黏液类型是MUC1，MUC5AC主要见于胃窦癌，MUC2主要见于贲门癌。约90%的胃癌表达CDX2，80%的病例表达HepPar-1。胃腺癌角蛋白、EMA和CEA通常呈阳性。多数病例M1以及组织蛋白酶D和E呈阳性，提示向胃小凹细胞的分化。约1/3的胃癌病例溶菌酶阳性，可能是Paneth细胞分化的不完全表达。进展期胃癌常见α_1-抗胰蛋白酶、α_1-抗糜蛋白酶和α_2-巨球蛋白阳性。

免疫组织化学检查在胃癌中还发现的其他抗原有胰腺分泌的胰蛋白酶抑制物（PSTI）、激素受体、激素受体相关蛋白p52和ERD5、表皮生长因子（EGF）和其受体（EGFR）、免疫球蛋白和分泌成分、绒毛蛋白、α-连环蛋白、超氧化物歧化酶和芳香酶、CDw75抗原、CD44、Sox2、Pdx-1、maspin、胎盘碱性磷酸酶、HLA-DR抗原、Hcg-1、Reg Ⅳ和claudin-18。肠型胃癌比弥漫型胃癌更常表达基底膜成分，如层粘连蛋白和Ⅳ型胶原。

外科医生更多的是参照传统的Bormann经典分型，胃癌一般经历癌前病变、上皮内瘤变、早期胃癌、进展期胃癌等病理过程。

Bormann经典分型

1.早期胃癌

（1）大体：发生于胃黏膜下层以上，未侵犯肌层的癌；可伴有淋巴结转移。主要位于胃远端，尤其小弯侧；10%的病例为多发性；病变范围大小不等，大多直径小于2cm。

分为以下3种类型。

Ⅰ型（隆起型）：息肉状病变，明显高于周围的正常胃黏膜，至少大于正常黏膜厚度2倍，常为有蒂或广基型胃息肉的早期恶变。癌细胞大多局限于黏膜层内。

Ⅱa型（表浅隆起型）：病变稍微隆起于周围正常黏膜，呈平盘状。

Ⅱb型（表浅平坦型）：病变处黏膜无明显异常，可稍粗糙。

Ⅱc型（表浅凹陷型）：病变处黏膜浅表凹陷，深度限于黏膜层内，形成癌性糜烂，为Ⅱ型中为最为多见的类型。

Ⅲ型（凹陷型）：病变处黏膜明显下陷，形成深达黏膜下层的溃疡，最多见。

（2）光镜：组织学类型一般与进展期胃癌相同；最多为管状腺癌，其次为乳头状腺癌；肿瘤间质内常见淋巴细胞、浆细胞浸润。

2.进展期胃癌

（1）大体：癌侵及胃的黏膜下层以下。好发部位依次为胃窦、小弯、贲门、胃底、胃体。主要分为以下4种类型。

巨块型：息肉状，结节状，蕈伞状。

局限溃疡型：溃疡较小，边界清楚，膨胀性生长。

浸润溃疡型：溃疡较大，边界不清，浸润性生长。

浸润型：肿瘤广泛浸润胃壁，呈皮革样胃，又可进一步分为局限浸润型和弥漫浸润型。

（2）光镜

腺癌：是最为多见的病理类型，主要为管状腺癌（高、中、低分化），其次为乳头状腺癌、黏液腺癌、印戒细胞癌、低分化癌。

其他：鳞癌、鳞腺癌、腺癌伴有神经内分泌分化、神经内分泌癌（类癌、小细胞癌）、肝样腺癌、壁细胞癌、绒癌等。

（二）结直肠癌

肠道菌群结构与结直肠癌的发生正逐渐受到重视。结肠癌患者及高危人群大便中，厌氧细菌明显增多，尤其是梭状芽孢杆菌。后者能使胆汁酸核去饱和，产生不饱和胆固醇，形成多环香烃；在人类粪便中已发现对鼠伤寒沙门菌FA98、TA100的致突变物，在大肠癌高危人群中其致突变性高于低危人群。结直肠癌的发病部位以直肠最多，向近端逐渐减少，到盲肠又增加。一半的结直肠癌发生于直肠和直肠乙状结肠区。乙状结肠约占1/4，盲肠、升结肠、降结肠和横结肠占1/4。

1.大体 主要分为溃疡型、巨块息肉型和浸润型3种类型。其中溃疡型最常见。

2.光镜 大多数为不同分化程度的腺癌，约占80%，多数分化较好，10%～15%为黏液腺癌。少见的病理类型有纯印戒细胞癌、未分化癌、微乳头腺癌、梭形细胞癌、腺鳞癌、鳞癌等。年轻患者黏液腺癌和印戒细胞癌较多见。癌组织内偶可见钙化和骨化。癌位于黏膜下层以上，无论是否有局部淋巴结转移均属早期癌。

3.免疫组织化学 CK20（＋），CDX2（＋），一般CK7（－），低分化的结肠癌可为CK7（＋）。结肠癌的黏液为MUC1、MUC3和MUC13。

4.分子病理 大多数结肠癌由腺瘤发展而来，正常黏膜经*APC*基因（5q丢失）的失活导致隐窝异性增生。加上K-ras基因突变造成腺瘤样变，再经CIN缺陷，18q丢失和 *TP53*（17q丢失）失活，最多形成癌。

三、真菌相关性肿瘤

（一）肝癌

黄曲霉菌、杂色曲霉菌所产生的黄曲霉毒素B1可引起肝细胞P53 249密码子G:C到T:A的突变，导致氨基酸序列的改变，影响P53的功能，从而引发肝细胞的恶性转化。

1.大体　肝细胞性肝癌可表现为单个巨块状（巨块型）、多发结节状（结节型）或弥漫累及大部分甚至整个肝脏（弥漫性）。肝细胞性肝癌一般质软，常有出血、坏死，偶尔可有淤胆而成绿色。有的肿瘤可有包膜。肿瘤大小变化很大，一般小于3cm的肿瘤称为小肝癌。肿瘤常常侵入门静脉系统形成门脉瘤栓。在晚期病例中几乎均有门静脉瘤栓。

2.光镜　瘤细胞可排列成小梁状、实性巢状、假腺样或腺泡样结构，有时可有乳头状结构。瘤细胞间有丰富的血窦样腔隙，与正常肝窦不同，此血窦样腔隙的内皮细胞CD34和第Ⅷ因子相关抗原阳性，更像毛细血管，故称毛细血管化。某些窦状隙由瘤细胞衬覆。一般来说，肿瘤间质稀少，偶尔见有间质丰富者称为硬化性肝细胞性肝癌。肝细胞性肝癌的瘤细胞内常见到以下改变。

脂肪变：弥漫性脂肪变最常见于早期直径小于2cm的肿瘤。随着肿瘤的增大，脂肪变逐渐减少，到晚期脂肪变已不明显。

胆汁产生：偶尔在扩张的胆小管或假腺腔内见到胆栓。

Mallory小体：肝细胞性肝癌内亦可见到。

小球状透明小体：为位于胞质内的圆形嗜酸性小体，PAS阳性，免疫组化α_1-抗胰蛋白酶阳性。

淡染小体：为胞质内圆形或卵圆形由无定形嗜酸性淡染物质构成的小体，位于扩张的内质网内，免疫组化纤维蛋白原阳性。淡染小体最常见于纤维板层型或硬化型。

磨玻璃样包涵体：偶尔见于乙肝表面抗原阳性的肿瘤。

肝细胞性肝癌可分为高分化、中分化、低分化和未分化型。高分化肝细胞性肝癌最常见于早期肿瘤，通常直径小于2cm。细胞多排列成细小梁状并常有假腺样或腺泡状结构及脂肪变。中分化肝细胞性肝癌直径大于3cm的肿瘤中最常见于组织学类型，细胞排列成3～4层后的小梁或细胞索，癌细胞胞质丰富，嗜酸性，核圆形，核仁清楚，亦常见假腺样排列，其中常含胆汁或蛋白性液体。低分化肝细胞性肝癌主要见于实性生长类型的肝细胞性肝癌，其间很少见血窦样腔隙，仅见裂隙样血管。癌细胞胞质比例明显增大，常见明显的异型性，瘤细胞大小不一，形态怪异，包括奇形的瘤巨细胞，染色深浅差别明显，可单核或多核，亦称多形细胞癌，偶见破骨细胞样巨细胞。

3.免疫组化　AFP、CK、ENA、α-抗胰蛋白酶、纤维蛋白原、IgG、转铁蛋白受体、铁蛋白、Mallory小体抗原、白蛋白、芳香酶、整合蛋白VLA-α和VLA-β、CD15、

IGF11、EGFR、绒毛蛋白、C反应蛋白、CAM5.2、CK8和P504S阳性，部分可有CK7阳性。HepPar-1和Glypican-3在肝癌中具有较高特异性。CEA、CD5/6、CK18、CK20通常为阴性。

（二）食管癌

食管癌好发年龄为40～60岁，男性多见，男女比例从2∶1至20∶1不等，平均为4∶1。患者的主要症状为哽咽、吞咽困难、胸骨后或剑突下痛。食管癌好发部位为食管中段，其次为食管下段，食管上段最少。致病因素已明确与真菌相关，镰刀菌、白地霉菌、黄曲霉菌、黑曲霉菌等真菌均可通过促进食物内亚硝胺的形成或其他方式参与食管癌的发生。早期食管癌的定义是指癌组织位于黏膜下层以上，同时不能有局部淋巴结转移。如癌细胞局限于上皮内称为原位癌或上皮内癌，如癌细胞已侵入肌层则为中期食管癌。晚期食管癌是指癌细胞已侵透肌层达外膜或外膜外组织。

1. 大体　早期食管癌可看不出病变或仅黏膜粗糙、糜烂或呈斑块乳头状隆起，以糜烂和斑块状为多见。

中晚期食管癌的大体类型如下。

（1）髓样型：肿瘤在食管壁内浸润性生长，使食管弥漫性增厚，表面可形成浅溃疡，切面增厚的食管壁灰白色、均匀、质软。

（2）息肉蕈伞型：肿瘤形成卵圆形或扁平肿块，或呈蘑菇样肿物突入食管腔，表面都有浅溃疡。

（3）溃疡型：肿瘤形成大小不一、深浅不等的溃疡，溃疡边缘隆起，底部凹凸不平。

（4）缩窄型：癌组织浸润性生长处伴明显的纤维组织反应，使食管明显变硬，管腔狭窄（环形缩窄），切面肿瘤处食管壁增厚，灰白色，条纹状。

以上各型中髓样型最多见，占60%左右，其次为息肉蕈伞型和溃疡型，缩窄型最少。WHO（2010年）分类将息肉蕈伞型分为0～Ⅰ型；溃疡型分为Ⅱ型（进展型）；髓样型及缩窄型为Ⅳ型（进展型）。

2. 光镜　90%的食管癌为不同分化程度的鳞癌。根据分化程度可分为高分化、中分化和低分化，高分化鳞癌有明显的角化珠（癌珠）形成，癌细胞胞质丰富，核分裂少。低分化鳞癌癌细胞分化差，多数已无鳞状上皮的排列结构，癌细胞异形性明显，核分裂多见。中分化鳞癌的组织形态介于高分化和低分化鳞癌之间。

其他组织学类型的食管癌还包括腺癌、疣状癌、腺样囊性癌、基底细胞样鳞癌、黏液表皮样癌、神经内分泌癌、食管肉瘤样癌、食管黑色素瘤等。

四、寄生虫相关性肿瘤

（一）伯基特淋巴瘤（Burkitt淋巴瘤）

早在20世纪五六十年代就有关于疟疾与Burkitt淋巴瘤之间的描述，在疟疾流行的赤道非洲地区，Burkitt淋巴瘤的发病率是平均水平的近10倍。在机体长期的对疟原虫的免疫应答过程中，B淋巴细胞广泛增殖，同时活化诱导胞苷脱氨酶会造成B细胞DNA发生断裂和突变，从而使B细胞发生恶性转化。Burkitt淋巴瘤是一种高度侵袭性肿瘤，常发生在结外部位或表现为急性白血病；肿瘤细胞呈单一性中等大，胞质嗜碱性，核分裂象多见；常有*MYC*基因异位，部分病例可检测到EBV。细胞起源目前被认为是生发中心B细胞。

1.光镜　中等大小细胞一致性增生，细胞核圆形，粗块状染色质，嗜碱性胞质，多个中位小核仁，细胞黏附边界清楚，呈铺砖样。由于快速增生致大量核分裂和细胞凋亡，巨噬细胞吞噬碎片形成所谓"星空"现象。组织学变异型有胞质细胞分化型和非典型性BL/BL样（核大小和形状呈多形性，核仁少，大而明显，但有*MYC*基因异位）。

2.免疫组织化学　肿瘤细胞表达IgM，具有轻链限制性；表达多种B细胞相关抗原和生发中心B细胞标记（CD10、Bcl-6）；不表达Bcl-2；地方性BL表达CD21；近100%肿瘤细胞Ki-67阳性；白血病时也呈成熟B细胞表型。

3.遗传学　原位杂交EBV阳性（免疫组LMP1、EBNA2不表达）。Ig重链和轻链基因克隆性重排；所有病例均有*MYC*易位t（8；14）（q24；q32）；少见易位有2q11［t（2；8）］或22q11［t（8；22）］；另外可有TP53失活。

4.病理学鉴别诊断　不完全典型病例形态和免疫特征与其他重叠，因此诊断很困难，采用基因表达谱分析也还与其他高级别淋巴瘤鉴别困难，尤其是弥漫大B细胞淋巴瘤。*MYC*基因异位是伯基特淋巴瘤特征性的，但并非特异，可发生于其他非霍奇金淋巴瘤，部分弥漫大B细胞淋巴瘤也可发生。虽然缺乏Bcl-2表达，伯基特淋巴瘤是特征性的，但是少数病例可呈弱阳性。一些病例，如不典型伯基特淋巴瘤和治疗后患者细胞学一致性特征可不明显。

（二）宫颈癌

阴道滴虫感染是宫颈癌的独立危险因素。在宫颈上皮细胞恶性转化过程中，细胞核逐渐变大、不规则、大小不一、染色加深，细胞排列不规则；病变常累及柱状上皮与宫颈外口鳞状上皮交界处，较少发生于颈管化生鳞状上皮及阴道部鳞状上皮。

1.宫颈上皮内肿瘤　目前用宫颈上皮内肿瘤（cervical intraepithelial neoplasia，CIN）分级来划分宫颈上皮细胞核非典型性的程度及其所累及表皮的范围。

CIN Ⅰ级：细胞及核有非典型性，病变的范围限于表皮基底层以上占1/3。这类病变与化生的区别是：核染色较深，染色质较粗；核质比较大，胞质较少，嗜碱性增强；核大小不一；细胞极向紊乱。

CIN Ⅱ级：非典型性增生细胞异形性明显，病变范围累及表皮的1/2左右。

CIN Ⅲ级：也可称为原位癌，非典型性细胞的异型性更明显，病变累及表皮全层。细胞极向紊乱更明显，可出现个别核较大的明显肿瘤性细胞。表皮细胞可以较扁平，但核较大，有异形性，但基底膜完好，无间质浸润。

2.浸润性宫颈鳞癌　简称宫颈鳞癌，是宫颈癌中最常见的病理类型，同时也是女性器官中最常见的恶性肿瘤。

（1）大体：宫颈鳞癌大体分为以下3种类型：外生结节型；溃疡型；管壁浸润型。

（2）光镜：根据光镜下表现可分为以下3种类型：非角化型；角化型；小细胞型。其中小细胞型预后最差。

（杨鹏辉）

第三节　微生物相关性肿瘤影像学诊断

在肿瘤的诊断治疗中，影像学检查和内镜检查发挥着举足轻重的作用，不仅能够发现和诊断肿瘤，还能够评估肿瘤的分期和肿瘤的可切除性，为临床选择合适的治疗方法提供依据。每一种影像学检查方式各有其特点，同一肿瘤的诊断和治疗往往需要联合不同的检查方法。例如，在直肠癌的术前诊断中，内镜检查不仅可以清晰地观察肿瘤的大小和形态，还可在直视下切取活检组织做病理学检查，直肠平扫和增强MRI检查可以判断肿瘤的临床分期，而CT和PET-CT检查可以观察胸腹部等脏器有无远处转移等。只有合理地选择各种辅助检查，才能对疾病进行较为全面的评估，这些直接影响到疾病的治疗策略和预后。因此，熟练掌握每一种肿瘤的不同检查方法，对于肿瘤的诊断、分期和治疗具有极其重要的临床意义。本节针对微生物相关性肿瘤的影像学表现，按照其各自的特点分别进行阐述。

一、食管癌

食管癌是一种常见的上消化道恶性肿瘤，食管癌的确切病因尚不清楚，但吸烟和重度饮酒已证明是食管鳞癌的重要致病原因。人类乳头瘤病毒（HPV）感染研究认为，HPV感染也具有食管癌促癌作用，HPV可通过口腔传播至上消化道，分层分析结果显示HPV在食管上段1/3、食管中段、食管下段1/3处的感染率分别为18.3%、17.9%和15.7%。现今共发现100多种类型HPV，其中以HPV-16、HPV-18为代表的高危型HPV具有致癌性，研究显示25%～30%的食管癌是高危型HPV感染所致。主要致癌危险因素还与镰刀菌、白地霉菌、黄曲霉菌、黑曲霉菌等真菌有关。食管癌好发于40～70岁男性。食管癌典型的临床表现为进行性吞咽困难。

（一）内镜检查

胃镜检查是目前诊断食管癌的主要检查手段。

早期食管癌表现如下。①食管黏膜呈局限性或大片状改变的红区而失去正常黏膜结构。②斑块：病变部位轻度隆起，上皮明显增厚，表面呈现粗细不等的颗粒、牛皮癣样或橘皮样改变。③白斑：病变黏膜增厚稍隆起，表面呈白色斑块或颗粒样改变，多见于癌前病变。有些白斑碘染后为深棕黑色，呈过染状，为正常食管黏膜。④黏膜粗糙：部分食管黏膜或一段食管黏膜粗糙增厚不规则，失去食管黏膜正常结构状态。⑤血管网中断：正常食管壁内镜下可见到清晰的血管网走行，病变部位黏膜增厚或者糜烂，会导致血管网中断。

进展期食管癌表现如下（图5-1）。①肿块型：包括病理形态学分类中的髓质型和蕈伞型。肿块呈息肉样、结节状或菜花样突入食管腔，引起食管管腔不同程度的狭窄。蕈伞型肿块的病变界线清楚，多为卵圆形、蘑菇样突入食管腔内。髓质型肿块多已累及食管各层且有周围黏膜的广泛浸润，上下端的边缘呈坡状隆起。瘤体表面有深浅不一的溃疡，覆盖灰褐色炎性渗出物。瘤组织僵硬，质脆，触之易出血。此型最为常见。②溃疡型：内镜检查时见深在性溃疡，大小与外形不一。溃疡底部凹凸不平，常有污秽及坏死组织覆盖，易出血。溃疡边缘不齐，高低不平，形成"堤围"状隆起。③缩窄型：环状浸润食管，形成明显的环形狭窄，有时可看到狭窄口周围黏膜粗糙不平或小结节状隆起，触之易出血。

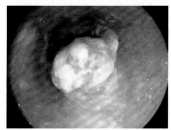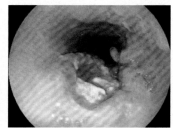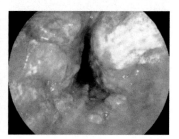

图5-1　进展期食管癌的内镜表现

（二）上消化道X线造影

食管X线造影可明确肿瘤的位置和病变范围，有利于治疗方案的选择。主要表现为（图5-2）：①黏膜皱襞破坏，代之以肿瘤表面杂乱不规则的影像；②管腔狭窄，表现为局限性狭窄，管壁僵硬，钡剂通过受阻，其上方食管扩张；③充盈缺损，肿瘤向腔内突出，造成形状不规则的充盈缺损；④不规则的龛影；⑤受累段食管局限性僵硬。以上表现常不同程度的同时存在。

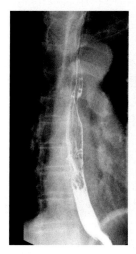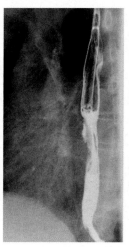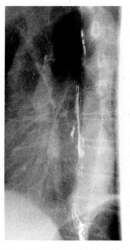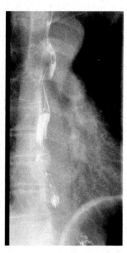

图5-2　食管癌的上消化道X线造影表现

（三）CT检查

CT检查对评估食管癌的分期，判断气管和主动脉有无受侵及其程度有一定的帮助。食管癌CT检查主要表现为食管局部管壁不规则增厚或呈肿块样，还可显示纵隔淋巴结有无增大及肺内有无转移灶（图5-3）。

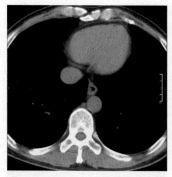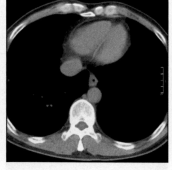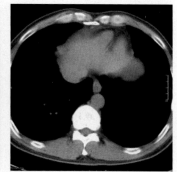

图5-3　食管癌的CT扫描表现

（四）PET-CT检查

PET全称正电子发射计算机断层显像，是反映病变的基因、分子、代谢及功能状态的显像设备。它是利用正电子核素标记葡萄糖等人体代谢物作为显像剂，通过病灶对显像剂的摄取来反映其代谢变化，从而为临床提供疾病的生物代谢信息。目前最常用的PET显像剂为18F-FDG（氟代脱氧葡萄糖），是一种葡萄糖的类似物。依赖于肿瘤细胞表面葡萄糖转运蛋白的过度表达，大量的18F-FDG通过磷酸激酶转化成6-磷酸-FDG而存在于肿瘤细胞内，从而使肿瘤细胞内的放射性活度明显高于周围正常组织。18F-FDG并非恶性肿瘤特异性显像剂，显像的本质反映了肿瘤与周围正常组织在糖代谢方面的差异。

CT可以精确定位病灶及显示病灶细微结构变化。18F-FDG PET/CT实现了功能代谢显像与解剖形态成像的同机融合，优势互补，一次成像可同时显示多脏器的病灶分布、形态及代谢状态，有利于综合分析、发现、诊断重复癌，并具有很高的诊断敏感度和特异度，提高了癌症的检出率。PET-CT作为无创检查，对患者要求不高，对操作者的依赖性低于超声和内镜检查，但由于空间分辨率方面的缺陷及其他疾病的影响，可能会造成一些假阳性和假阴性的结果。目前主要应用于肿瘤的早期诊断、良恶性鉴别、肿瘤的分期（尤其是N分期和M分期）以及肿瘤原发病灶的寻找等方面。

PET-CT在食管癌的诊断、肿瘤分期和治疗中发挥着越来越重要的作用。它不仅可以在初始分期时提供局部肿瘤、淋巴结的辅助信息，而且可以发现其他检查技术无法发现的远处转移。PET-CT可用于对食管癌治疗反应的评估和预后判断，但尚需确定最有效的反应评估时间和有无反应的阈值。

（五）鉴别诊断

食管癌需要与以下疾病相鉴别：食管平滑肌瘤、食管静脉曲张，胃镜检查和镜下活检有助于明确诊断。

二、胃癌

胃癌是我国最常见的恶性肿瘤之一，居消化道肿瘤死亡的首位，发病高峰为50～60岁。胃癌的发生与幽门螺杆菌感染有关。幽门螺杆菌在胃酸环境中表达多种有生存活性的毒力因子。致癌蛋白细胞毒素相关基因A（CagA）、空泡细胞毒素A（VacA）和外部炎症蛋白的表达是幽门螺杆菌致病的关键。根除幽门螺杆菌对胃癌的预防具有重要意义。早期胃癌常无明显症状，可逐渐出现非特异性的、酷似胃炎或胃溃疡的症状。进展期胃癌出现胃区疼痛，上腹部饱胀感、厌食、消瘦、贫血、水肿等。食管胃结合部癌主要表现为：剑突下不适，疼痛或胸骨后疼痛，伴进食梗阻感或吞咽困难；胃窦癌当肿瘤延及幽门时，则可引起恶心、呕吐等幽门梗阻症状；癌肿扩散转移可引起腹水、肝大、黄疸等症状。

（一）胃镜检查

目前，胃镜是发现早期胃癌最有效的准确方法。胃镜不仅可以直视胃黏膜的病变表现，还可对可疑组织进行活检。同时，胃镜也是治疗手段，早期黏膜内胃癌可以进行胃镜下微创切除治疗。除常规纤维胃镜外，还有超声内镜、色素内镜和放大内镜等。胃镜下所见与胃癌的不同阶段和不同病理变化有着密切的关系。

早期胃癌的镜下表现并不具有明显的特征性，但下列轻度异常也可能提示早期胃癌的存在。①胃黏膜局部颜色的轻度变化：变红或变白，黏膜下血管网的消失，黏膜颗粒样的变厚或凹陷等。②除了对隆起性病变、糜烂性病变、溃疡性病变和凹陷性病变要仔细检查外，对早期胃癌的检查还应注意观察那些与周围黏膜有所不同的黏膜区域。

进展期胃癌镜下表现（图5-4）：在进展期胃癌中，癌组织已侵入固有肌层或浆膜层，病变范围大，形态改变显著，内镜下极易被发现。按照Borrmann分型，分为4型：Borrmann Ⅰ型，又称为隆起型或肿物型，表面高低不平呈块状或大结节状，表面充血，糜烂或溃疡形成，组织脆，易出血，可伴渗血及覆盖污秽物，少数肿瘤表面光滑；Borrmann Ⅱ型，亦称局限溃疡型，病变为一种较明显的局部隆起性肿物，顶端伴有深的不规则溃疡，溃疡底部呈结节状、不平，边缘不规则，质脆，易出血，溃疡周边呈堤样隆起；Borrmann Ⅲ型，亦称浸润溃疡型，除了巨大溃疡以外，与Ⅱ型不同的是溃疡周围黏膜及胃壁受到癌浸润变得僵硬，胃腔变形明显；Borrmann Ⅳ型，亦称弥漫浸润型，由于癌组织的弥漫性浸润，胃壁增厚，僵硬、蠕动差、胃腔变窄，充气后不能扩张，胃黏膜粗大，可呈结节状，并可见充血、糜烂，易与胃炎相混淆。

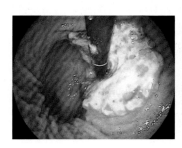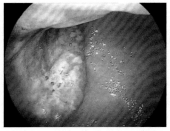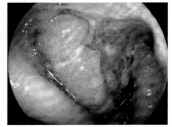

图5-4 进展期胃癌的内镜表现

（二）上消化道X线造影

胃癌上消化道X线造影主要表现如下（图5-5）。

1.早期胃癌X线造影表现　早期胃癌指局限于黏膜或黏膜下的肿瘤，双重造影检查可显示一些异常表现，但确诊需要胃镜检查和活检病理结果。

2.进展期胃癌X线造影表现与大体形态有关，常见以下表现　①不规则的充盈缺损，多见于蕈伞型癌；②胃腔狭窄、胃壁僵硬，主要由浸润型胃癌引起，如累及胃大部或全部，则形成"皮革胃"；③龛影，多见于溃疡型癌，龛影形状不规则，多呈半月形，位于胃轮廓之内，周围绕以宽窄不等的透明带，称为环堤，环堤上见结节状和指压迹状充盈缺损（指压痕），指压痕间有裂隙状钡剂影（裂隙征）；④黏膜皱襞破坏、消失或中断，形态固定不变；⑤肿瘤区蠕动消失。

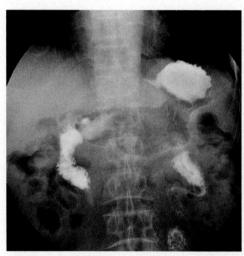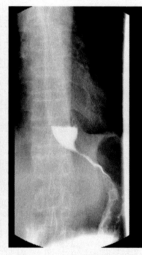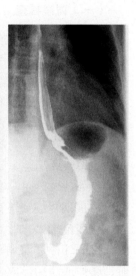

图5-5　胃癌的上消化道X线造影表现

（三）CT检查

CT检查对早期胃癌的诊断作用有限，但对于进展期胃癌而言，增强CT扫描有助于发现淋巴结的转移情况、周围组织器官受侵犯的程度以及肝脏等脏器的转移情况，对临床治疗决策至关重要。主要表现为（图5-6）：①病变区胃壁增厚多不规则，可见溃疡形成的凹陷；增强扫描肿瘤呈中度或重度不均匀强化。②进展期胃癌往往突破浆膜侵及邻近的组织和器官，表现为病变区胃轮廓不清，浆膜面毛糙，胃周脂肪层模糊不清或消失，胰腺、肝左叶、横结肠、食管下段及脾均可直接受侵，以胰腺受侵最为常见。③淋巴结转移，多将8～15mm作为正常淋巴结的上限（平均10mm），淋巴结增大，转移阳性率就增高，＞14mm的淋巴结，转移阳性率达80%以上，淋巴结表现为圆形高密度影时，转移阳性的可能性就大。④远处转移，晚期胃癌可经血行播散到肝、肺、肾上腺，也可经腹膜种植转移，腹水的出现常作为腹膜转移的常见征象。

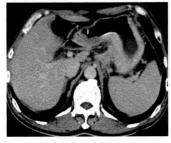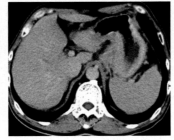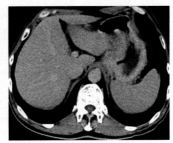

图5-6 胃癌的CT扫描表现

（四）PET-CT检查

PET-CT检查对胃癌原发灶的观察敏感性并不高，但对于远处转移灶的探测敏感性却非常高，尤其对于胃癌患者肺转移病灶的发现及良恶性判断具有很高的敏感性、特异性和准确性。

（五）鉴别诊断

胃癌的临床症状与体征常缺乏且无特异性，易与胃其他疾病混淆，需要和良性疾病相鉴别，胃镜检查和镜下活检术有助于明确诊断。

三、结直肠癌

结直肠癌是最常见的消化道恶性肿瘤之一，溃疡性分枝杆菌、伤寒沙门菌等感染可导致结直肠癌。肠道菌群的紊乱诱导肠壁通透性的增加，致使细菌错位和更多的内毒素进入肠道，进而出现炎症因子引起慢性炎症反应。自由基、趋化因子和细胞因子等引起肿瘤微环境的改变，激活外源性或内源性信号通路促进肿瘤的发生和发展。例如，由Wnt、Notch、TGF-β等导致的结肠黏膜上皮细胞的更替，NF-κB和STAT3影响结肠组织恢复和免疫稳态，MAPK和Akt/PKB影响结肠细胞的有丝分裂及存活。在结直肠癌患者粪便中发现拟杆菌含量的增高以及IL-17阳性细胞的增多，提示结直肠癌患者的菌群结构可能影响黏膜免疫反应。此外，研究发现，脆弱拟杆菌通过激活肠上皮Wnt、NF-κB、STAT3等信号转导通路，促进炎症细胞因子IL-8、IL-17的释放，进而促进结直肠肿瘤的形成。结直肠癌早期常无明显不适症状，中、晚期因癌肿部位不同而症状有所不同。右半结肠癌常以全身症状、贫血、消瘦、腹部肿块为主要表现。左半结肠癌常以肠梗阻为主要表现。直肠癌常表现为便血、直肠刺激征、大便形状改变以及肠梗阻等症状。

（一）结肠镜检查

肠镜检查是目前发现肠道肿瘤及癌前病变最简便、最安全和最有效的方法。肠镜检查前必须做好肠道准备，肠道清洁度直接影响肠道检查及镜下治疗的效果。但是，当结直肠癌合并急慢性肠梗阻时，通常因没有进行满意的肠道准备而无法行肠镜检查。

早期结直肠癌肠镜检查表现如下。

1.隆起型 为腺瘤或腺瘤内癌，外观硬，有紧张感，或表面污秽、发白，易出血，应怀疑腺瘤内癌。

2.表面型　可分为表浅隆起型、表浅隆起型伴有凹陷、表面平坦型。

3.凹陷型　为不伴周边隆起的凹陷，凹陷处为病变。

4.偏侧发育型（LST）　为直径10mm以上的向侧方生长比向上方生长强的一种低隆起病变，外观为颗粒状或结节状群集。动态观察表明，LST病变可在3年内发展为进展期大肠癌。

进展期结直肠癌肠镜检查表现如下（图5-7）。

1.隆起型　亦称Borrmann Ⅰ型，癌肿主要向肠腔内生长，多呈广基隆起，表面凹凸不平，呈菜花样并伴有糜烂及溃疡，易出血，多见于右侧结肠。

2.溃疡型　癌肿表面呈大溃疡形状，根据肿瘤浸润情况又分为局限型及浸润型两种。

局限溃疡型（Borrmann Ⅱ型）：内镜下见肿瘤表面有大溃疡形成，边界较为清楚，周边呈围堤样改变。

浸润溃疡型（Borrmann Ⅲ型）：由于癌肿向肠壁浸润明显，肿瘤边界欠清楚，肿瘤表面充血水肿，可出现大小不等的溃疡或糜烂，触之易出血，继续发展可浸润肠管全周形成环形狭窄。此种癌为最常见型，较少形成深溃疡。

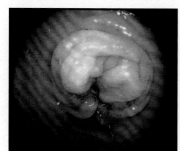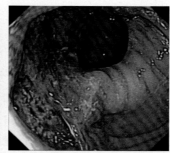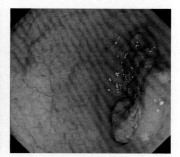

图5-7　进展期结直肠的内镜表现

（二）下消化道X线造影

结肠癌X线造影表现为（图5-8）：①肠腔内不规则肿块，如肿瘤较大，钡剂通过困难；②管腔狭窄，狭窄较局限，可偏于一侧或呈向心性狭窄；③较大的龛影，形状

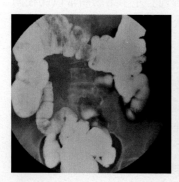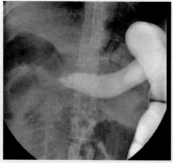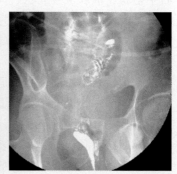

图5-8　结直肠癌的下消化道X线造影表现

多不规则，龛影周围常有不同程度的充盈缺损和管腔狭窄；④病变段肠壁僵硬，结肠袋消失。

（三）CT检查

结直肠癌的CT检查主要表现为（图5-9）：①肠壁增厚，增厚肠壁黏膜面凹凸不平，浆膜面受侵则表现为毛糙不光滑；②腔内肿块，多为偏心性，呈分叶状或不规则形，表明可有溃疡凹陷，较大瘤体内见低密度坏死区；③肠腔狭窄，当癌肿侵犯肠管环周3/4以上时可引起肠腔不规则狭窄，肠壁非对称性增厚，失去正常结肠袋结构；④肠壁异常强化，肠壁增厚和肿块较明显强化，癌肿较大时强化可不均匀；⑤癌性溃疡，进展期结肠癌约80%形成溃疡，表现为火山口状，同时环周狭窄。

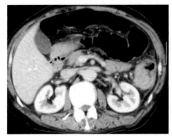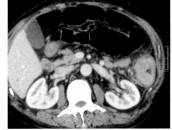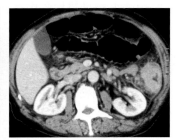

图5-9　结直肠癌的CT扫描表现

（四）MRI检查

在直肠癌，MRI对肿瘤的侵犯程度、直肠系膜内或盆腔淋巴结是否转移等均能做出较为准确的判断，是目前直肠癌临床分期非常重要的检查方法，直接影响到临床治疗决策。主要表现为（图5-10）：①平扫显示肠壁呈环形、半环形增厚或形成软组织肿块，边界清楚或模糊，T_1WI病变呈低信号、T_2WI不均匀高信号，肿块较大时可出现更长T_2

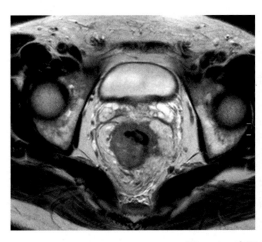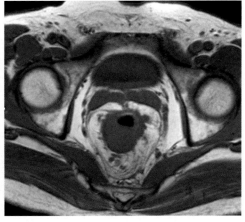

图5-10　直肠癌的MRI表现

信号的囊变或坏死区；②增强扫描显示毛细血管期和延迟期病灶明显增强；③大肠癌易转移到肝脏。此外，肠系膜淋巴结和腹膜的转移亦较多见。

（五）PET-CT检查

肝脏及淋巴结是结直肠癌最常见的转移器官，PET-CT对淋巴结转移病灶的诊断价值已得到领域内的认可，其敏感性、特异性均高于单纯应用CT检查；对于肝脏及远处转移的诊断，PET-CT更是具有不可替代的地位。PET-CT显像在肝脏及淋巴结有转移灶时表现为18F-FDG高摄取。PET-CT是区分对放化疗有无反应的一种有价值的无创检查方式。

（六）鉴别诊断

结直肠癌的早期临床症状与体征常缺乏且无特异性，尽早行结肠镜检查和镜下活检可明确诊断。

四、肝癌

原发性肝癌和乙型、丙型肝炎病毒感染密切相关，由乙型肝炎病毒所引发的慢性肝炎、肝硬化、肝癌常被喻为"肝癌三部曲"。估计50%～100%的肝癌病例与乙型（或丙型）肝炎病毒的持续感染有关。此外，黄曲霉菌、杂色曲霉菌能产生黄曲霉毒素，同样可能导致肝癌。黄曲霉毒素在乙型肝炎病毒表面抗原（HBsAg）阳性个体中的致癌性远高于HBsAg阳性个体（约为30倍）。因此，在HBsAg阳性高流行人群中减少黄曲霉毒素的摄入比在HBsAg阳性低流行人群中减少黄曲霉毒素的摄入对降低肝癌发病率有更大的意义。黄曲霉毒素被世界卫生组织（WHO）癌症研究机构划定为1类致癌物，是一种毒性极强的物质，损伤肝脏组织，严重时可导致肝癌，甚至死亡。肝癌隐匿，早期无典型症状，一旦出现症状，多已进入中、晚期。临床表现有肝区疼痛、消瘦、乏力、食欲减退、消化不良、腹胀等。

（一）超声检查

肝癌超声检查主要表现为：①肝脏超声显示肝实质内单发或多发肿块，肿块回声复杂，可表现为不均匀的低、等、高回声或混合回声，以后两者多见。②肿瘤周围常有完整或不完整的环形低回声带。③多数病例合并有肝硬化声像图表现；门静脉或胆管内癌栓，即在扩张的门静脉内或胆管内见到高回声病灶。④肝门、腹腔、腹膜后淋巴结转移，表现为多发增大的低回声淋巴结。

（二）CT检查

肝癌CT检查主要表现为（图5-11）：①平扫多数病灶为低密度，少数为高密度，脂肪肝背景下病灶呈相对高密度。小病灶密度较均匀，大病灶中心常发生坏死、出血或脂肪变性，密度不均匀。②增强扫描动脉期可见强化，大病灶强化不均匀，周边强化明显，中心无强化，显示"快进快出"的强化迹象。此外，尚可显示动静脉瘘，表现为门静脉与肝动脉同步强化。③门脉期肝实质强化达峰，肝癌病灶密度下降，多数为低密

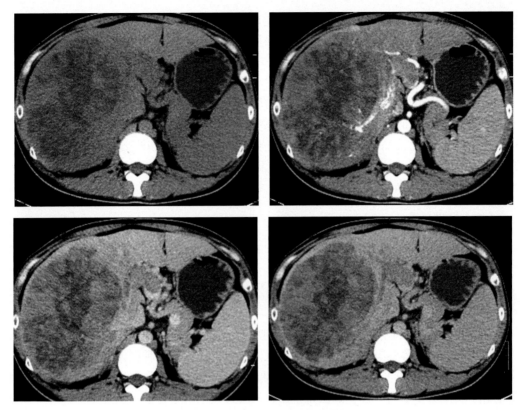

图5-11　肝癌的增强CT扫描表现

度。门脉期易于判断血管有无受侵和癌栓形成，癌栓表现为门脉内充盈缺损。肝静脉和下腔静脉也常受侵犯并有癌栓形成。④肿瘤侵犯肝门区或胆管内有癌栓形成时，可造成肝门区和肝内胆管扩张。

（三）MRI检查

肝癌MRI检查主要表现为（图5-12）：①原发性肝癌在T_1WI上多为低信号，大的肿瘤因中心出血坏死在低信号中夹杂斑片状或点状的高信号或更低信号。但小肝癌T_1WI上高信号更为常见，在T_2WI上多为稍高信号，占90%左右。②包膜是原发性肝癌的一个重要特征，有以下几种表现。T_1WI和T_2WI均未能显示；T_1WI上低信号，T_2WI未能显示；T_1WI、T_2WI上均为低信号；T_1WI上为低信号。T_2WI上外层为高信号，内层为

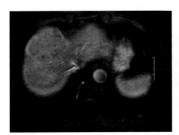 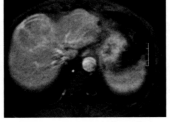 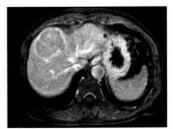

图5-12　肝癌的MRI表现

低信号。③增强扫描显示"快进快出"的强化特征。动脉期肿瘤明显强化，有液化坏死强化不均匀，往往表现为周边强化，小肝癌呈均匀强化。门脉期大部分病灶呈低信号。

（四）PET-CT检查

研究报道，PET诊断原发性肝细胞癌的敏感性仅有50%左右，肝癌灶摄取18F-FDG的程度与肿瘤组织细胞分化的程度、肿瘤的倍增时间和肿瘤的大小有关，低分化肝癌摄取18F-FDG程度较高，而高分化和中分化摄取18F-FDG程度较低。CT和MRI在诊断肝细胞癌方面明显优于PET，而PET在发现肝外转移方面优势明显。与此不同是，18F-FDG PET对肝脏转移瘤具有高敏感性，特别是CT不能确定的病灶。

（五）鉴别诊断

肝癌需要与以下疾病相鉴别：血管瘤、转移瘤、肝腺瘤、局灶性结节性增生，必要时可以行肝脏穿刺活检术，以明确诊断。

五、胆管癌

胆管癌来源于肝内胆管上皮细胞，一般无肝硬化病史，多与华支睾吸虫、后睾吸虫和肝内胆管结石等感染有关，以男性多见。华支睾吸虫是一种区域性高发的人兽共患寄生虫，全球有3500多万人感染，主要分布在韩国、越南、俄罗斯东部、日本和中国等地。华支睾吸虫作为一种食源性寄生虫，人通过食用寄生在淡水鱼虾中活的囊蚴而感染。感染后幼虫在十二指肠经过消化液破囊而出，之后蠕行至肝胆管发育为成虫。成虫在肝胆管寄生，因摄食活动引起胆管上皮损伤，虫体堵塞胆管诱导炎症细胞浸润，从而导致肝胆慢性炎症和胆管周围纤维化，甚至出现胆管上皮腺瘤样增生与胆管癌。胆管癌的临床表现主要有进行性梗阻性黄疸，尿液呈浓茶色，粪便灰白，上腹隐痛伴有消化不良和体重下降等。根据部位可分为肝内胆管癌与肝外胆管癌。从解剖学划分，主肝管及分叉位于肝外，所以定位于左、右二级及以上肝管的称为肝内胆管癌，也称胆管细胞癌或外周型胆管癌；肝外胆管癌可发生于不同部位，分别为肝门部、胰上段、胰段和壶腹段。

（一）CT检查

肝内胆管癌诊断以CT为主，主要表现为（图5-13）：①肝内胆管癌病灶以单发为主，多位于肝左叶，多发病灶可见到主灶周围的卫星灶。②平扫表现为边缘欠清的低密度实质病灶，部分病灶内可见不规则点状或斑片状钙化，数目多而小，密度较高，形态不规则。③增强扫描多数病例含纤维成分较多，早期强化不明显，中、晚期可见到病灶有不均匀强化，其中坏死区域无强化，三期增强表现以"慢进慢出"为特点。增强扫描还可见主灶周围的小卫星灶。④病灶内或周围可见到扩张的胆管，其中以延迟强化区内见到扩张的胆管为其典型表现。⑤胆管癌伴有肝门及后腹膜淋巴结的转移较肝细胞肝癌多见。

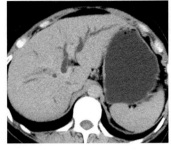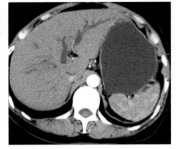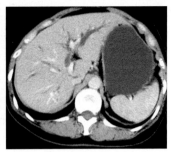

图5-13　胆管癌增强CT扫描表现

（二）MRI检查

肝内胆管癌的磁共振胰胆管成像（MRCP）主要表现为（图5-14）：①肝内胆管癌T_1WI上常为低信号，T_2WI上常为不均匀略高信号，边界不清，无包膜征。如肿瘤内含纤维成分多而黏液和坏死成分少，T_2WI上为略高信号或等信号，如含黏液成分多，则在T_1WI上为明显的低信号，T_2WI上为明显的高信号。肿瘤内偶见到纤维性中心瘢痕，T_1WI和T_2WI上均为低信号。②常伴有肝内胆管的扩张，位于病灶内或病灶周围，如有肝门淋巴结的肿大或肝门区转移，则压迫肝门部胆管，导致左、右叶的肝内胆管均轻到中度扩张。③MRI增强扫描显示为少血供肿瘤，边缘可强化。④胆管细胞癌偶尔也可包绕血管，如门静脉、肝静脉或下腔静脉，但癌栓形成少见。

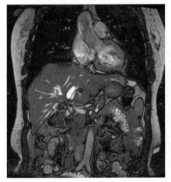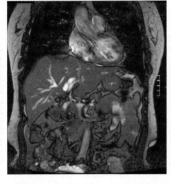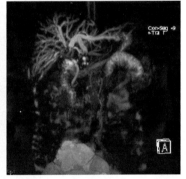

图5-14　胆管癌的MRCP检查表现

（三）鉴别诊断

胆管癌需要与以下疾病相鉴别：胆道结石、肝门区肝癌、硬化性胆管炎、Caroli病。增强CT扫描联合磁共振胰胆管成像（MRCP）或内镜逆行胆胰管造影（ERCP）有助于提高诊断率。

六、鼻咽癌

鼻咽癌（NPC）与EB病毒感染有关，以男性多见，男女发病率之比约为3:1，且好发于中年人。EB病毒是人类常见的疱疹病毒，宿主感染后无法将其从体内完全清除，可终身携带，一旦被激活可引起相关肿瘤疾病，已被研究证实与鼻咽癌关系密切。90%以上的鼻咽癌患者血清VCA-IgA抗体阳性。高盐腌鱼和肉、携带某些基因以及居住区域等因素都会增加鼻咽癌的发病风险。临床表现主要有鼻出血、耳鸣、听力减退、鼻塞、头痛，晚期可引起视力障碍、视野缺损、突眼、复视、眼球活动受限；侵犯三叉神经、展神经、舌咽神经、舌下神经时出现相应症状。

（一）鼻咽镜检查

鼻咽纤维镜在鼻咽癌的诊断中极为重要，不仅能全面仔细地观察鼻咽部，还可行照相、录像及活检，是检查鼻咽部最有效的工具。鼻咽镜检查时可采取经鼻腔径路或经口腔径路钳夹可疑肿瘤组织进行病理学检查。活检若为阴性，对仍可疑者需反复活检，并密切随诊。

（二）CT检查

CT检查不但可以了解鼻咽腔内肿瘤的部位、大小及管腔形态，还能观察鼻咽周围结构的侵犯和颈部淋巴结的转移情况。具体表现为（图5-15）：①鼻咽癌最好发于咽隐窝，早期在黏膜内生长，咽隐窝变浅、消失为最常见的早期表现。增强扫描可以帮助发现较小的肿瘤。②肿瘤向黏膜下浸润生长形成软组织肿块，多以咽隐窝为中心，鼻咽腔变形、不对称，咽喉壁软组织增厚。③肿瘤向周围蔓延，侵入周围软组织及其间隙，90%有咽旁间隙受累。肿瘤可侵及颞下窝间隙、颈动脉间隙、咽后间隙、鼻后间隙、鼻腔、鼻旁窦、眼眶和颅内。④鼻咽癌可沿神经、血管周围间隙蔓延，致使颅底骨性孔道扩大或破坏。

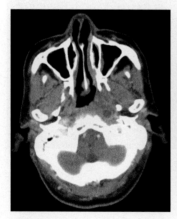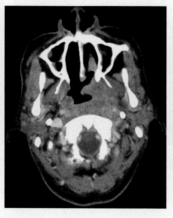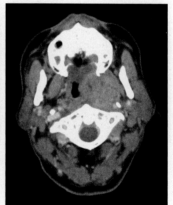

图5-15　鼻咽癌CT扫描表现

（三）MRI检查

MRI对软组织的分辨率比CT高。MRI检查可以确定肿瘤的部位、范围及对邻近结构的侵犯情况。对放疗后复发的鼻咽癌，MRI有明显的优势，它可以鉴别放疗后组织纤维化和复发的肿瘤。具体表现为（图5-16）：①T_1WI上肿瘤呈低至等信号；T_2WI上呈等

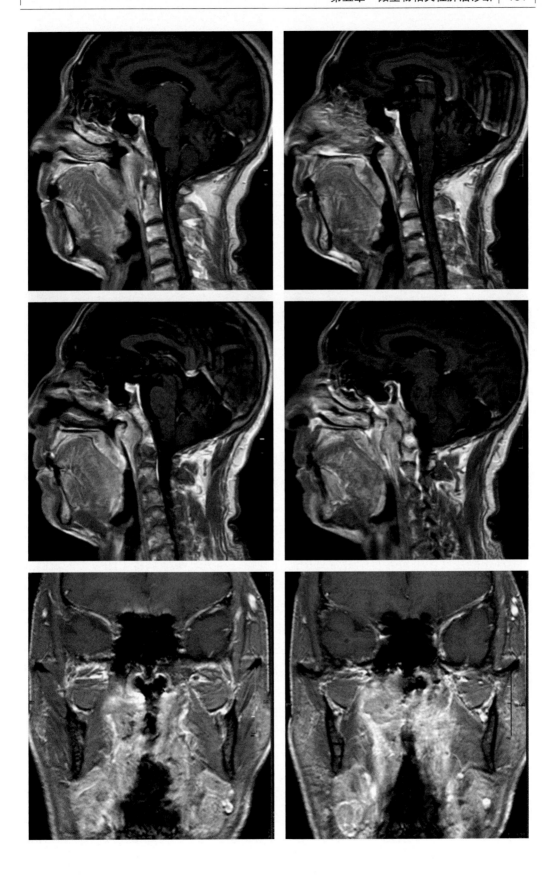

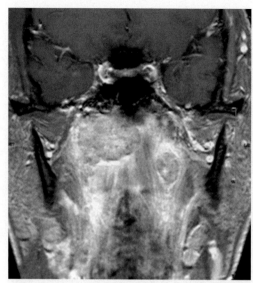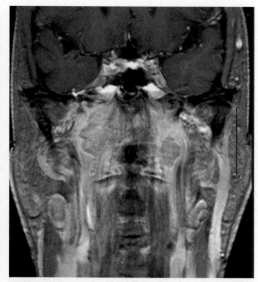

图5-16　鼻咽癌MRI表现

至高信号，同时还可见病侧乳突气房呈高信号表现，为分泌性中耳乳突炎；②增强检查时肿瘤发生强化，且常不均匀。MRI检查能敏感地发现斜坡和海绵窦受累和下颌神经受侵等。

（四）鉴别诊断

鼻咽癌需要与以下疾病相鉴别：腺样体肥大、鼻咽部非霍奇金淋巴瘤、小唾液腺恶性肿瘤；鼻咽癌侵及颅底时还应与颅底原发恶性肿瘤相鉴别。鼻咽镜检查和镜下活检有助于明确诊断。

七、宫颈癌

宫颈癌是女性生殖器官中最常见的恶性肿瘤，与人乳头瘤病毒（HPV）的流行相关。HPV是一种嗜上皮性病毒，有高度的特异性，研究表明，HPV感染是宫颈癌及其癌前病变最主要的致病因素，阴道微生态系统的失衡与高危HPV感染密切相关，能够使HPV病毒无法自行消除，最终导致宫颈病变的发生。在宫颈癌高发国家，慢性HPV的患病率为10%～20%，而低发国家的患病率为5%～10%。鳞状上皮癌约占95%以上，常累及宫颈旁和阴道，倾向于形成外生性肿块，破坏宫颈和阴道穹窿，肿瘤表面常有坏死和感染。腺癌起源于宫颈管的腺体，倾向于侵犯宫颈和宫旁组织。宫颈癌的早期诊断依赖于宫颈涂片和活检。CT和MRI的主要作用在于分期和了解手术或放疗后有无复发。

（一）阴道镜检查

阴道镜可直观观察宫颈部病变，但难与宫颈炎症相鉴别。宫颈刮片细胞学检查巴氏Ⅲ级及Ⅲ级以上、TBS分类为鳞状上皮内瘤变，均应在阴道镜观察下选择可疑癌变区行宫颈活组织检查。阴道镜下可进行宫颈和宫颈管活组织检查，为确诊宫颈癌及宫颈癌前病变的可靠依据。所取组织应包括间质及邻近正常组织。宫颈刮片阳性，但宫颈光滑或宫颈活检阴性，应用小刮匙搔刮宫颈管，刮出物送病理检查（图5-17）。

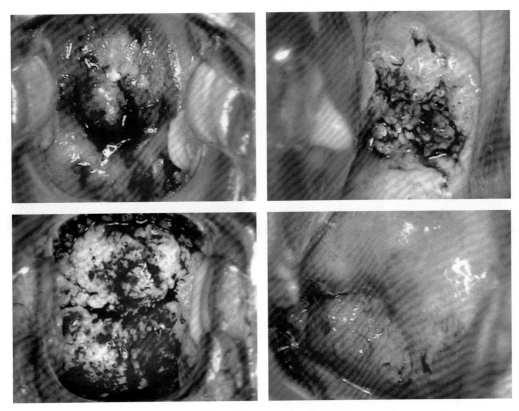

图5-17　宫颈癌的阴道镜检查表现

（二）CT检查

宫颈癌的CT检查主要表现为：①宫颈癌典型的CT表现是宫颈扩大，为直径大于3.5cm的实性软组织肿块。由于坏死或溃疡，约50%的肿块内可见到低密度区。②早期局限于宫颈，晚期则侵犯子宫及宫旁组织，表现为由子宫向外的不规则形、三角形或分叶状软组织影。③常侵犯膀胱和直肠。④肿块可阻塞宫颈管内口，形成子宫积水、积血或积脓。

（三）MRI检查

宫颈癌的MRI检查主要表现如下（图5-18）。

1.内生型宫颈癌：主要以宫颈部间质浸润为主，表现为宫颈正常或增大，不对称增厚和结节状凸起；T_2WI可见宫颈内不均匀高信号影，信号高于宫颈部间质，低于宫颈上皮与周围组织界线清晰或模糊。

2.外生型宫颈癌：主要生长在宫颈的表面，T_2WI可见一侧宫颈边缘不整，形成稍高信号的肿块突入到阴道，肿块与阴道间界线清晰或不清。

3.各型宫颈癌动态增强扫描早期肿瘤强化明显，信号高于正常宫颈组织，随后信号逐渐减低，增强晚期肿瘤信号低于正常宫颈组织。

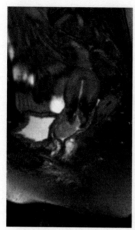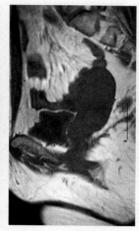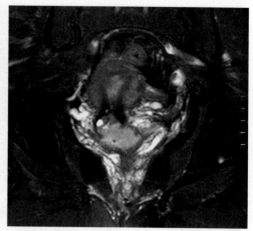

图5-18　宫颈癌的MRI表现

（四）鉴别诊断

宫颈癌主要与宫颈部炎症相鉴别，病变早期在阴道镜下难以区分，宫颈刮片或脱落细胞可做进一步鉴别。

八、淋巴瘤

淋巴瘤是原发于淋巴系统的恶性肿瘤，也称恶性淋巴瘤，与EB病毒、反转录病毒感染有关。人是EB病毒感染的宿主，主要通过唾液传播。EB病毒感染与霍奇金淋巴瘤的发病有关。在我国，霍奇金淋巴瘤患者中EB病毒检出率可达48%～57%，EB病毒同时也是Burkitt淋巴瘤的重要原因。胃黏膜淋巴瘤可能与幽门螺杆菌感染密切关系。

淋巴瘤分为霍奇金淋巴瘤（HD）和非霍奇金淋巴瘤（NHL）两大类。临床上以进行性淋巴结肿大为特征。根据病理表现不同，其恶性度和预后不一。淋巴瘤的诊断主要依靠病理学检查。影像学诊断的主要任务不是肿瘤定性，而是在病理学确诊之后正确估计肿瘤的进展范围，即肿瘤分期的判断。

（董秀山）

第四节　微生物相关性肿瘤实验室诊断

一、实验室诊断的方法

实验室诊断是指对血液、体液、组织等进行相应检测，有助于诊断疾病或辅助诊断。微生物相关性肿瘤实验室诊断是以肿瘤致病性微生物感染机体引起机体特异性免疫反应过程为基础，通过检测微生物核酸、抗原，以及机体针对微生物所产生的抗体等对微生物感染加以判断，从而达到辅助和鉴别诊断微生物相关性肿瘤等目的，是微生物相关性肿瘤辅助诊断及风险评估的重要手段。

实验室检测的项目繁多，原理各异，高特异性与高灵敏度的检测对肿瘤诊断有重大意义。目前实验室检测主要采用形态学、分离培养、生物化学、免疫学及分子生物学等方法。

1.形态学方法　是指通过显微镜观察临床标本，以发现典型形态的微生物或其特异结构为阳性结果的检查方法，主要用于细菌、真菌、寄生虫的检测，辅助诊断微生物相关性肿瘤。因形态学检测易受标本质量及检验人员个人经验的影响，漏检率高，一般不作为诊断依据。

2.分离培养方法　是指在对微生物进行分离培养后，通过生物化学反应结果、质谱等对微生物进行鉴定以辅助诊断微生物相关性肿瘤，且经分离培养的微生物可进一步进行药敏试验以助临床医师选择最佳治疗方案的检查方法。分离培养法易受培养条件影响，主要适用于细菌和真菌的检测。

3.生物化学方法　是指根据细菌代谢产生酶、分解营养物质能力的不同，对细菌进行鉴定的检查方法，主要包括触酶试验、糖发酵试验、枸橼酸盐利用试验等，临床工作中常通过细菌生化特性来鉴定菌种，但生物化学反应结果会受到细菌生长代谢状态的影响。

4.免疫学方法　几乎适用于所有微生物相关性肿瘤的实验室诊断，血清学试验是应用最广泛的免疫学方法。免疫学方法的基本原理均是利用抗原抗体反应检测标本中的相应蛋白质（包括微生物特异性抗原和抗体）。免疫学方法特异性和敏感性均较高，但可能存在一些交叉反应，易造成假阳性结果。

5.分子生物学方法　应用广泛，一般采用聚合酶链反应（polymerase chain reaction，PCR）及其衍生技术或核酸杂交等方法检测微生物核酸以确定微生物感染，从而辅助诊断微生物相关性肿瘤。所有已设计出特异性引物的微生物（包括几乎所有病毒、大部分细菌、部分真菌和寄生虫）均可用分子生物学方法进行检测。

二、实验室诊断的临床意义

实验室诊断对微生物相关性肿瘤的确诊具有重要的临床意义，主要表现在以下几个方面。

1.评估个体患微生物相关性肿瘤的风险　实验室诊断对于微生物相关性肿瘤的患病风险预测、预防和早期诊断具有重要作用。越来越多的研究表明，微生物感染可能是部分肿瘤致病的始动因素，如HPV感染可导致宫颈癌、EB病毒的感染与鼻咽癌的发生有着直接关系等。及时筛查和检测微生物感染，有利于评估个体罹患肿瘤的风险，及早预防恶性肿瘤的发生。目前作为常规筛查的微生物有HBV、HCV及HPV等。需要注意的是，感染有致肿瘤作用的微生物只能说明该患者属于肿瘤性疾病的高危人群，并不能说明该患者一定患有或将患有肿瘤性疾病。

2.辅助和鉴别诊断微生物相关性肿瘤　实验室诊断对于微生物相关性肿瘤的辅助和鉴别诊断有重要意义。导致肿瘤的因素有多种，包括物理因素、化学因素和生物因素。临床上患者肿瘤的致瘤因素往往难以确定，给肿瘤的治疗和防止复发带来很大困难。利用实验室诊断，结合临床症状及病史等资料，若检出与患者所患肿瘤有较明确关系的微生物感染时，即可在一定程度上可判断患者的致瘤因素。

3. 选择治疗方案和评估肿瘤预后　通过实验室诊断鉴别微生物相关性肿瘤后，可针对肿瘤的致病因素选择和调整治疗方案，及时清除致病因素，在一定程度上可改善肿瘤患者的生活状态，提高治疗效果。另外，实验室检测可评估患者微生物感染的基数及机体免疫状况，对感染微生物情况进行监测，有利于肿瘤患者的预后评估，如定量检测HBV相关性肝癌患者血清中HBV DNA含量可以监测患者的病情，评估抗病毒的治疗效果，调整治疗方案和评估预后。

三、实验室诊断相关指标

根据微生物相关性肿瘤的致病因素可将其分为病毒相关性肿瘤、细菌相关性肿瘤、真菌相关性肿瘤和寄生虫相关性肿瘤四大类，下面根据分类分别对几种主要的致肿瘤微生物实验室检测加以介绍。

（一）病毒相关性肿瘤

病毒在肿瘤的发生发展中扮演着重要角色，可分为DNA病毒和RNA病毒。临床上，病毒的实验室检测主要有病毒成分检测和血清学实验，病毒成分检测包括病毒特异性抗原和核酸，血清学检测即利用病毒抗原检测患者血清中有无特异性抗体。少数实验室可对病毒进行形态学检查，但由于形态学检查要求高，灵敏度有限，目前尚未得到广泛应用，在此不做叙述。

1. RNA病毒　与肿瘤相关的RNA病毒的主要有丙型肝炎病毒（hepatitis C virus，HCV）和人类嗜T细胞病毒（human T lymphotropic viruses，HTLV）。

（1）丙型肝炎病毒：是丙型病毒性肝炎的病原体，其感染后容易发展为慢性丙型肝炎，慢性丙型肝炎与原发性肝癌的关系十分密切。

检测项目：目前HCV RNA及HCV血清抗体检测是临床诊断HCV感染、HCV相关性肝癌的主要依据。

检测方法：HCV RNA的检测主要采用分子生物学方法，是诊断HCV感染的可靠指标。目前常采用RT-PCR，套式PCR和荧光定量PCR。用酶联免疫吸附测定（ELISA）和蛋白质印迹法（Western blotting）检测血清中特异性HCV抗体，分别是HCV感染筛查和确诊的常用方法。

临床意义：HCV RNA检测结果阳性是诊断HCV感染的有效依据，而HCV血清抗体阳性表明机体既往或现在HCV感染。HCV RNA检测结果阳性而HCV血清抗体检测结果阴性可在HCV早期感染患者或免疫力低下患者中出现，新生儿血清中的HCV抗体可来自于母体，不能说明其一定存在HCV感染，因而HCV RNA的检测更具敏感性与特异性，故通常以HCV RNA检测结果阳性作为HCV感染的诊断依据。

评价：目前实验室常以ELISA检测HCV血清抗体作为HCV感染的初筛试验，初筛试验阳性者必须经过Western blotting或其确证试验确定HCV抗体阳性后方可确诊。HCV RNA是诊断HCV感染的直接证据，尤其在对感染早期未产生抗体时及抵抗力低下无产生抗HCV能力患者诊断HCV感染方面具有重要意义。检测HCV RNA的方法敏感性均较高，患者血清中极微量的HCV RNA即可检测，荧光定量PCR还可实时定量检测血清中HCV RNA的含量，监测疾病进程并评估治疗效果。

（2）人类嗜T细胞病毒：分为HTLV-1和HTLV-2两型，可分别导致成人T细胞白血病和毛细胞白血病。检测HTLV感染，可协助诊断白血病病因。

检测项目：在临床实验室中，通过检测HTLV特异性抗体和HTLV RNA，并结合临床症状等可诊断HTLV感染，初步判断部分白血病病因。

检测方法：目前针对HTLV感染的实验室诊断方法主要有免疫学方法及分子生物学方法。免疫学方法用于检测患者血清中的HTLV特异性抗体，包括ELISA、免疫荧光法、胶乳凝集法、Western blotting等；分子生物学方法用于检测亲嗜细胞中的HTLV RNA，包括PCR及其衍生技术。

临床意义及评价：HTLV-1除可导致成人T细胞白血病外，也被报道与B细胞淋巴瘤相关。目前，常采用ELISA等方法检测血清中的HTLV特异性抗体（即血清学初筛试验）以诊断HTLV感染。鉴于HTLV-1和HTLV-2有血清交叉反应，常规方法不能区分，ELISA可检测相应抗体以区分HTLV-1和HTLV-2感染，增强诊断的特异性。血清学初筛试验阳性的患者必须通过特异性高的Western blotting确认。另外，也可通过RT-PCR检测外周血单个核细胞中的病毒核酸以协助诊断。

2. DNA病毒　与肿瘤相关的DNA病毒主要包括疱疹病毒、嗜肝病毒、人乳头瘤病毒和乳多空病毒科。

（1）疱疹病毒科：目前发现的与肿瘤致病有较明确联系的疱疹病毒主要有4种，分别是EB病毒（Epstein-Barr virus，EBV）、人巨细胞病毒（human cytomegalovirus，HCMV）单纯疱疹病毒2型（herpes simplex virus，HSV-2）和人疱疹病毒8型（human herpes virus 8，HHV-8）。

1）EB病毒：是一种具有嗜B淋巴细胞特性的DNA病毒，其感染被证明与Burkitt淋巴瘤和鼻咽癌有密切关系，另外，EBV感染诱发免疫功能受损的患者发生淋巴组织增生性疾病，被证明与约50%的霍奇金淋巴瘤有病因学联系。

检测项目：EBV感染的实验室诊断主要是检测病变组织中的抗原及核酸，检测血清中特异性抗体也有助于诊断。

检测方法：目前，临床实验室通常采用免疫荧光法检测EBV抗原、原位核酸杂交试验或PCR法检测EBV DNA，免疫荧光法或免疫酶法检测EBV特异性抗体。

临床意义：采用核酸杂交和PCR等方法检测EBV DNA是诊断EBV感染的有效依据，而采用免疫学的方法（如免疫荧光法）检测病变组织中的EBV抗原则是诊断EBV感染的重要方法。血清学方法检测EBV IgM和IgG抗体有助于EBV感染的诊断，但不能确诊。若EBV相关抗原的抗体效价持续升高，则对鼻咽癌的病因诊断具有辅助作用。

评价：原位核酸杂交法检测EBV DNA可以证明是否存在EBV感染，同时采用免疫荧光法检测EBV抗原也是检测其感染的重要方法。由于EBV不易分离培养，故血清学试验可作为辅助诊断方法。

2）人巨细胞病毒：人是HCMV的唯一宿主，感染HCMV最易造成先天性畸形，目前有研究表明，HCMV与人脑胶质瘤、乳腺癌、前列腺癌及结直肠癌等均存在相关性。

检测项目：HCMV感染诊断的实验室检测项目主要包括病变组织的包涵体、HCMV

抗原以及核酸的检测，同时也可检测血清、脑脊液、唾液等中的抗体。

检测方法：病变组织的包涵体易于观察，用光学显微镜镜检即可，一般采用免疫荧光法、酶免疫测定等方法检测HCMV的抗原、抗体系统，用荧光定量PCR检测HCMV核酸。

临床意义：荧光定量PCR检测HCMV DNA或mRNA是诊断HCMV的有效依据，酶免疫测定HCVM-IgM可有助于判断HCVM近期感染，而HCVM-IgG的检测则有助于了解人群的感染率，特别是患者恢复期IgG抗体滴度高于患病初期的4倍及以上才更有诊断价值，所以临床上常使用荧光定量PCR检测HCMV核酸进行快速诊断。

评价：直接检测HCMV包涵体敏感性较低，HCMV抗原的检测敏感性、特异度较好，可用于HCMV感染早期诊断。应用分子生物学方法和蛋白质印迹法检测各种标本中的HCMV抗原和核酸可快速诊断。血清学的检测可反映近期感染和了解人群的感染率，其特异性和灵敏度不如HCMV核酸检测。

3）单纯疱疹病毒2型：HSV-2主要导致生殖系统疱疹和新生儿疱疹，有研究表明，HSV-2与宫颈癌的发生有密切联系。

检测项目：单纯疱疹病毒感染诊断的实验室检测项目主要包括HSV-2抗原以及核酸的检测，同时也可以检测血清中的HSV-2 IgM和IgG抗体。

检测方法：实验室检测HSV-2抗原主要采用免疫荧光法或免疫组织化学法，检测HSV-2 DNA采用PCR、DNA原位杂交法，血清抗体的检测主要采用ELISA或间接免疫荧光法。

临床意义：HSV-2 DNA检测结果阳性是诊断HSV-2感染的有效依据，可用于快速诊断。HSV-2可通过母婴垂直传播，新生儿体内的HSV-2抗体可来自母体，血清学的检测不能区分HSV的型别以及原发与复发感染，只能作为既往或现在感染的依据，所以通常以HSV-2 DNA阳性作为诊断HSV-2感染的依据。

评价：细胞学检查对于HSV-2感染的特异性不高，仅利用显微镜检查结果不可靠。采用PCR和DNA原位杂交的方法检测HSV-2 DNA，特异性和敏感度均较高。采用免疫学的方法检测特异性HSV-2 IgM抗体表示有过HSV-2近期感染，而检测特异性HSV-2 IgG抗体对于流行病学调查有一定意义。

4）人疱疹病毒8型：HHV-8在免疫功能受损或缺陷的人群中易感，与卡波西肉瘤的发生有密切联系。

检测项目：HHV-8感染的实验室诊断项目主要包括HHV-8抗原检测，HHV-8核酸检测，此外也可以检测血清中的HHV-8抗体。

检测方法：HHV-8 DNA的检测通常采用PCR及其衍生技术，针对HHV-8抗原、抗体系统的检测采用ELISA或间接免疫荧光法。

临床意义：HHV-8 DNA检测是诊断HHV-8感染的有效依据，可在卡波西肉瘤组织中以及患者外周血中检测到HHV-8 DNA，HHV-8 IgG反映HHV-8的近期感染或现时感染。

评价：血清学检测患者体内HHV-8 IgG检测特异性受多种因素的影响，HHV-8 DNA检测特异性和敏感度均较高，标本也易于获得，所以临床常采用HHV-8 DNA PCR检测HHV-8感染。

（2）嗜肝病毒科：乙型肝炎病毒（hepatitis B virus，HBV）是嗜肝病毒科中唯一的DNA病毒，是乙型病毒性肝炎的病原体，部分乙型肝炎患者可发展为原发性肝细胞癌。

检测项目：HBV感染的实验室诊断主要是检测其血清标志物。HBV感染的血清标志物主要包括HBV抗原抗体系统和病毒核酸。

检测方法：用ELISA方法检测HBV抗原抗体系统是临床诊断HBV感染的最常用方法，目前常用的检测指标是乙肝"两对半"，即HBsAg、抗-HBs、乙型肝炎病毒e抗原（HBeAg）、抗-HBe及抗-HBc，其中抗-HBc包括抗-HBcIgM、抗-HBcIgG。针对HBV核酸的检测通常采用荧光定量PCR。

临床意义：HBsAg是HBV感染后首先出现的血清学标志物，通常HBsAg检测结果阳性即可判断HBV感染，当患者检测结果HBsAg阴性、抗-HBs阳性时，说明患者曾感染HBV或接种疫苗。HBeAg和抗-HBe、抗-HBc阳性可作为机体内HBV存在、复制活跃、传染性强的标志。感染HBV后，血清中病毒核酸出现早，目前被认为是病毒复制和具传染性的最可靠指标。

评价：HBsAg出现早，在感染者血清中含量高，在无症状携带者血清中亦可检出，是HBV感染的主要标志。血清中存在HBV DNA是诊断HBV感染的最直接依据，同时，定量检测患者血清HBV DNA还可以监测患者病情，评估抗病毒治疗效果，有利于诊断HBV相关性肝癌并选择、调整治疗方案，评估预后，但分子生物学检测成本较高，一般不用于临床筛查。

（3）人乳头瘤病毒：人乳头瘤病毒（hunman papillomavirus，HPV）主要引起人类皮肤黏膜的增生性病变，其中高危型HPV（16型、18型等）被认为是子宫癌的重要病因。有研究表明，肛管癌和乳头状瘤与HPV感染有关、HPV-16血清抗体阳性者前列腺癌发病率比阴性者高数倍。

检测项目：HPV感染有典型临床损害时根据临床症状即可进行准确诊断，但在亚临床感染的状态下，需进行核酸、病毒抗原、血清抗体等实验室检测以诊断HPV感染，预防和早期诊断肿瘤。

检测方法：HPV核酸检测通常在采用PCR扩增后，用特异性核酸探针杂交的方法检测扩增产物，既可以快速、准确地检测HPV感染，又可以进行HPV分型鉴定，预测疾病风险。采用ELISA、蛋白质印迹或免疫组织化学等方法可检测标本中的HPV抗原或HPV的特异性抗体。

评价：检测HPV的标本种类多，包含血清、宫颈分泌物等多种标本。PCR和核酸杂交技术不仅可用于新鲜标本的检测，也可用于石蜡切片中的HPV DNA检测，以便于HPV的分子生物学检测。由于HPV包含高危型和低危型病毒，HPV分型鉴定结果对于肿瘤风险预测及肿瘤诊断都具有重要意义。

（4）乳多空病毒科：包括乳头状瘤病毒、多型瘤病毒和空泡病毒三种病毒。乳多空病毒侵入宿主细胞后，在细胞核内增殖，抑制宿主细胞酶类，刺激细胞DNA合成，目前发现与肿瘤关系较为明确的主要有多型瘤病毒和空泡病毒。

1）猿猴空泡病毒40（Simian vacuolating virus 40，SV40）：是迄今研究得最为详尽的乳多空病毒之一。近年来在室管膜瘤、人间皮瘤、骨肿瘤、甲状腺瘤等肿瘤组织中SV40 DNA，有研究表明，将SV40或SV40 DNA注入新生仓鼠体内可诱发新生仓鼠发生肉瘤。

检测项目：目前针对猿猴空泡病毒40（SV40）感染的实验室诊断主要有免疫学方法和分子生物学方法。免疫学方法检测抗SV40血清抗体，分子生物学方法最常用于检测SV40 DNA。

检测方法：目前临床实验室主要采用ELISA检测SV40血清抗体，采用PCR或地高辛标记探针原位杂交法检测SV40 DNA。

临床意义及评价：SV40与BK病毒和JC病毒的血清抗体易发生交叉反应，免疫学检测阳性结果不具特异性，所以分子生物学方法具有其优越性。

2）JC病毒（JC human polyomavirus，JCV）：属人类多瘤病毒，最初在进行性多病灶脑白质病患者的脑中发现，已经发现，JCV能诱使新生仓鼠发生神经胶质瘤，其致瘤作用在动物实验中已经得到在充分证明，但与人类肿瘤的关系尚不清楚。

检测项目：目前主要通过对JCV DNA及JCV抗原、抗体进行检测来检测JCV感染，辅助诊断JCV相关性肿瘤。

检测方法：目前针对JCV感染的实验室诊断方法主要有免疫学方法以及分子生物学方法。免疫学方法主要是根据抗原抗体反应，采用免疫组织化学法检测JCV抗原及血清抗体；分子生物学方法主要采用荧光定量PCR对JCV DNA进行扩增检测。

临床意义及评价：器官移植后，免疫抑制剂的使用是诱导多瘤病毒激活复制的重要原因。由于JCV在人群中感染率很高，抗体检测并非确证存在活动性JCV感染的可靠方法；PCR技术灵敏度高，特异性好，故用PCR技术检测临床标本中的JCV DNA是证实JCV感染的最好方法。目前常通过检测患者的尿液、脑脊液、血液及病变组织中的JCV DNA或对活组织进行原位杂交及免疫组织化学试验等来诊断JCV感染。

3）BK病毒（BK polyomavirus，BKV）：是多瘤病毒的一种，其感染在人群中普遍。通常情况下存在，人体内BKV处于潜伏期，不会对机体造成伤害，但在复制活跃时，可能造成机体损害。与JCV一样，BKV的致瘤作用已通过动物实验得到验证，但其与人类肿瘤的关系尚不明确。

检测项目：目前实验室诊断BKV感染的检测项目主要包括BKV DNA及BKV血清抗体。

检测方法：针对BKV感染的实验室诊断主要是对BKV DNA片段进行实时定量扩增（荧光定量PCR）及用以ELISA为主的免疫学方法检测患者血清中的BKV抗体。

临床意义及评价：实时荧光定量PCR具有特异性强、灵敏度高、重复性好，定量准确、快速、高效、全封闭反应等特点，较终点法进行定量的PCR技术有明显的优势，已被广泛应用于分子生物学研究的各个领域。实时荧光定量PCR可检测BKV早期感染，目前常被用于检测血、尿和组织中的BKV核酸载量。

（二）细菌相关性肿瘤

越来越多的研究显示，细菌感染对肿瘤的发生、发展有着重要的作用。近年来，肠道菌群与人体疾病，尤其是消化系统肿瘤的关系是研究的热点。检测细菌感染，检测肠道等菌群情况，对于肿瘤的患病风险预测和早期诊断有重要意义。

1.幽门螺杆菌 自从20世纪科学家发现幽门螺杆菌（Helicobacter pylori，Hp）以来，大量的研究表明，Hp在胃癌的发生发展中发挥重要作用，并可能是胃癌发病的启动子。目前，Hp与胃癌的关系已得到广泛关注。

检测项目及方法：目前可通过检测Hp形态、生长状态、抗原及其相关抗体、核酸等诊断Hp感染，以达到早预防、早诊断胃癌的目的。通常，用显微镜对活检组织镜检可进行细菌形态学检查、将组织直接或研磨后接种于Skirrow培养基，经分离培养后进行鉴定可确诊Hp的感染，也可检测组织内Hp的生长状况、用脲酶试验、^{13}C或^{14}C呼气试验检测Hp感染情况；Hp抗原可用于常规筛查Hp感染；PCR可直接检测胃液、唾液、粪便等中的Hp核酸。

评价：显微镜直接镜检漏检率高，常用革兰氏染色，Warthin-Starry（W-S）银染色、姬姆萨染色以提高灵敏度，若发现典型形态的Hp即可确诊。通过分离培养鉴定可检测感染部位Hp的生长状况，并对Hp进行药敏试验，可进一步完善治疗方案，但分离培养的质量受标本类型、培养条件等多种因素的影响。脲酶的检测有高灵敏度和特异度，是诊断Hp感染的可靠手段。血清抗体的检测是Hp感染的常规筛查方法，且血清Hp抗体效价高低可作为急性感染诊断的依据，但不适用于老年人或正在接受治疗的患者；粪便Hp抗原是较新的有关Hp感染的检测项目，适用于不能进行^{13}C或^{14}C呼气试验的患者，未来可能替代血清抗体检测成为Hp感染的常规筛查方法。Hp核酸的检测适用于多种标本，甚至可检测出Hp的耐药基因，但PCR试验条件严苛且成本高，并不适用于常规筛查。

2. 口腔菌群　是人体微生物系统的重要组成部分，发挥着生理屏障作用，可阻止外源性致病菌入侵，与口腔健康及机体健康有着密切联系。目前，口腔菌群与胃肿瘤、口腔鳞状细胞癌关系较为明确。

（1）口腔幽门螺杆菌与胃肿瘤：幽门螺杆菌是胃肿瘤的重要致病因素之一，其主要传播途径包括粪-口途径、口-口途径和胃-口途径，口腔的健康状况将直接或间接地影响胃部幽门螺杆菌的感染和再感染，与胃部肿瘤的发生相关。同时，幽门螺杆菌在口腔中普遍存在，在唾液、舌背部生物膜、牙菌斑和口腔肿瘤中都有检出，与胃部的定植情况有关联，故调查口腔菌落组成可及时发现幽门螺杆菌感染，一定情况下可以发现胃肿瘤。

（2）口腔微生物与口腔鳞状细胞癌：健康人口腔黏膜表面的生物膜中占主导地位的菌群是需氧菌，而口腔鳞状细胞癌患者肿瘤表面的生物膜中含有较多的厌氧菌，且随着肿瘤的发展，细菌的定植环境发生变化，口腔菌落也会发生相应变化，检测口腔菌落情况，可及时发现口腔鳞状细胞癌并可监测疾病进程。

口腔菌群调查标本取材方便，其组成与口腔、消化道，甚至机体健康状况有着密切的联系，其菌群组成的改变在肿瘤诊断方面有着重要的价值，如目前发现的口腔鳞状细胞癌患者唾液中的牙龈二氧化碳噬纤维菌、产黑色素普雷沃菌、缓症链球菌含量明显增加，利用这一点，可协助诊断约80%的口腔鳞状细胞癌。但是，口腔菌群调查在微生物相关性肿瘤的实验室诊断中的潜在价值，尚需大规模临床研究来验证。

3. 肠道菌群　人体肠道有大量细菌定植，构成了极其复杂的微生态系统。肠道菌群从人出生起就逐渐形成，其细菌的种类构成、数量比例等均受抗菌药物的使用、饮食、心理压力等多种因素影响，但正常情况下，肠道菌群保持相对稳定，与宿主形成了密切的共生关系。目前越来越多的研究发现，肠道菌群与人类多种疾病（如结肠癌、淋巴瘤等）有密切联系，疾病状态下，人体肠道菌群通常有相应变化，但疾病与肠道菌群变化之间的因果关系尚不明确。

正常情况下，肠道菌群可通过调节肠道环境、促进肠道和免疫系统的发育和功能完善、阻止肠道内致癌物质的形成等发挥其抗肿瘤作用。有研究发现，在机体患肿瘤性疾病时，肠道菌群常处于失调状态，但由于肠道菌群失调是肿瘤的致病因素还是仅仅只是疾病状态的反应尚不清楚，且目前许多肠道菌与肿瘤的研究还只是局限在小鼠等动物模型上，而小鼠等动物的肠道细菌与人体内肠道细菌的种类、数量以及比例等并不完全相同，其研究结论在人体中并不一定完全适用等原因，致使肠道菌群调查并未用于监测微生物相关性肿瘤。

另外，因个体化差异，肠道菌群检测需克服的一个个难点，只有将诸多难点一一解决，才能更好地利用肠道菌群来防治肿瘤。

（三）真菌

近年来，由于抗生素、抗肿瘤药物、免疫抑制剂等的广泛应用，真菌感染率上升趋势显著，真菌感染及其所致相关疾病都引起了临床工作者的高度重视。有研究表明，黄曲霉菌产黄曲霉素可致肝癌；镰刀菌、白地霉菌、黄曲霉菌、黑曲霉菌等真菌可诱导食物内亚硝胺的形成，而亚硝胺与食管癌的发生密切相关。另外有实验表明，镰刀菌产生的T-2毒素在实验动物体内可诱发胃癌、胰腺癌和脑部肿瘤，青霉菌产生的灰黄霉素可诱发小鼠甲状腺癌或肝癌。所以尽早诊断真菌感染对于及时发现微生物相关性肿瘤具有重要意义。针对真菌感染引发的微生物相关性肿瘤的实验室诊断主要有形态学检查、分离培养鉴定，少量真菌可用免疫学方法、分子生物学方法等其他方法进行鉴定。

1.形态学检查　痰、尿液、脑脊液等标本可直接涂片镜检或经离心、沉淀、染色等处理后镜检，如观察到典型形态的菌体或孢子即可初步判定为真菌感染，部分可直接确诊。

2.分离培养鉴定　将标本接种至SDA培养基培养一段时间，若有真菌生长，则可从菌落形态、生长速度、染色镜检等方面进行鉴定。

3.G试验和GM试验　真菌细胞壁中存在着丰富的（1-3）-β-D-葡聚糖和半乳甘露聚糖，真菌侵入机体后，经巨噬细胞的处理，真菌胞壁中的（1-3）-β-D-葡聚糖和半乳甘露聚糖释放至血液，导致血液中（1-3）-β-D-葡聚糖含量增加。G试验和GM试验分别检测血液中的（1-3）-β-D-葡聚糖和半乳甘露聚糖的含量以协助诊断真菌感染。

4.其他诊断方法　部分真菌具有明确的抗原属性，刺激机体产生的抗体特异性强，免疫学检测特异性和敏感性均较高，可通过血清学试验等进行诊断。已开发出特异性检测引物的真菌可通过PCR或其衍生方法进行检测。

（四）寄生虫

寄生虫通过多种途径侵入人体，可引起机体多种疾病，并且部分寄生虫可能与肿瘤的发生、发展存在联系。目前已经发现，日本血吸虫感染可并发大肠癌、胆管癌、胃癌等多种恶性肿瘤，华支睾吸虫、后支睾吸虫感染可并发胆管癌，恶性肿瘤患者感染弓形虫的概率高于普通患者，另外还发现，丝虫感染与淋巴瘤、疟原虫感染与Burkitt淋巴瘤、阴道毛滴虫感染与宫颈癌的发病有着密切的联系。

肿瘤的发生与寄生虫的机械损害及免疫致病作用有着密不可分的联系，及时准确地诊断寄生虫感染对于肿瘤的早预防、早诊断及治疗方案的选择等有着重要的作用。目前针对寄生虫相关性肿瘤的实验室诊断主要有病原学检查、免疫学检查及基因诊断三种手段。

1.病原学检查　寄生虫的病原学检查是指对病变组织、病变组织引流物、分泌物或机体排泄物进行检查，发现各阶段寄生虫（如虫卵、毛蚴等）是寄生虫感染的主要诊断依据，如旋毛虫感染患者可对其肌肉组织进行活检，若查到旋毛虫幼虫或梭形囊包即可确诊；华支睾吸虫感染患者在其十二指肠引流液及胆汁中检出率高；日本血吸虫感染患者其粪便检查阳性率较高，以查到血吸虫卵或虫卵孵出毛蚴为确诊依据。

2.免疫学检查　目前针对寄生虫相关性肿瘤的免疫学检查主要是对机体产生寄生虫特异性血清抗体的检测，也有部分寄生虫相关性肿瘤可对寄生虫抗原进行免疫学检查。鉴别寄生虫相关性肿瘤所用的免疫学方法主要有ELISA、间接血凝试验、胶乳凝集试验等。免疫学检查操作简便、省时、经济，可用于大规模寄生虫感染的流行病学调查和筛查。

3.基因诊断　部分寄生虫基因片段已设计了其特异性引物，通过PCR扩增可检出其特定的PCR产物。但分子生物学检测受多种因素的影响，假阳性结果的产生是目前亟须解决的问题。

4.其他检测　寄生虫感染常伴有机体某些组分的改变，如旋毛虫感染时常伴外周血中嗜酸性粒细胞增多。这些检测是诊断寄生虫感染的重要线索。

（晏　群）

第五节　微生物相关肿瘤标志物分子诊断

一、概述

微生物是个体难以用肉眼观察的一切微小生物之统称，包括细菌、病毒、真菌、和少数藻类等。病毒是一类由核酸和蛋白质等少数几种成分组成的"非细胞生物"，但是它的生存必须依赖于活细胞。根据存在的不同环境分为空间微生物、海洋微生物等，按照细胞结构分类分为原核微生物和真核微生物。微生物与人类关系密切，特别从1908年Ellerman和Bang用鸡白血病的无细胞滤液感染鸡，鸡可发生白血病，1911年Rous用可过滤因子成功地诱发了鸡的肉瘤，1947年Claude等观察到病毒颗粒，命名为Rous肉瘤病毒。人类研究发现，诸多微生物与肿瘤相关，2005年诺贝尔奖授予幽门螺杆菌的发现者，幽门螺杆菌与胃癌的发生、发展相关，2009年诺贝尔奖授予HPV和HIV的发现者，HPV与宫颈癌的发生、发展相关，HIV与获得性免疫缺陷综合征（艾滋病）的发生、发展相关。

目前研究发现，与肿瘤相关的微生物包括RNA病毒（如反转录病毒）、DNA病毒［疱疹病毒科的大多数成员，如EBV、HCMV、HSV-2、HHV-8、腺病毒科的腺病毒、乳多空病毒科的Simian Virus 40（SV40）、小鼠多瘤病毒、JC病毒、BK病毒、乙型肝炎病毒（HBV）、丙型肝炎病毒（HCV）、人乳头瘤病毒科的HPV］、细菌（如幽门螺杆菌）。

二、病毒相关的肿瘤标志物

根据肿瘤病毒基因组核酸的不同，可以分为两大类：RNA肿瘤病毒和DNA肿瘤病毒。

（一）RNA肿瘤病毒

1.反转录病毒科

（1）α反转录病毒属（*Alpharetrovirus*）鸡肉瘤病毒（*Rouse sarcoma virus*），形态：C型。

1911年Rous用可过滤因子成功地诱发了鸡的肉瘤，1947年Claude等观察到病毒颗粒，命名为Rous肉瘤病毒。Rous肉瘤病毒是第一个被证实的RNA肿瘤病毒，对于肿瘤病毒与宿主细胞相互关系的研究，反转录酶的发现和第一个癌基因（Src基因），在病毒基因中的定位等，都是在这一系统中研究获得的具有重要意义的结果。

（2）β反转录病毒属（*Betaretrovirus*）鼠乳腺肿瘤病毒（*Mouse mammary tumor virus*），形态：B型、D型。

（3）γ反转录病毒属（*Gammaretrovirus*）Moloney鼠肉瘤病毒（*Moloney murine sarcoma virus*），形态：C型。

（4）δ反转录病毒属（*Deltaretrovirus*）人类嗜T淋巴细胞病毒（*Human T-lymphotropic virus*，HTLV）。

20世纪70年代初在日本特别是南部沿海湿热地区，成人T细胞白血病（ATL）高发，Miyoshi等从一例男性ATL患者外周血与脐血中培养建立了MF-1细胞株。1979年Hinuma等在这株细胞中观察到新的C型RNA病毒，称成人T细胞白血病病毒（ATLV）。与此同时美国国立卫生研究院（NIH）的Gallo等从皮肤型T细胞白血病患者外周血建立了CTC-2细胞株，分离到人类T细胞白血病病毒（HTLV），与ATLV在免疫学和分子杂交方面相同。1983年在美国冷泉港举行的T细胞白血病病毒会上，将此两种病毒命名为HTLV-Ⅰ。1982年从美国西雅图1例毛细胞白血病患者脾建立的细胞中分离出C型病毒，其核心抗原P24与HTLV-1不同，但具一定同源性，故称HTLV-Ⅱ。HTLV-Ⅰ和HTLV-Ⅱ分别是引起T细胞白血病和毛细胞白血病的病原体，可通过输血、注射或性接触等途径传播，也可经胎盘、产道或哺乳等垂直传播。

（5）ε反转录病毒属（*Epsilonretrovirus*）大眼鲥鲈鱼真皮肿瘤病毒（*Walleye dermal sarcoma virus*，WDSV）。

2.慢病毒属（*Lentivirus*）人类免疫缺陷病毒（*Human immunodeficiency virus*，HIV），形态：D型。

1980年法国巴斯德研究所从一例淋巴腺病综合征（LAS）患者体内分离到1株新的反转录病毒，命名为淋巴腺病综合征相关病毒（LAV）。同时Gallo实验室也报道分离出类似病毒，称HTLV-Ⅲ。研究表明LAV / HTLV-Ⅲ与人类获得性免疫缺陷综合征

（AIDS）有关。国际病毒分类委员会将此两种病毒定名为免疫缺陷病毒（HIV），属反转录病毒中的慢病毒科。

3.泡沫病毒属（*Spumavirus*）牛、马、人泡沫病毒（*Foamy virus*），形态：未成熟颗粒。

（二）DNA肿瘤病毒

通过病毒基因产物转化的DNA肿瘤病毒包括EBV、HBV、HCV、HPV等。

1933年Shope将病毒所致的野兔乳头状瘤进行皮下移植实验，发生浸润性鳞癌，并证明兔黏液瘤、纤维瘤和乳头状瘤均由病毒引起，称为Shope肉瘤病毒。1935年有学者用CRPV在家兔模型中诱发肿瘤，CRPV成为第一个被证实的DNA肿瘤病毒。

1. EB病毒　1962年发现人腺病毒（第一个被证实有致瘤特性的人类病毒）在仓鼠中诱发肿瘤。1962年Burkitt从流行病学调查和地理流行病学分析，认为东非儿童高发的特殊类型的淋巴瘤可能与传染因子有关，1964年Epstein和Barr在淋巴瘤细胞培养液中发现病毒，命名为EB病毒。EB病毒是第一个被证实与人类肿瘤相关的病毒。中国人群95%以上在5岁时EBV抗体阳性，EB病毒与鼻咽癌的发现相关，具有地域性，鼻咽癌主要在我国主要是华南地区尤其是珠三角讲白话的人群高发。在鼻咽癌组织中100%能检测到EBV-DNA，而且是呈环状DNA形式存在（称为附加体episome），即在癌组织中EBV呈潜伏感染状态。EBV DNA不与宿主细胞整合，主要的癌蛋白是LMP-1(latency membrane protein 1)，次要的癌蛋白是LMP-2A。EBV主要通过唾液传播，主要感染的靶细胞和潜伏细胞是静止B细胞，终身潜伏。

2. 乙型肝炎病毒　1967～1968年发现了乙型肝炎病毒（Hepatitis B Virus，HBV），与人肝癌发生相关。1975年发现HBV感染与原发性肝细胞癌之间的联系。HBV引起肝癌的主要机制包括以下几种：①病毒蛋白HBx直接作用于肝细胞，刺激其增殖能力；②长期HBV感染刺激宿主免疫反应，逐渐发生肝脏炎症、肝硬化，最后导致肝癌发生；③*HBV*基因插入宿主基因组中，融合后直接促进肝癌发生。HBV插入融合至宿主基因的学说早在1980年就由Brechot等提出，但大家都认同"*HBV*基因融合"。近期研究提示，*HBV*基因插入HBx-LINE1嵌合转录物，HBx-LINE1通过类似长链非编码RNA（lncRNA）的机制发挥作用的，促进肝癌的发生。1976年，HBV疫苗研制成功并用于预防原发性肝细胞癌（第一个肿瘤疫苗）。

3. 丙型肝炎病毒　丙型肝炎病毒（HCV）属于黄病毒科（Flaviviridae），其基因为单股正链RNA，易变异。HCV目前可分为6个基因型及不同亚型，每个基因型的分布区域不同，其中1、2/3型全世界流行，HCV 1a主要流行于西欧和北美，HCV 1b主要流行于日本、中国、东欧和南欧；HCV 1c仅见于印度尼西亚。中国主要是*HCV*基因1b和2a型，其中1b型占80%左右，主要通过血液传播、性传播、母婴传播。1989年发现HCV以及它与原发性肝细胞癌之间的联系。感染HCV 25～30年后肝硬化的发生率为5%～25%，肝细胞癌的发生率为1%～3%。新的抗丙型肝炎病毒药物的出现，使得丙型肝炎的治愈成为可能。

4. 人乳头瘤病毒　1974～1984年发现HPV感染与宫颈癌直接的联系。我国HPV分型筛查包括28种常见型别，其中中、高危包括HPB 16、18、26、31、33、35、39、45、

51、52、53、56、58、59、66、68、73、82共18种；低危型10种，包括HPV6、11、40、42、43、44、54、61、81、83。

5.猿猴空泡病毒　1960年发现Simian virus 40（SV40）。1988年证实Rb肿瘤抑制基因产物与DNA肿瘤病毒致癌蛋白SV40之间发生相互作用。SV40病毒的基因组是一种环形双链的DNA，基因组5.2kb，病毒的直径45nm，病毒成熟部位细胞核无被膜，62个核壳粒亚单位，这种大小很适于基因操作。同时它也是第一个完成基因组DNA全序列分析的动物病毒。

三、细菌相关的肿瘤标志物

（一）幽门螺杆菌

随着Marshall BJ和Warren JR教授发现胃高酸环境中也存在着微生物——幽门螺杆菌（Hp），提出"无Hp无溃疡"，改变了"无酸无溃疡"的传统认识，并因此获得了2005年诺贝尔生理/医学奖。进而Hp与胃癌的关系也逐渐被确定，Hp引起的胃癌占5.5%。最新的京都共识和Maastricht V将Hp作为感染性疾病的传染源，建议进行检测根除。我国学者在胃癌高发区山东临朐进行一项随访期长达15年的中国研究表明，Hp根除治疗与胃癌发生风险下降39%相关。2012年国际癌症研究机构对肿瘤与感染因素的关系进行了系统综述，涉及亚洲、非洲、欧洲、美洲、大洋洲183个国家，结果显示Hp与非贲门部胃癌有显著相关性，非贲门部胃癌的Hp感染率达90%，其中78%胃癌与慢性Hp感染相关。

（二）结肠癌相关的细菌

结肠是人体内微生物含量最多的脏器，肠道微生物菌群结构发生变化时会引起疾病的发生。肠道微生态与结肠癌的相关性进行系列研究，有报道结肠癌早期双歧杆菌的丰度显著下降。肠道梭状芽孢杆菌属（Clostridia）的ⅪⅤa菌株和厚壁菌门（Firmicutes）的Ⅳ菌株是丁酸盐的主要生产者，丁酸盐作为结肠上皮细胞的能源供应物质，可以调节肠道上皮细胞的增殖、分化、抑制炎性介质的释放，抑制肿瘤的发生。有报道通过高通量测序的方法，检测结直肠癌患者肠道产生丁酸盐的罗氏菌属（Roseburia）和真杆菌属（Eubacterium）显著减少。厚壁菌门和拟杆菌门比值增加可以作为结肠癌潜在的检测指标。有研究报道，结直肠癌的致病菌包括大肠埃希菌（Escherichia coli）、具核梭杆菌（Fusobacterium）、链球菌（Strptococcus gallolyticus）、脆弱拟杆菌（Bacterioudes fragilis）。

四、微生物作为肿瘤标志物的特点

（一）确定病毒致癌作用

确定病毒致癌作用，必须具备以下五个条件。
1.病毒感染在肿瘤发生之前。
2.在肿瘤内找到病毒或病毒抗原。

3.体外培养的肿瘤细胞能产生相应病毒的抗原。

4.病毒能使正常细胞转化为恶性细胞，并能在实验动物中诱发癌瘤。

5.用免疫措施预防病毒感染能降低肿瘤的发生率。

（二）肿瘤病毒的特征

1.诱发肿瘤　在实验条件下，有的肿瘤病毒能在同一动物引起多种肿瘤，如多瘤病毒可使小鼠产生23种不同部位和不同组织类型的肿瘤；有的肿瘤病毒可使多种动物发生肿瘤，如鸡肉瘤病毒不仅诱发禽类的肿瘤，也可诱发哺乳类动物的肿瘤。

2.传播方式　肿瘤病毒可以在动物界以潜伏状态广泛存在，通过直接接触感染或通过胎盘、乳汁感染子代。病毒诱发肿瘤与很多因素有关，如宿主的遗传特征、性别、内分泌状况、免疫状态、年龄以及病毒的致癌强度等。

3.细胞转化　肿瘤病毒在体外能使正常细胞转化，转化细胞的特征与体内肿瘤细胞相似。

（三）肿瘤病毒在细胞内可能存在的形式

肿瘤病毒在细胞内可能存在的形式如下。

1.完整病毒。

2.仅有核酸，不能合成病毒外壳。

3.仅有核酸，或部分核酸片段与细胞。

（四）肿瘤病毒感染宿主细胞的方式

1.增殖性感染（productive infection）　又称裂解性感染（lytic infection），肿瘤病毒感染宿主细胞后，病毒基因可充分表达，病毒繁殖、复制→产生感染性子代→细胞裂解、死亡。

2.非增殖性感染（non-productive infection）　肿瘤病毒在细胞内复制率很低或完全不复制，但在病毒核酸整合与细胞染色体方面，可使细胞发生遗传性改变，即转化，细胞转化后可获得无限生长的特性，因为肿瘤病毒在某一阶段被阻断，所以并非所有的病毒基因均能表达。

（五）研究人类肿瘤病毒病因的技术方法

1.细胞培养

（1）建立肿瘤细胞株：研究细胞内是否有病毒或病毒的痕迹。

（2）细胞转化试验：鉴定分离的病毒是否具有致肿瘤的特性，如人EBV能使正常人的B淋巴细胞转化成类淋巴母细胞（LCL），转化细胞带有病毒基因，可连续传代。

（3）细胞融合：将带有病毒基因而无完整病毒的T细胞，在灭活的仙台病毒作用下与敏感细胞融合成杂交细胞，这样可去除T细胞内对病毒基因的抑制作用，从而复活T细胞内的病毒。

（4）药物激活肿瘤病毒：嘧啶类似物（正丁酸、TPA）可激活T细胞中的肿瘤病毒。

2.用无胸腺小鼠建立人类肿瘤的移植瘤株　如用无胸腺小鼠建立了人鼻咽癌的移植

瘤株，该细胞株有EBV抗原和核抗原，移植瘤株的体外培养物有EBV颗粒出现，或较纯的上皮鳞癌。

3.电镜观察　如EBV首先是用电镜在癌细胞株中发现的。

4.血清学方法　如IFA、免疫扩散、免疫电泳、放射免疫等。

5.流行病学方法　血清流行病学调查，研究病毒与肿瘤的关系。

6.分子生物学与生物化学技术　如核酸杂交法发现鼻咽癌上皮细胞和鼻咽部非癌细胞有*EBV*基因。

7.疫苗试用　阻断作用。拟用EBV疫苗，预防和控制非洲儿童Burkitt淋巴瘤，试图预防EBV感染和降低鼻咽癌的发病率。

（梁　洁）

参 考 文 献

1. John E. Niederhuber. 临床肿瘤学. 第5版. 孙燕，主译. 北京：人民军医出版社，2016.

2. 汤钊猷. 现代肿瘤学. 第3版. 上海：复旦大学出版社，2014.

3. 李凡，徐志凯. 医学微生物学. 第8版. 北京：人民卫生出版社，2013.

4. Juan Rosai. Rosai & Ackerman外科病理学. 第10版. 郑杰，主译. 北京：北京大学医学出版社，2017.

5. 刘彤华. 刘彤华诊断病理学. 第4版. 北京：人民卫生出版社，2018.

6. 陈孝平，汪建平. 外科学（第8版）. 北京：人民卫生出版社，2013.

7. 王书轩，范国光. CT读片指南. 北京：化学工业出版社，2013.

8. 尚克中. 中华影像医学——消化系统卷. 北京：人民卫生出版社，2003.

9. 金征宇. 医学影像学. 北京：人民卫生出版社，2010.

10. Kim TS，Pak JH，Kim JB，et al. Clonorchis sinensis，an oriental liver fluke，as a human biological agent of cholangiocarcinoma：a brief review. BMB Reports，2016，49（11）：590-597.

11. 夏恩兰，黄胡信. 妇科内镜学. 北京：人民卫生出版社，2020.

12. George LC，Rowe M，Fox CP. Epstein-barr virus and the pathogenesis of T and NK lymphoma：a mystery unsolved. Curr Hematol Malig Rep，2012，7（4）：276-284.

13. Janet S Butel. Patterns of polyomavirus SV40 infections and associated cancers in humans. Curr Opin Virol，2012，2（4）：508-514.

14. Fornara O，Bartek J Jr，Rahbar A，et al. Cytomegalovirus infection induces a stem cell phenotype in human primary glioblastoma cells：prognostic significance and biological impact. Cell Death Differ，2016，23（2）：261-269.

15. Guma S，Maglantay R，Lau R，et al. Papillary urothelial carcinoma with squamous differentiation in association with human papilloma virus：case report and literature review. Am J Clin Exp Urol，2016，284（1）：12-16.

16. Tachezy R，Hrbacek J. HPV persistence and its oncogenic role in prostate tumor. J Med Virol，2012，84（10）：1636-1645.

第六章

微生态调节剂与肿瘤治疗

肿瘤的治疗有多种方式，包括手术治疗、化学治疗、放射治疗、靶向治疗、免疫治疗等，但是药物副反应、疾病耐药和肿瘤复发是目前面临的难题。近年来，微生物与肿瘤相互作用的研究成为热点。越来越多的研究表明，可以通过调节微生态来对抗肿瘤，提高肿瘤治疗的疗效，减小治疗的副作用，从而进一步改善肿瘤患者的生活质量。

第一节　微生态调节剂概述

一、肿瘤微生态与微生态调节剂

微生态是指人、动物、植物体中的正常微生物群及其相互之间的关系。在一定的空间结构内，正常微生物群以宿主人类、动物、植物组织和细胞及其代谢产物为环境，在长期进化过程中形成能独立进行物质、能量及基因相互交流的统一生物系统，称为微生态系，只有保持宿主的微生态平衡，宿主才能保持正常生长发育。对于肿瘤机体而言，肿瘤细胞具备普通细胞不具有的生物学特性，可以主动刺激如骨髓来源的细胞（bone marrow derived cell，BMDC）产生有利于肿瘤转移的微环境，肿瘤细胞和这个环境中的其他细胞及组分构成了一个微生态系统，称之为肿瘤微生态。

微生态调节剂是指在微生态理论指导下，利用对宿主有益无害的、活的正常微生物或正常微生物产生的促生长物质经过特殊工艺制成的制剂，以达到调整机体微生态平衡的目的。

二、微生态调节剂的种类

目前微生态调节剂主要分为益生菌（probiotics）、益生元（prebiotics）和合生元（synbiotics）三类。

（一）益生菌

1974年，Paker将益生菌定义为对肠道微生物平衡有利的菌物，来源于希腊文"forlife"，一直沿用至今。随着近年的深入研究，其定义也在不断更新、扩展。目前公认的定义是：一类对宿主有益的活性微生物，是定植于人体肠道、生殖系统内，能产生确切健康功效从而改善宿主微生态平衡、发挥有益作用的活性有益微生物的总称。

益生菌主要包括三大类：第一类是乳杆菌属（如嗜酸乳杆菌、干酪乳杆菌、詹氏乳杆菌、拉曼乳杆菌等），第二类是双歧杆菌属（如长双歧杆菌、短双歧杆菌、卵形双歧杆菌、嗜热双歧杆菌等），第三类是革兰氏阳性球菌属（如粪链球菌、乳球菌、中介链球菌等）。此外，还包括明串球菌属、丙酸杆菌属和芽孢杆菌属的部分菌株，以及一些霉菌与酵母菌等。其中被深入研究的益生菌有嗜酸乳杆菌、干酪乳杆菌、双歧杆菌、酵母菌等。目前，益生菌的益生功能包括改善胃肠道作用、抗过敏、抗高血压、延缓衰老、降低血清胆固醇、改善口腔健康、治疗克罗恩病、缓解焦虑情绪、降低酒精性肝脏疾病风险等，益生菌来源广泛，作用多样（图6-1）。

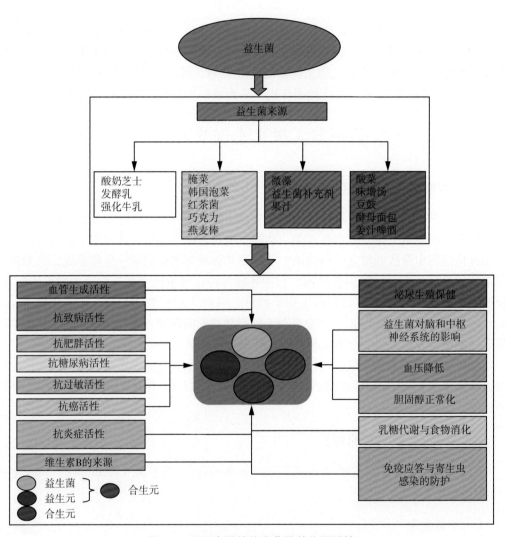

图6-1　不同来源的益生菌及其作用活性

（二）益生元

1995年Gibson GR和Roberfroid指出：益生元是一种膳食补充剂，它可以选择性地刺激一种或几种细菌的生长与活性，从而对宿主产生有益影响的不可消化食物成分。2004年，Gibson等进行了补充：一种可被选择性发酵而专一性改善肠道中有益于宿主健康的菌群组成和活性的食物配料。因为能促进双歧杆菌生长，被称为双歧因子。益生元应具备的条件是：第一，在胃肠道上部既不能被水解也不能被吸收；第二，能选择性地刺激有益菌生长繁殖、激活代谢；第三，能够改善并优化肠内有益菌的结构与数量；第四，有利于增强宿主机体健康。

根据研究，益生元等食品成分的分类有五个基本标准。第一个标准益生元在消化道的上段没有被消化（或仅被部分消化）；因此，它们到达结肠被潜在有益细菌选择性地发酵（第二个标准的要求）；发酵可能导致不同短链脂肪酸（short chain fatty acids，SCFAs）的产量增加或相对丰度的变化，结肠pH的适度降低，亚硝酸终产物的减少，以及对宿主有益（第三个标准的要求）；选择性刺激与健康相关的肠道细菌的生长或增强其活性被认为是第四个标准；分类的最后一个标准是益生元必须能够承受食品加工条件并且保持未降解或化学成分不变，并且可被肠道中的细菌代谢。目前，益生元的功能特性主要包括抑制有害菌增长、降解毒素、癌症预防、促进有益肠道健康菌群生长、促进消化、促进吸收。

（三）合生元

合生元是益生元和益生菌的混合制剂，其通过刺激肠道有益菌的生长而发挥效应。益生元在肠道中可促进乳酸杆菌和双歧杆菌等有益菌的增长，当其与益生菌合用时效果显著增强，而这种混合制剂具有耐高温、耐胆汁、耐胃酸等优点。目前，有关合生元的功能特性报道与益生菌、益生元相比较少，但目前已有研究发现由益生元包裹益生菌而成的合生元能够通过短链脂肪酸途径缓解结肠癌。

三、微生态调节剂对肿瘤的预防和治疗作用

益生菌、益生元、合生元、微生物代谢物调节肠道微生物群与抗癌治疗相结合，可以提高治疗效果，减轻药物不良反应，以上物质都是通过调节微生态来发挥作用的。

（一）微生态调节剂在肿瘤预防中的作用

益生菌能改良肠道菌群的组成，减少由某些微生物产生的β-葡萄糖醛酸糖苷酶和硝基还原酶等，这些酶可将肠道中的致癌前体物转换为致癌物。动物实验证明，益生菌双歧杆菌（Bifidobacterium）能改变肠道微生物群的组成，通过上调Toll样受体2（Toll-like receptor 2，TLR-2）的表达，改善肠黏膜上皮屏障的完整性和抑制凋亡及炎症，进一步降低结肠癌（cancer of colon，CRC）的发生率，缩小肿瘤体积，影响结肠癌的发展进程。微生物可以通过多种机制减少癌症的易感性和进展过程，如调节炎症、影响宿主细胞的基因组稳定性、产生丁酸盐等代谢产物。丁酸盐作为组蛋白脱乙酰酶抑制剂在表观遗传上调节宿主基因的表达，丁酸盐也是某些与肿瘤抑制相关的G蛋白偶联受体的配体。纤维素益生元在微生物的作用下可形成丁酸，对结肠癌细胞系具有抑制功能，即纤维素以微生物和丁酸盐依赖的方式抑制肿瘤的发生。微生物群是相对易调节的一类环境因素，因为它们在个体内具有高度可量化性和相对稳定性。饮食可以调节肠道内微生物群的组成，益生菌可作为有效的预防策略，并且微生物群也将成为肿瘤预防中的重点靶标。

（二）微生态调节剂在肿瘤治疗中的作用

由于益生菌的抗增殖作用，如今益生菌已经被考虑用于抗肿瘤治疗。研究发现醋

酸杆菌的分泌物对人口腔癌细胞系表现出明显的细胞毒性，与顺铂相似。作为参考菌的嗜酸乳杆菌（PTCC1643）的预防效果与Acetobacter syzygii类似。Chen等测试了7种实验室乳杆菌菌株的细胞和上清液对人肠腺癌细胞系HT-29生长的抑制作用，证明乳杆菌BCRC 17010在体外试验中具有抑制HT-29生长的最佳益生菌潜力，乳杆菌抑制肿瘤细胞系生长的机制是诱导HT-29细胞分泌一氧化氮，抑制Bax/Bcl-2通路，以及使乳酸脱氢酶增多，对HT-29细胞造成损伤。Nozari等研究表明，干酪乳杆菌和副干酪乳杆菌胞外蛋白质具有抑制癌细胞增殖的作用，对人类K562白血病细胞系的抗增殖作用呈现剂量、时间依赖性，但需要更多的研究来阐明胞外蛋白质的抗肿瘤机制及其对其他人类肿瘤细胞系的影响。Nouri等通过乳杆菌的上清液培养细胞证明了鼠李糖乳杆菌上清液（Lactobacillus rhamnosus supernatant，LRS）和卷曲乳杆菌上清液（Lactobacillus curlicumcrispatus supernatant，LCS）对HeLa细胞（宫颈癌细胞系）有细胞毒性作用，而仅LRS治疗对HT-29细胞有效。此外，LRS对正常细胞无副作用。LRS和LCS通过降低MMP2（matrix metallopeptidase 2，MMP2）、MMP9（matrix metallopeptidase 9，MMP9）的表达和增加它们的抑制剂的表达来有效地预防HeLa细胞的转移能力。

Li等研究证明，与对照组相比，益生菌混合物可以显著抑制肝细胞癌生长，缩小肿瘤尺寸，与顺铂治疗组相比，实验结束时肿瘤重量/体重统计学差异不显著，同时早期应用益生菌抗肿瘤效果更好。另外，双歧杆菌和更昔洛韦合剂抑制血管内皮生长因子（vascular endothelial growth factor，VEGF）在小鼠模型中的表达，有助于抑制肿瘤血管生成。一些研究调查了益生菌改善化疗毒性的潜力。肠黏膜炎（intestinal mucositis，IM）是接受化疗的癌症患者常见的副作用之一。用5-氟尿嘧啶（5-FU）治疗并补充乳杆菌LGG的结肠癌患者，3级或4级腹泻减少，腹部不适减少。与之相符，双歧杆菌G9-1通过抑制继发性炎症反应，改善5-FU引起的肠黏膜炎。研究证明，相比化疗组大鼠，施加婴儿双歧杆菌组的小鼠表现出更高的体重、肠绒毛高度和更深的隐窝深度，婴儿双歧杆菌通过减少Th1和Th17应答以及增加CD4$^+$、CD25$^+$和Foxp3$^+$调节性T细胞应答，有效地减轻化疗引起的肠黏膜炎程度。Sharma等评价了短乳杆菌CD2预防大剂量化疗后造血干细胞移植（haematopoietic stem cell transplantation，HSTC）患者口腔黏膜炎的安全性和有效性。31例患者每天接受短乳杆菌CD2含片，黏膜炎起病时间中位数为6天，缓解时间中位数为8天。研究发现，短乳杆菌CD2含片在支持性治疗中的应用已成为一种选择，然而，需要在更大的人群中进行一项随机、双盲、多中心的试验。此外，针对头颈部鳞癌放化疗的患者，施加短乳杆菌CD2显著降低了黏膜炎的发生率，提高了抗癌治疗的成功率。

四、微生态制剂的现状

1.国内微生态制剂现状　国内微生态研究机构概况微生态学（microexology）于1977年由德国RUSH博士首次明确提出，是在微生物学基础上吸收了生物学思想而发展起来的。作为一门新兴的生命科学分支，是研究正常微生物群与其宿主相互依赖、相互制约的边缘学科，是细胞水平或分子水平的生态学。随着微生态学研究的深入，国内逐步发展起了专门的微生态研究机构（主要人物），介绍如下。

（1）大连医科大学的康白教授等，主要从事医药和保健品类微生态制剂新品的研究开发，早期的促菌生、乳酶生等都是他们的研究成果。同时开展微生态调节剂对疑难病（如骨质疏松、类风湿、强直性脊柱炎）的防治方面的研究。

（2）北京解放军304医院，以熊德鑫教授为首，主要应用分子生物学技术检测鉴定肠道菌群。

（3）广州王立生教授、潘令嘉教授等，主要研究双歧杆菌对机体的作用机制。

（4）浙江杭州浙江大学医学院附属第一医院李兰娟教授等，采用厌氧培养法，研究重症肝炎患者的肠道微生态变化。

（5）中国科学院微生物研究所还连栋教授、东秀珠教授，从事乳酸乳球菌的研究。

（6）佳木斯大学杨景云教授，从事中医与益生菌关系方面的研究，主要开展微生态制剂和中草药结合的医疗保健制剂的开发和研究工作。

（7）重庆医科大学张德纯教授，研究外源基因在乳酸菌中的表达。

（8）四川大学华西医科大学张朝武教授，研究外源基因在乳酸菌中的表达。

（9）上海复旦大学李大金教授，从事阴道微生态的研究。

（10）四川农业大学何明清教授、程安春教授和倪学勤教授，从事芽孢杆菌和乳酸杆菌表达外源抗原基因和动物肠道菌群分子生物学调查方面的研究；目前有调痢生系列产品和针对猪、鸡、鸭、鱼等的不同微生态饲料添加剂问世。

（11）内蒙古农科院李巧贤教授，从事双歧杆菌添加剂方面的研究，并已成功开发相应的产品，与北京好友巡天生物有限公司合作将产品推向了市场。

（12）华南农业大学毕英佐教授，从事乳酸菌和酵母表达外源基因方面的研究。

（13）上海交通大学赵立平教授从事人牙菌斑、人肠道、大熊猫肠道菌群的分子生物学调查。

（14）吉林农业大学李一经教授、王春凤教授，从事猪轮状病毒在乳酸杆菌中的表达方面的研究。

（15）北京农业大学何召庆教授、秦泽荣教授等，研究外源基因在乳酸杆菌中的表达，已成功表达降钙素基因和柔嫩艾美尔球虫 SO7 基因。

（16）中国农科院蔡辉益教授、中国农业大学张日俊教授和四川农业大学动物营养所陈代文教授，从事益生菌与动物营养方面的研究。

2. 国外微生态制剂现状　日本是世界上研制开发和利用微生态制剂较早的国家之一，其产品主要是双歧杆菌活菌制剂。在20世纪70年代初，已将双歧杆菌活菌制剂用于临床治疗腹泻。至80年代中期已有26种产品，90年代已达到饱和状态。据报道，至今在日本生产这类制剂年产值达200亿日元以上的企业已有10余家，其品种分三大类。

（1）双歧杆菌食品：包括双歧酸奶、双歧杆菌乳制品、双歧杆菌面包及饼干类。

（2）双歧杆菌保健食品：含双歧因子，以双歧杆菌促生因子为中心的特定保健食品，包括强化寡糖类食品及双歧杆菌、乳杆菌培养物的提取物等。

（3）双歧杆菌药品：包括单菌制剂和联菌制剂，其剂型有粉剂、颗粒剂、锭剂、胶囊剂和微胶囊剂等多种。

其他许多国家，例如韩国、法国、瑞士、意大利、荷兰、英国、俄罗斯等，都有不同类型的微生态制剂的产品，有的产品近年来已进入我国市场。但目前国际上对开发新微生态制品的主要方向已从单纯的"益生菌"或"益生元"转向结构合理、效果更加优越的"合生元"这一方面。即"益生菌"和"益生元"同时并存或并用的制剂。

据日本报道：实验研究已经证明，在双歧杆菌活菌制剂中加入双歧因子（如各种类型低聚糖）后，其效果提高10 ~ 100倍。同时日本正在开发能使活菌制剂有更好稳定性的新剂型（肠溶胶囊和微胶囊剂型）并增加活菌制剂中的活菌数量（为$10^8 \sim 10^9/g$）。此外，一些微生态学者致力于肠道内菌群的功能及功能性食品的研究，BORCHERS 等研究益生菌与免疫的关系，SIMON 等研究人体肠道菌群在人类疾病及人生命不同时期的变化。近年来，双歧杆菌抗衰老、抗肿瘤等特性也逐渐受到人们重视，有些国家还正在利用分子生物学和遗传工程技术，改造生理性细菌的遗传基因，将外源性有益基因转入生理性细菌中，构建成优良的工程菌株，从而研制出更多更有效的新型微生态制剂，造福于人类。

五、微生态制剂研究热点

1.菌种选育方面　益生菌易被胃酸和胆汁等破坏，无法到达肠道，即使能到达肠道但定植时间短。并且益生菌在生产和运输中受压受热易失去活性，会降低应用效果。因此应用基因技术进行定向耐酸耐热选育，研究耐酸耐热的稳定化技术和微胶囊化技术等就成为现阶段制剂研究的热点。

2.机制研究方面　目前为止，只有乳酸杆菌和双歧杆菌的作用机制研究得较为清楚，其他益生菌的作用机制、相关加工工艺和应用技术还需进一步研究。通过对作用机制的研究来筛选菌株，研制最理想的抗生素替代品，以及应用基因工程技术筛选半永久性肠道定居菌株的机制研究，都是热点课题。其他如益生菌存活机制、高密度生长机制、黏附定植机制、益生作用的微生态学和分子生物学机制等均成为研究热点。

六、微生态制剂发展方向

目前，微生态学是门新兴的科学，包括鼻咽部微生态、口腔微生态、阴道微生态、肠道微生态、动植物微生态等，深入人们生活的各个方面。微生态制剂有药物不可替代的优点，即具有"患病治病，未病防病，无病保健"的效果，避免了抗生素长期使用的毒副作用及耐药性或抗药性。微生态制剂的发展方向将体现在以下几个方面。

1.合生元：这种制剂既可发挥益生菌的生理活性，又可选择性地增加这种菌的数量，使益生菌更显著持久的发挥作用。因此合生元将是微生态制剂未来的发展方向。

2.菌种选育：目前市售的大多数微生态制剂菌种来源于动物体内的原籍菌，其不耐热、不耐酸，很难保证有足够的活菌数到达作用部位发挥疗效，因此耐热耐酸菌种的选育是微生态制剂需要突破的难点。

3.提高制剂的稳定性：微生态制剂是一类活菌制剂，制剂的稳定性问题直接影响其疗效，因此制剂的制备工艺、贮藏条件等因素是微生态制剂未来需要关注和解决的问题。

4.利用生物技术手段（如转基因技术）开发高生产性的益生菌菌种或改造菌种的遗传基因，让微生态制剂能够在肠道内产生必需氨基酸或某些传染病病原的免疫保护蛋白，刺激机体产生抗体等。还可以对正常菌群中的菌株进行遗传修饰，开发新的和更加有效的微生态制剂，或对已有的微生态制剂的菌种进行遗传改造，提高其代谢活性。

对于单一菌种的微生态作用机制目前已有一定深度的研究，但是对于多菌种联合的微生态制剂作用机制尚需进一步研究，由于菌群组成复杂，如果仅仅从其中的某一优势菌种去研究，并不能代表整个菌群的机制，且微生态制剂提高免疫、抗肿瘤、抗衰老等功能的作用器官及作用靶点还不明确，因此有关多菌种联合的微生态制剂的作用机制将是未来的发展方向。微生态制剂以其无毒、无害等优点日益受到重视，一些研究成果拥有广泛的应用前景，鉴于目前国内外微生态制剂的研究现状及热潮，我们相信通过微生态领域与药学领域、基础医学领域的互相渗透、相互协作，提高制备工艺，一定能够研制出更多更好的微生态制剂为人类健康做出贡献。

（吕优优　刘雅卓　张兰威）

第二节　益生菌与肿瘤治疗

一、益生菌与肿瘤治疗的类型

近年来，随着各项研究的不断开展，人们对于益生菌与肿瘤之间的紧密联系也得以不断地认知，益生菌与肿瘤治疗的研究方式也由原来的单纯体外试验转为体内试验，同时由抗肠道肿瘤扩展为抗单类型肿瘤、抗多类型肿瘤。

（一）益生菌与胃肠道肿瘤治疗

胃肠道是肿瘤的高发部位，尤其以结直肠癌为代表，以往学者对此进行了大量的研究，对于胃肠道益生菌的研究也由来已久。使用嗜酸乳杆菌（Lactobacillus acidophilus）ATCC 4356、干酪乳杆菌干酪亚种（Lactobacillus casei subsp. casei）ATCC 39392的代谢产物，加入CaCo-2细胞（结直肠癌肿瘤细胞）培养液中，通过分析CaCo-2细胞增殖活性、坏死、迁移、凋亡、侵袭性等指标，表明嗜酸乳杆菌和干酪乳杆菌干酪亚种的代谢产物在体外可有效抑制CaCo-2细胞的生长。梭菌（Clostridium）和枯草芽孢杆菌（Bacillus subtilis）的菌液分别对结直肠癌细胞（HCT116、SW1116）进行体外干预，通过癌细胞的增殖、凋亡，辅助性T（helper T，Th）细胞（Th1、Th2、Th17细胞）、分化群（cluster of differentiation，CD）4/CD8、Toll样受体（Toll-like receptor，TLR）4、髓样分化因子（myeloid differentiation factor，MyD）88、核因子（nuclear factor，NF）-κB、细胞周期蛋白依赖性激酶抑制蛋白P21 WAF1、白细胞介素（interleukin，IL）-22、凋亡抑制蛋白Survivin的mRNA等指标的变化分析，同时建立小鼠皮下肿瘤动物模型，经梭菌和枯草芽孢杆菌干预，对肿瘤的发生率、数目、大小3项指标进行评价与分析。目前，针对结直肠癌的研究发现，益生菌通过刺激活性单核细胞/巨噬细胞诱导IL-12产生，增加肿瘤中CD8的浸润程度，强化自然杀伤细胞（natural killer cell，NK）的细胞活性；通过代谢产物短链脂肪酸，强化菌株的抗肿瘤能力。

益生菌有预防胃肠道肿瘤的作用。多项研究结果均表明，益生菌可通过控制肠炎、胃溃疡、胃炎、肠易激综合征等来预防胃肠道肿瘤的发生。可见，胃肠道益生菌对消化道肿瘤具有抑制作用，为非侵入式诊治消化道肿瘤提供了新的思路。

（二）益生菌与乳腺癌治疗

乳腺癌作为全球女性普遍高发的恶性肿瘤，是人类健康的最大威胁之一。目前手术联合放疗、化疗仍是主要的治疗方式，同时也给患者带来一定的身体、心理和生活质量的影响。因此，在以手术为主的前提下，寻求高效且不良反应小的化疗制剂来辅助手术能更好地实现微创化。Hassan等用人乳中分离的粪肠球菌（Enterococcus faecalis）和葡萄球菌（Staphylococcus）灭活菌株、活菌株及细胞质，对乳腺癌细胞（MCF-7细胞）进行体外干预，结果表明，粪肠球菌和葡萄球菌对MCF-7细胞均具有诱导凋亡及体外生长抑制作用，尤其灭活菌株是潜在的临床乳腺癌抑制剂。

（三）益生菌与宫颈癌治疗

宫颈癌是一种与人乳头瘤病毒（human papillomavirus，HPV）感染相关的癌症，因而有学者提出从微生物角度治疗宫颈癌，益生菌是优选方式之一。Kyrgiou M等研究揭示了HPV、阴道微生物和宿主之间的相互作用。

研究显示，从感染到侵袭性疾病发展的估计时间约为15年，但不排除在极少数情况下可能会迅速发展。根据不同等级的鳞状上皮内病（squamous intraepithelial lesion，SIL）的明确定义，宫颈癌的发生通常具有较长的癌前期。Ⅰ型群落状态（community state type，CST Ⅰ）和脆弱乳杆菌（Lactobacillus crispatus）的相对高丰度可能对HPV感染具有保护作用。进一步研究发现，过渡状态如CST Ⅲ和CST Ⅳ-B可能促进炎症发生，导致组织损伤并促进E6/E7表达，基因组不稳定和病毒整合，最终促进高度鳞状上皮内病损（high-grade squamous intraepithelial lesion，HSIL）的发展，脆弱乳杆菌的缺乏也与SIL的严重程度增加有关。

（四）益生菌与肺癌治疗

目前，多数肺癌患者的治疗以顺铂化疗为主，但其耐药性、不良反应等给患者带来不必要的痛苦，因此寻找新的治疗药物也非常关键。*Cell*子刊发现抗生素和益生菌有望用于防治肺转移肿瘤（图6-2），抗生素或益生菌雾化对肺部微生物群的调节可降低肺部肿瘤的生长。肺部菌群可促进肺部形成免疫耐受微环境；万古霉素/新霉素雾化治疗，对减少小鼠肺部细菌数量、调节性T细胞，增强T效应细胞和NK细胞活性，抑制黑色素瘤的肺转移，移植经抗生素治疗的肺部分离菌也有此效；鼠李糖乳杆菌雾化治疗，可促进小鼠肺部抗原提呈细胞成熟，减少耐受性微环境，从而增强肺部效应细胞的抗肿瘤免疫。二者都可增强化疗药物达卡巴嗪的疗效。益生菌或抗生素的雾化吸入治疗用于防治肺转移肿瘤，有临床运用前景。

（五）益生菌与口腔癌治疗

口腔同样是人体天然菌库之一，其微生态环境极其重要，许多口腔疾病的发生与微生物息息相关，因此口腔癌及其防治则极其重要。口腔癌作为常见恶性肿瘤之一，由于其存在部位的特异性、颌面部致畸性、术后修复的困难性、放化疗带来不良反应（如放

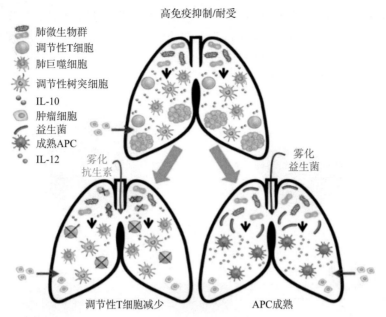

图6-2　抗生素与益生菌雾化对肺部微生物群的调节可降低肺部肿瘤生长

APC：抗原提呈细胞

射性颌骨骨髓炎）等问题，从微生物角度探究益生菌作为新型制剂来预防和治疗口腔癌的新思路，有望成为较好的手术辅助手段。

（六）益生菌与其他部位肿瘤治疗

2018年，*Nature*子刊发表了组织特异性细菌用于"激活"癌症免疫疗法，源自患者的一种前列腺特异的尿道致病性大肠埃希菌CP1，结合抗PD-1免疫疗法，可增加前列腺癌模型小鼠的生存率并降低肿瘤负荷（图6-3）。CP1经尿道滴注可定植于前列腺肿瘤中，不会造成系统毒性。CP1可增加癌细胞免疫原性细胞死亡、T细胞的细胞毒性、活化免疫细胞（CD8[+] T细胞、Th17、成熟树突状细胞、M1巨噬细胞和NK细胞）对肿瘤的浸润，减少肿瘤内的调节性T细胞和血管内皮生长因子（VEGF），阻断CP1诱导的T细胞对肿瘤的浸润，从而印证了CP1是一种有效的免疫治疗工具。

同年研究发现，用抗生素减少肠道梭菌属细菌可增加初级胆汁酸，通过增加肝窦内皮细胞表达CXCL16来抑制肝脏肿瘤，初级胆汁酸被梭菌属细菌代谢为次级胆汁酸后，对肝癌的免疫应答作用相反（图6-4）。虽然肝癌患者CXCL16的表达与初级胆汁酸存在相关性，但人类和小鼠的免疫系统、肠道菌群和胆汁酸的组成不同，研究成果的临床意义有限，单纯的饮食干预对减少肿瘤负荷的作用有限，应考虑开发针对特定细菌、胆汁酸受体的治疗手段。从图6-4A中可以发现，由于对肿瘤控制不力，因此来源于结肠微生物群中的革兰氏阳性菌将初级胆汁酸转化为次级胆汁酸，导致次级胆汁酸通过门静脉运至肝脏。次级胆汁酸抑制肝窦状内皮细胞（liver sinusoidal endothelial cells，LSEC）表达趋化因子配体16，而初级胆汁酸则刺激其表达，作为一种趋化因子，其能将自然杀伤性T细胞募集到肝脏，但由于其表达受到抑制，为恶性肝肿瘤的发生和发展提供了一个宽松的环境。图6-4B显示由于在结肠内使用抗生素进行治疗造成革兰氏阳性菌的减少，导致门脉循环中次级胆汁酸水平较低，趋化因子表达得以增加，诱使激活的自然杀伤性T细胞转移到肝脏，对肝癌细胞进行杀伤。

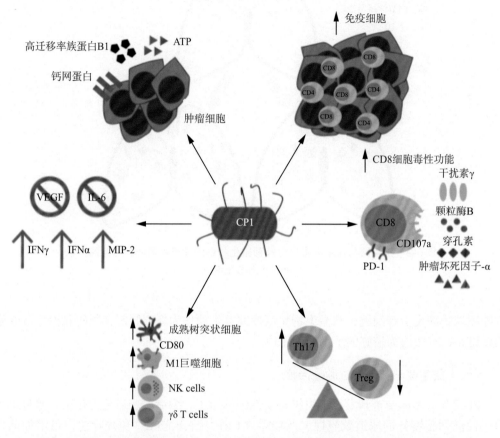

图6-3 前列腺特异性尿道致病性大肠埃希菌CP1是一种组织特异性免疫治疗工具

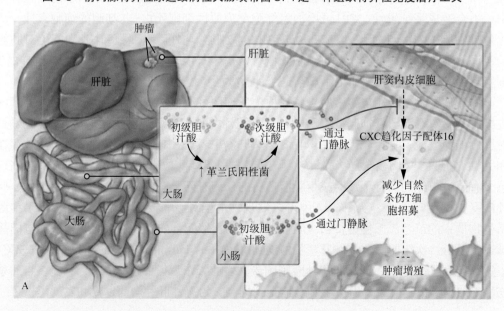

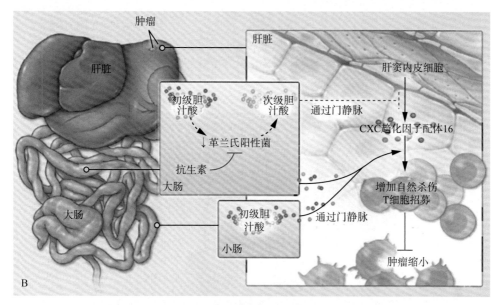

图6-4　继发性胆汁酸和肝窦内皮细胞抑制CXCL16的表达

综上所述，益生菌具有广泛的预防肿瘤发生、抑制肿瘤生长、不损伤正常组织的作用，具有潜在的临床应用价值，但有关安全性的评价尚待进一步研究。

二、益生菌与肿瘤治疗机制

益生菌具有确切的治疗肿瘤作用，但不同菌株、针对不同肿瘤的作用机制有所不同（图6-5），如微生物群和肠腔环境、肠屏障作用、免疫应答、神经功能及脑-肠轴等都是其机制的构成环节。

（一）益生菌调节宿主免疫

免疫调节是指免疫系统中的免疫细胞和免疫分子之间，以及与其他系统（如神经内分泌系统）之间的相互作用，使得免疫应答以最恰当的形式使机体维持在最适当的水平。免疫调节是依靠免疫系统来实现的。作为一种生理功能，无论是对自身成分的耐受现象，还是对"非己"抗原的排斥都是在机体的免疫调节机制的控制下进行的。免疫调节机制是维持机体内环境稳定的关键，如果免疫调节功能异常，对自身成分产生强烈的免疫攻击，造成细胞破坏、功能丧失，就会发生自身免疫病。如果对外界病原微生物感染不能产生适度的反应（反应过低可造成严重感染，反应过强则发生过敏反应），也可造成对机体的伤害作用。因此，免疫调节机制不仅决定了免疫应答的发生，而且也决定了反应的强弱。这一调节作用是精细的、复杂的，调节功能作用于免疫应答过程中的多个环节。益生菌的抗肿瘤作用与宿主免疫密切相关，益生菌通过宿主免疫激活与增强，有效调动巨噬细胞、天然杀伤细胞、B细胞、T细胞，同时促使肿瘤坏死因子（tumor necrosis factor，TNF）-α、干扰素（interferon，IFN-γ）、IL-12，以及免疫球蛋白（immunoglobulin，Ig）G和IgA等抗体的产生；下调Th17细胞的表达，从而降低IL-17和IL-23R的激活；下调TLR2和TLR4的表达，从而减少MyD88的激活等；弱化MAPK

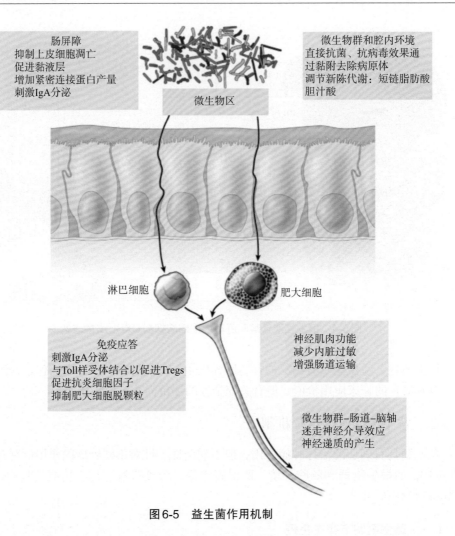

肠屏障
抑制上皮细胞凋亡
促进黏液层
增加紧密连接蛋白产量
刺激IgA分泌

微生物区

微生物群和腔内环境
直接抗菌、抗病毒效果通过黏附去除病原体
调节新陈代谢：短链脂肪酸胆汁酸

淋巴细胞

肥大细胞

免疫应答
刺激IgA分泌
与Toll样受体结合以促进Tregs
促进抗炎细胞因子
抑制肥大细胞脱颗粒

神经肌肉功能
减少内脏过敏
增强肠道运输

微生物群–肠道–脑轴
迷走神经介导效应
神经递质的产生

图6-5 益生菌作用机制

和NF-κB通路的作用，最终诱导肿瘤细胞凋亡，抑制肿瘤细胞的生长（图6-6）。

多数益生菌的细胞壁都主要是由肽聚糖、多糖和脂磷壁酸组成的。细胞壁肽聚糖的主要组分是胞壁酰二肽（MDP），它可激活巨噬细胞释放白细胞介素Ⅰ（IL-1）和白细胞介素Ⅵ（IL-6），诱导淋巴细胞产生干扰素-γ（IFN-γ），而且IL-1还可促进T细胞分泌IL-Ⅱ和B细胞分泌抗体，能增强自然杀伤（NK）细胞的杀伤作用，NK细胞不需要抗原的刺激，也不依赖于抗体的作用，既能杀伤多种肿瘤细胞，又在防止肿瘤发生中有重要作用。IL-6可促进B细胞分化成熟，也可直接诱导T细胞增殖，并参与T细胞、NK细胞的活化，对乳腺癌细胞、结肠癌细胞、宫颈癌细胞等多种肿瘤具有抑制作用。巨噬细胞还是抵御细菌入侵和肿瘤发生的一道非特异性屏障。巨噬细胞可以通过产生NO和超氧化物等可溶性因子杀灭细菌和肿瘤细胞，巨噬细胞对细菌及其产物的反应与对肿瘤细胞的作用机制相似。因此，有研究者认为，益生菌的抗肿瘤作用是由于其促使巨噬细胞活性增强的结果。

总之，益生菌中乳酸菌的抗肿瘤作用是通过其细胞壁中的胞壁酰二肽、脂磷壁酸来激活免疫系统中的巨噬细胞、NK细胞及B细胞等免疫效应细胞，使之分泌具有杀瘤活

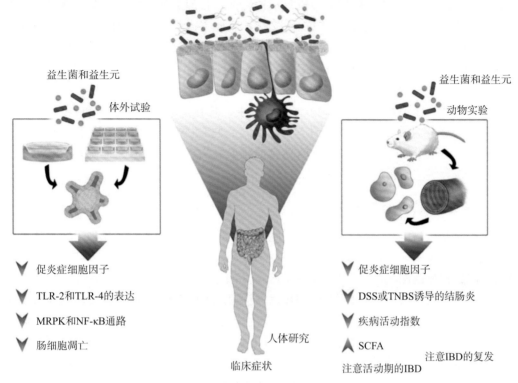

图6-6　益生菌抗炎免疫调节作用

性的细胞毒性效应分子，如IL-1、IL-6、TNF-α、NO以及多种抗体。

（二）益生菌直接抑制或杀伤肿瘤细胞

益生菌对于肿瘤细胞有直接杀伤作用。目前发现的可能机制是：益生菌通过诱导一氧化氮合成，激发巨噬细胞杀伤活力，从而吞噬肿瘤细胞；由于一氧化氮可与Fe-S基结合形成铁-亚硝基复合物，使得肿瘤细胞关键代谢酶失活；一氧化氮还可与氧结合，形成强杀伤肿瘤细胞的羟自由基和二氧化氮；一氧化氮通过改变肿瘤细胞DNA酶的活性，抑制肿瘤细胞的增殖。此外，益生菌还可通过菌株本身产生杆菌肽、丁酸等，直接作用于肿瘤细胞，诱导凋亡。

（三）益生菌防止DNA氧化损伤

DNA存储着生物体赖以生存和繁衍的遗传信息，因此维护DNA分子的完整性对细胞至关紧要。外界环境和生物体内部的因素都经常会导致DNA分子的损伤或改变，而且与RNA及蛋白质可以在细胞内大量合成不同，一般在原核细胞中只有一条DNA，在真核二倍体细胞中相同的DNA也只有一对，如果DNA的损伤或遗传信息的改变不能更正，就可能影响体细胞的功能或生存，通过生殖细胞影响到后代。所以在进化过程中生物细胞所获得的修复DNA损伤的能力就显得十分重要，也是生物能保持遗传稳定性的原因所在。一方面，在细胞中能进行修复的生物大分子只有DNA，反映了DNA对生命的重要性。另一方面，在生物进化中突变又是与遗传相对立统一而普遍存在的现象，

DNA分子的变化并不是全部都能被修复成原样的，正因为如此生物才会有变异、有进化。环氧合酶（cyclooxygenase，COX）又称前列腺素内氧化酶还原酶，是一种双功能酶，具有环氧合酶和过氧化氢酶活性，为可催化花生四烯酸转化为前列腺素的关键酶。目前发现环氧合酶有两种COX-1和COX-2同工酶，前者为结构型，主要存在于血管、胃、肾等组织中，参与血管舒缩、血小板聚集、胃黏膜血流、胃黏液分泌及肾功能等的调节，其功能与保护胃肠黏膜、调节血小板聚集、调节外周血管的阻力和调节肾血流量分布有关。后者为诱导型，各种损伤性化学、物理和生物因子激活磷脂酶A2水解细胞膜磷脂，生成花生四烯酸，后者经COX-2催化加氧生成前列腺素，抑制COX-2/PCNA的表达是诱导癌细胞凋亡的有效途径之一。

（四）益生菌影响肠道屏障作用

黏附是微生物定植于宿主肠道上皮过程中的第一步。益生菌只有黏附于宿主肠道上皮细胞上，才能保证其在宿主肠道内长期发挥作用。细菌的黏附是一个复杂的过程，涉及许多因素，如菌株的差异、细胞壁表面组成和环境因素。细菌素对菌株在肠道内的定植及与肠道内其他菌株竞争有优势。细菌对细胞的黏附分为两个阶段，可逆的非特异性黏附阶段和特异的黏附阶段。与此同时，微生物之间还会形成竞争作用（competition），即微生物间在生活空间和营养物质的绝对量不足时，两种或多种微生物群体对同一资源的同时需求而发生的争夺现象。拮抗微生物也可以通过快速生长和繁殖来夺取养分、占有空间、消耗氧气等方式削弱或排除同一生境中的某些病原物。一些细菌、酵母菌和丝状真菌能通过对养分和位点的竞争抑制灰霉病菌的生长。一些拮抗菌在寄主体内可以产生足以直接抑制病菌的抑菌物质，这是一些拮抗菌具有防病作用的直接原因。放射农杆菌（Agrobacterium radiobacter）K84菌系通过产生抗菌物质（农杆菌素84）抑制根癌农杆菌（Agrobacterium tumefaciens）的致瘤作用。

（五）益生菌调节基因表达

基因表达是指基因指导下的蛋白质合成的过程。生物体生命活动中并不是所有的基因都同时表达，代谢过程中所需要的各种酶和蛋白质的基因以及构成细胞化学成分的各种编码基因，正常情况下是表达量适中，而与生物发育过程有关的基因则要在特定的反应中表达。肿瘤细胞凋亡的发生是一个程序化的过程，是在一定的刺激下细胞主动死亡的反应。Caspase-3作为各种凋亡刺激因子表达的关键酶，在益生菌诱导肿瘤细胞凋亡过程中，其表达率显著增高。尽管目前有研究表明益生菌可促进凋亡基因的表达，但细胞凋亡作为一个复杂过程，还需更加深入地进行探究。

（六）益生菌诱导一氧化氮（NO）的产生

一氧化氮在哺乳动物机体的物质代谢、信息传递以及防御疾病中发挥重要作用。在常温下为气体，具有脂溶性是使它在人体内成为信使分子的可能因素之一。它不需要任何介质就可快速扩散，将一个细胞产生的信息传递到它周围的细胞中，主要影响因素是它的生物半衰期。具有多种生物功能的特点在于它是自由基，极易参与与传递电子反应，加入机体的氧化还原过程中。分子的配位性又使它与血红素铁和非血红素铁具有很高的亲和力,以取代O_2和CO_2的位置。据研究报道,血红蛋白-NO可以失去它附近的碱基而变成自由的原血红素-NO,这就意味着自由的碱基可以自由地参与催化反应,自由的蛋白质可以自由地改变构象,自由的血红素可以自由地从蛋白中扩散出去,这三种变化中的任何一个或它们的组合,将在鸟苷酸环化酶的活化过程中发挥重要作用。NO的生物学作用和机制的研究方兴未艾,它的发现提示着无机分子在医学领域中研究的广阔前景。一氧化氮起着信使分子的作用。当内皮要向肌肉发出放松指令以促进血液流通时,它就会产生一些一氧化氮分子,这些分子很小,很容易穿过细胞膜。血管周围的平滑肌细胞接收信号后舒张,使血管扩张。目前发现NO可通过以下两个可能机制杀伤肿瘤细胞:①NO能与肿瘤细胞代谢关键酶活性部位的Fe-S基结合形成铁-亚硝基复合物,从而使酶失活,继而引起细胞毒性;②NO能与氧结合,最终形成强有力的杀伤性羟自由基和NO_2,因此双歧杆菌可诱导机体NO形成来杀伤肿瘤细胞。

(七)益生菌促进肿瘤细胞凋亡

细胞凋亡是细胞在各种死亡信号刺激后发生的一系列级联式的主动性细胞死亡的过程。BCL-2蛋白家族在凋亡调控中占有重要的地位,其中成员BCL-2、BCL-XL、BCL-w、MCL-1和Al有抗凋亡的作用,而BAX、BAK和BAD具有促凋亡功能。BAD能和BCL-XL结合形成异源二聚体,逆转BCL-XL的抑制凋亡活性,对细胞程序性死亡的过程发挥启动作用。此外,细胞凋亡也是一个复杂的、由依赖天冬氨酸的半胱氨酸酶(Caspase)家庭成员介导的蛋白酶级联反应过程。其中,Caspase-3被认为是各种凋亡刺激因子激活Caspase家族中的关键蛋白酶。一方面,Caspase-3活化后能使多种细胞骨架蛋白发生裂解,导致细胞从所黏附的基质上脱落和细胞形态异常而出现凋亡。另一方面,活化的Caspase-3也可直接激活内源性核酸酶,最终使细胞发生凋亡。以大肠癌裸鼠移植瘤为动物模型,用原位末端标记法、免疫组化法和电镜检测了青春双歧杆菌注射组和对照组移植瘤的凋亡细胞以及BCL-2、BAX基因的表达水平。结果发现,在电镜下双歧杆菌注射组中可见多个处于不同凋亡时期的癌细胞,呈灶状或弥散分布,而对照组凋亡细胞数量极少。青春双歧杆菌注射组和肿瘤对照组大肠癌移植瘤组织BCL-2蛋白表达率分别为70%和90%,BAX基因的表达率分别为100%和40%,说明青春型双歧杆菌可调节移植瘤BCL-2及BAX基因的表达,下调BCL-2基因,增加BAX/BCL-2的比例,最终诱导肿瘤细胞凋亡。因子κB是一种能调节多种基因表达的多功能蛋白质,能阻抑肿瘤细胞的凋亡,并与肿瘤的发生与发展有密切的关联。有实验表明,在大肠癌裸鼠移植瘤动物模型中,双歧杆菌注射组大肠癌移植瘤NF-κB的阳性细胞密度明显低于肿瘤对照组;而IKBα的表达则相反,双歧杆菌注射组大肠癌IKBα的平均荧光强度显著高于肿瘤对照组,说明双歧杆菌在体内能抑制大肠癌IKBα的降解,进而阻止NF-κB的活化,促进肿瘤细胞凋亡。

(八)益生菌抑制端粒酶活性

端粒酶,为细胞中负责端粒的延长的一种酶,是基本的核蛋白反转录酶,可将端粒DNA加至真核细胞染色体末端,把DNA复制损失的端粒填补起来,使端粒修复延长,可以让端粒不会因细胞分裂而有所损耗，使得细胞分裂的次数增加。端粒在不同物种细胞中对于保持染色体稳定性和细胞活性有重要作用，端粒酶能延长缩短端粒（缩短的端粒其细胞复制能力受限），从而增强体外细胞的增殖能力。端粒酶在正常人体组织中的活性被抑制，在肿瘤中被重新激活，从而可能参与恶性转化。端粒酶在保持端粒稳定、基因组完整、细胞长期的活性和潜在的继续增殖能力等方面有重要作用。端粒酶的存在，就是把DNA复制的缺陷填补起来，即把端粒修复延长，可以让端粒不会因细胞分裂而有所损耗，使得细胞分裂的次数增加。

但是，在正常人体细胞中，端粒酶的活性受到相当严密的调控，只有在造血细胞、干细胞和生殖细胞这些必须不断分裂的细胞之中，才可以检测到具有活性的端粒酶。当细胞分化成熟后，分化成熟的细胞各司其职担负了身体中各种不同组织的需求，于是端粒酶的活性就会渐渐消失。对细胞来说，本身是否能持续分裂下去并不重要，而是分化成熟的细胞将背负更重大的使命，就是让组织器官运作，使生命延续。研究者检测了经双歧杆菌表面分子脂磷壁酸（lipoteichoic acid，LTA）处理前后的人早幼粒细胞白血病细胞系60（human promyelocytic leukemia cell line-60，HL-60）白血病细胞株端粒酶活性的改变。发现经LTA处理后，HL-60白血病细胞的生长受到抑制，端粒酶活性明显降低，说明双歧杆菌LTA对HL-60白血病细胞具有生长抑制作用，其抗肿瘤细胞的机制可能和抑制肿瘤细胞的端粒酶有关。

（九）益生菌影响ras-p21诱癌蛋白

*Ras*基因首先在Harvery鼠肉瘤病毒（Ha-MSV）和Kirsten鼠肉瘤病毒（Ki-MSV）的子代基因中被发现，在这种子代病毒中发现含有来源于宿主细胞的基因组的新基因序列，此后人们将这种宿主细胞基因称为ras基因。*K-ras*基因突变与肺癌、胰腺癌和大肠癌的发生有着密切的关系，52%的肺腺癌患者有*K-ras*基因的突变。中国台湾地区胰腺癌的患者的研究结果显示，有高达90%的突变率。ras基因在进化中相当保守，广泛存在于各种真核生物（如哺乳类、果蝇、真菌、线虫）及酵母中，提示它有重要的生理功能。哺乳动物的ras基因家族有三个成员，分别是*H-ras*、*K-ras*和*N-ras*，其中*K-ras*的第四个外显子有A、B两种变异体。各种*ras*基因具有相似的结构，均由四个外显子组成，分布于全长约30kb的DNA上。它们的编码产物为相对分子质量2.1KD的蛋白质，故称为P21蛋白。已证明，*H-ras*位于人类11号染色体短臂上（11p15.1-p15.3），*K-ras*位于12号染色体短臂上（12p1.1-pter），*N-ras*位于1号染色体短臂上（1p22-p32），除了*K-ras*第四个外显子有变异外，每个*ras*基因编码P21的序列都平均分配在四个外显子上，而内含子的序列及大小相差很大，因而整个基因也相差很大，如*K-ras*有35kb长，而*N-ras*长为3kb。由于有两个第四号外显子，*K-ras*可以两种方式剪接，但编码K-ras-B的mRNA含量高。除K-ras-B含有188个氨基酸外，其他两种*ras*蛋白均含有189个氨基酸。

从分子水平研究了结肠癌的起因，Fearon等发现ras早癌基因与其抑制基因的缺失或失活一起诱导了结肠细胞的恶性表型。ras早癌基因（*cKi-ras*，*c-Ha-ras*和*N-ras*）的组成是能够编码一个21kD蛋白质（ras-p21）的具有高度保守性的基因家庭，这个蛋白锚定在浆膜的胞质面，结合鸟苷三磷酸（guanosine triphosphate，GTP）和鸟苷二磷酸（guanosine diphosphate，GDP），而且被认为能够传导控制细胞生长及分化的信号。Jagveer Singh 等在给处理组大鼠同时皮下注射氧化偶氮基甲烷（azoxymethane，AOM）及喂饲长杆双歧杆菌（Bifidobacterium longum）的冻干培养物后发现，与仅注射 AOM 不饲喂长杆双歧杆菌的对照组相比，处理组大鼠结肠癌的发生率、结肠肿瘤的体积以及癌组织的多形性明显减少了，并且 ras-p21 诱癌蛋白的表达受到了抑制。

三、总结与展望

益生菌已成为改善抗肿瘤免疫治疗效果和毒副反应的重要因素之一，但是目前仍存在诸多问题，例如益生菌影响免疫治疗效果或毒副反应的深入分子机制尚不清晰；肠道菌群中的益生菌能否作为评估免疫治疗效果的生物标志物，其评估标准如何制定及验证；肿瘤患者个体肠道菌群差异较大，如何精准干预肠道菌群以达到预期治疗效果也有待解决；益生菌干预本身是否有相关的副反应也需要更多的临床研究来明确。未来，通过调整饮食结构，补充个性化微生物制剂（如益生菌）或缺失的"有益"菌，靶向下调富集的"有害"菌，将成为肿瘤预防和治疗的有力手段。

（吕优优　张兰威）

第三节　益生元与肿瘤治疗

目前，益生元作为食品添加剂已在国内外广泛应用，它是一种膳食补充剂，通过选择性的刺激一种或少数种肠道中的有益细菌生长与活性，从而对寄主产生有益的影响，改善寄主健康的食品成分。益生元在改善糖脂代谢、降低血清胆固醇、促进肠道内双歧杆菌增殖、调节菌群结构、改善和防止便秘等方面都有很好的作用。近年研究表明，益生元还有明显的抗肿瘤作用，其作用主要是通过直接刺激免疫系统、维持肠道微生物的平衡、产生代谢产物的短链脂肪酸抑制肿瘤细胞、参与细胞因子调控实现的。

一、益生元定义和分类

益生元是指一些不被宿主消化吸收却能够选择性地促进体内有益菌的代谢和增殖，从而改善宿主健康的有机物质。以下列举了几种常见的益生元化学结构（图6-7）。一般而言，益生元主要是不可消化的低聚糖、多糖、肽和蛋白质，它们在进食后不会被胃肠道消化吸收，而是被大肠细菌用作碳源。益生元不仅为宿主提供营养和能量，还可以刺激免疫系统并调节宿主的健康。但是，有些物质不会被肠道细菌选择性地使用，有益细菌和有害细菌都可以使用。这些物质不能被称为益生元。2016年12月，国际益生菌和益生元科学协会（ISAPP）阐明了益生元的定义和范围：可以被宿主菌群选择性利用并转化为对益生菌有益的物质。新的定义将益生元的范围扩大到包括可能的非糖类物质，并且益生元的类型不再局限于食物，作用部位也不仅限于胃肠道。目前，糖类仍然是主要益生菌，依据组成与结构对已进行应用研究的糖类益生元分为三类：①以乳果糖和乳糖为代表的二糖类益生元。②以低聚果糖和低聚半乳糖为代表的低聚糖类益生元。③以抗性淀粉和β-葡聚糖为代表的多糖类益生元。

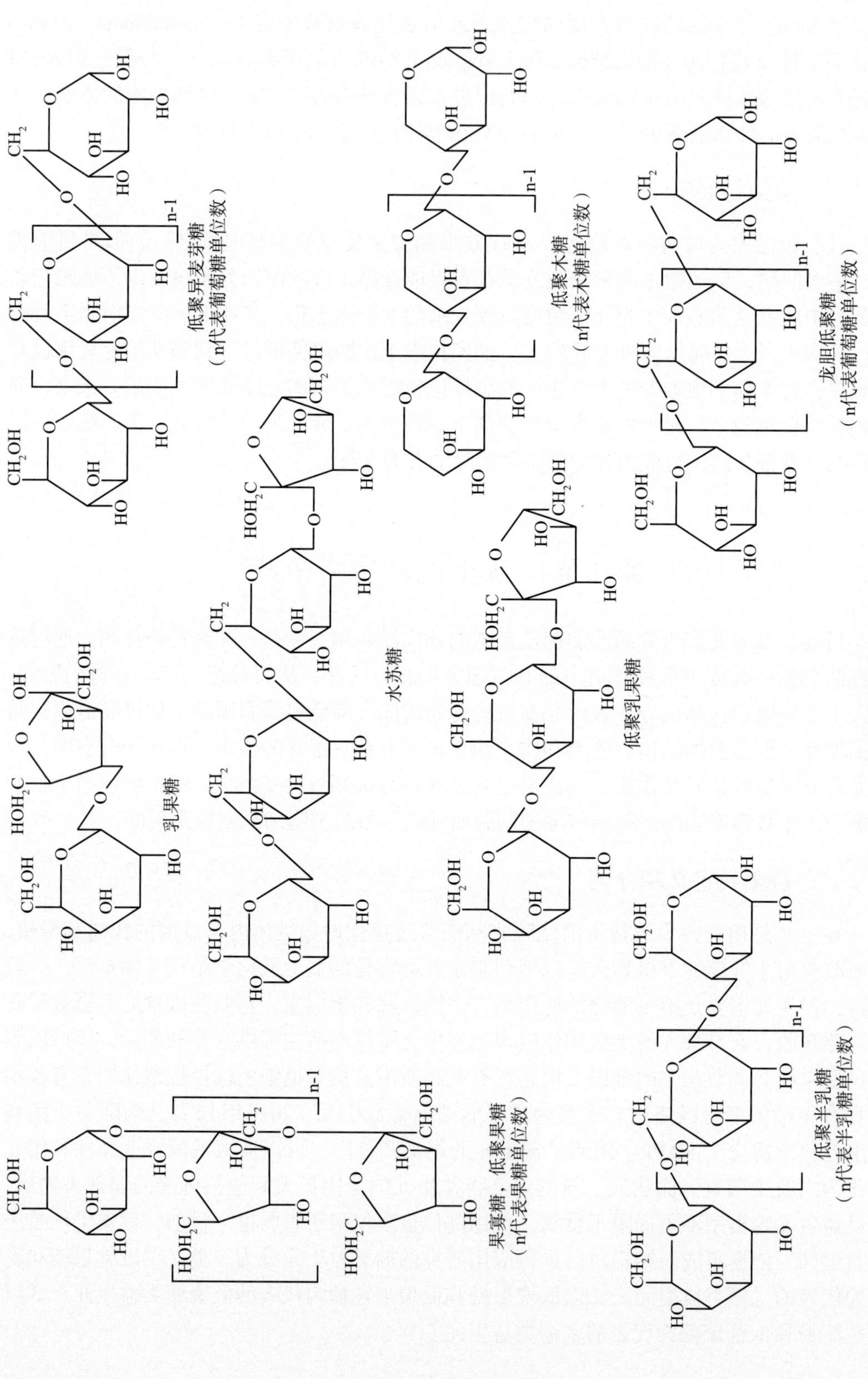

图6-7 几种典型糖类益生元的化学结构

二、益生元的抗肿瘤机制

（一）直接刺激免疫系统

益生元可以直接调节免疫反应并参与肿瘤调节。研究表明，低聚半乳糖可以调节宿主激酶，并在不改变肠道菌群的情况下改变宿主的免疫反应。低聚半乳糖可以调节宿主黏膜信号，增加肠上皮细胞的促分裂原活化蛋白激酶（mi vated prot ei kinase，MAPK）和核因子（nuclear factor-kappaB，NF-κB）的反应性，调节细胞凋亡途径，并引起肿瘤细胞凋亡。寡聚壳聚糖可直接增加血清中免疫球蛋白 G（immunoglobulin G，IgG）、免疫球蛋白 A（immunoglobulin G，IgA）和免疫球蛋白 M（immunoglobulin G，IgM）的浓度，并增强人体攻击肿瘤细胞的能力。β（2→1）果糖素通过微生物作用调节免疫反应并发挥抗肿瘤作用。短链和长链 β（2→1）果聚糖可增加回肠淋巴细胞 Th1 细胞和回肠白细胞介素 22（interleukin-22，IL-22），而肠系膜淋巴结 CD11b 和 CD103 树突状细胞中的 Treg 细胞仅由短链 β（2→1）果聚糖调节。这些变化与肠道菌群的变化或短链脂肪酸的变化无关。这表明果聚糖可以产生免疫调节作用，直接调节免疫细胞反应，发挥抗肿瘤作用。此外，益生元可以与免疫细胞上的糖类受体相互作用。例如，在嗜中性粒细胞、单核细胞和巨噬细胞上表达的树突状细胞相关 C 型凝集素 -1（dectin-1）主要分布于胸腺、脾脏和小肠中的 T 细胞亚群。这些受体可以从真菌和植物中鉴定具有特定聚合度的 β-1，3- 连接的和 β-1，6- 连接的葡聚糖。在体外，NK 细胞通过将难消化的寡糖与特定的凝集素型受体结合而直接激活。

益生元除了通过肠道上皮细胞的反应来影响人类免疫系统外，还可以直接调节免疫反应。研究认为，益生元（如短链果寡糖）可以通过调节单核细胞和肠上皮细胞中的 TLR2 或 Toll 样受体 4（Toll like receptor-4，TLR4）信号传导途径来调节白细胞介素 -1（interleukin-1，IL-1 或 CXCL-1）、CXCL-8（interleukin-8，IL-8 或 CXCL-8）、白细胞介素 10（interleukin-10，IL-10）、肿瘤坏死因子 α（tumornecrosis factor-α，TNF-α）以及细胞因子和趋化因子的表达。短链果寡糖均可增加 IL-10 和转化生长因子 β（transforming growth factor-β，TGF-β）的 mRNA 表达水平，而菊糖只能增加 TGF-β 的 mRNA 的表达水平。在 EHECO157：H7 感染前用短链果寡糖和菊糖预处理 Caco2-bbe 细胞时，可以观察到 TNF-α mRNA 表达增加和 CXCL-8 mRNA 表达减少。培养存在或不存在乳酸菌的健康人单核树突状细胞，并用短链低聚半乳糖和长链低聚果糖的混合物刺激它们。24 小时后，用 ELISA 法检测细胞因子。发现 IL-10 和白细胞介素 12p70（interleukin-12p70，IL-12p70）的分泌，发现在没有乳酸菌的情况下，短链低聚半乳糖和长链低聚果糖可以促进 IL-10 的释放，但不会引起 IL-12p70 的变化。无论是单独由寡糖刺激还是由寡糖和乳酸菌共同刺激，阻断 TLR4 都会消除促进 IL-10 释放的作用，这表明短链低聚半乳糖和长链低聚果糖可能通过 TLR4 发挥作用。益生元还能诱导生长相关癌基因 α（growth-relatedoncogene alpha，GROα）、单核细胞趋化蛋白 -1（monocytechemoattractant protein 1，MCP-1）和巨噬细胞炎症蛋白 -2（macrophageinflammatory protein 2，MIP-2）等细胞因子的生成。同时加入益生元和 Bay11-7082（一种 IKB-α 磷酸化抑制剂）处理细胞时细胞因子的分泌受到抑制，当敲除 Myd88（myeloid differentiation factor88，髓样分化因子，是TLR 信号通路中的一个关键接头分子）或TLR4（Tolllike receptor，Toll样受体4 ）基因后，细胞的免疫反应大大降低。这表明益生元可能是肠道上皮细胞中TLR4的配体，可能通过激活TLR4 /NFκB信号通路来促进免疫反应。

（二）维持肠道微生物的平衡

在人的肠道中，有一个由大量微生物组成的复杂微生物群落，这些微生物统称为肠道菌群。肠道菌群在人体的消化、吸收、免疫、肿瘤和其他生命活动中起着重要作用。它们相互协调并相互制约，以形成动态平衡的微生态系统。细菌对于不同的能源也有不同的偏好，而益生元是一类对人类具有双歧因子作用的物质。它们可以提供可发酵的食物来源，并允许特定菌群（如双歧杆菌和乳杆菌）的生长。益生元在肠道中的发酵涉及一种共生机制，其中一种或多种细菌发酵产物为其他微生物提供了底物。肠道微生物的这种复杂的协作行为与健康密切相关。在健康成人的肠道中，有$10^7 \sim 10^{12}$CFU/ml的微生物，包括拟杆菌、厚壁菌、放线菌、梭状芽孢杆菌等。肠道菌群失衡会威胁人类健康。研究表明，低聚果糖和低聚乳糖对双歧杆菌生长有积极作用。益生元用作宿主微生物选择性使用的底物。摄入益生元可以选择性地促进益生菌在肠道中的增殖，抑制病原菌的增殖，并保持肠道菌群的平衡。益生元促进益生菌的增殖诱导了半乳糖苷酶的LacS操纵子的表达，该半乳糖苷酶编码转运蛋白和乳酸水解酶。在为益生菌的生长提供碳源的同时，益生元可以转化为短链脂肪酸（乙酸、丙酸和丁酸等）、乳酸、琥珀酸和气体（二氧化碳、甲烷、氢气等），同时形成少量的甲酸酯、乙酸酯、戊酸酯、2-丁酸酯甲基和异戊酸酯。其中，短链脂肪酸将在免疫调节、抗肿瘤和其他生理相关机制中发挥重要作用。

益生元能抵抗胃酸、胆汁盐和消化酶的作用，排除消化系统的干扰，选择性地进入到大肠，为双歧杆菌等其他肠内益生菌所用，而几乎不会被有害菌所用。益生菌可将益生元分解为乳酸、乙酸和抗生素类等物质，同时其产生的β-半乳糖苷酶可降解肠黏膜上皮细胞的复杂多糖，降低肠道内的pH，抑制有害菌繁殖。肠道益生菌在利用益生元进行增殖时能产生胞外多糖，胞外多糖黏附有害菌，共同保障肠道健康。益生元同时能抑制相对有害微生物的生长抑制梭状芽孢杆菌、拟杆菌、韦荣球菌等微生物的增殖，并使短链脂肪酸的生成含量发生变化。

益生元可以有效繁殖双歧杆菌和乳酸杆菌。双歧杆菌和乳酸杆菌是肠道中的益生菌。双歧杆菌和乳酸杆菌属于人肠的正常菌群，并且与肠中的其他正常菌群一起黏附于肠黏膜表面以维持肠的微生态平衡。双歧杆菌和乳酸杆菌可通过改变肠道的理化特性来分解糖类，从而生成乙酸和乳酸，降低肠道的pH，促进肠道蠕动，减少致癌物与肠道黏膜细胞的接触。改变肠道菌群产生的致癌物和活化剂对肠道中异物的排泄，保护细胞的正常代谢，并影响癌细胞的发生。结合并降解潜在的致癌物；产生抗肿瘤或抗诱变成分。双歧杆菌和乳杆菌也具有免疫刺激作用，可以刺激全身免疫器官的发育，并使它们能够执行免疫监视功能。它们还可以增强各种细胞因子和抗体的产生，提高天然杀伤细胞和巨噬细胞的功能活性，从而提高人体的免疫力，进而达到杀伤肿瘤细胞和抑制肿瘤细胞生长的作用。长链菊糖型果聚糖增加了双歧杆菌的作用，降低了pH，并调节了免疫力，减少了由乙氧基甲烷引起的异常癌前隐窝、小肠和结肠肿瘤。菊糖、乳酸低聚糖会在到达大肠和发酵后增加排泄，刺激微生物的生长，减少粪便积累并增加肠蠕动。通过减少粪便的通过时间和与肠壁的接触时间，可以预防癌症。

（三）产生代谢产物的短链脂肪酸抑制肿瘤细胞

益生元到达结肠后，它们会被一系列厌氧益生菌发酵。发酵产物包括各种短链脂肪酸，例如乙酸盐、丙酸盐、丁酸盐等。乙酸盐和丙酸盐参与细胞中大多数真核能量的合成。丁酸盐是正常结肠上皮细胞的能量来源。它参与维持它们的细胞内平衡。它对结肠上皮细胞有很强的抗肿瘤作用，抑制肿瘤细胞的增殖途径，并促进细胞凋亡。丁酸盐是最重要的肠道代谢产物之一。它是结肠细胞的能量来源，具有抗炎作用。它可以调节宿主细胞中的基因表达、细胞分化和凋亡。丁酸可以调节c-myc、p16和p21等与细胞生长周期有关的基因的表达，并抑制肿瘤细胞的生长。使用蛋白质组学方法，发现丁酸可以下调结直肠肿瘤中的DNA复制许可因子，微染色体维持蛋白（minichromosome Maintenance Complex Component 7，MCM7）、Ran基因GTPases活化蛋白1（ran-GTPase activating protein 1，RanGAP-1）和细胞周期相关蛋白（caprin 1）、核小体装配蛋白1样1（nucleosome Assembly Protein 1-like 1，NAP1L1）及其他与细胞增殖和细胞周期有关的蛋白，抑制肿瘤细胞DNA的复制和细胞分裂，从而阻止其细胞周期进程。

研究发现，丁酸可以上调结肠癌细胞Caco-2，结肠癌细胞Bax和Bak蛋白的表达，并下调Bcl-x（L）蛋白的表达，从而改变结肠癌细胞的表达比例。Bax和Bcl-x（L）引起细胞凋亡。G蛋白偶联受体109A（G-protein coupled receptor 109A，GPR109A）是烟酸G蛋白偶联受体，对丁酸酯具有一定的亲和力。在结肠癌中，GPR109A的表达是沉默的。如果该蛋白在结肠癌细胞中再次表达，则可能导致肿瘤细胞凋亡。丁酸酯还可以在肠癌细胞中重新表达GPR109A，并下调Bcl-2、Bcl-xL和细胞周期蛋白的表达，从而引起肿瘤细胞凋亡。Caspase家族是存在于细胞质中的一组结构相关的半胱氨酸蛋白酶。它们在细胞凋亡中起重要作用，而caspase-3是关键的执行分子。研究发现，丁酸酯上调Caco-2细胞中PPARγmRNA蛋白的表达，并增加MAPK的磷酸化活性，从而导致caspase-3活化并诱导肿瘤细胞凋亡。

短链脂肪酸可充当免疫细胞和结肠细胞上G蛋白偶联受体（G-protein coupled receptors，GPRs）的配体。结合短链脂肪酸的三个主要受体（GPR41、GPR43和GPR109A）与肠道微生物的抗癌机制有关。GPR激活和抑制肿瘤细胞形成的机制具有表观遗传学和免疫学性质，可以有效地靶向结直肠癌。调节性T细胞上由短链脂肪酸刺激的GPR43的激活抑制了癌前期的炎症反应。短链脂肪酸还可以通过其他机制抑制癌症，例如影响组蛋白调节和细胞信号转导。这些调节中的大多数取决于基因调控。例如，在结肠癌细胞中，丁酸可以上调p57的表达，从而诱导细胞凋亡并抑制增殖。丁酸酯通过组蛋白脱乙酰基酶（histone deacetylase，HDAC）抑制上调p57的表达以增加p57mRNA的转录，并下调miR-92a的水平以抑制p57mRNA的降解。同时，短链脂肪酸可以下调与肿瘤细胞增殖和代谢有关的MUC4的表达，并作用于脾酪氨酸激酶（spleen tyrosine kinase，Syk），从而抑制肿瘤细胞的存活。与结肠癌有关的肠道益生菌（如双歧杆菌和乳杆菌）的作用，一方面是由细菌代谢产生的短链脂肪酸的变化所致，另一方面是通过调节诸如β-葡萄糖醛酸糖苷，酶的活性（如氮还原酶和硝基还原酶）调节有毒物质和致癌物的合成，并能有效结合致癌物。益生元还可以在免疫和细胞反应方面抑制癌症。乳糖低聚糖可通过下调P-catenin和Bcl-2以及上调Bax和p53抑制癌细胞的增殖。它还可以下调促炎因子NF-KB-p65和COX-2，并可以调节Toll样受体（toll-like receptors，TLRs）。低聚果糖可以上调Z0-1、occludin、MUC2和TLR2，下调TLR4和COX-2并影响抗原提呈细胞（antigen presenting cell，APC）的活性和CD4$^+$ T细胞的数量，增加APC活性和辅助T（T helper，Th）抑制细胞活性。这一系列调控在肿瘤抑制机制中起着重要作用。

（四）参与细胞因子调控

益生元可以诱导差异基因的表达并调节细胞反应，并对宿主肠上皮细胞有直接影响。研究发现，低聚果糖可以有效调节人肠上皮细胞的细胞因子水平，并通过Toll样受体2（Toll-likereceptor-2，TLR2）发挥保护作用。其机制可能是通过激活蛋白激酶C（proteinkinase C，PKC）诱导的信号通路，从而改变肠上皮屏障的功能，并改变肠道微生态而促进淋巴细胞分泌免疫球蛋白IgA、IL-5和IL-6，并抑制Th2细胞控制的免疫反应。低聚果糖不仅可以激活或诱导黏膜免疫系统，还可以通过增加肠道PP淋巴细胞的分泌而增加肠道内免疫因子的释放，从而产生肿瘤免疫调节作用。此外，低聚果糖还可以影响血液中免疫细胞的数量在肿瘤免疫调节中发挥作用。

益生元被酵解后产生的短链脂肪酸也可以调节产生细胞因子在组织中的表达，并且通过抑制趋化因子以及黏附分子的表达来减少巨噬细胞和嗜中性粒细胞向组织的募集（单核细胞趋化蛋白-1：MCP-1和细胞因子诱导嗜中性白细胞趋化因子-2：CI NC-2）。它们通过激活G蛋白偶联受体（GPCRs）和抑制组蛋白去乙酰化酶来调节肿瘤坏死因子-α、IL-2、IL- 6和IL-10等白细胞产生细胞因子。丁酸抑制NF-κB，上调过氧化物酶体增殖物激活受体γ，降低了一氧化氮合酶、趋化因子 CCL-2 和IL- 6的表达，同时还降低了内皮细胞中血管黏附分子-1（VCAM-1）和细胞间黏附分子-1（ICAM-1）的表达，导致白细胞与人脐静脉内皮细胞的黏附减少。此外，短链氨基酸还可诱导单核细胞产生前列腺素E2（PGE2），该产物参与促进Treg细胞的分化。PEG2通过抑制T细胞受体信号传导，抑制巨噬细胞分泌IL-1和TNF-α以及辅助性T细胞1（Th1）分化，从而缓解炎症反应。

三、展望

益生元作为一种膳食补充剂，可被肠道菌群使用并产生代谢产物，发挥维护宿主健康的作用。一方面，益生元通过促进有益肠道细菌的生长和繁殖，保护肠道免疫屏障，提高人体免疫力，发挥其抗肿瘤作用。另一方面，益生元还可以调节一些抗肿瘤益生菌的活性，或与其产生相互作用，抑制宿主体内的肿瘤生长（图6-8）。

目前，益生元已被广泛用于食品工业和制药工业，符合当代人的健康消费观念。在益生元的研究中，已证实了其对人体健康的许多调节作用，但也有许多实验表明其无效。这可能与人群的饮食习惯、身体健康、调查样本的数量以及益生元的摄入量有关，有很多相关的原因。因此，为了充分发挥益生元的营养价值，仍然有必要加大对益生元的研究力度。不仅应该优化和改进当前的制备过程，而且还应该设计更严格和科学研究

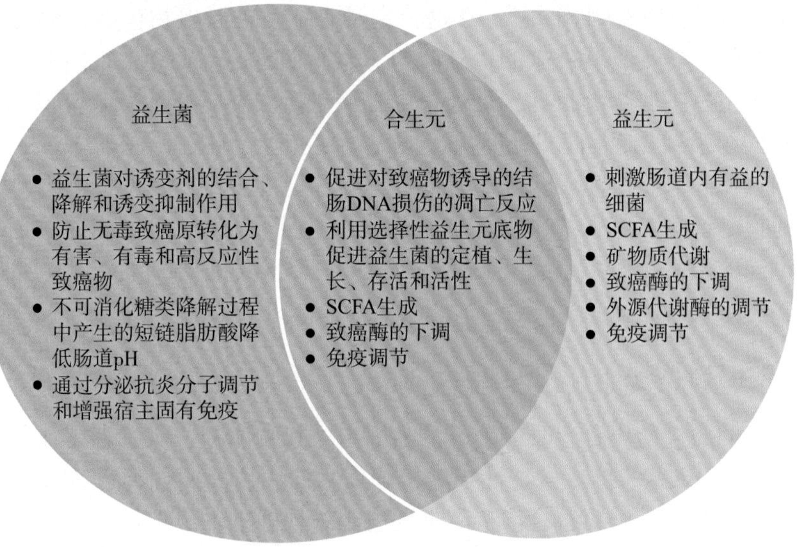

益生菌
- 益生菌对诱变剂的结合、降解和诱变抑制作用
- 防止无毒致癌原转化为有害、有毒和高反应性致癌物
- 不可消化糖类降解过程中产生的短链脂肪酸降低肠道pH
- 通过分泌抗炎分子调节和增强宿主固有免疫

合生元
- 促进对致癌物诱导的结肠DNA损伤的凋亡反应
- 利用选择性益生元底物促进益生菌的定植、生长、存活和活性
- SCFA生成
- 致癌酶的下调
- 免疫调节

益生元
- 刺激肠道内有益的细菌
- SCFA生成
- 矿物质代谢
- 致癌酶的下调
- 外源代谢酶的调节
- 免疫调节

图6-8　益生元参与肿瘤调节机制

的方法。满足人们对饮食和保健日益增长的要求。

（张　喆　张兰威）

第四节　合生元与肿瘤治疗

合生元一词出现在越来越多的食品和营养补充剂中，合生元既能促进自身制剂中益生菌的增殖，又能促进益生菌在肠道中的定植和增殖。合生元能产生确切健康功效从而改善肠道微生态平衡，发挥有益作用，它们在肠道内能形成生物屏障，排斥和抑制有害细菌，产生对人体有益的物质，促进消化吸收与肠蠕动，增强肠道免疫功能，改善一系列炎症和疾病，如炎性肠病、代谢综合征和过敏性疾病，近年来合生元在激活机体免疫系统、抗肿瘤方面引起了人们的关注。

一、合生元及其分类

（一）合生元定义

合生元（synbiotics）被广泛定义为"对宿主具有有益作用的益生菌和益生元"的混合物。这个词本身由希腊前缀"syn"和后缀"biotic"组成。前者的意思是"在一起"，后者的意思是"与生活有关"。然而，随着整个生物类别的扩展，包括诸如后生物和药物生物等术语的出现，对合生元的定义变得模棱两可。过去，人们认为益生菌和益生元的混合物就是合生元，是一类旨在增加益生菌的存活和保护益生菌在胃肠道定植，从而对宿主产生有益作用的膳食补充剂，通过选择性地刺激一种或有限数量的益生菌生长或激活其代谢，可以改善宿主的健康。此定义太长，缺乏准确性。为了使合生元更加清晰和具有启发性，2019年5月益生菌和益生元科学协会讨论了合生元的现状，合生元的定义更新为"由活性微生物和可以被宿主微生物选择性利用的底物组成的混合物，并且该混合物可以给宿主带来益生作用"。在这个定义中，宿主微生物包括天然的（寄生的或定居在宿主中的）微生物和外来的（外源的，如益生菌）微生物，它们中的任何一种都可以作为共生生物中底物的目标。目标宿主必须包括人类、哺乳类动物和农业物种或其亚组（如不同年龄或发育阶段、健康状况、性别或生活环境），以确认共生细菌对健康的有益影响；在同一项研究中，确定有益健康和选择性使用底物的证据是，鉴定为协同合生元的前提是证明其综合效果要好于每个成分分别评估的效果；该合生元可以应用于肠道或肠道外的微生物生态系统，并且可以制成一系列监管类别的产品（如食品、非食品、饲料、药品或营养补品）。

（二）合生元的特征

合生元中的微生物成分应具有公开的基因组序列和注释，对所有具有安全问题基因（如毒素生产或可转移的抗生素抗性）进行评估，使用当前的分类学命名，并带有可追踪的菌株名称。菌株应按照符合该产品类别适用法规标准的最佳可用方法，清楚、准确地描述菌株的安全性、特性、纯度和效力。

合生元中的益生元应通过适当的化学分析来说明其结构和纯度并确定其特征。所需的纯度水平将取决于产品性能稳定和安全的需要。世界各地的益生元商业制剂的含量范围很广，通常从35%到99%不等，这就导致一个问题出现。配方中使用的不同来源益生元是否足以提供一致剂量的活性成分，并在目标宿主中产生可重复的微生物选择性利用和有益的健康效应。这就要求合生元除了要展示益生元的组成外，还应指出被测试的活性成分的含量。只有合生元的益生元足够稳定，才能确保合生元中微生物成分的稳定。

（三）合生元的分类

合生元所包含的益生菌和益生元之间可产生相互作用，降低多种疾病风险健康，促进宿主健康。不同来源益生元生化合成过程及益生菌与益生元相互作用对宿主健康的影响也不同。按照不同作用方式，合生元共有两种分类：互补型合生元和协同型合生元。

互补型合生元的概念：根据特定宿主选择的益生菌而单独选择的一种或多种益生元的组合。益生元可促进摄入的益生菌的生长和活性，而且每一种成分的剂量必须足以独立地提供健康效益。

协同型合生元的概念：选择特定的宿主有益益生菌，并选择益生元组分以特异性地增强所选益生菌菌株的存活、生长和活性。此外，益生元也可以增加宿主胃肠道中有益细菌的水平。理想的协同合生元补充剂应包含适当的单株或多株益生菌和适当的益生元混合物，其中后者选择性地有利于前者并产生协同作用。

二、合生元抗肿瘤的可能机制

合生元可以通过激活机体免疫系统，特别是巨噬细胞、NK细胞、B淋巴细胞的活性以及抑制细胞突变等方式，产生一些抑制肿瘤生长的代谢产物，如多糖、细菌素及乳酸等，抑制转化致癌物质的酶的产生，以及降低肠道内的pH，刺激肠道蠕动，使肠道内的致病菌毒素和致癌物质排出体外，降低致癌的可能性。合生元的抗癌机制尚不明确，可能的机制如图6-9。

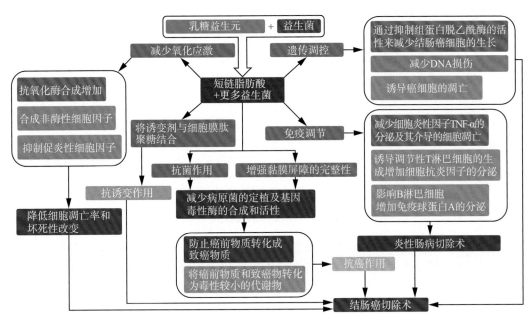

图6-9　益生元与益生菌相互作用抑制结肠癌机制

（一）合生元促进对结肠中致癌物引起的DNA损伤的凋亡反应

各种内部和外部因素，包括环境、饮食、遗传、免疫力和其他因素，都可能以协调或顺序的方式对细胞造成非致命的DNA损伤，从而激活原癌基因和（或）使肿瘤抑制基因失活。凋亡调节基因和（或）DNA修复基因的变化可引起细胞病理变化，从而促进癌症的发生和恶化。合生元可以减少结肠上皮细胞中诱导物诱导的DNA损伤或DNA加合物的形成，防止诱导剂诱导的肠细胞凋亡和肠屏障功能丧失。合生元还可以促进对由致癌物诱导的大鼠结肠直肠细胞DNA损伤的凋亡反应，并避免DNA损伤细胞的发生。合生元通过调节细胞信号级联反应可导致肿瘤坏死因子-α和Caspase依赖性凋亡。有研究发现，合生元可以影响直肠活检组织中Ki-67的表达（上皮细胞增殖的标志）或隐窝细胞的形成。此外，乳酸双歧杆菌和抗性淀粉的组合还可以通过减轻遗传毒性致癌物对结肠上皮细胞的急性凋亡反应来维持肠道上皮细胞的稳态。这表明乳杆菌和抗性淀粉及其合生元组合对肿瘤具有抑制作用。

（二）合生元增强益生菌的定植并刺激其生长和活性

益生菌是对机体有益的微生物，研究证明它们具有抗肿瘤作用。首先，益生菌可以与机体防御体系相互调节并帮助其更好地发挥作用。益生菌的代谢产物可以减少化学诱变的机会，并降解粪便酶和亚硝胺，具有诱导致癌物的功能。其次，益生菌还可以吸收有害和有毒的物质，并通过多种方式处理这些有毒物质以降低其毒性。最后，益生菌可以帮助人体恢复肠道菌群平衡，并消除肠道有害细菌。虽然有害细菌可以分解致癌物，但也可以吸收无害物质，将其转变为致癌物。益生菌可以改善肠道环境，刺激人体免疫系统并抵抗癌细胞的扩散。补充益生菌可以预防和破解有毒物质对DNA的攻击，消除基因突变，并达到预防和治疗癌症的效果。

合生元则可以有效地增强胃肠道中目的益生菌的存活和定植，并且可以选择性地刺激有益肠细菌的生长或增强其生物学活性，并增强宿主健康。由于存在选择性底物（益生元），益生菌在穿过胃和小肠成为主要菌群后，可以竞争并迅速生长并定植在大肠中。益生菌和益生元相互补充，共同为肠道建立良好的微生态环境，促进有益细菌的生长和繁殖，抑制有害细菌的生长，提高免疫力，发挥益生菌的抗肿瘤功效。研究发现，富含橄榄油和冷冻干燥的水果和蔬菜的提取物与双歧杆菌混合的饮食可以大大减少小鼠的肠腺瘤发生。合生元还可通过增加盲肠中双歧杆菌的含量，降低发生肿瘤的风险并降低肠道肿瘤的发生率。

（三）合生元可增加肠道短链脂肪酸的产生并发挥其抗肿瘤活性

短链脂肪酸主要由膳食纤维、抗性淀粉、低聚糖等不易消化的糖类在结肠受乳酸菌、双歧杆菌等有益菌群酵解而产生。合生元中包含的许多难以消化的糖类（低聚果糖、菊糖、乳果糖、低聚半乳糖等）作为短链脂肪酸的主要来源，可以弥补人体内的短链脂肪酸来源的不足，并且合生元制剂中益生元能够促进益生菌的生长，在发挥其益生作用的同时，促进益生菌在胃肠道中的生长和在结肠的定植。二者合力可以增加肠道短链脂肪酸的产量，而短链脂肪酸是维持肠道健康、肠道形态和功能的关键代谢产物。结肠内酵解产生短链脂肪酸，可以调节细胞凋亡、影响原癌基因的表达，以及发挥促进正常细胞增殖、抑制肿瘤细胞生长的作用。常见的短链脂肪酸是乙酸、丙酸和丁酸。丁酸盐可以用作结肠细胞的能量来源并降低管腔的pH。在分子水平上，丁酸充当组蛋白脱乙酰基酶抑制剂，促进组蛋白和非组蛋白的表观遗传超乙酰化（调节关键细胞周期调节剂的表达），改变DNA甲基化，从而增加转录因子与核小体DNA的结合。丁酸还参与诱导细胞分化，抑制增殖和增强细胞凋亡以消除DNA损伤的细胞，否则这些细胞可能在体内和体外发展成恶性肿瘤。乳酸还可以改善肠道健康和肠道相关的免疫防御，并增加吸附表面积。丙酸酯和乙酸酯通过线粒体跨膜电位的丧失，减少氧化损伤，增加核染色质的浓度诱导大肠癌细胞系的凋亡。果聚糖和果聚糖与乳酸双歧杆菌、鼠李糖乳杆菌的合生元的组合可以通过增加短链脂肪酸的产生，减少肿瘤细胞的增殖活性以及增加环氧合酶的表达来减少结直肠癌的发生和发展。

短链脂肪酸还可以增加机体的T细胞分化能力，抑制肿瘤的发生。丁酸通过抑制固有层巨噬细胞促炎效应物和骨髓干细胞的树突状细胞分化，以促使免疫系统对肿瘤细胞反应增加。短链脂肪酸还可以通过调控T细胞中细胞因子的表达和调节性T细胞（Tregs）的产生。增加效应T细胞（Th1、Th2和Th17细胞）的数量，从而对肿瘤细胞产生抑制作用。

（四）合生元免疫调节

合生元在免疫调节机制中也起着重要作用。合生元可以降低肠壁的通透性，有效防止病原体从肠道向肠系膜脂肪组织和血液的迁移，减少全身性炎症，并调节宿主的免疫反应。合生元对免疫系统的成熟和引发抗癌反应具有调节作用。树突状细胞、NK细胞和T细胞是抵抗肿瘤细胞的关键因子。合生元通过与树突状细胞相互作用，继而引起T细胞和NK细胞反应，含有干酪乳杆菌或乳酸双歧杆菌的合生元制剂就可增强NK细胞活性，抑制肿瘤生长。

　　肠道菌群失衡将严重影响肠道屏障功能和免疫系统的平衡。NF-κB（nuclear factor-kappaB）信号通路被认为是免疫反应的重要中心。短链脂肪酸可以进入细胞，通过调节NF-κB信号通路［如肿瘤坏死因子-α（tumornecrosis factor-α，TNF-α）、干扰素-γ（interferon-γ，IFN-γ）］来调节免疫稳态并抑制促炎因子的产生。其中，丁酸可抑制趋化因子的表达并抑制淋巴细胞免疫功能相关抗原。短链脂肪酸在维持肠屏障方面起着重要作用。黏蛋白是维持肠上皮屏障功能的关键因素。短链脂肪酸（尤其是丁酸）可以调节黏蛋白M部分UC2的启动子并促进MUC2黏蛋白的合成。腺苷活化蛋白激酶（AMP-activated protein kinase，AMPK）与肠屏障功能密不可分，一些合生元可以刺激AMPK的激活，增加肠屏障功能的表达。合生元还调节上皮细胞屏障和屏障蛋白（Z0-1和Claudin-1）的基因表达，从而调节免疫稳态。此外，单一的益生元补充剂可以引起肠道的免疫调节。如果添加适当的益生菌补充剂作为合生元组分，则免疫调节作用将更为显著。研究发现，包含乳果糖、棉子糖和双歧杆菌的奶粉可以增加大肠淋巴结细胞中CD4$^+$细胞和T细胞的活力，调节肠道免疫力并抑制肿瘤发生。此外，富含低聚果糖的菊糖和鼠李糖乳杆菌的组合可通过免疫调节发挥抗肿瘤作用，并可增加外周血单核细胞（peripheral blood mononuclear cell，PBMC）和免疫因子的水平。此外，合生元和益生元补充剂组可以刺激IL-10的产生并减少IFN-γ的产生。在很大程度上，在用致癌物治疗的大鼠中补充合生元可以通过IL-10调节来调节机体的免疫功能并减少结肠肿瘤的数量。

（五）维持肠道结构稳态，提高结肠和盲肠菌群的代谢酶活性

　　合生元可以通过维持肠道结构稳态，提高结肠和盲肠菌群的代谢酶活性来维持人类健康。微生物与宿主的物理屏障是它们共生的关键原则，中断微生物群和宿主之间的屏障被认为是包括癌症在内的疾病的主要驱动因素。肠道屏障包括肠上皮细胞和与细胞紧密连接的蛋白、免疫细胞、分泌性IgA、杯状细胞、肠道黏液和抗菌肽。屏障破坏与肿瘤发生具有明显的关系，黏蛋白敲除的小鼠，它们不能产生肠黏液作为屏障，就会自发产生结直肠癌。同样，溃疡性结肠炎患者的屏障功能存在缺陷，这导致他们患结直肠癌的风险增加。目前研究表明，合生元可促进上皮紧密连接形成和黏液分泌，增强肠道上皮的完整性，抑制肿瘤的发生。

　　在肠道中，结肠上皮细胞的代谢主要以氧化磷酸化和脂肪酸氧化为主，导致上皮细胞耗氧量较高。低氧环境有助于维持专性厌氧细菌为主的微生物种群，专性厌氧细菌将膳食纤维转化为发酵产物，被宿主吸收。结肠细胞的代谢是肠道微生物组的控制开关，介导稳态和非生物组之间的转移。研究发现，含有菊糖寡糖、鼠李糖乳杆菌GG（LGG）和乳酸双歧杆菌BB12的合生元可以通过维持结肠上皮细胞的代谢来降低结肠癌的风险。

　　合生元还可以通过减少与遗传毒素的接触，增加双歧杆菌和乳酸杆菌的数量以及减

少产气荚膜梭菌的数量来预防结肠癌。这种干预还可以减少结肠直肠癌细胞的增殖，抑制癌细胞诱导肠道细胞坏死的能力，并改善患者的肠道上皮屏障功能。外源性代谢酶是致癌性指标，分为致癌物的活化和代谢的Ⅰ相酶和Ⅱ相酶。Ⅰ相酶包括细胞色素b5、细胞色素b5还原酶、细胞色素P450、细胞色素P450还原酶、细胞色素P450 2E1，而Ⅱ相酶包括谷胱甘肽S-转移酶、尿苷二磷酸-葡萄糖醛酸基转移酶和DT-黄递酶、单独使用益生菌或益生元可以部分调节Ⅰ和Ⅱ相酶的活性。抗性淀粉可以诱导谷胱甘肽转移酶。如果抗性淀粉被代谢成短链脂肪酸，则其诱导谷胱甘肽转移酶的能力将大大提高。乳酸杆菌可以刺激结肠细胞中NADPH依赖性的血红蛋白还原酶活性（细胞色素P450还原酶）。补充合适的益生元后，乳杆菌的含量会显著增加，这对细胞色素P450还原酶有重要影响。调整能力也显著提高。益生菌与亚麻籽组合合生元可降低β-葡萄糖醛酸糖苷酶的活性，并增加β-半乳糖苷酶和β-葡糖苷酶的活性，使肠道中的β-葡萄糖醛酸糖苷酶的活性降低，降低肠道中的有毒氨含量，从而可以减少患肿瘤的风险。阿拉伯糖低聚糖可以促进发酵的糖类细菌的增殖，从而增加宿主粪便中氮的吸收和氨的排泄。低聚果糖和益生菌（乳酸杆菌和双歧杆菌）组成的合生元可下调诱导型NO合酶和环氧合酶2的基因表达，从而抑制了肿瘤的发生。

三、展望

合生元可能比单独的益生菌或益生元更有效地预防和治疗肿瘤。人们越来越关注合生元的发展，用其替代合成药物以减少药物的使用和剂量，减少药物不良反应或副作用。在这种情况下，使用和开发合生元是预防和治疗肿瘤的有前途的策略。但是，是否可以在临床实践中使用合生元，还需要进一步验证。当前的研究问题如下：①此处综述的大多数研究都是在动物模型中进行的，应在确保安全性的前提下进一步探讨其在癌症患者中的应用；②关于在微生物群中使用合生元的问题由于微生物的不可控性，如果将其用于临床，则需要验证其安全性，如感染的风险以及其他潜在风险对免疫系统的影响；③抗生素的使用导致耐药性的发展，如果所用抗生素的选择性不高，则会非特异性地杀死益生菌并引起相应的不良反应；④尽管有很多正面结果，但一些实验结果却是负面的；⑤微生物组成的个体差异也是要考虑的因素。近年来，通过合生元改善癌症治疗的实验研究取得了一定进展，今后有必要考虑在肿瘤治疗中应用合生元。但仍需要从合生元抗肿瘤机制的深入研究入手，探索每种化学疗法或免疫疗法药物与特定合生元联合应用的个体化调控策略。

（张　喆　张兰威）

第五节　微生态调节剂质量控制

微生态制剂在我国发展迅速，其中绝大部分属益生菌制剂。随着微生态学理论研究的深入，利用微生态制剂调整人体内微生态平衡，改善机体健康状态，防治疾病的产业体系已日渐成熟。目前市场上除了少部分作为正式药品用于临床治疗外，大部分以保健品形式出售，产品质量良莠不齐。为了保证微生态制剂正常发展，能安全有效地为人类健康服务，微生态调节剂的质量控制至关重要。

一、微生态制剂生产用菌种的筛选、保存和鉴定

（一）微生态制剂筛选的条件

微生态制剂通过扶植人体正常菌群，调整机体内环境生态平衡来达到防病治病目的。无论活菌制剂、死菌体、菌体成分或代谢产物，都离不开菌种，筛选出性能优良的益生菌菌株是生产高品质微生态制剂的基础，根据《中华人民共和国食品卫生法》《保健食品注册管理办法（试行）》（国家食品药品监督管理局令第19号）、《益生菌类保健食品申报与审评规定（试行）》，申请益生菌类保健食品，除按保健食品注册管理有关规定提交申报资料外，还应提供以下资料。

1.产品配方及配方依据中应包括确定的菌种属名、种名及菌株号。菌种的属名、种名应有对应的拉丁学名。

2.菌种的培养条件（培养基、培养温度等）。

3.种来源及国内外安全食用资料。

4.国家食品药品监督管理局确定的鉴定机构出具的菌种鉴定报告。

5.菌种的安全性评价资料（包括毒力试验）。

6.菌种的保藏方法。

7.对经过驯化、诱变的菌种，应提供驯化、诱变的方法及驯化剂、诱变剂等资料。

8.以死菌和（或）其代谢产物为主要功能因子的保健食品应提供功能因子或特征成分的名称和检测方法。

9.生产的技术规范和技术保证。

10.生产条件符合《保健食品良好生产规范》的证明文件。

11.使用《可用于保健食品的益生菌菌种名单》之外的益生菌菌种的，还应当提供菌种具有功效作用的研究报告、相关文献资料和菌种及其代谢产物不产生任何有毒有害作用的资料。

开发微生态制剂产品必须拥有丰富的益生菌菌种资源，具备菌种保存、筛选、纯化、性能鉴定和安全性评价的能力。用于生产微生物制剂的菌种均要有一个质量标准，标明所用菌种的科属、种名、菌号，同时应具有国家有关部门的菌种鉴定书。菌种必须专人管理，经常定期检查，并应建立菌种档案资料，包括来源、历史、筛选、检定、冻干保存、数量、启开使用等完整的记录，这些都须专门管理部门专门人员承担。

生产场所符合《保健食品良好生产规范》（GMP）的要求，并建立危害分析关键控制点（HACCP）质量保证体系。场所具备中试生产规模，即每日至少可生产500L的能力，并以中试产品报批。必须有专门的厂房或车间、有专用的生产设备和设施；必须配备益生菌实验室，菌种必须有专人管理，应由具有中级以上技术职称的细菌专业的技术人员负责；制定相应的详细技术规范和技术保证。

（二）微生态制剂菌种质量标准

微生态制剂中益生菌的菌种及管理应符合以下几个标准：①益生菌必须是大规模工业生产的活菌制剂；②在保藏和使用期间，应保持稳定的活菌状态；③必须能在人体肠

道中存活；④必须对宿主产生有益作用；⑤应是人体肠道正常菌群的成员抑或是具有调节和有益作用的外来菌种。

（三）微生态制剂菌种的鉴别

微生物制剂的质量标准中应有专属性的鉴别方法。市售的几种微生物制剂分为单一菌种或混合菌种两类。这些在微生物分类中属于不同的种属的菌种，有一个共同的特点是发酵糖类产生乳酸，因此可通过乳酸的定性定量检查作为一种鉴别方法。另外，微生物发酵糖类产生乳酸并不为乳酸菌所特有的生化反应，故还必须借助其他的方法来协助鉴别，包括革兰氏染色镜检、接触酶试验、动力试验等。

1.革兰氏染色镜检　待检标本用无菌生理盐水涂片，经自然干燥或火焰固定。加甲紫液染1分钟，清水冲去染液。加碘液染1分钟，清水冲去染液。加95%乙醇脱色液，不时摇动10～30分钟，至紫色已脱落为止，水冲洗。加复染液（伊红），染30分钟，水冲洗。待涂片自然干燥后，油镜镜检。革兰氏阳性菌（G^+）菌体呈紫色，革兰氏阴性菌（G^-）菌体呈红色。

2.接触酶试验　取槽置于洁净的试管内或玻片上，然后加3%过氧化氢数滴；或直接滴加3%过氧化氢于不含血液的细菌培养物中，立即观察结果，有大量气泡产生者为阳性。不产生气泡者为阴性，此试验常用于革兰氏阳性球菌的初步分群。

3.动力试验　用接种针挑取待测细菌，然后垂直从半固体琼脂表面插下去，插到离小试管底部只有5mm左右时再垂直抽回来，即做一条穿刺线。穿刺线清晰，未扩散，则表明动力阴性。如果穿刺线模糊，侧光看可明显观察到穿刺线周围有扩散生长的痕迹，则为阳性。本试验主要应用于肠杆菌科的鉴别。

对于微生物制剂还必须要检查来源于培养基成分和发酵过程中可能带入的有关物质，如重金属砷盐的含量，以保证人体服用安全。另外，还应结合剂型考虑制定制剂的干燥失重，如为液体制剂还应规定pH、相对密度等项目，以保证制剂质量的稳定性。微生物制剂中最重要的质量指标是所含菌种的活菌数。对于各种制剂活菌数的测定，应视各种菌种的生理特性来选用不同的培养方法，并按照所用的培养方法，规定出合适的含活菌数的最低限度，且在有效期内，微生态制剂在室温保存条件下，其活菌数量需保持标准规定的时间。

（四）微生态制剂生产前菌种的鉴定

生产用菌种在投产前必须进行全面鉴定，鉴定内容包括以下内容。

1.形态及培养特性的检查　菌株染色、形态均应典型；在培养基上生长的菌落应具有典型特征，如乳杆菌属形态呈长或细长杆状、弯曲形短杆状，一般呈链状排列。在MRS琼脂培养基上平皿底为黄色，菌落中等大小，凸起，微白色，湿润，边缘整齐，菌落呈圆形，直径为（3.0±1）mm。双歧杆菌属形态成多样形态，Y形、V形、弯曲状、勺形，典型形态为Y形。菌落形态在绝对厌氧培养条件下，平皿底为黄色，菌落中等大小，瓷白色，边缘整齐光滑，菌落呈圆形，直径为（2.0±1）mm。

2.糖发酵和生化反应观察　不同的细菌可根据分解利用糖能力的差异表现出是否产酸、产气作为鉴定菌种的依据。是否产酸，可在糖发酵培养基中加入指示剂（通常为溴甲酚紫，其pH在5.2以下呈黄色，pH在6.8以上呈紫色），经培养后根据指示剂的颜色变化来判断。是否产气可在发酵培养基中放入倒置小导管观察。结果应符合伯杰细菌分类的特性要求。

3.代谢产物测定　微生物在代谢过程中，会产生多种多样的代谢产物，分为初级代谢产物和次级代谢产物两类。初级代谢产物是指微生物通过代谢活动所产生的、自身生长和繁殖所必需的物质，如氨基酸、核苷酸、多糖、脂类、维生素等。次级代谢产物，大多是分子结构比较复杂的化合物。根据其作用，可将其分为抗生素、激素、生物碱、毒素等类型。气相、液相色谱法通过对细菌分解代谢产物中挥发性或不挥发性有机酸和醇类的检测，可准确、快速地确定细菌的种类，是目前进行细菌生化鉴定的高新技术。

4.血清学检查　通过特异免疫血清做定量凝集试验，要求凝集效价不低于原效价一半。若做玻片凝集试验，必须呈强凝集反应。

5.毒性试验　用较高浓度菌液，给小白鼠腹腔注射或灌胃，小白鼠应无不良反应出现，健康活存，体重增加。

（五）微生态制剂菌种的保藏

生产用菌种经审查认可，批准同意使用后，即应冷冻干燥一批次，并保存于 $2 \sim 3^\circ\text{C}$ 以备生产使用。冻干菌种启开后须按上述规定检定合格后才可投产。菌株传代不应超过5代，因过多传代易造成细菌某些生物特性变异。菌种传代方法包括斜面、液体和半固体穿刺培养等，菌种在适宜培养基和适宜温度等条件下培育。生产的细菌可保存于 4°C 冰箱，有的细菌在室温下保存更适宜，活菌量应达到 $10^7 \sim 10^{10} \text{CFU/g}$。

二、微生态制剂生产质量控制

微生态制剂筛选生产用菌种的原则应根据生产制品的用途、使用范围、使用方式、生产过程和生产条件等确定，必须考虑其安全性、有效性、稳定性和实用性。

1.安全性　微生态制剂筛选的菌种必须对人体无毒无害，不产生任何副作用，来源清楚，基因稳定，符合国家相关法律法规。

2.有效性　菌株具有优良的肠道定植能力、产酸能力和繁殖性能才能发挥防病促生长的功效。应根据使用目的、用途，通过动物实验证实其有效功能和通过体外拮抗试验证实对致病性细菌的抑制作用等，选择有效的菌种。

3.稳定性　微生态制剂中活菌的生物学、遗传学特性稳定，微生态制剂在使用和贮存期间，应保持稳定的活存状态。菌株应对高温、高湿、胃酸和胆碱等环境有一定的耐受性，才能顺利到达肠道作用位点发挥作用。动物胃肠道pH为 $2.0 \sim 7.0$，胃内pH一般为3.0左右，小肠pH为 $5.0 \sim 7.0$。动物小肠胆汁酸盐含量为 $0.03\% \sim 0.30\%$。益生菌必须黏附于消化道黏膜，才能在肠黏膜表面定植，发挥生态效应。微生态制剂应能长期储存，在有效期内，不低于标示的活菌数。

4.实用性　微生态制剂的生产工艺、条件、成品的外观、包装、使用方法适合于大规模工业生产，尽量降低成本，简易化生产工艺和流程。

三、微生态制剂成品的鉴定

微生态制剂的成品鉴定主要包括鉴别外观性状、装量差异（或重量差异）、崩解时限（指胶囊或片剂）、粒度和溶化性检查（指颗粒剂、散剂）、干燥失重、活菌数测定、杂菌检查、异常毒性试验等。其中活菌数测定、杂菌检查、异常毒性试验是评价微生态活菌制剂安全有效的主要质控指标。

1. 外观　制品的色泽均衡一致。胶囊制剂菌粉颗粒大小一致，悬液制剂不得有凝块或其他异物。

2. 崩解时限及溶解速度　片剂或胶囊剂加适宜溶剂后，崩解时限和溶解速度应在规定时间内。

3. 水分含量测定　冻干活菌制剂残余水分含量高低会直接影响制品的质量和稳定性，水分过高易造成活菌死亡而失效，水分过低使菌体脱水亦可造成活菌死亡。水分测定方法很多，常用方法有干烤失重法、五氧化二磷真空干燥失重法和费休法。

4. 装量测定　制剂装量应符合《中华人民共和国药典》（2020版）标准。

5. 活菌测定　益生菌制品多以制品中益生菌存活数表示效力。活菌计数通常采用平板法，即先使细胞分散、定位、增殖后，再做菌落计数，也称之为细胞集落形成试验，以每克（每毫升）细菌集落数表示（CFU/g或CFU/ml）。对于多种细菌制成的活菌制剂，则应分别在各种菌的特异培养基平板上计数。一般胶囊制剂或片剂按规程规定测定方法应为无菌称取3g制剂，加入适宜稀释液中，充分摇匀，做10倍系列稀释（根据不同制品不同指标）。取量后稀释度0.1 ml滴入适宜琼脂平皿上，共做3个平皿，并以"L"棒涂布均匀。置适宜条件下培育，到期观察每个平皿菌落生长情况并计数。必须注意的是当平皿菌落数小于10或大于100时，都应重新调整稀释度重新测定。根据3个平皿菌落总数可按下列公式计算活菌数。

3个平皿菌落数之和/3×10×最后稀释度＝活菌数（CFU/g）

活菌数用"CFU"表示，即为细菌集落单位。

6. 杂菌检查　口服活菌制剂不得污染大肠埃希菌、铜绿假单胞菌、金黄色葡萄球菌、沙门菌和志贺菌等致病性细菌，检查时可采用上述致病菌选择特异培养基。参照口服药卫生学指标要求，口服活菌制剂非致病性杂菌数不得超过1000CFU/g，霉菌数不超过100CFU/g。对于非口服制剂，卫生学指标另有规定。

7. 异常毒性试验　通过动物实验检查制品中外源性毒性物质的污染情况，以及是否存在意外的不安全因素，以保证人体使用安全。采用较人用剂量多出数倍的试样（按体重计算）给小鼠口服，观察对小鼠健康是否有不良影响。动物实验所使用的动物应为健康动物，其管理应按国务院有关行政主管部门颁布的规定执行。动物品系、年龄、性别、体重等应符合药品检定要求。实验使用的小鼠应达到清洁级标准，实验方法为：采用5只体重为18～22 g的健康小鼠，先称取2g制品加入8ml生理盐水中，混合均匀。每只小鼠经口灌入0.5 ml混匀的制品溶液于胃内，每天1次，共3次。自第一次灌胃日起，连续观察7天，小鼠应健康活存、体重增加才能判为合格。

四、微生态制剂存在的质量安全问题

1.潜在致病性 在机体正常情况下，潜在的致病性微生物在体内处于平衡状态，不会诱发致病性行为。一旦打破这种平衡，某些物种就会暴露出致病能力。另外，在某种动物体内的正常菌群，也可能在另一种动物体内成为潜在的致病菌株。这就意味着在某些情况下有益的微生物可能会变成致病的微生物。因此，在使用微生态制剂时，应考虑动物的健康状况和适应证等其他因素，以确保安全性。

2.扰乱正常动物微生物稳态 人为添加外源微生物，使体内微生物群结构发生变化，有可能导致现有微生态系统的动态平衡紊乱。正常菌株过量繁殖，异位移植或某种菌群数量骤减等，使外源性致病细菌有机会侵袭动物机体，诱发疾病。

3.有害代谢产物蓄积 在不同的生存环境中，微生物的代谢特性可能不同。微生物的代谢产物在不同的动物体内或机体的各个生理阶段，可能会发挥不同的调节作用。某些短链脂肪酸是G偶联蛋白受体GPR43和GPR41的配体。这些受体广泛表达，在能量代谢、免疫和血压的调节中发挥作用。微生物代谢产物次级胆汁酸根据不同成分比例影响胆汁酸脂质的代谢循环。微生物代谢胆碱类物质产生的氧化三甲胺是包括心血管疾病在内许多慢性疾病的潜在风险因子等。

4.携带并转移抗生素抗性基因的风险 生物可能会携带一些抗性基因，在突发条件下发生抗性基因水平转移，致病菌一旦获得大规模的抗生素耐药性，就会陷入没有药物控制微生物感染的困境。因此，在微生物制剂投入使用前，必须通过严格的检测和科学的验证，明确其安全性后才能大规模使用。

5.转基因微生物应用风险 前有不少研究将一些功能性的基因转入现有益生菌菌株中，促进表达并发挥作用，但是由于转基因过程中的某些不确定性因素导致目的基因不能实现定向转移，反而带来负向影响，如非病原性转变成病原性菌株、宿主范围改变、毒力改变等。鉴于转基因技术在生产实践中应用还不十分成熟，在应用转基因微生物作为微生态制剂时应慎重，要充分考虑安全性。

6.微生态制剂的生产安全 微生态制剂产品参差不齐，生产难度较大。部分微生物产品质量还不稳定，生产还处于复配模仿阶段，检测手段不够完善。产品质量标准和检测方法杂乱无章，主要表现在细菌来源、活菌质量标准、卫生标准等问题。如何保证产品中有足够的生命力和数量的微生态制剂，在保藏期间减少失活数量，到达动物体内后仍能保持较强的活性，仍是有待解决的问题。如何根据不同动物选择不同菌种的微生态制剂，解决其治疗效果不如药物明显和稳定的问题仍然存在。

总而言之，有关微生态制剂的相关标准、规范及规定尚不健全。一些生产菌种未经主管部门审批，其在应用动物肠道的存活量、定植量，以及宿主体内的生物效应也不明确。大部分微生态制剂仍处在临床研究中。有些菌种遗传稳定性不明确，就盲目连续传代用于生产，这都可能会对产品质量及其临床应用效果带来风险。因此，加快制定微生态制剂产品相关规范，建立完善的行业检测标准，制定相关的法律法规实施细则，规范微生物产品的生产和宣传，强化行业监督管理是微生态行业长久发展的重中之重。

（梁　曦　张兰威）

参 考 文 献

1. Kerry R G，Patra J K，Gouda S，et al. Benefaction of probiotics for human health：A review. J Food Drug Anal，2018，26（3）：927-939.

2. Fatima N，Akhtar T，Sheikh N. Prebiotics：A Novel Approach to Treat Hepatocellular Carcinoma. Can J Gastroenterol，2017，2017：6238106.

3. Zheng D W，Li R Q，An J X，et al. Prebiotics-Encapsulated Probiotic Spores Regulate Gut Microbiota and Suppress Colon Cancer. Adv Mater，2020，32（45）：e2004529.

4. Nozari S，Mohammadzadeh M，Faridvand Y，et al. The Study of Extracellular Protein Fractions of Probiotic Candidate Bacteria on Cancerous Cell Line. Arch Iran Med，2016，19（11）：779-785.

5. Eslami M，Yousefi B，Kokhaei P，et al. Importance of probiotics in the prevention and treatment of colorectal cancer. J Cell Physiol，2019，234（10）：17127-17143.

6. Kyrgiou M M A，Moscicki A B. Does the vaginal microbiota play a role in the development of cervical cancer?. Translational Research，2017，179：168-182.

7. Le Noci V，Guglielmetti S，Arioli S，et al. Modulation of Pulmonary Microbiota by Antibiotic or Probiotic Aerosol Therapy：A Strategy to Promote Immunosurveillance against Lung Metastases. Cell Rep，2018，24（13）：3528-3538.

8. Anker J F，Naseem A F，Mok H，et al. Multi-faceted immunomodulatory and tissue-tropic clinical bacterial isolate potentiates prostate cancer immunotherapy. Nat Commun，2018，9（1）：1591.

9. Schramm C. Bile Acids，the Microbiome，Immunity，and Liver Tumors. N Engl J Med，2018，379（9）：888-890.

10. Ashwini A，Ramya H，Ramkumar C，et al. Reactive mechanism and the applications of bioactive prebiotics for human health. Journal of microbiological methods，2019，159：128-137.

11. Yu A-Q，Li L. The potential role of probiotics in cancer prevention and treatment. Nutrition and cancer，2016，68（4）：535-544.

12. Fuller R，Gibson G R. Modification of the intestinal microflora using probiotics and prebiotics. Scandinavian journal of gastroenterology，1997，32（sup222）：28-31.

13. Gaggìa F，Mattarelli P，Biavati B. Probiotics and prebiotics in animal feeding for safe food production. International Journal of Food Microbiology，2010，141（supp-S）：S15-S28.

14. Anadón A，Martínez M A. Probiotics for animal nutrition in the European Union. Regulation and safety assessment. Regulatory toxicology and pharmacology：RTP，2006，45（1）：91-95.

15. Upadhyay N，Moudgal V. Probiotics：A Review. Journal of Clinical Outcomes Management Jcom，2012，19（2）：76-84.

第七章

粪菌移植治疗

第一节 粪菌移植治疗肿瘤的理论基础

肠道菌群是寄居在人体肠道内的正常微生物群落，从婴儿经产道出生开始的那一刻起，各类共生细菌就可以通过母体产道、皮肤、食物等途径进入婴儿消化道并定植。肠道菌群不仅在调节正常的身体功能方面有不可或缺的作用，而且与肥胖、代谢性疾病、自身免疫性疾病、自闭症、癌症等疾病的发生、发展有着重要的关联。此外，越来越多的证据表明肠道微生物群与抗癌治疗（化疗、免疫治疗和放射治疗）之间存在相互作用。菌群可能通过调节宿主免疫系统和肿瘤微环境等方式影响肿瘤免疫，部分细菌通过激活免疫起到协助对抗肿瘤的作用。

粪菌移植（fecal microbiota transplantation，FMT）是起源于至少1700年前的中国传统医学的策略。东晋著名道教学者、炼丹家及医学家葛洪所著的《肘后备急方》中有这样的记载："饮粪汁一升，即活"。由此可见，这种特殊的治疗方法对一些复杂的疾病具有独特的治疗效果，甚至能救活濒临死亡的患者。李时珍的《本草纲目》一书中分别由"人粪"和"黄龙汤"两种粪便入药的记载，其中使用人的粪便治病的方法多达20余种。但是由于当时的医疗环境、医疗技术和医学伦理等问题，这种治疗方法没办法让人类理解，更加没有合理的科学性解释，所以粪菌移植在中国的传统医学中被渐渐淡出了视界。但是现代医学在近50年里对这种廉价的、不存在排异现象的特殊器官移植却越来越重视。1958年，BenEiseman等报道了对4名患有严重假膜性小肠结肠炎的患者在进行了益生菌、抗生素等治疗无效之后，最后经过与患者家属商量后意见一致准备使用粪菌移植治疗，使用此法治疗后患者病情痊愈。当时人们还根本不知道它的病因是什么，只知道存在菌群紊乱。直到过了整整20年，才有研究人员证明，假膜性小肠结肠炎的发病是由艰难梭菌感染导致的。艰难梭菌的致病往往发生在抗生素治疗后，抗生素对肠道菌群打击很大，使肠道菌群紊乱失去平衡，大量共生菌和益生菌死亡。致病性的艰难梭菌在这种情况下加快繁殖，释放大量毒素，导致了严重程度不同的腹泻。所以向患者肠道重新移植健康的菌群，重塑肠道正常菌群的方法，是治疗肠道菌群紊乱导致各种疾病的重要手段。此外，粪菌移植在炎性肠病研究中的尝试也在逐渐开展。炎性肠病是一类自身免疫性疾病，主要包括克罗恩病和溃疡性结肠炎，已知的发病原因除了遗传外，还有饮食习惯、肠道屏障的破损，再就是肠道微生物多样性的减少和菌群结构的紊乱。1989年1月美国密苏里州堪萨斯城的Justin.B及Mark.B就经6个月粪便灌肠缓解了Benet的溃疡性结肠炎。此为第一例用粪菌移植治疗炎性肠病的报告。随着医学基础研究和临床试验的研究不断深入，粪菌移植在与肠道微生态相关的其他胃肠道和胃肠道外疾病的治疗也越来越广阔。其适应证已从肠道微生态失调导致肠道相关疾病（包括顽固性便秘、食物过敏、抗生素相关性腹泻等），扩展到肠外疾病，如代谢性疾病、各类肿瘤、精神类疾病等多种疾病。

肠道菌群可以通过多种机制影响肿瘤的化疗、放疗及手术治疗，如菌群易位、免疫调节、代谢调节、酶降解、改变多样性及微环境等。近年来，肿瘤免疫治疗尤其是免疫检查点抑制剂及过继细胞疗法成为肿瘤领域的革命性疗法，越来越多的证据表明肠道菌群在其中发挥着重要作用，特殊的细菌或特定比例的菌群的改变对肿瘤药物的疗效、毒副作用及肿瘤复发也显示出相关性及预测作用，亦使其成为肿瘤、消化、微生态等领域的研究热点。通过粪菌移植重建肠道微生态能在一定程度上提高免疫治疗的敏感性或减轻不良反应，为肿瘤治疗提供了新的策略。

一、粪菌移植重塑肿瘤患者肠道菌群

重建肠道微生物群可以加强宿主的抗癌防御并减少治疗相关的毒性。通过粪菌移植重建肠道内正常的微生态环境这种治疗方法类似于现代医学外科手术中的器官移植。因此，也有学者将粪菌移植称之为一种特殊的"器官移植"。在肿瘤治疗中不仅可提高肿瘤化疗、放疗及免疫治疗的疗效，还可减轻相关毒副反应。

2019年美国癌症研究协会（American Association for Cancer Research，AACR）年会上报道粪菌移植具有一定的抗肿瘤作用。在粪便移植过程中，将来自健康供体的粪便样本移入患者的肠道。来自健康人的肠道微生物将重塑患者肠道菌群并改善他们的健康。粪便移植已经被用于治疗艰难梭菌的顽固结肠感染。但是直到现在，粪便移植作为癌症治疗的一种方法仍在尝试。将对免疫治疗有应答患者的粪菌移植到无应答患者肠道内，FMT似乎增强了患者对PD-1药物的应答性，并且可使肿瘤停止生长，甚至缩小。以色列学者将3例对PD-1抑制剂无应答的黑色素瘤患者进行粪菌移植，供体采用对PD-1抑制剂有良好应答的患者，发现受体患者的肠道菌群向供体接近，1例患者肿瘤缩小，并在7个月后仍维持疗效，另1例患者的肿瘤缩小，但是2个月后出现新发肿瘤。另一团队也在会议上报道类似结果，3例患者接受结肠镜下的FMT，然后使用了PD-1药物治疗，其中一名10个月前开始治疗的患者瘤体缩小，另1例患者在治疗3个月后瘤体大小未变。但是到底是通过哪种微生物帮助患者提高了所需的免疫活性仍无法确定。在动物实验中肠道菌群与肿瘤菌群相互作用，可影响胰腺癌的预后。不同生存期胰腺癌患者的肿瘤菌群差异显著，通过FMT将长生存期胰腺癌患者的粪菌移植给荷瘤小鼠，可改变肿瘤菌群并影响肿瘤生长及免疫浸润。临床上，目前已发表的FMT应用于肿瘤治疗的报道主要在解决相关毒副反应或并发症，如免疫相关肠炎、放射性肠炎、艰难梭菌感染、抗移植物宿主反应、多重耐药菌感染等。

长期使用一些治疗肿瘤及自身免疫疾病的药物，如甲氨蝶呤，由于其胃肠道毒性明显，易使得肠道菌群失调，导致腹泻。在动物实验我们发现，给小鼠饲喂甲氨蝶呤后，脆弱拟杆菌丰度显著降低，且趋向于随巨噬细胞密度增加而逐渐减少；甲氨蝶呤导致腹泻的大鼠中肠道菌群多样性下降，厌氧菌及链球菌丰度明显减少，拟杆菌丰度相对增加，并造成肠道绒毛长度的缩短。给小鼠灌胃脆弱拟杆菌，能改善甲氨蝶呤诱导的炎症反应并调节巨噬细胞极化。

铂类化合物在放疗过程中需要肿瘤浸润骨髓细胞产生活性氧（ROS）从而诱导DNA损伤，而这种微环境需要肠道菌群的调控。研究发现，对抗生素处理后的小鼠灌胃嗜酸乳杆菌后可以恢复顺铂的抗肿瘤作用。同样，补充嗜酸乳杆菌可改善铂类药物引起的肠道毒性。也有研究报道，肠道菌群与铂类药物引起的机械痛觉过敏有关，值得注意的是，铂类药物抗肿瘤作用在无菌小鼠或抗生素处理的小鼠中明显下降，但能减少痛觉过敏的发生，恢复无菌小鼠的微生物群可使这种保护失效。

到目前为止，FMT引导的癌症治疗已经显示出接受移植后，患者肠道菌群得到重塑，使得其中含有更多的免疫细胞，可以激活免疫系统方面的潜力。同样，发现参与不同肿瘤抗癌治疗的特定菌株也促进了FMT的发展。因此，FMT可能在未来会成为抗癌治疗的有效辅助手段。

二、粪菌移植调控肿瘤患者代谢重编程

肠道菌群可以通过代谢调节影响肿瘤的发生和发展。例如，散发性结直肠癌（colorectal cancer，CRC）就是宿主与其肠道菌群和肿瘤微环境复杂相互作用的结果。其中一些微生物会激活炎症反应，破坏保护身体免受外来入侵的黏液层，创造一个支持肿瘤生长的环境。在其他情况下，它们通过使细胞对抗癌药物产生耐药性来促进癌症的生存。但是肠道细菌也可以帮助对抗肿瘤。一些癌症治疗依赖于激活免疫系统的肠道微生物群。肠道细菌通过增强某些免疫细胞的能力来启动对抗肿瘤的反应。Zitvogel的研究小组发现化疗药物环磷酰胺会破坏肠道黏液层，让一些肠道细菌进入淋巴结和脾脏，在那里它们会激活特定的免疫细胞。对于肠道中没有微生物或服用抗生素的小鼠，这种药物基本上失去了抗癌作用。在一项266个个体的初步研究的结果显示，表观基因组DNA甲基化改变与结直肠癌和微生物群组成相关。当无菌小鼠接受结直肠癌患者和接受正常结肠镜检查的新鲜粪便后，监测其异常的隐窝病灶、肠道微生物群和DNA改变（结肠外显子组测序和甲基化）。结果显示，与健康对照菌群受体相比，接受结直肠癌患者粪便的小鼠中一些基因启动子（SFRP1、SFRP2、SFRP3，PENK，NPY，ALX4，SEPT9和WIF1）被发现高甲基化，但在接受正常粪便的小鼠中未发现。可以推断，血液甲基化水平与结直肠癌的生态失调密切相关。因此结直肠癌患者的某些相关菌群可诱导小鼠结肠黏膜和血液DNA甲基化基因数量增加，发生结肠上皮改变和更多的癌前病变。此外，在1000名患者的大队列中证实，肠道菌群相关的失调可能通过表观基因组失调促进结肠癌的发生。因此，基因甲基化可以作为散发性结直肠癌的标志物，累积甲基化指数（CMI）可以作为结直肠癌诊断的独立危险因素，并有可能预测补充益生元的有效性。散发性结直肠癌患者相应的累积甲基化指数升高及其相关细菌是散发性结直肠癌潜在的生物标志物。

结肠H.hepaticus感染不仅可以升高APC min/＋小鼠、氧化偶氮甲烷处理Rag2-/-小鼠的小肠及结肠的肿瘤发生率，而且升高了APC min/＋/Rag2-/-小鼠的乳腺癌及前列腺癌的发病率，还提高了小鼠肝脏对化学致癌物、病毒致癌的敏感性。肠道菌群诱导远隔部位肿瘤的机制还不清楚，可能部分与调节TNF依赖的全身炎症反应张

力、氧化应激、白细胞及上皮细胞的基因毒性有关。菌群失调及抗生素治疗可以改变肠道菌群对雌激素的代谢能力，该能力被认为是肠道菌群调节远隔部位肿瘤的机制之一。

三、粪菌移植增强抗肿瘤免疫功能

微生物如何与免疫疗法相互作用还不清楚。一个被广泛接受的假设是，有些肠道菌群不仅可以诱导抗肿瘤免疫应答，还能促进免疫治疗的功效。但是，确切的机制，包括哪些细菌调节哪些免疫细胞，仍然是一个谜。

"肿瘤微环境（tumoror microenvironment，TME）"影响肿瘤的发生、发展和预后。TME不仅包括病灶局部的肿瘤细胞、免疫细胞、成纤维细胞、瘤内微生物和细胞代谢产物，还包括与肿瘤发展密切相关的全身免疫系统、循环、代谢和肠道菌群。肠道中存在一小部分特殊的细菌，它们对肿瘤免疫发挥关键性的作用，是对免疫治疗有益的细菌。有研究发现，艾克曼菌（Akkermansia muciniphila）可诱导DCs分泌IL-12并招募CCR9$^+$、CXCR3$^+$、CD4$^+$ T细胞向肿瘤聚集，上调CD4/Foxp3值，增强肿瘤免疫。对使用抗生素或免疫治疗抵抗的患者可通过补充Akk菌得到逆转。类似的细菌还有脆弱拟杆菌，无论是细菌本身还是它分泌的脂多糖，或是针对它的特异性T细胞，均可强化CTLA-4抑制剂的抗肿瘤效应。SivanA等阐述了小鼠模型中，双歧杆菌能够增强DCs功能，提高PD-Ll抑制剂治疗黑色素瘤的效果，双歧杆菌本身的抗癌效果与单独使用PD-Ll抗体相当，联合使用几乎可以完全阻止肿瘤生长。对这些"有益菌"的鉴别和功能研究可能有利于免疫增效剂的开发，用于肿瘤治疗的辅助干预措施。

研究发现，癌症免疫疗法可激活人体的免疫系统来对抗癌症，但是存在于患者肠道中的微生物会影响这些免疫疗法的结果。他们还强调了抗生素对癌症免疫疗法的影响，特别是能阻断PD-1和PD-L1两种相关蛋白的药物。一项研究发现，使用过抗生素治疗的人对这些免疫疗法的反应会减弱。德克萨斯大学MD安德森癌症中心的癌症研究员珍妮弗·沃戈（Jennifer Wargo）说，"这提出了重要的问题，我们应该限制或严格监测这些患者的抗生素使用情况吗？我们真的可以改变微生物组来增强对癌症治疗的反应吗？"研究报道，肠道中的特定细菌属会增强针对靶向PD-L13的药物的抗肿瘤反应。

Wargo与流行病学家Vancheswaran Gopalakrishnan和其他研究人员合作，在他们开始使用抗PD-1免疫疗法药物之前，从100多名患有晚期黑色素瘤的患者中收集了粪便样本。科学家们发现，肠道微生物种类最多的人最有可能对免疫疗法产生反应。在接受行免疫疗法治疗的患者的粪便进行粪便移植的小鼠中，肿瘤的生长减少了。研究人员发现，微生物的类型也与对治疗反应的差异有关。例如，肠道菌群中含有大量梭状芽孢杆菌属细菌的人对治疗的反应更大，而细菌杆菌类细菌较多的人则对治疗的反应较小。另一项研究显示，在开始免疫治疗之前或之后不久接受抗生素治疗感染的人对PD-1阻断疗法的反应不佳。研究人员还发现，人类和小鼠中都存在黏液艾克曼菌，这与对免疫疗法的更好反应有关。马里兰州贝塞斯达市国家癌症研究所的免疫学家Romina Goldszmid说，尽管临床医师现在改变在癌症患者中使用抗生素的方式还为时过早，但这项工作已经超出了以前主要依赖于小鼠癌症模型的研究。她说，现在，研究人员需要更多地了解这些微生物如何对免疫系统产生影响。她说："该领域真正缺失的是，他们不是要知道谁在哪里，谁不在哪里，而是要知道他们在做什么。我们需要有关于此的更多信息。"

菌群对免疫系统有双向调控作用，既可抑癌亦可促癌。细菌表达的鞭毛蛋白、脂多糖（lipopolysaccharide，LPS）等通过病原相关分子模式（pathogenassociated molecular patterns，PA岛）与肠上皮细胞以及树突状细胞（dendritic cells，DCs）表面的Toll样受体（Toll-like receptor，TLR）结合，诱导T细胞分化，肠道菌群对宿主固有免疫和适应性免疫系统的成熟与调节具有重要作用，其可增强烷化剂、Toll样受体（Toll-like receptor，TLR）激动剂、免疫检验点抑制剂、过继性细胞免疫治疗等的抗肿瘤作用。2007年Paulos等报道全身放疗可使革兰氏阴性菌发生异位及释放脂多糖，激活TLR4信号通路，从而提高过继性T细胞疗法的效果。此外传统化疗药物环磷酰胺、奥沙利铂、甲氨蝶呤等与肠道菌群的重要关系也陆续被证实。2013年，*Science*报道环磷酰胺可以改变小鼠肠道菌群，促进革兰氏阳性菌向次级淋巴器官转移，进而激活辅助T细胞的抗肿瘤作用，而环磷酰胺对无菌小鼠或抗生素处理过的小鼠无效。2016年，该团队在*Immunity*进一步证实海氏肠球菌、肠结巴斯德菌在环磷酰胺治疗中的免疫调节作用。同时在肿瘤患者中也观察到海氏肠球菌、肠结巴斯德菌与无进展生存期的延长有关。肠道菌群除了影响环磷酰胺的疗效，其所致的黏膜炎症也可通过菌群调节得到缓解。

给予靶向PD-1、PD-L1和CTLA-4的免疫检查点抑制剂（ICI）可以激发T淋巴细胞介导的适应性免疫应答，这是最近在临床实验研究中发现的一种强烈的抗癌活性。患者肠道内微生物群的组成已被证明是调节宿主对抗pd-1/PD-L1或抗ctla-4免疫治疗反应的重要因素。抗PD-1/PD-L1免疫治疗对黑色素瘤、肾细胞癌、非小细胞肺癌等有较高的疗效。Routy等观察到抗生素治疗，在PD-1/PD-L1单克隆抗体（mAb）治疗前2个月或治疗后1个月内形成，缩短了患者的无进展生存期和总生存期。这一发现与Pushalkar的研究结果形成了鲜明的对比，Pushalkar发现PD-1阻断剂和抗生素联合使用通过诱导T细胞活化显示出协同的抗胰腺癌作用。这相反表明，不同的癌症类型可能以不同的方式改变微生物成分，从而增强或削弱ICI的功能。在Routy的研究中，Akkermansia muciniphila补充剂恢复了PD-1阻断剂在无反应小鼠FMT中受损的功效。另外两项研究也确定了微生物状态和治疗反应性之间的相关性。Gopa-lakrishnan等发现应答患者中Faecali bacterium属的丰度显著升高，无应答者中Bacteroidales的丰度显著升高，这与一篇已发表的文章相一致。该文章报道，胃肠道中粪肠黏膜细菌丰度较高的CTLA-4阻断剂患者与细菌丰度较高的患者相比，无进展生存期较长。一些研究也证明长双歧杆菌的存在可以改善抗PD-L1治疗的结果。在类似的实验中，微生物群与个体（有反应者和无反应者）不同的原因可能存在于细菌类群、癌症类型、宏基因组学技术、环境因素等。尽管存在上述差异，所有这三项研究都强调了肠道微生物群对接受抗PD-1治疗的晚期癌症患者的免疫刺激作用。这些实验结果表明，操纵肠道微生物群可以预防对ICIs的原发性耐药，并进一步提高免疫治疗的有效性。

（梁俊容）

第二节　粪菌移植方法和质量控制

一、供体准备和受体准备

（一）供体筛选标准

粪菌移植是将健康供体的粪便输注到受体患者的胃肠道，以治疗与肠道微生物群改变相关的特定疾病。因此，在粪菌移植过程中，供体的选择尤其关键。一般标准基本一致但有细节上的差异，均是在纳入标准中严格进行筛查排除，选择身心健康功能状态良好的供体。建议FMT的捐助者必须在开始捐助前接受一次粪便供体病史问卷，以排除病史和危险因素，减少和防止任何与移植材料相关的不良事件。重点排查供体的病史和生活方式习惯，以确定风险因素，排除血液和粪便检测无法检测到的相关问题。此外，患者的心理准备也很重要。供体选择标准如下。

传染病史
- ► 是否有疾病暴露史
- ► 是否处于感染期
- ► 是否使用药物
- ► 是否存在危险性行为
- ► 是否接受过组织/器官移植
- ► 12个月内是否接受过血液制品
- ► 6个月内是否接受过药物注射
- ► 6个月内进行过身体文身、穿孔、耳环、针灸
- ► 近期是否在医疗卫生条件不佳的地方就医
- ► 是否有朊病毒引起的疾病传播的风险
- ► 最近是否感染寄生虫病或感染轮状病毒、蓝氏贾第鞭毛虫和其他胃肠道疾病
- ► 最近（＜6个月）是否需在热带国家旅行，是否有高危国家传染病或旅行者腹泻风险
- ► 最近（＜6个月）是否接种减毒活疫苗病毒
- ► 医务工作者（排除的风险传播耐多药病原体）
- ► 从事与动物相关工作（排除传播人畜共患传染病的风险）

胃肠道，代谢和神经系统疾病
- ► 是否有神经/神经退行性疾病史
- ► 是否有精神疾病史
- ► 超重和肥胖（体重指数＞25）

损害肠道微生物组成的药物
- ► 最近（＜3个月）暴露在抗生素、免疫抑制剂、化疗
- ► 是否接受过慢性与质子泵抑制剂治疗

最理想的供体是患者亲属或配偶。一方面，病史采集方便、可信度高，能适当简化

供体部分实验室检测项目的筛选，降低治疗的经济成本；另一方面，由于受体和供体有共同生活的环境或基因，公共梯的粪便菌群与受体更为接近，因此更具有亲和力。一般优先考虑年龄小于60岁的人，但若为与受体亲密接触的健康伴侣可放宽年龄限制。上述的排除标准（供体选择标准），是欧洲委员会在异体活体捐赠者方面选择供体的要求。一般建议：适合FMT的供体应在捐献前4周进行血液和粪便检测。如果供体的健康和特殊情况没有变化，可以在8周内重复检测。供体检测的主要目的是检查供体是否有可能传染给受体的传染病，以确保患者的最大安全性。

供体筛查项目包括以下内容。

1.近期（多为6个月内）未使用抗菌药物。

2.病史、体格检查未发现肠道疾病。

3.供体粪便标本检测，如难辨梭状芽孢杆菌毒素、常规培养、贾第虫抗原、隐孢子虫抗原、虫卵和寄生虫等阴性。

4.供体血液标本检测，如HIV、HAVIgM、HBsAg、HBcAb、HBsAb、Anti-HCV及梅毒螺旋体等结果阴性。此外建议在捐赠当天进一步检查捐赠者的近期病史和风险因素。供体不良反应事件的检查如下。

► 新出现胃肠道症状和体征，如腹泻、恶心、呕吐、腹痛、黄疸

► 新出现疾病或一般发热症状，喉咙疼痛、淋巴结肿大

► 近期是否有使用抗生素或其他可能影响肠道微生物群的药物，新性伴侣或出国旅行

► 最近是否摄入可能对受体有害物质

► 是否有热带地区旅行史。是否有接触过血液（刺痛、伤口、穿孔、文身）或高风险性行为

► 家庭成员中（包括儿童）4周内是否有腹泻（大便松散或水样便超过3次/天）

（二）受体移植前准备

1.与患者或家属充分沟通，签署知情同意书。

2.给予万古霉素125mg 4次/天或甲硝唑500mg 3次/天口服，进行3天以上的预治疗，并在移植治疗前12小时停药，同时停止其他抗生素治疗。

3.选择鼻胃/肠管途径移植的患者，移植前2天给予质子泵抑制剂（如奥美拉唑20mg）调整胃肠道pH。

4.选择结肠镜途径移植的患者，移植前1天进行肠道准备，如给予4L聚乙烯乙二醇溶液口服灌肠。

二、粪菌制备和保存

1. 标本采集前

（1）粪便量：因粪便重量与菌群数量不成正比，且个体差异较大，粪便取量目前尚无统一标准。大多数研究使用50g，FMT欧洲共识推荐粪便量至少使用30g。

（2）标本采集前准备：所有物品使用前送消毒供应中心灭菌处理。

（3）病房准备：粪菌移植作为一种特殊的器官移植，应在科室设置独立的粪菌移植

病房。定期对移植病房进行紫外线照射消毒，病房喷洒消毒水1次/天，每日早、晚各用紫外线消毒1次，含氟制剂擦拭房间内物品，保持移植病房的无菌环境。

（4）向供体讲解相关注意事项及标本留取的方法，如合理饮食、避免受凉、完善相关检查等，同时指导其留取标本时勿污染粪便，避免外袭菌的侵入，如供体为健康儿童，宣教对象则为本人及其监护人。

2.标本的制备　标本准备的方法可分为6小时方案和1小时方案。

（1）西方国家主要使用手工6小时方案。为保护厌氧菌，推荐粪便离开人体6小时内经过实验室处理输注到患者体内。制备流程和方法：采用手工粗滤加离心富集法，取至少30～50g捐赠粪便加入150～250ml 0.9%NaCl注射液，经过搅拌匀浆、过滤、离心后弃上清液，悬浮于0.9%NaCl注射液反复离心，最后制得200～500ml粪菌液。

（2）国内采用的是1小时微滤加离心富集法。中华粪菌库基于专业的设备"粪菌智能分离系统"（GenFMTer）可将离开人体的粪便迅速标准化处理，1小时内即可输入患者体内，大大缩短了暴氧和临床处理时间。依赖GenFMTer这一专业设备实现多级过滤甚至微滤，然后反复智能离心洗涤，去除与细菌密度不相近的物质和可溶物质，纯化粪菌液。此法省时、省力、效率高，亦称为"clean FMT"方案。

三、粪菌植入方法

FMT根据给入的位置分为3种途径，即上消化道途径、中消化道途径、下消化道途径。

1.上消化道途径主要有口服、鼻胃管、胃镜孔道、胃造瘘口移植。

2.中消化道途径指经鼻肠管移植和经内镜肠管移植（transendoscopic enteral tubing, TET），可实现全肠道给药。

3.下消化道途径包括灌肠、结肠镜、结肠造瘘口以及结肠TET。途径的选择应根据患者自身情况而定，包括经济条件、接受程度、病变部位等。有研究表明，在溃疡性结肠炎治疗中结肠镜移植途径最佳。需多次行FMT治疗者，鼻腔肠管、中消化道TET及结肠TET表现出明显优势，而灌肠途径操作简便安全，目前尚无明确证据支持某种移植途径最合适。

四、粪菌移植的患者管理

1.一般护理　移植过程中应注意防止交叉污染，既要防止污染粪菌，医护人员也要注意自身的保护，医护人员进入移植间之前应严格执行手卫生、戴手套和帽子、护目镜和穿隔离衣。移植完成后更应严格执行手卫生。

2.不同移植途径的护理　经鼻肠管途径时需在注入前使用无菌0.9%氯化钠纱布清洁鼻肠管管口，并在注入20ml 0.9%氯化钠冲洗管路后实施粪菌移植，输注完毕后再用30ml0.9%氯化钠冲洗管路以保证菌液完全进入肠道内。经胃十二指肠镜途径患者需在治疗前空腹8小时以上，治疗前1小时肌内注射甲氧氯普胺10mg以期减少菌液反流至胃，并在结束后抽出胃内气体。患者在移植过程中可能出现各种不适症状，尤其是经鼻胃管/鼻肠管/保留灌肠患者，症状包括腹痛、恶心、呕吐等，此时应减慢粪菌灌注速度，对患者进行心理疏导，必要时暂停移植。同上消化道途径比较，下消化道途径更需要充分的肠道准备。经结肠镜灌注途径仍被认为是目前实施粪菌移植的一线方法，实施中用注射器注射20ml左右粪菌悬液后缓慢退镜，每退镜5～10cm灌注1次，总共灌注量为250～500ml。要注意嘱患者在粪菌移植后30～45分钟避免排便。鼻胃管/鼻肠管易于操作、耐受性好、可重复性好并可以同时实施肠内营养支持。经胃十二指肠镜途径常在静脉麻醉下完成，需左侧卧位并上半身抬高30°体位，麻醉清醒后保持坐位或半卧位防止反流，并尽量避免在治疗结束后1小时内排便。经结肠镜途径患者在清醒后需臀部抬高或右侧卧位，以使粪菌液在肠道内充分保留。

3. 移植后护理　对排便情况的观察是粪菌移植后护理的一个重要方面。要准确记录患者腹泻次数及腹泻量，并对比移植前后数据的变化。注意观察患者粪便的颜色、气味、性状，大体判断肠道反应，每日留取患者大便标本检查，观察大便中白细胞、红细胞含量以更准确地了解肠道炎症状态。

4. 不适反应的处理　患者接受粪菌移植后可能有各种不适反应出现，包括寒战、发热、肠胀气等，一般能自行缓解。一旦出现不适应立即告诉家属或陪护人员，并通知医护人员，尤其对于年龄较小的儿童及危重患者，一定要加强护理。同时，要注意观察腹部症状变化，尤其是在经内镜途径时要注意有无腹痛，一旦出现应仔细询问腹痛部位、类型、有无里急后重等，如发现异常及时汇报管床医师。部分患者在接受移植后可能出现一过性便秘、腹泻、腹胀等症状，一般在48小时内好转。

对于粪菌移植在低位消化道的患者在移植后即可恢复正常饮食，但是建议至少卧床休息2小时以减少胃肠蠕动，减缓移植粪菌的排出。对于粪菌移植在高位消化道的患者移植后即可恢复正常的饮食与活动。患者出院前应对患者进行健康教育，教会患者对健康状况进行自我评估，保持良好生活习惯，不吃油炸、辛辣及刺激性食物，多食水果蔬菜，保持适当的运动，锻炼体质，学会自己观察大便的性状，有不适时及时就医。粪菌移植的治疗效果需要观察数月，医护人员应做好术后的随访工作。

五、肿瘤患者粪菌移植疗效评价与安全性分析

肠道微生态的失衡对肿瘤发生、发展、治疗及其他相关疾病起着重要作用，同时与物质能量代谢、自身免疫系统的塑造及药物代谢和疗效有密切的关联。到目前为止，通过一定的手段干预肠道微生态的治疗取得了一些成功，但仍有一些相互矛盾的结果难以达成共识。FMT总体来讲安全有效，不良反应事件较少，多为轻微的胃肠道反应，如恶心、呕吐、腹痛、腹泻等，多为自限性。但仍不排除罕见的严重副作用和与内镜和镇静相关的并发症。且由于FMT给药方式始终存在操作烦琐，需院内处理等不便。难免产生对供体传播感染的担忧以及受体对粪菌液的忌讳。FMT治疗后的后续长期观察及随访结果尚未完全被大家所认知。

近些年，随着人们对肠道微生态与肿瘤关系的研究不断深入增进了我们对肠道微生态的了解，有价值的发现和启示层出不穷。目前粪便衍生产品及人造微生物制剂等获得了飞速发展。模拟FMT的配方菌群移植，可通过多种安全的细菌，开发满足特定疾病或个体的菌群配方口服胶囊治疗疾病，更容易为受者接纳，是FMT的延伸和补充。FMT展现出良好的应用前景，其安全性亦得到证实。未来，我们希望能有更深入的探

索和挖掘，为助力抗肿瘤治疗提供更多可行性的方案。

（梁俊容）

第三节　肿瘤菌群移植升阶治疗策略和粪菌银行

粪菌移植（fecal microbiota transplantation，FMT）在肠道微生物群改变疾病中起着重要作用，但其系统化使用率低，只有少数欧洲国家建立了完整的粪菌移植库，未来需要进一步加强对粪菌库的相关研究以助于临床治疗。

一、菌群移植的"超级供体"

许多研究表明接受FMT治疗的患者疾病改善取决于受体肠道微生物的定植情况，因此，FMT的成功一定程度上取决于粪便供体微生物的多样性和组成差异，通常受体微生物群落在组成上朝着各自粪便供体的微生物群落轮廓发展。FMT"超级供体"主张由此提出，"超级供体"是指其粪便导致的FMT结果表现出比其他供体的粪便更为明显的治疗效果的供体。在治疗溃疡型结肠炎的临床随机对照试验中，某一供体的粪便菌群移植优于其他供体的临床及内镜检查效果，FMT受体的肠道菌群多样性显著增加，肠黏膜屏障完整性程度恢复较好。但是由于临床试验人数的限制，受体患者的生存环境及疾病复杂性、供受体的免疫排斥反应等的存在，并不能直接证明"超级供体"是最佳供体。

二、混合粪菌移植

微生物多样性是FMT成功的可靠预测指标，选择供体，无论是亲属，配偶还是匿名志愿者，似乎都不会影响FMT的临床疗效，但是微生物的多样性将在很大程度决定FMT的疗效，因此为了提高受体肠道微生物的定植率，多个供体粪便的混合制剂成为一种新的方案。有研究显示，"混合粪便移植"在一定程度增加了微生物多样性，对于肿瘤患者的肠道改善更有效果，但是由于混合粪便制剂妨碍了粪便制剂对单个供体的可追溯性，增加了传染病的传播风险，未能遵守输注平衡菌群制剂的原则，因此并不建议广泛应用，但对于难治的疾病仍是一种治疗思路。

三、供体-受体匹配粪菌移植

患者对FMT的反应还取决于供体微生物群落的恢复能力和其导致特定疾病表型相关的特定代谢紊乱微生物的定植能力。进一步来说，FMT的功效可能取决于供体提供必要的微生物分类单元的能力，该分类单元能够恢复导致疾病的受体的代谢缺陷。FMT植入涉及将供体来源的微生物菌株定植到受体的肠道微生物群落中。深度宏基因组测序可以预测FMT之前供体和受体中分类学的同一性和菌株丰度以追踪FMT后肠道微生物组中的微生物变化和移入。如果受者已经拥有该物种，则来自供体的新微生物菌株具有更高的嫁接可能性，因此供体与受体粪便微生物群落的相容性将促进供体微生物在受体肠道中的定植。采用"供体-受体匹配"的方法，对患者进行筛查，以确定其微生物组群中特有的功能缺陷对微生物干扰的情况，针对特定患者筛选表达特定微生物单元丰富的供体，专注补充受体特定缺陷微生物将更有助于恢复患者肠道菌群平衡，修复肠黏膜屏障进而治疗疾病。

四、洗涤菌群移植

洗涤菌群移植（washed microbiota transplantation，WMT）是基于智能粪菌分离系统洗涤过程和相关移植途径的技术。WMT实现以菌群的实际含量，而不是粪便体积、重量为移植物剂量的确定依据，结合动物实验数据，通过与传统治疗相结合有助于疾病的治疗。但是目前尚没有证据支持其具有用于临床决策的价值，也没有临床专家共识、医学指南推荐使用测序结果指导临床决策，对于其治疗仍需谨慎。

五、单一菌株移植

研究显示，每一种疾病的肠道菌群存在显著差异，并且同一疾病的不同患者之间虽然有个体差异，但总体趋势相似。因此，有学者提出针对单一疾病的肠道单一菌株移植方案，以专注补充特异缺失菌种。但是由于微生物群落结构整体上对FMT成功的影响比单独分离关键物种疗效存在差异，因此对于菌株移植或是整体粪便移植需专项分析。

六、多种菌株匹配移植

针对特定疾病及相关的16S rRNA焦磷酸肠道菌群测序显示，特定疾病人群的肠道缺乏微生物分类差别，靶向补充特异菌群，用于恢复肠道正常的微环境。由于不是整体供体粪便菌群移植，减少了受体的异体移植反应，所以更容易获取FMT的成功。

七、菌群移植的优化

菌群移植的方式主要有口服肠菌胶囊、鼻肠管式菌群移植以及内镜式菌群移植（包含胃镜和肠镜）。口服肠菌胶囊适用于不便进行鼻腔肠管、胃镜、肠镜等移植方式的乙肝、溃疡性结肠炎、克罗恩病、便秘、自闭症、糖尿病及非酒精性脂肪肝等疾病的患者。鼻肠管式移植主要适应于难辨梭状芽孢杆菌感染、炎性肠病、便秘、糖尿病、肝性脑病、脂肪肝、慢性乙型肝炎、肠易激综合征、抗生素相关性腹泻等能耐受鼻肠管患者。内镜式移植适用于脂肪肝、慢性乙型肝炎、肝硬化、溃疡性结肠炎、克罗恩病、肠易激综合征、艰难梭状杆菌感染、抗生素相关性腹泻、慢性便秘、自闭症、严重菌群失调、难治性肠道过敏、肝癌、肥胖、糖尿病等。

FMT诱导的微生物群改变可在转移后持续几天甚至几个月的时间，尽管供体和受体肠道菌群谱图短期相似，但一年后一致性显著降低。研究表明，FMT引入的特定细菌群落的耐用性有限，并且微生物功能组的改变比仅通过分类学信息可以推断的更为复杂。因此，单独使用FMT不能诱导受体微生物的长期供体样改变，这表明FMT不能无限地取代环境和（或）宿主因素来影响细菌的组成。FMT的持续性疾病管理至关重要，非侵入性FMT输送方法（如基于胶囊的输送）便于粪便菌群保存、运输、给药，将有助于解决与FMT相关的存储及治疗延续性问题。另外，除了供体和受体之间潜在的遗传差异外，饮食选择压力和随后的抗生素暴露也可能影响FMT的长期疗效，通过改善饮食习惯，对于促进移植的微生物群落定植可能是FMT方案的有益补充。

八、菌群移植的辅助治疗

使用抗生素似乎对于供体微生物定植有巨大贡献，FMT组肠道脂肪酸结合蛋白（IFABP）的显著改善是一种独立预测死亡率的肠道损伤生物标志物。一项在早期接受抗生素治疗的患者试验中，接受了为期7天的阿莫西林/克拉维酸盐疗程到第一个FMT疗程的前一天停止的受试者肠道微生物多样性明显高于对照组，但在FMT治疗中使用抗生素不会导致微生物群发生如此剧烈的变化。因为FMT治疗前使用抗生素将有助于菌群移植治疗的成功性。

另外，通过控制患者的饮食，改变患者的生活方式，加强身体锻炼，补充一定量的益生菌、益生元、合生元等都可以促进改善患者的肠道菌群环境，辅助恢复正常肠道微生物环境。在形成肠道微生物过程中，饮食因素比基因因素更重要，健康的饮食有助于改善肠道环境。适当的体育运动有助于身心健康，并且相关研究显示在一定程度上可以改变肠道菌群的分类。当益生菌补充充足时，对人体有益的活性微生物，最常用的菌株为广泛存在于功能性食品和膳食补充剂中的双歧杆菌和乳酸杆菌。益生元是一类来自于难消化的食物成分，它们可以选择性的常驻在结肠内，有益于人体细菌的生长与活性，而抑制对人体有害的细菌，从而改善宿主的健康。合生元是益生菌和益生元的组合，选择性刺激对健康有益的细菌的生长和活性，而对人体产生有益的作用。

最近一些研究表明，中草药的某些活性成分能有效调节肠道菌群且不良反应小，有很好的应用前景。小檗碱是具有抗菌活性的中草药成分，可修复双歧杆菌的丰度，提高拟杆菌/厚壁菌门的比例；何首乌可以调节肠道菌群，增加ZO-1和闭合蛋白的表达。除中药的单独成分外，一些中药配方对肠道菌群的调节也有显著作用，如祛湿化瘀方（茵陈、虎杖、田基黄、姜黄、生栀子），其可减轻体质量，增加肠道益生菌含量。

九、粪菌银行

对于需要FMT的患者而言，考虑到患者对于菌群移植长期疗程的需要及个体提供者的筛查，粪便处理和存储相关的成本问题，粪菌银行（即粪菌库）可能是可取且经济的选择，粪菌银行的目的是安全收集、储存和分配用于治疗的粪便产品，并可能按照严格的标准参与研究。目前在美国、荷兰、英国、巴西及少数欧洲国家建立了治疗复发性梭状芽孢杆菌感染的粪菌银行，鉴于粪菌移植在癌症方面的积极表现，建立肿瘤相关粪菌银行至关重要。

基于粪便银行专家协作小组为有关粪便银行的所有领域起草的概念及可用的共识报告、以往的经验和吸取血库建立经验，在2019年于巴塞罗那举行的欧洲胃肠病学周的工作组会议上，为欧洲的粪便库定义了标准化模型。此外，还概述了安全且经济高效的FMT所需的监管边界。这样就形成了以实践为导向的共识报告，其中包括标准操作程序和问卷的模板，这可能有助于标准化粪菌银行的建立，并促进FMT的进一步实施和监管。此外，报告还将为临床医师提供治疗方案支持。

参考治疗难治性梭状芽孢杆菌感染的粪菌银行的制定，建立相关癌症粪菌银行，以完善粪菌收集工作流程，维持当地粪菌银行的粪菌储备。对于潜在的粪便捐赠者必须接受健康检查以及血液和粪便检测，需要全面地筛选方案以防止发生可能通过肠道微生物群落转移而传播的传染性和非传染性疾病。此外，还必须定义用于单个测试的测试方法（如酶联免疫法与聚合酶链反应），向捐赠者提供明确的粪便收集说明，为了保持供体产品的可追溯性，应保存每次粪便捐赠的等分试样，并在注册表中充分保留供体的医疗记录，每个粪便样本应标有唯一批次可追溯性标签，以便在不良事件（AE）发生时受到严密监测，并报告给机构和监管机构，还必须记录可能相关的次要AE。另外，快速而简单的直肠拭子测定法评估免疫反应是一种更加可行的筛选方法。

粪便银行应具有生物安全性2级设施，在6小时内运输或在FMT管理现场存储，处理并储存在-80℃下，但如果没有-80℃的冷冻箱，则可在-20℃的温度下存储30天。储存的样品应在捐赠后2年内使用，最好在1年内使用，研究显示，长期的冻存并不会对菌群移植产生严重影响。使用时将产品解冻至室温，基于FMT使用的方式及胶囊的存储，使用具便利性，未来胶囊和灌肠剂形式的标准化疗法将有望实现。FMT应该在训练有素的医师的监督下进行，并且不应直接向患者提供粪便产品。

制备冷冻粪便悬浮液应遵循的一般步骤：①每个样品至少应使用25g用于下消化道的粪便和12.5g用于上消化道的粪便；②在冷冻之前，应优选添加冷冻保护剂（如甘油），直至最终浓度达到10%；③最终产品必须放在特殊的无菌容器中，贴有标签，注册并在-80℃下存储；④粪便输注当天，应将其在温热的（37℃）水浴中或室温下解冻，并在解冻后6小时内注入。

需要注意的是，粪菌银行必须与FMT服务区分开，粪菌银行负责制造和分销FMT制剂，而FMT服务则负责使用FMT制剂对患者进行治疗，这将有利于粪菌银行的监管。基于粪菌银行的发展，微生物联盟和"微生物库"将进一步的发展。除了开发粪便银行外，还正在开发基于微生物组的标准化疗法。

（饶本强　王玉莹　沈宏辉　罗　薇）

参 考 文 献

1. Fan Y，Pedersen O. Gut microbiota in human metabolic health and disease. Nat Rev Microbiol，2021，19：55-71.

2. Zhang F，Cui B，He X，et al. Microbiota transplantation：concept，method-ology and strategy for its modernization. Protein Cell，2018，9：462-473.

3. Borody T J，Brandt L J，Paramsothy S. Therapeutic faecal microbiota transplantation：current status and future developments. Curr Opin Gastroenterol，2014，30：97-105.

4. Sokol H. Toward Rational Donor Selection in Faecal Microbiota Transplantation for IBD. J Crohns Colitis，2016，10：375-376.

5. Costello S P，Soo W，Bryant R V，et al. Systematic review with meta-analysis：faecal microbiota transplantation for the induction of remission for active ulcerative colitis. Aliment Pharmacol Ther，2017，46：213-224.

6. Baruch E N，Youngster I，Ben-betzalel G，et al. Fecal microbiota transplant promotes response in immunotherapy-refractory melanoma patients. Science，2021，371：602-609.

7. Eng S C，Kamm M A，Yeoh Y K，et al. Scientific frontiers in faecal microbiota transplantation：joint document of Asia-Pacific Association of Gastroenterology（APAGE）and Asia-Pacific Society for Diges-

tive Endoscopy（APSDE）. Gut，2020，69：83-91.

8. Sobhani I，Bergsten E，Couffin S，et al. Colorectal cancer-associated microbiota contributes to onco-genic epigenetic signatures. Proc Natl Acad Sci U S A，2019，116：24285-24295.

9. Van Nood E，Vrieze A，Nieuwdorp M，et al. Duodenal infusion of donor feces for recurrent Clostridi-um difficile. N Engl J Med，2013，368：407-415.

10. Routy B，Le Chatelier E，Derosa L，et al. Gut microbiome influences efficacy of PD-1-based immu-notherapy against epithelial tumors. Science，2018，359：91-97.

11. Pushalkar S，Hundeyin M，Daley D，et al. The Pancreatic Cancer Microbiome Promotes Oncogene-sis by Induction of Innate and Adaptive Immune Suppression. Cancer Discov，2018，8：403-416.

12. Vetizou M，Pitt J M，Daillere R，et al. Anticancer immunotherapy by CTLA-4 blockade relies on the gut microbiota. Science，2015，350：1079-1084.

13. Sivan A，Corrales L，Hubert N，et al. Commensal Bifidobacterium promotes antitumor immunity and facilitates anti-PD-L1 efficacy. Science，2015，350：1084-1089.

14. Cammarota G，Ianiro G，Tilg H，et al. European consensus conference on faecal microbiota trans-plantation in clinical practice. Gut，2017，66：569-580.

15. Paramsothy S，Kamm M A，Kaakoush N O，et al. Multidonor intensive faecal microbiota transplan-tation for active ulcerative colitis：a randomised placebo-controlled trial. Lancet，2017，389：1218-1228.

16. Wu X，Zhang T，Chen X，et al. Microbiota transplantation：Targeting cancer treatment. Cancer Lett，2019，452：144-151.

17. Zhong M，Cui B，Xiang J，et al. Rapamycin is Effective for Upper but not for Lower Gastrointestinal Crohn's Disease-Related Stricture：A Pilot Study. Front Pharmacol，2020，11：617535.

18. Vermeire S. Donor Species Richness Determines Faecal Microbiota Transplantation Success in Inflam-matory Bowel Disease. Journal of Crohn's & colitis，2016，10（4）：387-394.

19. Kump P. The taxonomic composition of the donor intestinal microbiota is a major factor influencing the efficacy of faecal microbiota transplantation in therapy refractory ulcerative colitis. Alimentary pharma-cology & therapeutics，2018，47（1）：67-77.

20. Kassam Z. Fecal microbiota transplantation for Clostridium difficile infection：systematic review and meta-analysis. The American journal of gastroenterology，2013，108（4）：500-508.

21. Moss E L. Long-term taxonomic and functional divergence from donor bacterial strains following fecal microbiota transplantation in immunocompromised patients. PloS one，2017，12（8）：e0182585.

22. Singh R K. Influence of diet on the gut microbiome and implications for human health. Journal of trans-lational medicine，2017，15（1）：73.

23. Cammarota G. International consensus conference on stool banking for faecal microbiota transplantation in clinical practice. Gut，2019，68（12）：2111-2121.

24. Chu，N D. Profiling Living Bacteria Informs Preparation of Fecal Microbiota Transplantations. PloS one，2017，12（1）：e0170922.

25. Allegretti J R. Stool processing speed and storage duration do not impact the clinical effectiveness of fe-cal microbiota transplantation. Gut microbes，2020，11（6）：1806-1808.

26. Papanicolas L E. Bacterial viability in faecal transplants：Which bacteria survive? EBioMedicine，2019，41：509-516.

27. Gratton J. Optimized Sample Handling Strategy for Metabolic Profiling of Human Feces. Analytical chemistry，2016，88（9）：4661-4668.

28. Khoruts A，C Staley，M J Sadowsky．Faecal microbiota transplantation for Clostridioides difficile：mechanisms and pharmacology．Nature reviews．Gastroenterology & hepatology，2021，18（1）：67-80.

29. Ooijevaar R E．Clinical Application and Potential of Fecal Microbiota Transplantation．Annual review of medicine，2019，70：335-351.

30. Nakov R．Establishment of the first stool bank in an Eastern European country and the first series of successful fecal microbiota transplantations in Bulgaria．European review for medical and pharmacological sciences，2021，25（1）：390-396.

第八章

中医药对肿瘤微生态调控与治疗

人体微生态系统作为人体最大的互利共生有机统一体，参与人体物质代谢、免疫调节、信号传导等重要生命活动。微生态的动态平衡对机体健康起着至关重要的作用，微生态紊乱不仅会引发炎性肠病，并且与胃肠道肿瘤、乳腺癌、肺癌、肝癌等恶性肿瘤的发生、发展密切相关。在肿瘤形成之前，良好的微生态系统有助于减少微生物代谢的有害物质，减轻机体炎症反应，在肿瘤形成阶段则能使机体产生较强的免疫力来对抗肿瘤，减少肿瘤细胞增殖并促使其凋亡。

2007年，美国国家卫生研究院（National Institutes of Health，NIH）首先提出人体微生物组计划（human microbiome project，HMP），微生态学研究开始成为国际科研界的焦点。学者认为，人体微生态的恒动性、整体性等特点与祖国医学理论中的整体观、系统观、恒动观、平衡观、阴阳理论、正邪理论、藏象理论等有相通之处。19世纪80年代，我国微生态学创始人魏曦教授预言"微生态学很可能成为打开中医奥秘大门的一把金钥匙"，首次将微生态概念引入中医药领域的科学研究。经历几十年的不懈研究与发展，在中医药防治微生物相关性肿瘤机制以及有效防治肿瘤的中药或复方研究领域取得了显著成果，现归纳总结如下。

一、中医药防治微生物相关性肿瘤机制

人体微生态系统主要包括口腔呼吸道、消化道、泌尿生殖道、皮肤四大微生态系统。在人体四大微生态系统中，肠道微生态对人体功能影响最为显著，肠道微生态在分解活化中药药物成分中发挥着重要作用。中药经口服进入胃肠道后经微生物分解，在特定代谢酶作用下转化成具有药理或毒理作用的活性成分，发挥其药物效应。大多数肿瘤与肠道微生态相互联系，中药可通过调控肠道微生态抑制肿瘤的发生、发展，同时肠道微生物可以分解中药成分，使其具有抗癌作用。中药对肠道微生态的调节作用与其剂量相关，如不同剂量的大黄和黄芩具有不同的调节作用。基于微生态调控防治肿瘤的相关机制如下所述。

1.调节肠道微生态结构 中药口服进入胃肠道后通过调控肠道微生物种类和数量，对改善肠道微生态失调、维持肠道微生态平衡具有很好的保护作用。研究证实，葛根芩连汤能优化抗生素相关性腹泻模型肠道微生态平衡：用药组巴马小型猪肠道微生物结构相对稳定，ERIC-PCR条带数量以盲肠最多，其次是结肠、十二指肠、空肠和回肠，巴马小型猪各肠段ERIC-PCR扩增条带数随着用药时间的延长呈现正常的趋势。很多中药或复方能影响肠道内病原菌、益生菌或对两者均有作用。

（1）对病原菌影响：许多中药可以直接抑制致病菌生长和繁殖，如马齿苋对大肠埃希菌和志贺菌具有较强的抑菌效果，赤芍提取物可以明显抑制金黄色葡萄球菌和沙门菌

的生长和繁殖。

（2）对益生菌影响：多数补益类中药及其提取物对益生菌具有扶植作用，如党参多糖在体外可促进双歧杆菌生长，双歧杆菌、乳酸菌等益生菌具有抗肿瘤作用；莫延利等证实蒲公英能调节荷瘤小鼠肠道微生物群，改善小鼠生存质量，延长小鼠生命，抑制肿瘤生长，其机制是由扶植双歧杆菌生长、增强小鼠免疫力来实现的。任继秋等发现荚果蕨能调节肠道微生物，增加双歧杆菌数量，增加免疫能力，改善腹水性荷瘤鼠的生活质量，减少化疗不良反应，延长生存期，抑制肿瘤生长。健脾解毒方可增加乳酸杆菌、双歧杆菌的数量，提高 CD4$^+$ 与 CD8$^+$ 的比例、减少炎症因子 IL-17 分泌，抑制荷瘤鼠皮下瘤生长。枸杞、山楂、刺五加、黄芪、绿茶等制成的纳米中药可提高 S180 荷瘤小鼠肠道内双歧杆菌和乳酸杆菌数量，增加肿瘤坏死因子的数量，达到抗肿瘤作用且抑瘤率较高。

（3）双重调节：赤芍承气汤可以明显改善肠道微生物失调，增加肠道有益菌的数量与比例，减少肠道革兰氏阴性杆菌等有害菌群的数量，降低血清肿瘤坏死因子（tumor necrosis factor-α，TNF-α）水平。山药多糖能增加模型小鼠肠道内双歧杆菌、乳酸杆菌，而肠球菌、肠杆菌、类杆菌数量明显下降并出现菌群易位改善。清热中药蒲公英多糖也能使小鼠肠道内双歧杆菌和乳酸杆菌数量的增加，肠杆菌和肠球菌数量减少，还能显著改善林可霉素致肠道微生物失调小鼠的症状。

2. 中药通过肠道微生物群转化提高抗癌活性　人参皂苷 Rg3、Rh1，三七皂苷 Rg3、Rh1 等皂苷类及亚麻酸具有较强的抗肿瘤作用。Wang CZ 等发现人参可通过肠道微生物转化为具有潜在的抗肿瘤作用的活性成分，如 Rg3、Rh1，能使肠道微生物恢复正常结构，降低炎症因子、苹果酸、2-羟基丁酸水平，恢复亚麻酸水平，抑制肿瘤生长。Wang CZ 的另一研究证实三七通过肠道微生物代谢产生大量活性代谢产物，如 Rb1、Rg1、Rg3、Rh1，具有抗肿瘤活性，其可以通过改变肠道微生物组结构影响三七代谢和分解，达到抗肿瘤的目的。

肠道微生物在其生长繁殖过程中会产生许多代谢酶，如水解酶、裂解酶、转移酶和氧化还原酶等，从而对中药有效成分进行生物转化。肠道微生物对中药有效成分的代谢主要以水解和氧化还原反应为主，许多中药药效成分经肠道微生物转化后，相对分子量减小，脂溶性增强，极性减弱，易于被机体吸收而发挥药效。中药药效成分在被肠道微生物代谢后可生成具有较强药理活性的代谢产物，如葛根素和异黄酮苷，转化为比前体物更加有效的大豆黄素和毛蕊异黄酮；柴胡皂苷被肠道微生物水解后的代谢产物才具有抗炎、镇痛和抗肿瘤等药理作用；虎杖苷被大鼠肠道菌代谢为白藜芦而发挥作用。甚至有些中药只有通过人体的消化酶或肠道微生物的代谢后才起作用，如黄芩苷在肠道内难以被直接吸收，只有被肠道微生物水解为黄芩素后才能被吸收进入血液而发挥作用；具有水溶性糖部分的葡糖苷作为天然前体药物，在肠内难以吸收，只有在肠内被细菌代谢成活性成分才能发挥药理作用，黄山药总皂苷被消化道菌群代谢为薯蓣皂苷元，才能被吸收从而发挥药效。

3. 调节宿主免疫功能　越来越多研究表明肠道微生态参与调控机体免疫系统，与免疫系统存在交互作用。中医药疗法主张扶正祛邪，强调增强自身免疫功能在肿瘤治疗中的重要作用，这提示中药抗肿瘤的作用机制可能与肿瘤免疫治疗有异曲同工之妙。人体免疫内环境稳定有助于微生态平衡，同时微生态平衡有助于体内免疫内环境的稳态维持，反之则失调。肠道微生态失调可能打破人体微生态环境和免疫系统之间的平衡，导致各种疾病的发生。肠道微生态稳态产生多种抗原物质，刺激机体发生免疫应答，使免疫系统保持活跃状态，预防多种感染，抑制病原菌生长繁殖甚至将其消灭。肠道上皮细胞下是固有层和黏膜肌层，固有层包括成纤维细胞、血管以及各种免疫细胞，如树突状细胞，IgA 浆细胞、Th1、Th2、Th17、Treg 细胞。图 8-1 说明了各种免疫细胞及免疫反应在肠道微环境中的调节作用。肠道微生物影响黏膜免疫系统的正常发育和功能，这些细菌还能调整 T 细胞和 T 辅助细胞因子，从而对机体免疫力可能产生影响。

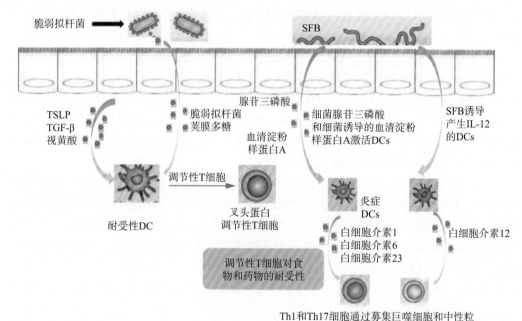

图 8-1 肠道微生态适应性免疫反应及调节

T 细胞介导的细胞毒性反应是机体抗肿瘤免疫反应的主要机制，Tc 细胞（CD8⁺ T 细胞）是破坏肿瘤最有效的细胞。Su JY 等通过对灵芝孢子提取物（ESG）的体内体外试验发现 ESG 的体外试验未具备抗肿瘤特性，而体内试验发现 ESG 能调节肠道微生物，丰富与免疫活性相关的菌属，降低与免疫抑制相关的菌属，促进分化 T 细胞，刺激 Tc 细胞，抑制乳腺癌的生长。猴头菇对胃癌、食管癌有特殊的疗效。Diling C 等从猴头菌中分离一种蛋白（HEP3），发现其能改善肠道微生物的多样性，促进双歧杆菌的生长，减少脂多糖（LPS）、增加 T 细胞，减小肿瘤的体积。表明 HEP3 可能通过肠道微生物促进 T 细胞增殖和分化而改善免疫功能，减少炎症因子，抑制肿瘤生长。

肠道微生物还可以影响淋巴细胞成熟。研究发现，双歧杆菌能刺激免疫细胞分泌更多白细胞介素 -1（interleukin-1，IL-1）和白细胞介素 -6（interleukin-1，IL-6），而 IL-1 可促进辅助性 T 细胞分泌白细胞介素 -2（interleukin-1，IL-2）及 B 淋巴细胞分泌抗体，也能增强 NK 细胞杀伤功能，对人类多种肿瘤细胞具有直接杀伤作用。同时，IL-6 促进

B淋巴细胞分化成熟，使之分泌抗体，也可直接诱导T淋巴细胞增殖并参与T淋巴细胞、CTL细胞、NK细胞及LAK细胞等免疫细胞的分化。

肠道微生态可以提高宿主抗癌免疫反应以及通过调节肿瘤微环境下的骨髓来源的细胞功能发挥抗肿瘤疗效。补益类中药可通过调节肠道微生态改善宿主免疫功能，例如，中药复方制剂褐多孔菌中药合剂（由褐多孔、黄芪等10味中药组成）能明显提高机体免疫功能，促进正常微生物群生长，增强肿瘤抑制及提高患者的生存率。另有研究显示，白花蛇舌草与仙鹤草合用在肠道微生态及免疫调节能力上优于对照组，在体内能显著抑制大肠癌的生长。

4.氧化应激与抗氧化防御调节　活性氧自由基（reactive oxygen species，ROS）诱导在与微生物相关的结肠癌发生中具有重要作用。ROS在感染和炎症过程中由细胞产生，或直接由肠道微生物产生，而ROS的诱导是感染细胞的主要防御机制，有助于消除细菌。据体外和体内研究报道，一些肠球菌，特别是粪肠球菌，会产生羟基自由基。这些自由基是强大的诱变剂，可以导致DNA断裂、点突变和蛋白质-DNA交联，这些都可导致结肠癌患者局部基因组不稳定。研究表明，黄芪药效成分黄芪甲苷可通过调控人体微生物提高机体的总抗氧化能力，降低丙二醛（malondialdehyde，MDA）水平，同时升高超氧化物歧化酶（supe roxidedismutase，SOD）和过氧化氢酶（catalase，CAT）的活性。

5.微生物代谢抗炎抑癌作用　肠道微生物失调时会分泌大量脂多糖（LPS）、炎症因子（IL-6、IL-8）等有害物质，抑制有害物质的产生可以减轻炎症及肿瘤的发生、发展。微生物代谢对肿瘤的发生、发展具有重要影响。这些代谢活动可能通过以下几个过程影响肿瘤的发生：促进次级胆汁酸的产生，促进致癌化合物及激素代谢，改变炎症途径等。相关研究中金银花能提高实验小鼠 Akkermansia muciniphila、拟杆菌门及拟杆菌门与厚壁菌门菌群数目之比，减轻高脂小鼠的代谢性炎症，降低炎症因子 TNF-α、IL-6 以及 COX-2 基因的表达。黄芩苷能通过调节肠道微生态结构，降低肠道革兰氏阴性菌与阳性菌之比，减少内毒素入血及炎症因子的分泌，从而减轻代谢性炎症。大黄素能抑制LPS诱导的TLR4-NF-κB信号通路、肿瘤细胞迁移、浸润能力以及炎症因子分泌以达到抗肿瘤作用。

致病菌会引起肿瘤病理改变，而嗜酸乳杆菌和双歧杆菌等益生菌能够对肿瘤的发展起到抑制作用。肠道致病菌可以通过各种酶活性将饮食致癌前物质转化为致癌物质，促进肿瘤形成。然而，肠道益生菌可以通过食物生成保护性代谢产物以影响患肿瘤的风险，例如，短链脂肪酸中的丁酸盐具有抗癌活性。此外，细菌产生的共轭亚麻油酸具有抗炎及预防肿瘤的功效。肠道微生态平衡具有类似生物降解功能，可以对摄入的致癌物进行解毒，从而降低宿主对肿瘤的易感性。

二、基于微生态调控防治肿瘤中药或复方

中医药与肠道微生态关系密切，其研究证型主要以脾气虚证、肾阳虚证、湿热证、脾虚湿盛证为多，且临床上脾虚气滞证、湿热蕴结证、脾虚湿盛证也是消化道肿瘤放疗、化疗术后常见证型。基于其证型的相似性，发现的确存在一些中药或复方是基于调控肠道微生态发挥抗肿瘤作用的，现将中药及复方归纳如下。

1.单味中药及提取物

（1）补益肝肾药：枸杞多糖对肺癌、食管癌、大肠癌、宫颈癌、卵巢癌、前列腺癌、肝癌等肿瘤具有治疗作用，通过恢复肠道微生态平衡增加肠道双歧杆菌、乳酸杆菌、肠杆菌、肠球菌的含量，纠正抗生素相关性微生态失调。山茱萸煎液能促进有益菌双歧杆菌和乳酸杆菌的生长，同时对有害菌肠杆菌和肠球菌的生长具有抑制作用。山茱萸提取物在体内外均可明显抑制 Lewis 肺癌细胞增殖，阻滞细胞周期。党参主要成分为党参多糖，也能够显著调节肠道微生物结构，维持肠道微生态稳定。

（2）补气健脾类：茯苓多糖不但可以提高机体的免疫监视清除功能，还可以增强机体对肿瘤细胞的杀伤能力，打破机体免疫耐受，逆转肿瘤细胞免疫逃逸，增强机体的抗肿瘤免疫效能。高剂量茯苓可显著提高小鼠肠内容物中益生菌（双歧杆菌）水平，维持肠道微生态平衡。白术可通过降低肿瘤细胞的增殖、促进肿瘤细胞凋亡、提高机体免疫力等途径发挥抗肿瘤作用。研究显示，高剂量白术干预后小鼠肠道双歧杆菌和乳杆菌数量增多，肠杆菌数量减少，表明白术具有促进小鼠肠道双歧杆菌和乳杆菌增殖、改善肠道微生物状态的作用。党参多糖可通过影响荷瘤小鼠白细胞介素4（IL-4）和IL-2水平对小鼠移植性肿瘤具有显著的抑制效应，高剂量党参可提高小鼠肠道微生态中乳杆菌水平，明显降低大肠埃希菌水平。纳米黄芪可改善结肠癌大鼠肠道菌群失调，使肠道双歧杆菌、乳酸杆菌含量明显上升，肠球菌、肠杆菌含量下降。研究发现10 ～ 6kD分子量的黄芪总多糖调节盐酸林可霉素灌胃小鼠的肠道微生态效果最好。

（3）清热解毒类：清热解毒中药黄连、黄芩均可显著促进肠道有益菌群的生长，抑制有害菌群的生长。中药黄连有效成分黄连素不仅可以抑制肿瘤细胞增殖、诱导肿瘤细胞凋亡，还能改善肿瘤患者的恶病质状态。黄芩苷对肿瘤细胞的端粒酶活性有抑制作用，并且对体外培养的人肿瘤细胞和接种的小鼠肿瘤均有明显的抑制作用。金银花可以"促进有益，减少有害"，即其可以提高双歧杆菌等益生菌的含量，除了调控微生态结构外，还可以调控功能，例如改善脂质代谢等，通过以上途径抑制肿瘤的发生、发展。

2.中药复方

（1）化湿止泻类：加味苓桂术甘汤在腹泻型肠易激综合征脾虚证患者相关研究中发现患者肠道需氧菌酵母菌数量明显减少，厌氧菌双歧杆菌、乳杆菌、拟杆菌、消化球菌则明显增加。在苓桂术甘汤加味治疗肿瘤化疗后胃肠道反应32 例患者研究中，总有效率为93.75%；肺癌患者化疗后常常伴有腹泻症状，肠道双歧杆菌数量明显降低，而肠球菌数量增高，肠道微生物失调进一步加重；肺癌患者应用平胃散治疗后双歧杆菌增多、肠球菌和肠杆菌减少、细胞免疫功能提高、腹泻率下降，表明平胃散可通过调整患者化疗后肠道的微生态失调，减轻化疗的毒副反应。

（2）清热利湿类：大黄牡丹汤是治疗肠痈的方药，其能显著抑制脆弱拟杆菌体外增殖，增加乳杆菌属、乳球菌属、变形菌属数量，减少埃希菌属数量；同时大黄牡丹汤还可治疗大鼠胰腺癌，可促进肿瘤细胞凋亡。葛根芩连汤含药血清可上调人肝癌细胞株P38、c-Jun氨基末端激酶（JNK）的表达，下调细胞外调节蛋白激酶（ERK）的表达。葛根芩连汤可调节患者肠道益生菌数量，改变肠道微生态。甘草泻心汤可增加复发性溃疡性结肠炎患者肠道乳酸菌和双歧杆菌等益生菌的含量。甘草泻心汤对胃肠道肿瘤患者术后肠道微生态失调及血清白细胞介素6（IL-6）、白细胞介素 10（IL-10）有显著影响，可有效降低术后并发症的发生。

（3）健脾益气类：参苓白术散可提高荷瘤鼠白细胞介素2（IL-2）、干扰素γ（IFN-γ）、肿瘤坏死因子α（TNF-α）的水平，有效降低晚期胃癌化疗患者的毒副反应，提高免疫功能，改善生活质量，还可使抗生素诱导的肠道微生态失调小鼠乳酸杆菌、双歧杆菌数量升高。在四君子汤治疗结直肠癌术后化疗的患者中研究发现，治疗组两年复发转移率明显低于对照组。另有研究发现，四君子汤可显著提高脾虚小鼠肠道内的菌群多样性，尤其有助于双歧杆菌和乳杆菌的恢复。中医学强调脾胃调养与补益，研究表明，健脾类、补益类中药能够显著调控肠道微生物的组成，因此，从这些药物中筛选能够促进目标有益菌生长、抑制有害菌生长的活性中药或有效成分，对预防肿瘤的发生、提高抗肿瘤药物的疗效、保证肿瘤患者营养的摄入和体能均有重要价值。

（4）理气通便类：理气通便中药赤芍承气汤可明显改善肠道微生态失调，增加肠道有益菌数量与比例，减少革兰氏阴性杆菌等有害菌群的数量，降低血清TNF-α的水平。大承气汤治疗胃肠道肿瘤相关性肠梗阻有较好的临床疗效，大承气汤可增加肠道中双歧杆菌的含量，双歧杆菌可调整肠道微生物群，通过产生乙酸、乳酸等短链脂肪酸来抑制肠道腐败菌的生长和有毒代谢产物的形成，刺激肠蠕动，缓解肠梗阻症状。桃核承气汤具有抑瘤形态学表现，可以促进肿瘤细胞凋亡，同时对重症急性胰腺炎大鼠的肠道功能有良好的改善作用，通过减轻炎症反应，增加乳酸杆菌、双歧杆菌数量，改善肠道微生物功能。

三、分析与展望

作为生命科学的重要分支，肿瘤微生态学与中医基础理论本质息息相关，同时中医药可通过调控微生态结构、抗癌活性转化、增强宿主免疫、菌群代谢调控等多种途径维持人体微生态平衡，抑制肿瘤的发生、发展。然而一些肿瘤与微生态的互作机制仍不完全明确：第一，微生物群数量和种类繁多，难以在实验过程中证实具体微生物与肿瘤的关系；第二，中药调节肠道微生物达到抗肿瘤作用的信号通路并不明确；第三，中药调节肠道微生态作用靶点相关研究较少，阻碍了中医药微生态制剂在临床应用中的推广。因此，需要更多实验及先进技术对其机制进一步深入研究，为肿瘤防治提供新思路，将相关研究产品应用于临床，丰富肿瘤临床诊疗方案。

（潘国凤　饶本强　姚庆华　杨振鹏　路　帅）

参 考 文 献

1. 陈秀琴，黄小洁，石达友，等. 中药与肠道微生物相互作用的研究进展. 中草药，2014，45（7）：1031-1036.

2. 刘茜明，杨光勇，何光志，等. ERIC-PCR技术分析葛根芩连汤对抗生素相关性腹泻模型肠道微生物结构的影响. 黑龙江畜牧兽医，2016，11（6）：23-27.

3. Li H，Zhou M，Zhao A，et al. Traditional Chinese medicine：balancing the gut ecosystem. Phytother Res，2009，23（9）：1332-1335.

4. 梁金花，郑科文，孙立群. 探讨中药黄芪多糖对溃疡性结肠炎大鼠肠道微生物失调的调整作用. 微量元素与健康研究，2013，30（2）：1-3.

5. 高辛，马淑霞，陈扬，等. 纳米山药多糖结肠靶向胶囊对急性肝衰竭模型大鼠肠道微生物影响研究. 时珍国医国药，2016，27（9）：2109-2112.

6. 石丹，张宇. 蒲公英多糖对小鼠肠道微生态的调节作用. 微生物学免疫学进展，2016，44（3）：49-53.

7. Maslowski KM，Mackay CR. Diet，gut microbiota and immune responses. Nat Immunol，2011，12（1）：5-9.

8. Cerf-Bensussan N，Gaboriau-Routhiau V. The immune system and the gut microbiota：friends or foes？ Nat Rev Immunol，2010，10（10）：735-744.

9. Viaud S，Saccheri F，Mignot G，et al. The intestinal microbiota modulates the anticancer immune effects of cyclophosphamide. Science，2013，342（6161）：971-976.

10. Iida N，Dzutsev A，Stewart CA，et al. Commensal bacteria control cancer response to therapy by modulating the tumor microenvironment. Science，2013，342（6161）：67-70.

11. 李丽秋，张德慧，马淑霞，等. 中草药白花蛇舌草等对实验性大肠癌作用机制的研究. 中国微生态学杂志，2008，20（3）：224-225.

12. Irrazábal T，Belcheva A，Girardin SE，et al. The multifaceted role of the intestinal microbiota in colon cancer. Mol Cell，2014，54（2）：309-320.

13. Collins D，Hogan AM，Winter DC. Microbial and viral pathogensin colorectal cancer. Lancet Oncol，2011，12（5）：504-512.

14. 韩林，李健，林欣，等. 黄芪甲苷对 Chang Liver 细胞酒精性和非酒精性氧化损伤的保护作用. 中国中药杂志，2014，39（22）：4430-4435.

15. Louis P，Hold GL，Flint HJ. The gut microbiota，bacterial metabolites and colorectal cancer. Nat Rev Microbiol，2014，12（10）：661-672.

16. Schwabe RF，Jobin C. The microbiome and cancer. Nat Rev Cancer，2013，13（11）：800-812.

17. 刘思颖，邝枣园，张韧，等. 黄芩苷对代谢性炎症及肠道微生物的调节作用探讨. 广州中医药大学学报，2016，33（3）：372-376.

18. Davis CD，Milner JA. Milner，Gastrointestinal microflora，food components and colon cancer prevention. J Nutr Biochem，2009，20（10）：743-752.

19. Berni Canani R，Di Costanzo M，Leone L. The epigenetic effects of butyrate：potential therapeutic implications for clinical practice. Clin Epigenetics，2012，4（1）：4.

20. Turnbaugh PJ，Ley RE，Hamady M，et al. The human microbiome project. Nature，2007，449（7164）：804-810.

21. Liu P，Liu S，Tian D，et al. The applications and obstacles of metabonomics in traditional chinese medicine. Evid Based Complement Alternat Med，2011，54（3）：471-480.

22. Zhang A，Sun H，Wang Z，et al. Metabolomics：towards understanding traditional Chinese medicine. Planta Med，2010，76（17）：2026-2035.

23. 钱垠，黄欣，刘青. 健脾中药对结直肠癌术后复发转移的干预作用. 中国中医药信息杂志，2009，16（1）：80-81.

24. 孟良艳，陈秀琴，石达友，等. 四君子汤对脾虚大鼠肠道微生物多样性的影响. 畜牧兽医学报，2013，44（12）：2029-2035.

25. 黄争荣，王泳，王榕平，等. 参苓白术散对荷瘤小鼠血清 IL-2、IFN-γ、TNF-α 的影响. 光明中医，2010，25（9）：1584-1586.

26. 邵扣凤，肖平. 参苓白术散加减方对晚期胃癌化疗患者毒副反应及免疫功能的影响. 中医药导报，2016，22（8）：26-28，32.

27. 董开忠，高永盛，秦宁恩加，等. 参苓白术散对抗生素引起肠道微生物失调小鼠的影响. 中国实验方剂学杂志，2015，21（1）：154-157.

28. 刘丽，刘大晟，吴先林. 桃核承气汤对重症急性胰腺炎大鼠肠道功能的影响. 广州中医药大学学报，2018，35（1）：106-111.

29. 蒋志诚，胡胜云，宋乐勇. 大承气汤治疗肿瘤合并肠梗阻20例临床观察. 中医药导报，2014，20（12）：47-48.

30. 余吉平，袁玥旻，裴建明，等. 加味大承气汤对直肠肿瘤患者术后肠功能恢复的影响. 中国中西医结合杂志，2017，37（4）：419-421.

31. 杨大国，吴其恺，张振宇，等. 赤芍承气汤对重度肝病患者肠道微生物的影响. 中国中西医结合消化杂志，2005，13（6）：360-363.

32. 柳影. 平胃散对气虚痰湿型肺癌化疗后肠道微生态及免疫功能影响临床研究. 中医临床研究，2009，6（1）：68.

33. 庄鹰. 苓桂术甘汤加味治疗肿瘤化疗后胃肠道反应32例. 云南中医中药杂志，2010，31（12）：38-39.

34. 江月斐，劳绍贤，邝枣园，等. 加味苓桂术甘汤对腹泻型肠易激综合征肠道微生物的影响. 福建中医学院学报，2006，16（6）：7-9.

35. 陈骁，贺华，苏畅，等. 葛根芩连汤含药血清及其主要代谢物对人肝癌 Huh7 细胞株 P38MAPK 信号通路的影响. 广东药学院学报，2015，31（2）：258-262.

36. 魏俊，童仕伦. 甘草泻心汤对胃肠道肿瘤术后肠道微生物失调及血清白介素的影响. 四川中医，2016，34（9）：85-88.

37. 郑彦懿，温如燕，罗霞，等. 大黄牡丹汤对肠道微生物的体外作用. 广州中医药大学学报，2016，33（3）：357-361.

38. 陈嘉屿，胡林海，吴红梅，等. 党参多糖类对荷瘤小鼠免疫应答及抑瘤作用研究. 中华肿瘤防治杂志，2015，22（17）：1357-1362.

39. 宋克玉，江振友，严群超，等. 党参及茯苓对小鼠肠道微生物调节作用的实验研究. 中国临床药理学杂志，2011，27（2）：142-145.

40. 向小庆，叶红. 白术抗肿瘤作用的研究及应用进展. 中国实验方剂学杂志，2013，19（8）：367-370.

41. 林丽霞，梁国瑞，陈燕，等. 茯苓多糖的免疫效应和抗肿瘤作用研究进展. 环球中医药，2015，8（1）：112-115.

第九章

肿瘤微生态治疗研究进展

肿瘤是由遗传因素与环境因素相互作用的结果，后者在癌症生物学中的地位受到越来越多的肯定，而菌群是环境因素的重要组成成分之一。随着科技的进步，二代测序的普及，菌群在肿瘤微生态治疗中的作用也备受关注。靶向肿瘤相关菌群、调整肿瘤微生态，成为肿瘤微生态治疗的新兴突破点。

关于菌群在肿瘤微生态治疗中的应用，最早是在接受异基因造血干细胞移植的患者中进行的。造血细胞移植是高危造血系统恶性肿瘤、血液缺陷和免疫性疾病患者的重要治疗方法。在同种异体造血干细胞移植中，供体来源的T细胞将宿主组织识别为异物，从而导致移植物抗宿主病（GVHD），这是发病率和死亡率的主要诱因。肠道是受GVHD影响最严重的器官之一，有研究强调了细菌（尤其是肠道菌群）在造血干细胞移植结局和GVHD进程中发挥重要作用，如梭菌属和乳酸杆菌属细菌越丰富越有望减少GVHD的发生率；而肠球菌属细菌则会增加移植后化疗次数和不良预后；同时由肠道产生的某些代谢产物，如丁酸盐，可调节肠道上皮细胞损伤并减轻GVHD。

同时，菌群在癌症的免疫治疗中也表演着不可替代的一角。有回顾性研究表明肠道嗜黏蛋白-艾克曼菌可以增加人转移性肾癌的免疫治疗敏感性且与治疗受益呈正相关；同时在小鼠肠道菌群产生的肌酐可以增加$CD4^+$、$CD8^+$ T细胞的肿瘤浸润，且可增强$CD8^+$ T细胞的杀伤功能，而提高小鼠小肠癌、结肠癌、膀胱癌和黑色素瘤的免疫治疗敏感性。因此，充分识别与利用肠道菌群，有望协同免疫治疗发挥1＋1＞2的功能。

作为肿瘤微生态治疗的另一新型治疗方案——纳米药物，以肿瘤相关菌群为核心研发点的热潮也将蓄势待发。其原理主要基于两点，一对菌群所产生的信号或代谢物的干预，二对菌群的群落组成的调整。

一、对菌群信号或代谢物的干扰与利用

通过纳米技术可以结合或释放针对菌群信号或代谢物的结合剂，同时还可以利用纳米技术转染肿瘤细胞，使其以分泌结合物。如脂质-鱼精蛋白-DNA纳米颗粒基因递送系统（pTrap），进入体内的pTrap转染细胞后，可以分泌LPS结合融合蛋白（LPS-trap），阻断LPS-TLR4结合。与单独使用抗PD-L1疗法相比，pTrap可导致原位肿瘤中T细胞浸润增强，并显著抑制肿瘤生长；而与单独使用pTrap相比，与抗PD-L1疗法联合使用时，可进一步降低肿瘤负荷（图9-1）。此外，利用某些细菌能够产生脂肪酶的功能，使其降解三层聚乙二醇/聚（ε-己内酯）/聚磷酸酯纳米凝胶（TLND），释放出其内包裹的多柔比星，从而杀伤肿瘤细胞。

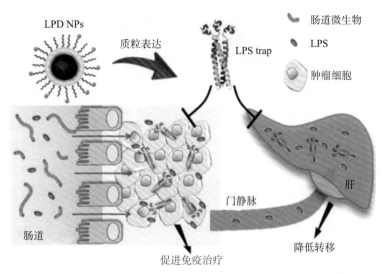

图9-1　脂质－鱼精蛋白-DNA纳米颗粒基因递送系统增强结直肠癌免疫治疗疗效，抑制结直肠癌肝转移

二、对菌群组成的调整

利用纳米技术构建带抗生素或活性氧等的纳米药物，而后利用纳米的高渗透长滞留效应（EPR效应）靶向消灭肿瘤内菌群；或构建益生元纳米颗粒支持抗癌相关益生菌的生长。例如，在胃癌中，利用胃癌细胞AGS细胞膜包被的纳米颗粒（表示为"AGS-NPs"）靶向递送抗生素以治疗幽门螺杆菌（Hp）感染。由于AGS膜中含有幽门螺杆菌结合的关键抗原，可以模拟天然病原体－宿主结合相互作用，给药后AGS-NPs将优先与幽门螺杆菌结合，并释放抗生素，增强抗菌功效。但限于抗生素的非特异杀伤作用，在消灭肿瘤相关致病菌的同时，也携有破坏机体正常菌群平衡的危险。因此充分认识菌群在癌症生物学中独特的生态位与关键的作用机制，进行菌群靶向治疗至关重要。例如，靶向具核梭杆菌的噬菌体纳米药物（图9-2），不仅可以特异性消灭具核梭杆菌，同时其纳米药物上还偶联了葡聚糖和伊立替康。前者可以调节肠道菌群，促进肠内益生菌丁酸梭杆菌增殖及短链脂肪酸的产生；而后者伊立替康作为结直肠癌的一线化疗药物还可以杀伤肿瘤细胞，一举多得。同时针对益生菌所设计的纳米药，如利用益生元葡聚糖包裹益生菌丁酸梭菌的孢子，同时偶联化疗药物，不仅杀伤肿瘤细胞也改善了肠道菌群促进其健康重塑（图9-3）。

随着菌群基因组学、代谢组学和免疫学等多方面的突破，菌群在肿瘤微生态治疗中提供了积极的参考方案，有望开启肿瘤新时代。然而菌群与肿瘤的具体作用机制仍不清晰，同时由于大部分研究多在小鼠模型中进行探讨，限制了其临床转化的价值，未来仍需进一步扩大人群研究数据，全面评估菌群的作用与意义。

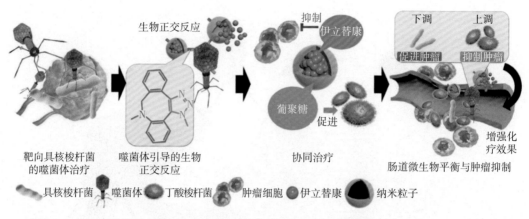

图9-2　噬菌体引导的生物-非生物杂交纳米系统促进抗肿瘤细菌丁酸的产生，抑制促肿瘤细菌，促进抗肿瘤细菌，共同提高化疗疗效，减少副作用

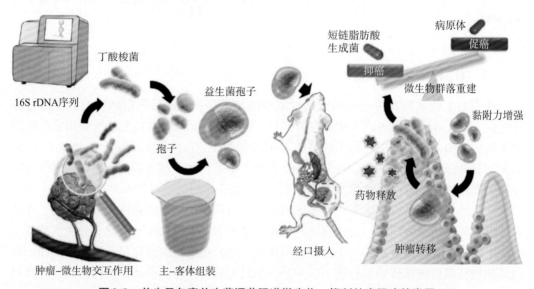

图9-3　益生元包裹益生菌调节肠道微生物，抑制结直肠癌的发展

（袁　伟）

参 考 文 献

1. Staffas A，Burgos Da Silva M，Van Den Brink M R．The intestinal microbiota in allogeneic hematopoietic cell transplant and graft-versus-host disease．Blood，2017，129（8）：927-933．

2. Mathewson N D，Jenq R，Mathew A V，et al．Gut microbiome-derived metabolites modulate intestinalepithelial cell damage and mitigate graft-versus-host disease．Nature immunology，2016，17（5）：505-513．

3. Salgia N J，Bergerot P G，Maia M C，et al．Stool Microbiome Profiling of Patients with MetastaticRenalCell Carcinoma Receiving Anti-PD-1 Immune Checkpoint Inhibitors．European Urology，2020，78（4）：

498-502.

4. Mager L F，Burkhard R，Pett N，et al. Microbiome-derived inosine modulates response to checkpoint inhibitor immunotherapy. Science，2020，369（6510）：1481-1489.

5. Song W，Tiruthani K，Wang Y，et al. Trapping of lipopolysaccharide to promote immunotherapy against colorectal cancer and attenuate liver metastasis. Advanced Materials，2018，30（52）：1805007.

6. Xiong M-H，Bao Y，Du X-J，et al. Differential anticancer drug delivery with a nanogel sensitive to bacteria-accumulated tumor artificial environment. ACS nano，2013，7（12）：10636-10645.

7. Zheng D-W，Dong X，Pan P，et al. Phage-guided modulation of the gut microbiota of mouse models of colorectal cancer augments their responses to chemotherapy. Nature biomedical engineering，2019，3（9）：717-728.

8. Zheng D W，Li R Q，An J X，et al. Prebiotics - Encapsulated Probiotic Spores Regulate Gut Microbiota and Suppress Colon Cancer. Advanced Materials，2020，32（45）：2004529.

第十章

肿瘤微生态学研究方法

第一节　分子生物学

近年来，随着现代分子生物学研究的飞速发展，分子生物技术在微生态学方面得到了广泛的应用并取得了一些突破。目前已经发现，人体各微生态系统中的细菌总量是人体细胞的10倍以上，种类1000余种。如此巨大的群体，与宿主密切联系，相互作用，在宿主发育、免疫、营养等方面发挥重要作用。本节将简要介绍目前在微生态学研究领域广泛应用的分子生物学技术。

一、肠道菌群DNA分子提取技术

从粪便样品中提取高质量的、具有代表性的肠道菌群总DNA是肠道微生物分子生物技术研究的基础。目前提取肠道菌群总DNA的方法主要有酚/氯仿抽提法、Chelex-100煮沸法、GuSCN/Silica法以及一些商业试剂盒，如FastDNAkit、Quantum Prep Aquapure Genomic DNA isolation kit、QIAamp DNA Stool Mini kit等。其中QIAamp DNA Stool Mini kit的提取效果得到较多肯定。试剂盒应用方便、快捷，但价格昂贵，处理大批样品时科研成本太高。相较而言，酚/氯仿抽提法快速且成本低，适合用于肠道微生物研究中总DNA的提取，尤其适合处理大批量样品。

二、构建基因文库测序技术

1.构建16S rDNA基因文库　16S rDNA基因克隆文库通过扩增各细菌共有的基因序列片段对细菌进行定性定量分析，是一种有力的细菌学检测分析手段，现已广泛用于肠道和人体其他部位微生物多样性研究，并通过该方法发现了许多尚未培养到的菌种。

16S rDNA基因克隆文库技术可以分析标本中的菌群结构，反映各种细菌的相对比例及数量，具有培养法难以比拟的优势，不足之处是实际操作中技术环节多、影响因素复杂、不同实验室操作条件难以标化及对标本中的细菌数量有一定要求等。但相信随着技术的不断提高，16S rDNA基因序列分析将逐步成为微生物组结构研究的有力工具。

2.全基因组鸟枪测序分析技术　Gill等利用全基因组鸟枪（shot-gun）法测序技术分析了两名健康成人粪便中的菌群，首次对人体肠道微生物的多样性进行了全面的描述。Qin等运用深shot-gun测序法研究发现，2型糖尿病患者的肠道菌群中度失调，产丁酸盐细菌丰度降低，而致病微生物增多。

相较于传统的基rRNA的研究，Shot-gun测序分析技术可以找到更多的进化标记，得到更多的菌群信息，且shot-gun技术不需PCR扩增，因此分析出的结果偏差较小。此外，通过序列数据分析，还可以对微生物基因表达及功能状态情况进行研究。其缺点在于微生物系统组成复杂，将大量的序列信息正确地装配成每个成员的基因组全序列，是一个较大的难题。

三、基于 16S rRNA 基因的定量检测技术

PCR是一种非常敏感的技术，它能够检测到来自环境中微生物的极低浓度的核酸，基于PCR的定量分析小亚基DNA技术正被广泛应用。

竞争性PCR最初用于定量人类细胞的mRNA，基本原理是通过在模板中加入一种特殊的已知浓度的模板同时进行PCR扩增，根据两者扩增产物的长度不同，利用琼脂糖凝胶电泳检测灰度，从而达到定量的目的。有研究发现，将竞争性PCR与DNA指纹技术（DGGE，TGGE）结合也可用于菌群定量分析，这种技术的优点是待测模板与竞争性模板的PCR扩增产物可以有相同的长度，而且可以在菌株水平上定量。

最大可能计数PCR也是一种定量分析细菌小亚基rDNA技术，已成功用于分析动物的粪便样品。它的基本原理与细菌计数方法相似，通过对模板做梯度稀释，进行PCR扩增。该技术能定量分析大多数种类的细菌，但对复杂菌群分析应用较少。

斑点杂交技术也可用于定量测定特异16S rRNA的相对量。它的基本原理是将样品的RNA先固定至固体支持物，再与带有定量信号标记的寡核苷酸探针杂交，该技术不涉及PCR扩增，因此具有很高的精确度。

目前应用最多的定量PCR扩增技术是实时荧光定量PCR（real time PCR），该技术能检测整个PCR过程中的产物含量，真正反映产物含量与模板浓度的直接关系，具有很高的精确度。

四、遗传指纹图谱技术

构建基因文库的方法可以得到样本中的菌群种类和相对进化信息。然而，我们常需要对整个微生态系统进行动态监测。构建基因文库方法会显得费时、费力，不能做出快速检测，这时遗传指纹图谱技术可克服上述不足，快速灵敏地检测生态系统的动态变化。

1. 变性梯度凝胶电泳及其衍生技术　变性梯度凝胶电泳（denaturing gradient gel electrophoresis，DGGE）技术是由Fisher等发明的，Muyzer等首次将其应用于微生物群落结构研究，随后Zoetendal将其用于人体肠道菌群的分析研究。后来在此基础上衍生出温度梯度凝胶电泳（temperature gradient gel electrophoresis，TGGE）、瞬时温度梯度电泳（temporal temperature gradient electrophoresis，TTGE）、脉冲场凝胶电泳（pulsed field gel electrophoresis，PFGE）和单链构象多态性检测（single stranded conformational polymorphisms，SSCP）等。此后，该技术被广泛应用于消化道排泄物中微生物的分析。

DGGE及其衍生技术既可以对比分析不同的微生物群落之间的差异，鉴别细菌种类，也可以研究同一个微生物群落随时间和环境改变的动态变化过程。但该技术用通用引物进行PCR扩增时，可能会忽视一些数量较少的细菌，并且肠道微生物组种类繁多，最终获得的电泳条带复杂且拥挤，增加了结果分析的困难。

2.随机扩增多态性DNA技术　　随机扩增多态性DNA（randomly amplified polymorphic DNA，RAPD）技术利用寡核苷酸序列在基因组上随机配对的特性，经扩增得到一系列大小不同的产物，通过琼脂糖凝胶电泳或聚丙烯酰胺凝胶电泳便可得到一系列基于RAPD的指纹图谱。因为不同模板DNA产生的指纹图谱有差异，因此可用于鉴定微生物种类，并且灵敏度高，常被用于细分微生物组内的种群差异。RAPD技术的缺点在于重复性和稳定性差，产生的图谱条带过于复杂，需要进行大量的筛选，从中找到较为合适的引物进行分析，较为费时。

3.末端限制性片段长度多态性分析技术　　末端限制性片段长度多态性分析（terminal restriction fragment length polymorphisms，T-RFLP）技术通过自动测序仪分析酶切后的末端序列，达到定量的目的，因为末端序列来自*16S rRNA*，因此可用于复杂的肠道微生物群落结构的研究，快速灵敏地评估群落中微生物的多样性，并给出微生物群落结构的指纹图谱，是目前被广泛采用的一种指纹图谱技术，现已成功应用于各种微生物群落结构和多态性的比较分析。其缺点在于该技术只检测末端序列，因此不可避免地会低估微生物群落结构的多态性。同时它是基于PCR扩增技术，实验过程影响因素较多，亦会对结果造成影响。

五、荧光原位杂交技术

Giovannoni等首次应用荧光原位杂交（fluorescence insitu hybridization，FISH）技术进行细菌学的研究。随后经过不断的丰富和完善，FISH技术已成为近年肠道微生物研究中一种重要的检测工具。其利用荧光素标记*16S rRNA*基因序列的寡聚核苷酸探针，与靶细菌杂交，通过检测目标序列来鉴定微生物，具有敏感、快速、安全等优点。FISH技术还可用于鉴定和检测未培养种属和新种属。其缺点在于FISH技术尚不能用于16S rRNA序列未知微生物的检测，且在操作时易受到污染干扰，同时结果会受到微生物营养状态的影响。由于肠道微生物组种类繁多，而联合流式细胞学技术可进行高通量分析，已越来越多地应用于FISH信号检测。

（饶本强　路　帅　杨振鹏　薛令凯）

第二节　单细胞分析

单细胞分析技术主要指包括单个细菌或真菌等微生物的分离与分析方法。单细胞测序技术（SCS）旨在通过下一代测序和获取细胞间遗传物质和蛋白质差异的信息来识别单个细胞的基因组序列信息，从而更好地理解单个细胞在微环境中的功能。此外，SCS可以揭示单核苷酸变异、拷贝数变异、单细胞DNA水平的基因组结构变化、RNA水平的基因表达、基因融合、选择性剪接、DNA甲基化和组蛋白修饰，通过对单个细胞的全基因组、转录组和表观基因组进行测序，可以揭示涉及疾病发生和发展的复杂的异质性机制，进一步改善疾病诊断、预后预测和药物治疗效果的监测。

基于单细胞测序技术是医学微生物研究的热点，在获得单细胞微生物的技术方法、单细胞微生物组学及单细胞微生物功能基因组学等研究上取得了重大进展，SCS可以用来分析细胞之间更细微的差异，促进微生物的发展，并对发育生物学、神经科学、免疫和癌症进行分析。SCS主要包括以下四个步骤，即单细胞分离、核酸扩增、高通量测序和数据分析，其中单细胞分离和核酸扩增是核心技术（图10-1）。

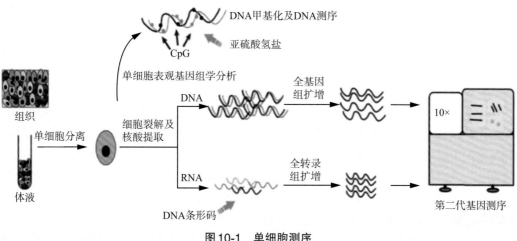

图10-1 单细胞测序

SCS的主要步骤如下：从组织样品中分离出合格的单细胞是SCS的第一步，其次是核酸提取和进一步扩增，这是成功SCS的核心技术。然后，进行下一代测序和分析，包括表观遗传测序和表观基因组分析。

一、单细胞分离

单细胞测序技术（SCS）的第一步是从组织样本中分离单细胞，以获得合格的单细胞悬液。许多技术方法被用于单细胞分离，包括高通量微生物培养芯片、稀释培养法、单细胞显微操作技术、荧光激活细胞分选技术（FACS）、免疫磁性分离技术（IMS）、激光捕获显微切割技术（LCM）和微流控技术等。

1. **高通量微生物培养芯片法** 根据微生物常规培养方法，使用"人工培养基"模拟自然生态环境状态，将微生物从复杂微环境中经过培养获得的原理，科学家们设计了一种高通量的微生物培养芯片，可以同时获取高达数百种的微生物。Nicholes D等设计和发明了一种高通量的由数百个微型孔组成的微生物分离芯片，每一个微型孔只包含单个微生物，通过这种微生物分离芯片的方法可以得到以前无法获得的大量微生物。这种高通量微流体芯片培养方法将为临床应用和基础研究带来极大的便利和高效。

2. **稀释培养法** 采用稀释培养方法，通过减少培养基的营养成分及破坏原有微生物的菌群结构和组成，有目的地获取特定微生物。本法主要适用于特殊微生物群的分离和培养。Kenters N等采用稀释培养方法，将羊胃内容物经过稀释接种至含有羊胃内容物的条件性培养基中，经过培养后，在1000个培养试管中，有139个培养试管中均可见有微生物生长。这种方法基于细胞培养的原理，单细胞样品是通过将细胞群稀释一系列倍数来制备的。由于其操作方便、成本低和不依赖特殊仪器，稀释培养法已成功应用于体外研究中来源于不同组织的干细胞和祖细胞的克隆形成分析。

3. **单细胞显微操作技术** 显微操作是一种在高倍倒置显微镜下用显微操作器分离细

胞或早期胚胎的技术方法。典型的显微控制系统包括一个倒置显微镜，配有一个操作操纵杆和一个电子精密控制平台。这种技术主要用于分离具有小细胞群的样品，并且可以有效地控制单细胞的吸收和释放。它具有操作简单、通过可视界面直观分离单个细胞、成本低廉等优点。然而，由于其低处理量、非常高的人力需求、可能对目标细胞造成机械损伤以及细胞鉴定中的高错误率，显微操作方法不具有大规模应用的潜力。

4.荧光激活细胞分选技术　荧光激活细胞分选技术（FACS）是一种常用的单细胞分离技术，主要依靠流式细胞术和单流激光束结合荧光素标记的抗体，根据激活的荧光信号，可以高效快速地分离细胞。这种方法根据特定的分子标记及其物理性质（如细胞大小和荧光散射）能够实现对细胞或单一微生物的快速分选和定量分析。这种方法的主要优点是细胞可以根据需要进行特异性或非特异性分离。另一个优点是分离单细胞时具有更高的准确度、通量和灵敏度。虽然分选过程比较复杂，但是这种实验技术已经比较成熟，有统一的标准可以遵循。采用荧光激活细胞分选技术从复杂微生物中分离获得单细胞微生物已经得到了很好的应用，荧光激活细胞分选技术能够为探索复杂组织中微生物群体组成、发现新的微生物物种等提供强有力的手段和方法。

5.免疫磁性分离　在免疫监测系统中，磁珠用于结合细胞表面抗原和特异性单克隆抗体。表面抗原连接到磁珠上的细胞被吸附并保留在磁场中，没有连接到磁珠上的细胞不会留在磁场中，因此可以快速分离目标细胞。虽然该技术操作相对复杂，但其已用于从肿瘤样本中分离单细胞。

6.激光捕获显微切割技术　激光捕获显微切割技术（LCM）可以快速、准确地从组织样本中获得单细胞微生物亚群或单细胞微生物悬液。方法是用激光束熔化透明膜，冷却后将细胞固定在黏附膜上，从而进一步分析细胞的异质性。在倒置显微镜下，目标组织切片或细胞选择性地固定在激光脉冲激活的热塑性薄膜（乙酸乙酯、聚对苯二甲酸乙二酯或聚乙二醇对苯二甲酸酯薄膜）上的涂片中。该技术可以快速、准确地显示细胞的空间位置，不需要太多的细胞分离。因此，它已被广泛用于各种疾病的研究。

7.微流控技术　微流控技术主要根据靶细胞的特性（直径、表面抗原、电极等）在微尺度上分离靶细胞。这种方法不仅使用微流控芯片来人工控制流体的流动，而且它还充分利用了流体通道的各种功能，如通道本身的直径可调（$10 \sim 100\mu m$）以及各种功能修饰（捕获分子、抗体、电极等）。与其他方法相比，微流控技术结合SCS在减少SCS产生的噪声和产生更均匀的基因组扩增方面具有优势。更重要的是，微流控芯片的微反应体积提高了扩增的准确性和反应效率。此外，细胞污染率和试剂消耗相对减少。因此该技术显示出良好的应用前景。

二、单细胞微生物获取后的分析方法

一旦获得单细胞微生物后，我们就可以应用核酸扩增技术和高通量测序技术对单细胞微生物进行检测，还可以分析单细胞微生物组成群体之间的差异。

1.核酸扩增　与传统的从细胞群体中提取核酸不同，单细胞微生物中DNA或RNA的含量在Pg（单位重量，相当于$1\times10^{-12}g$）的范围内，大大低于任何测序技术所需的量。因此，通过全基因组扩增（WGA）和全转录组扩增（WTA），能高保真、无偏倚地扩增出足够拷贝的DNA或RNA，成为单细胞测序技术的关键。

（1）全基因组（WGA）扩增：全基因组扩增是一种从通过溶解单细胞获得的有效扩增微基因组DNA的技术，并且在没有任何序列偏差的情况下显著增加了DNA的总量。一些基于热循环聚合酶链式反应（PCR）的方法，包括简并寡核苷酸PCR（DOP-PCR）、连接介导的PCR（LM-PCR）和引物延伸预扩增（PEP），可用于WGA，还可以应用涉及非PCR等温反应的扩增方法，如多重置换扩增（MDA）、基于引物酶的WGA和多重退火和基于环的扩增循环（MLBAC）。DNA片段、DNA二级结构和鸟苷酸环化酶（GC）含量都会影响聚合酶的扩增效率，甚至会导致酶在PCR扩增过程中沿着模板滑动或从模板中分离出来。此外，不能完全覆盖基因组、在序列中引入错误的和非特异性的扩增产物、高扩增偏差、低扩增效率和不同基因组位置的高错误率，限制了热循环方法的进一步应用。

多重置换扩增（MDA）作为目前最常用的扩增技术，可以实现全基因组的高保真、均匀扩增，扩增大小可达10～100kb的片段，为全基因组扩增提供更多或更完整的序列数据。与传统的WGA方法相比，MDA最大的优点是利用phi29DNA聚合酶在较低的恒温条件下催化DNA延伸反应，并能高效地处理较长的扩增产物。最重要的是，通过使用指数扩增方法，MDA可以从单细胞基因组或外显子组获得更高的覆盖率，并已成功地应用于肿瘤细胞测序。

（2）全转录组（WTA）扩增：在单细胞微生物分离和RNA提取后，下一步是将捕获的mRNA反转录成cDNA，然后用传统的PCR或其他体外转录方法扩增整个转录组。多腺苷化的mRNA在全转录组扩增（WTA）的初始阶段被反转录。将寡聚脱氧核糖核酸引物连接到适配序列上进行选择性扩增，通过寡聚脱氧核糖核酸锚定和模板转换产生cDNA，为下一步测序做准备。mRNA的拷贝数变异比DNA多，因此，WTA的关键是高效、低偏差地将mRNA反转录成cDNA。转录组扩增的主要方法有唐氏法、Smart-seq法、Smart-seq2法、Quarz-seq法、Quarz-seq2法、细胞线性扩增测序法（CEL-seq法）、CEL-seq2法、Drop-seq法和单细胞RNA定量测序法（scRNA-seq法）。这些技术都能获得全长mRNA信息，但在所需的最低起始材料、检测灵敏度、稳定性和应用范围等方面有所不同。通过模板转换技术，Smart-seq和Smart-seq2使获得更准确的全长RNA信息、检测关键基因的异常表达、发现单细胞微生物水平的选择性剪接模式以及更容易识别新转录物成为可能。

2.高通量测序　也称为深度测序或下一代测序，是测序技术发展的里程碑。这种方法可以同时测序数百万个DNA分子，使得全面分析物种的转录组和基因组成为可能。SCS主要包括单细胞基因组测序（DNA测序）、转录组测序（RNA测序）和表观遗传测序，可以揭示细胞在不同阶段的功能和特征的不同方面。基因组测序涉及目标细胞全基因组序列的非选择性、均匀扩增，随后使用外显子捕获技术和高通量测序。转录组测序旨在获得特定器官或组织在一定状态下的几乎所有转录物，特别适合于研究胚胎早期发育中高度异质性的干细胞和细胞群。表观遗传测序可以展示基因调控的不同方面，包括DNA甲基化、组蛋白修饰、染色质结合结构、调控蛋白及染色体空间结构与转录复合物形成之间的相互作用。

（1）单细胞基因组测序：从分离的单细胞微生物中提取DNA后，单细胞微生物的整个基因组被扩增，通过第二代DNA测序技术进一步进行测序分析。最后，可以准确地检测到许多不同的基因变化。到目前为止，这种测序技术主要用于发现 DNA 分子中的异常。

（2）单细胞转录组测序：在单细胞微生物分离和从分离的单细胞微生物中提取 RNA 后，需要首先将捕获的 mRNA 反转录成 cDNA，然后通过 PCR 或其他转录方法扩增整个转录组。最后一步是测序和文库建设。这种测序技术可以客观地反映基因的表达情况，也可以准确地区分不同发育阶段的细胞。为了提高测序的准确率并获得高通量测序数据，许多测序技术在反转录时将细胞特异的 DNA 条形码与特异的 mRNA 分子标记结合在一起。此外，单细胞光学表型和表达测序（SCOPE-SEQ）作为一种可扩展的技术，可以将活细胞成像与 scRNA-SEQ 相结合，从而通过显微镜从单个细胞获得图像或其他表型数据，并将这些信息直接链接到全基因组表达谱。

（3）单细胞表观遗传测序：除了基因组本身，表观遗传修饰（特别是 DNA 甲基化）和不同的染色质成分在基因表达调控中发挥着重要作用。SCS 的快速发展使在单细胞微生物水平上测量 DNA 甲基化成为可能。目前，单细胞的亚硫酸氢盐测序在各个领域都得到了广泛的应用。单个细胞的整体 DNA 甲基化可以通过限制性酶切和 CpG 富集区（如 CpG 岛）的亚硫酸氢盐转化获得，这可能间接反映了大多数基因的表达水平。

（4）单细胞多组学平行测序：近年来，SCS 使多组学同步测序成为现实，有助于详细揭示单细胞微生物的基因组、转录组和表观基因组之间的关系。例如，G&T 测序技术可以通过使用改进的第二代测序技术和 WGA 方法，分别对全长 mRNA 和基因组 DNA 进行平面测序，在单细胞水平同时收集基因组和转录组的信息，从而更好地展示基因与其表达水平之间的关系。单细胞三重组学测序利用单个细胞释放到上清液中的 mRNA 进行转录组测序。然后，用单细胞亚硫酸氢盐还原测序法检测含基因组 DNA 沉淀物中的 DNA 甲基化序列和基因拷贝数变异。最后，可以同时获得关于单细胞微生物基因组、转录组和 DNA 甲基化模式的数据以及它们之间的复杂网络关系。

三、肿瘤微生态中的应用

病原微生物和宿主细胞的基因组和转录组研究可以通过 SCS 在单细胞水平上进行。通过对病原微生物核苷酸序列的分析，可以发现和鉴定新的微生物种类。此外，还可以更清楚地了解微生物的分子进化机制和微生物致病的动力学。在 SCS 发展之前，科学家们无法破译这些微生物的基因组结构。SCS 的发展揭示了微生物的代谢潜力、相互作用和进化状态，有助于自然界微生物新物种的发现，促进人类微生物组计划的发展。此外，这种方法有可能检测到未知病原微生物和耐药菌株的出现，并可用于跟踪病原体的耐药性，从而更准确、更及时地诊断疾病。

单细胞基因组学方法已被广泛应用于肿瘤研究领域，以研究单细胞微生物的动力学、病原体的耐药性和传播痕迹等现象，可以检测病原体基因组及鉴定未知的病原菌。由于细胞的异质性，在单细胞水平上了解微生物的遗传结构是非常重要的。

随着单细胞测序技术（SCS）在肿瘤研究领域的广泛应用，人们发现肿瘤细胞通常由多个克隆亚群组成，这些克隆亚群表现出不同的侵袭、转移和血管生成能力，以及对机体免疫系统和化疗药物的不同反应。Kreso 等对来自 10 名直肠癌患者的 150 个癌细胞进行了测序，发现同一患者的某些癌细胞表现出不同的生长动力学特征，以及对奥沙利铂治疗的不同反应。Patel 等从 5 例胶质瘤患者中分离出 430 个肿瘤细胞，并对其转录物进行测序，发现同一组织中不同肿瘤细胞在肿瘤信号通路、细胞增殖、免疫应答和缺氧应激等相关基因表达上存在显著差异。侯等对一名患者的 25 个肝癌细胞进行了多组学 SCS，他们发现了两个细胞亚群。较小的亚群表现出更多的基因拷贝数变异和更多的侵袭性细胞标志，表明这一亚群中的癌细胞更有可能逃脱免疫监视。从理论上讲，对同一单个细胞的 RNA 和 DNA 进行联合测序将提供一种循环肿瘤细胞（CTC）基因组计数的测量方法，不仅可以准确诊断胰腺癌，还可以提示远处转移，并可用于评估治疗后的预后。SCS 应用的目标是在有转移倾向的原发病灶中寻找与细胞亚群相关的相应靶向药物，进行早期靶向治疗，以提高早、中期恶性肿瘤患者的生活质量。

多年来的研究尚未完全解决癌症治疗中的耐药和复发问题。然而，通过 SCS 可以全面揭示癌症患者耐药的机制。Lee 等提出对非化疗、化疗有效和紫杉醇耐药的转移性乳腺癌细胞的转录进行了测序，发现耐药癌细胞群体中与其他两组相比有 38 个新的 RNA 变体，阐明了癌细胞转录谱的变化。Kim 等对几名接受化疗或未接受化疗的三阴性乳腺癌患者的组织样本的单细胞基因组和转录组进行了测序。结果表明，耐药相关基因在化疗后发生突变，并以优势选择为主，并且耐药癌细胞的转录谱在化疗后发生重新编码。SCS 发现的这些新的耐药基因不仅可以解释某些患者化疗失败和复发的原因，还可以预测耐药癌症患者进一步治疗的可能性。更重要的是，还可以初步评估患者对化疗药物的反应。与整体转录组分析相比，在单细胞水平转录组进行深入的分析发现，曲妥珠单抗增强了 Mgp 基因的表达，可作为乳腺癌患者较长生存期的预后指标，并可能为曲妥珠单抗的作用机制提供新的认识。

综上所述，随着荧光激活细胞分选技术、微流体芯片技术、MDA 技术、单细胞基因组测序分析技术、下一代测序技术、生物信息学的不断发展与人类微生物组计划的实施，从单细胞微生物的角度，逐步掌握复杂微生物的结构组成、微生物的新物种发现和单细胞微生物的功能基因组学，有助于阐明病原微生物与宿主之间的相互作用机制，将极大地促进癌症的预防和控制。

（饶本强　路　帅　唐华臻　杨振鹏　薛令凯）

第三节　代谢组学

一、代谢组学概述

近年来，人体肠道中的微生物对健康的影响越来越成为热点话题。人体共生的肠道微生物群落数量庞大而复杂，重达 1 ~ 2kg，相当于肝脏的重量，其细胞总量约为人体细胞总量的 10 倍，基因总量是人类自身基因总量的 100 倍，从营养、代谢、免疫等诸多方面影响人类健康。越来越多的研究表明，肿瘤不仅受到机体基因的自身控制，还受到肠道微生物的调节作用。微生物数量多，种类多样，与人体的相互作用复杂，揭示其对人体代谢功能的影响具有一定困难。代谢组学对研究这种复杂的相互作用关系存在明显的优势。

代谢组学可以广义定义为定量的测量和分析人体产生的所有内源性小分子代谢物

（通常小于1500 Da），如糖类、脂肪酸、有机酸、氨基酸、核肽、甾体和脂类等。癌症代谢物可以被认为是与肿瘤过程和机体对肿瘤的全身反应相关的代谢物。

对小分子代谢物变化的准确测量反映了生命系统对病理生理刺激或基因修饰的多参数代谢反应。从遗传信息流的角度看，小分子代谢物位于基因和蛋白质的下游，与表型密切相关。上游基因表达或蛋白质修饰的微小变化可能会导致下游代谢物的容易扩增。基因组研究可能不会直接指出可能发生的事情，而代谢组学研究可能会描述已经发生的事情。因此，代谢组学在机体疾病的早期诊断中具有更可靠、更灵敏的检测手段，在弥合基因型与表型之间的差距方面发挥着重要作用。

与基因组和蛋白质组学相比，代谢组学具有以下优点：①无侵入性的采样方法获得生物体液，并且这些生物体液的代谢组学分析可以反映机体整体的生理和病理状态。有三种源自人类的样品适用于进行代谢组技术平台的监测，即血液、尿液和粪液。血液和尿液主要反映宿主的代谢，但也是宿主与元基因组相互作用的结果；粪液主要反映了微生态菌群的代谢。②样本的前处理相对简单、快速，并且成本相对便宜。③基因和蛋白表达的微小变化在代谢组学中被放大。④代谢物的种类远少于基因和蛋白质的数量。⑤代谢组学的研究不需要进行全基因组测序或构建大量表达序列标签的数据库。

代谢组学涵盖了生物系统中具有异质结构和动态浓度变化的广泛代谢物。在过去的十年里，代谢组学作为系统生物学的一个重要组成部分，在提供对生物学过程的潜在机制的系统洞察力和提出许多疾病的潜在生物标志物方面取得了显著进展。目前，人类代谢组数据库（HMDB：http://www.hmdb.ca/）描述了超过72 619种小分子代谢物及其在生物系统中的浓度变化。生物系统中的代谢谱涵盖了生物系统中广泛的具有异质结构的代谢物及其浓度的动态范围（跨越9个数量级）。因此，对生物系统的代谢谱进行全面的检测是一个巨大的挑战。代谢组学多个检测平台的结合可以加强对如此广泛的代谢物的分析。在实践中，已经利用了许多检测平台，如核磁共振（NMR）、气相色谱（GC）与质谱（MS）联用、超高效液相色谱（UHPLC）与质谱（MS）联用。与磁共振方法相比，基于MS的方法对代谢物的检测具有更高的灵敏度。通常，GC和LC与MS联用被广泛使用，因为这些方法结合了有效的色谱分离和灵敏的质量检测。

二、代谢组学研究路线

代谢组学的经典研究路线图如图10-2所示，包括实验设计、样本采集、样本制备、数据采集、数据预处理、数据分析、机制解释和形成假设等部分。

1.实验设计　实验设计应该尽量减少生物学和技术的偏倚对研究结果的影响，对提出的问题给出正确的答案，并提出合理的假设。实验设计由研究目标（如诊断生物标志物的识别、药物治疗的影响、营养干预的结果）决定，包括以下四个重要考虑：①实验策略（非目标或目标策略）；②实验对象（如模型动物或人类样本、植物、细胞或微生物）；③生物复制；④数据分析策略（如病例对照分析、配对分析、时间序列分析）。

2.样本的收集和制备　样品制备的目的是从复杂的生物基质中提取代谢物，并通过化学衍生提高代谢物的可检测性。样品制备程序主要包括代谢淬灭、样品储存、代谢物提取和化学衍生。当从生物体收集生物样品时，应该有效地终止代谢反应，以获得生物样品的代谢组的真实写照。因此，淬灭是通过抑制内源酶来立即使代谢反应失活的第一

实验设计　　　　样本采集　　　　样本制备　　　　数据采集

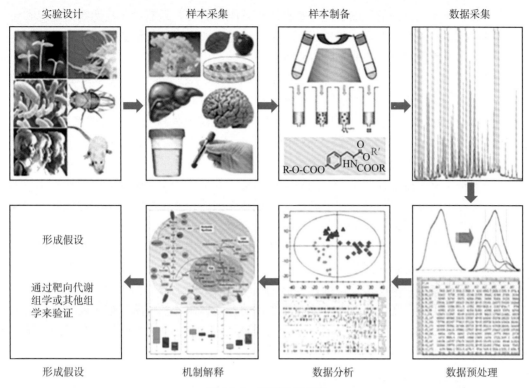

形成假设

通过靶向代谢组学或其他组学来验证

形成假设　　　　机制解释　　　　数据分析　　　　数据预处理

图10-2　代谢组学研究

步。之后，大部分生物样本被保存，直到收集到足够的样本。应综合考虑如储存时间、温度和冻融循环等储存因素，因为这些因素会显著影响代谢的稳定性。代谢物的提取是代谢组学研究的关键步骤，它与蛋白质沉淀、超离心和液-液提取相结合。最后，一些代谢物在检测前应进行衍生化。整个样品制备步骤不应导致化学和物理性质以及代谢物浓度的显著变化。为特定样品和仪器平台建立标准至关重要，应全面考虑批次和实验室之间的再生产率。

3. 用于数据采集的多检测平台　代谢组学的目标是检测和定量生物样品中的所有小分子代谢物，由于代谢物具有不同的物理化学性质（如极性、浓度、稳定性），这在实践中是一个巨大的挑战，需要多种分析技术来检测尽可能多的代谢物。目前，大多数代谢组学研究都是基于质谱（MS）和核磁共振（NMR）平台进行的。然而，这些技术都不能检测到生物体的整个代谢组。核磁共振是一种全球性的无损检测技术，具有高通量、重复性好、样品前处理少等特点。与质谱技术相比，核磁共振技术的主要局限性是灵敏度低。虽然MS可以成功地在流动注射分析模式下操作，但它通常与附加设备［如气相色谱（GC）、液相色谱（LC）和毛细管电泳（CE）］相连，以提高分析物的分辨率和降低基体效应（离子源中电离时的离子抑制或增强）。一般说来，质谱和核磁共振相结合的方法可以检测到更多的代谢物。

（1）气相色谱-质谱平台：气相色谱-质谱（GC-MS）平台是一种广泛使用的分析平台，用于复杂基质中挥发性和半挥发性有机化合物的鉴定和定量，因为它具有高灵敏度、高分辨率和优异的重现性。对于气相色谱-质谱方法，代谢物的结构信息可以通过将检测数据与建立良好的代谢物光谱数据库相匹配来获得，这有助于代谢物的鉴定和生理或病理机制的阐明。在全扫描模式下，电子碰撞电离中质谱仪的碎片模式具有广泛的可再现性，因此代谢物鉴定非常简单和可靠。

（2）液相色谱-质谱平台：液相色谱-质谱（LC-MS）平台是代谢组学研究的有力平台，可以为靶向或非靶向策略量身定制。该平台归功于超高效液相色谱（UPLC或UHPLC）的显著发展，其基于亚微米尺寸的填充粒子和高分辨率质谱仪。UPLC或UHPLC大大提高了色谱分辨率，导致峰宽变窄，与传统的高效液相色谱相比，它可以在更短的时间内检测到更多的代谢物。

（3）基于磁共振的检测平台：磁共振技术基于外部磁场变化引起的原子核的能量吸收和再发射。高分辨率磁共振波谱是一种定量和无损的技术。场强的增加将极大地提高了分辨率和灵敏度，并且能够观察到更多的代谢物。

磁共振技术的优势在于能够对样品实现无创性和无偏向性的检测，具有很好的客观性和重现性，样品前处理简单易操作。

（4）数据分析：借助多变量统计分析，可以更大程度上对代谢组学产生的大量数据进行解析，常用的多变量统计学方法有非监督的多变量统计学方法（如主成分分析法和聚类分析法）、监督的多变量统计学方法（如偏最小二乘法）。多组学技术联盟的实施也需要借助多变量统计分析。

三、微生态与人体"共代谢"

细菌及其代谢的最终产物作为信号分子，直接影响肠道、肝脏、大脑、脂肪和肌肉组织，从而影响宿主的生理。例如，患有炎性肠病（IBD）的患者的状况在甲硝唑治疗后得到改善，这表明肠道微生物在疾病中的作用。由于生物失调导致的肠道微生物多样性减少可能意味着保护宿主免受病原入侵的特定成分缺失。拟杆菌门的成员产生乙酸盐和丙酸盐，而厚壁菌门从复杂的糖类中产生丁酸盐，这些短链脂肪酸具有抑制炎症和癌症的作用。因此，短链脂肪酸的减少意味着这些成员的减少。研究表明，粪便微生物组和代谢组组成的变化与结直肠癌的不同阶段有关。特别是胆汁酸脱氧胆酸盐，在多发性息肉样腺瘤和（或）黏膜内癌中升高，并与嗜双胞杆菌的丰富度相关。在生物失调期间，体液（血液和尿液）、呼出的空气或某些身体组织（舌苔）以及粪便中会产生明显高或低水平的某些细菌代谢物，这可能会提示疾病状况。De Angelis 等发现肠道中梭菌物种水平的变化会导致自闭症儿童粪便中丁酸甲酯、乙酸甲酯、戊酸甲酯和吲哚的数量发生相应变化。他们还观察到类杆菌属与儿童粪便中的总游离氨基酸、NH3 和丙酸呈正相关。Le Gall 等的研究发现，与健康对照组相比，IBD病患者的粪便中短链脂肪酸也较少，而其尿液中马尿酸盐和对甲酚硫酸盐的含量有所变化。因此，人们正在努力识别与生物失调及其相关疾病相关的非侵入性代谢指纹，以便开发用于早期治疗的简单但高度敏感的疾病检测手段。

四、代谢组学在医学微生态研究中的应用

1.感染诊断　细菌可以将许多代谢物排泄到它们的环境中。排泄物成分可用于某些物种的鉴定和不同菌株的区分。这是应用代谢组学分析解决某些细菌学问题的基础。腹

泻是世界各地常见的传染病。按传统方法进行病原学诊断至少需要7天。最近对粪便中石灰石有机成分的GC-MS分析表明，代谢性策略可用于鉴别不同病原体引起的腹泻。例如，艰难梭菌感染导致呋喃类而不是吲哚的出现。十二酸化合物的存在表明轮状病毒感染。月桂酸水平降低和胺类化合物水平升高是其他肠道病毒感染的迹象。弯曲杆菌的菌株可以导致粪便中萜烯含量的增加。虽然代谢组学不是一种病原学诊断工具，但它的主要优势是可以非常迅速地获得初步结果。

2. 抗菌机制预测　细菌对抗菌药物的反应非常迅速。代谢组包含与各种刺激相关的信息。有研究为了阐明抗真菌药物的作用机制，在真菌培养物中加入不同的抗真菌药物。通过质谱代谢足迹聚类分析可以清楚地识别目标药物的抗真菌机制。类似地，有研究采用金黄色葡萄球菌成分和9种不同作用模式的抗生素治疗金黄色葡萄球菌感染。通过液相色谱-质谱代谢分析，天花粉的抗菌机制与利福平和诺氟沙星相似，生物碱可能是主要的抗菌成分。虽然这一策略不能用来定义一种新的机制，但可以将已知的机制归因于新的生物活性化合物。

3. 代谢通量分析　代谢通量分析（MFA）使用有限的可测量的组分来计算细胞内的代谢途径活动（通量）。它通常指的是某一元素的代谢通量，例如碳通量或氮通量。在MFA中使用代谢组学策略的优点是许多代谢物可以在一次运行中定量。最近出现的同位素标记技术可以使计算更加准确。

例如，以^{13}C标记的葡萄糖为底物，通过气层质谱连用仪示踪，MFA表明酿酒酵母在分批培养和连续培养过程中表现出不同的磷酸戊糖代谢通量。此外，*MIG1*基因的敲除并没有严重改变细胞内的代谢通量，而只是扰乱了一些代谢物。这是一个很好的例子，可以强调细菌对环境干扰比基因改造更敏感。

4. 基因功能阐明　在获得基因组全序列后，一项必不可少的任务是对未知基因的功能进行注释。代谢组学分析是阐明基因功能的一种很有前途的工具。为了了解大肠埃希菌*yfcC*的功能，有研究者首先利用气质谱联用仪优化了大肠埃希菌的代谢组学分析方法。然后，用优化的方法对一株野生型菌株和一株*yfcC*基因敲除菌株进行了质谱分析。通过对获得的数据进行生物信息学分析，发现遗传对乙醛酸分流有显著影响。最后，研究者证实了*yfcC*的缺失对乙醛酸分流途径中至少两个基因的表达产生了负面影响。如前所述，基因操作通常对代谢通量影响不大，但显著影响细胞内代谢物的浓度。因此，代谢组学是通过比较分析预测未知基因功能的有用工具。

5. 酶功能分析　在后基因组时代，对未知蛋白质功能的阐明也是生物学家面临的一大挑战。酶反应是将特定的底物转化为特定的产物。利用代谢组学方法同时监测特定酶解产物的产量和特定底物的消耗，有助于酶的功能分析。利用气质谱联用仪，发现大肠埃希菌中的YbhA和YbiV蛋白都具有磷酸酶和磷酸转移酶的功能。

6. 癌症的早期检测和诊断　代谢组学通过识别一个或一组生物标志物，有可能成为癌症早期检测和诊断的有效工具。在许多癌症类型中，当使用基于血液样本的磁共振代谢组学来区分癌症患者和对照组时，发现脂质代谢图谱的准确率为83%。代谢组学迄今为止在癌症诊断中最好的应用是在乳腺癌上。通过对乳腺活检标本的分析，用磁共振方法鉴定了乳腺组织中30多种内源性代谢物。许多乳腺癌研究表明，与健康组织或良性肿瘤相比，乳腺癌组织中的总胆碱化合物（TCHO）、低甘油磷胆碱和低糖含量增加。另一个应用代谢组学的癌症类型的例子是前列腺癌，其特征是高TCHO和磷酸胆碱浓度，以及糖酵解产物乳酸和丙氨酸的增加。此外，在脑癌的研究中也广泛应用代谢组学，可以通过 ^{1}H-磁共振光谱分析脑瘤样本的代谢组学的生物标志物。并且磁共振光谱分析TCHO能够发现脑肿瘤，能与动态增强MRI联合，更有效地进行临床诊断。

五、展望

应用代谢组学进行医学微生态研究是今后该领域的主要研究策略，最新的研究策略主要包括代谢组学技术和传统的分子生物学相结合的方法，例如，细菌的厌氧分离培养和代谢组学技术相结合，这将是未来医学研究的重要手段。从代谢组学的领域来看，应用于医学微生态研究的新技术发展方向主要包括以下几个方面：①高通量、定量组学技术，针对大批量临床样本进行全代谢谱分析，可用于临床诊断与预后的判断，也可以用于临床个体化医疗；②针对某一种类代谢物代谢通路进行定量的代谢组学试剂盒，用于临床的诊断、预后判断和药物疗效检测；③代谢通量分析技术，针对性的研究某一类关键代谢通路中的代谢物的动态变化和功能改变，用于阐明微生态与人体的互相作用机制。

代谢组学的另外的研究策略是多组学技术联盟，即各种组学技术手段，包括代谢组学的联合应用，并与个体特征性数据相关联。充分了解一个微生物群落结构与宿主的交互作用，还需要进一步了解其功能变化。例如，基因组学和代谢组学的联合分析，为认识宿主对不同的微生态反应提供了完整的技术平台，可以检测、监测宿主细胞对不同病原菌感染或病原菌群改变所引起的特异性反应。又如，最新的研究策略借助多变量统计学分析，将宏基因组学（metagenomics）和代谢组学等"多组学"技术相结合，即将DNA、RNA等信息与代谢谱进行精确地关联，发现10种细菌与人体代谢密切相关，揭示了肠道菌群对人体代谢表型有重要调控作用及微生物组与宿主交互作用的共生分子机制。此外，阐明微生态与宿主生理病理的相关性也成为未来个体化医疗及公共卫生医疗保健的重要部分。代谢组学技术将为我们认识宿主与肠道微生态的"共代谢"过程提供更全面的解析，为个体化提供更加精确的评判标准。代谢组学技术联合传统生物学方法，研究微生态与疾病病理生理的关系，将成为未来转化医学研究的重要手段。

（饶本强　路　帅　杨振鹏　唐华臻　沈宏辉　罗　薇）

第四节　其他特异性研究方法

一、概述

随着微生物学、分子生物学及相应研究方法的不断升级，新生了很多特异性研究方法，为肿瘤微生态学相关研究提供了新的方向。相对于传统细胞学检查、荧光原位杂交、PCR等方法，这些新方法展现出了其独特优势。除以上三节中介绍的分子生物学、单细胞分析、代谢组学技术外，本节就肿瘤微生态学领域的一些其他特异性研究方法加以介绍。

二、环介导等温扩增技术

（一）环介导等温扩增技术简介

环介导等温扩增（LAMP）技术是近年来发展迅速的一种敏感、特异、方便快捷的核酸扩增技术。与传统PCR方法相比，LAMP技术属于等温扩增，无须昂贵的热循环仪，并且由于LAMP反应中产生大量的副产物——白色焦磷酸镁沉淀，扩增产物可不经过电泳，无须开盖直接通过肉眼观察即可判定结果，在反应前、后加入染色剂效果更佳。LAMP技术敏感性高、特异性强、操作简便，能够满足现场和条件较差的基层实验室进行快速检测的需求。近年来LAMP技术在微生物感染检测中应用广泛。

（二）LAMP技术的优势及不足

LAMP技术操作简便，不需要特殊仪器，只需将反应液、模板和酶均匀混合于反应管中，置于恒温水浴锅中61～65℃温育1小时，即可观察结果，扩增RNA也只需在在LAMP反应体系中加入反转录酶可一步实现RNA扩增，称为反转录环介导等温扩增（reverse transcription-LAMP，RT-LAMP）。LAMP技术特异性高，通过特殊设计的内外引物能与靶序列6个区域准确结合产生扩增反应。LAMP技术灵敏度高，可从极微量的样本中扩增出目标片段。LAMP技术可在1小时内完成核酸扩增，快速高效，避免了模板热变性、温度循环造成的时间损失。

传统的LAMP技术也存在不足之处，LAMP技术的引物设计比PCR技术复杂，设计过程中容易产生二级结构，故LAMP引物设计要求较高；因LAMP灵敏度高，在配制反应体系时要求操作小心严谨，否则容易受到污染而产生假阳性结果。一般LAMP扩增的目标核酸片段长度最好在200～300 bp，靶序列长度大于500 bp则很难扩增出目的基因，且不能进行长链DNA的扩增。同时LAMP扩增产物不能回收鉴定，不能进行克隆测序和单链分离。

（三）应用举例——吸虫检测

对于血吸虫的检测主要依靠病原学诊断，但对一些轻度感染者和晚期患者及经过疫区感染人群，该方法常会出现漏检。Kumagai等选用28S核糖体设计引物，该引物特异性良好，不与曼氏血吸虫出现交叉反应，并对日本血吸虫感染的钉螺用普通PCR和LAMP法进行了比较。结果发现LAMP法有着与普通PCR同样的灵敏度，最低检测限度为100fg，能够检测出一个毛蚴或者是感染仅1天钉螺的DNA。杨秋林等提取尾蚴基因组DNA，设计4条扩增尾蚴钙结合蛋白基因的LAMP引物，进行LAMP反应，以华支睾吸虫为阴性对照，发现LAMP法的最低检测限度为1条尾蚴。鉴于LAMP技术引物设计的严格性，成功的引物设计、筛选特异性引物是LAMP技术的关键。该技术在寄生虫病检测及相关领域的实际应用中表现出卓越的灵敏性和特异度，且操作便捷、高效等诸多优点蕴藏着巨大的基层推广应用价值，加之LAMP技术一直在不断地被研究人员探索创新，不断趋向完善，用它开发相应的基因诊断试剂盒，必然具有广阔的市场前景。

三、基因芯片技术

（一）基因芯片技术简介

基因芯片（gene chip）又称DNA阵列（DNA array）、DNA芯片（DNA chip）或DNA微阵列（DNA microarray）。其工作原理是：大量基因片段作为探针被高密度地固定在1cm大小的基片上（硅片、玻片、尼龙膜等），然后将同位素、放射物或荧光等标记的被检测样本RNA、DNA或cDNA与芯片上的探针杂交，对杂交图谱进行检测记录后，通过计算机分析每个探针分子的杂交信号强度，进而了解样本中各种基因的存在或者表达的情况。1996年美国Affymetrix生物公司制造出世界上第一块商业化的基因芯片后，多种类型的基因芯片制作技术层出不穷。如今，基因芯片已经广泛用于微生物相关肿瘤的诊断、分型及疾病机制的研究。

（二）基因芯片技术的优势及不足

基因芯片技术具有高通量、高集成、微型化、平行化和自动化的特点，以及生物芯片快速、精确、低成本之生物分析检验能力。不足之处在于样本的被检测基因型有限。但是，随着基因芯片技术的不断提高和更新，快速、准确且低成本的基因芯片筛查方法的出现及普遍应用将为微生物相关性肿瘤的诊断做出巨大贡献。

（三）应用举例——基因芯片技术在宫颈癌HPV检测中的应用

基因芯片技术的出现为宫颈癌HPV的检测及与其相关的研究提供了新的方向。2003年，An等用能同时检测HPV-16、18、31、33、35、39、45、51、52、56、58、59、68、69、6、11、34、40、42、43、44等21种HPV基因亚型的基因芯片，对1983例女性进行了基因型的分型检测，以研究HPV基因型与宫颈癌及癌前病变的关系，并与细胞学、组织学结果比较后认为HPV-58、52、56同HPV-16、18一样，与高级别鳞状上皮内病变（HSIL）及肿瘤高度相关，且基因芯片技术HPV检测灵敏度高于传统的细胞学筛查。我国科学家用可检测18种HPV基因亚型的基因芯片检测患者标本，同时用荧光定量PCR检测HPV6、11、16和18亚型，分析检测结果得出，与荧光定量PCR技术相比，基因芯片技术可以一次同时检测多种HPV基因亚型，且灵敏度高，特异性强。2008年，我国科学家用基因芯片检测宫颈癌组织的HPV基因型，发现HPV在宫颈鳞癌的感染率显著高于宫颈腺癌，而HPV基因型分布与癌肿类型似乎有关，宫颈癌的HPV基因型别多样，且均为高危型感染。此后，我国女性进行流行病学调查中，常利用基因芯片快速、简便的特点对HPV基因进行分型检测。

研究者们也在不断研制新型HPV基因芯片，以研究和探索更多的HPV基因亚型对女性宫颈癌的影响。2004年，中国香港科学家谭荣安教授发明了一种基于PCR-基因芯片检测法的HPV分型检测方法，该方法将其发明的导流杂交技术与低密度基因芯片技术相结合，可同时检测21种HPV亚型，称为核酸导流杂交基因芯片技术（HybriMax）。HybriMax技术检测HPV分型准确性高，对发现HSIL有较好的敏感性和特异性，与HC-Ⅱ、原位杂交检测结果相比较，其一致性良好，且能对更多基因型确切分型，是临床HPV感染分型检测的有效方法。该技术现已应用于临床检验和医学研究中。

四、蛋白质组学技术

（一）蛋白质组学技术简介

通过基因组测序、列矩阵技术以及新的mRNA定量技术，基因组学为研究者提供了大量微生物相关性肿瘤的诊断方法。然而，蛋白质是细胞功能的执行者，在基因和蛋白质间起桥梁作用的mRNA水平仅能相对地代表蛋白质水平，它们之间并不总是呈正相关，一部分mRNAs并不参与指导蛋白质的翻译过程，蛋白质的翻译后修饰形成很多蛋白质异构体，从而改变蛋白质的功能。因此，蛋白质组学能够从整体角度分析细胞内动态变化的蛋白质组成成分、表达水平与修饰状态，进而了解蛋白质之间的相互作用与联系，揭示蛋白质功能与细胞生命活动规律。随着蛋白质组学研究仪器的不断更新、研究方法的不断完善，蛋白质组学在微生物相关性肿瘤的研究中发挥着越来越重要的作用。

（二）蛋白质组学的常用研究方法

常用的研究材料为患者的血清、血浆、组织样本等。二维凝胶电泳（2-DE）结合质谱（MS）技术是传统的蛋白质组研究手段，荧光染料CY2、CY3及CY5标记的差异荧光凝胶电泳（2DDIGE）进一步推动了2-DE技术的发展。基于色谱串联质谱定量的ICAT、cICAT、SILAC或者iTRAQ标记，以及蛋白质的非标记定量研究方法，有效地弥补了2-DE技术的不足。此外还有一些绕开"分离串联质谱"的蛋白质组学分析方法，如可以直接分析单个临床标本且差异显著的SELDI-TOF技术，以及以蛋白质微矩阵为代表的新型分析技术。另外，生物信息学技术已成为蛋白质组学研究中不可缺少的重要组成部分，为从海量的实验数据中筛选微生物相关性肿瘤的标志物提供了方便。

（三）蛋白质组学技术的优势与不足

蛋白质组学技术为研究微生物相关性肿瘤的病因、诊断和疾病机制提供了新的强有力的技术手段，已经鉴定了大量新的可能成为诊断标志的蛋白质，如cytokeratin 9、haptoglobin、vimentin、SULT1A1、glypican-3和far upstreambinding proteins（FUBPs）等。其中一些肿瘤标志物组合的联合检测敏感性优于传统标志物单项检测。蛋白质组学作为一门实验技术手段，受到其本身的发展状况及仪器设备检测灵敏度的限制，研究人员能够检测到的差异蛋白质一般为丰度相对较高的蛋白质，而在疾病早期出现的微量的肿瘤标志分子，很可能因为研究技术手段本身的缺陷而未被发现。另外，蛋白质组学技术还面临很多挑战，包括如何从海量的蛋白质组数据中挖掘真正反映疾病状态的蛋白质还需要深入研究；这些蛋白质或者蛋白质组合是否能成为诊断标志分子还有待在更广泛的临床标本中去验证。疾病的发生是一个动态发展的过程，具有时间和空间效应，动态蛋白质组学研究还有待加强。

（四）应用举例——蛋白质组学技术在诊断HBV相关肝癌中的应用

1.基于血清、血浆的HBV相关肝癌研究　蛋白质组学技术筛选的肝癌诊断标志物甲胎蛋白（AFP）是目前在临床上得到广泛应用的肝癌诊断标志物，它对肝癌的诊断准确度和特异性均为70%左右，仍存在一定的假阳性和假阴性结果，寻找新的诊断标志物以提高肝癌的早期检出率对肝癌的防治具有重要意义。近年来，研究者通过血浆/血清、肝癌组织的蛋白质组学研究发现了一些新的可能的诊断标志物。Shu等利用2-DE-MS技术，通过比较10例HBV感染的肝硬化和27例肝癌患者的血浆蛋白质组，发现结合珠蛋白（haptoglobin，Hp）在肝癌患者中过表达。他们分别对13例肝细胞肝癌（HCC）和13例肝硬化（LC）患者血清进行Western Blotting验证，两组患者Hp表达的阳性率分别为LC组4/13和HCC组10/13，与2-DE的结果一致。另外，通过采用IMMAGE 800免疫化学系统对162例HCC和130例LC患者血清进行Hp浓度检测，结果表明Hp可以作为HCC的有效诊断指标，设定特异性为70%时Hp检测的灵敏度为72.7%，准确率为69.5%，而相同条件下AFP的诊断灵敏度和准确率分别为68.9%和67.4%。将Hp和AFP作为联合诊断指标使用时，灵敏度和准确率分别为78.9%和75.3%。将Hp和AFP联合使用可以提高肝癌诊断的准确性（AUC = 0.838），且Hp对AFP阴性的肝癌患者具有较高的诊断潜能（AUC = 0.763）。

2. 基于组织的HBV相关肝癌研究　　Li等通过2-DEMS技术研究了肝硬化引起的肝癌和HBV引起的肝癌组织的蛋白质，发现c-Jun的N-端激酶2（c-Jun N-terminal kinase2）和ADP/ATP载体蛋白（ADP/ATP carrier protein）只在HBV感染的肝癌组织中表达上调。Lee等采用2-DE-MS的技术路线研究了80位HBV阳性的肝癌患者的癌组织和癌旁组织，鉴定到6种可以预测肝癌的标志蛋白质，包括结合珠蛋白、细胞色素b5（cytochrome b5）等。

3. 基于细胞系的HBV相关肝癌研究　　Tong等利用2-DE-MS的技术路线研究了整合有*HBV*基因组的人肝癌细胞系——HepG 2.2.15和它的母细胞系HepG2中的蛋白质，鉴定到62个差异蛋白质主要参与视黄醇代谢途径、钙离子结合及蛋白质降解等生理活动。推测HepG2.2.15细胞系中的HBV复制，通过调节目的基因启动子的DNA甲基化作用，广泛地影响了宿主细胞的蛋白质表达。质谱鉴定的15种差异蛋白质，能够对揭示HBV引起的肝癌的诊断提供线索。Zhang等在大鼠原代肝细胞（RPHs）和人肝癌细胞（HepG2）中转染了HBV基因组，用血管形成阵列（tube formation array）分析血管的生成。通过iTRAQ标记2D-LC-MS研究，发现与血管生成相关的酶——富马酸水合酶（fumarate hydratase）和色氨酰-tRNA合成酶（tryptophanyl-tRNA synthetase），这些酶的发现可能为针对HBV相关肝癌提供新的诊断标志物。

五、微小RNA检测技术

（一）微小RNA（miRNA）技术简介

近年来的研究表明，miRNA在微生物相关肿瘤不同进展阶段中发挥了重要作用。同时，miRNA表达谱与微生物相关肿瘤的病理类型、恶性程度、分期、分级等临床病理特征密切相关，检测相关miRNA可以作为检测微生物相关肿瘤的工具。

miRNA的分子量极小，且在各类生物样本中的表达水平低，使得其对检测方法的灵敏度和准确度要求较高。按其检测原理主要分为两类，即核酸杂交和扩增定量。基于核酸杂交的主要方法有RNA印迹（Northern blotting）、基因芯片和原位杂交等技术；基于扩增定量有实时荧光定量PCR和滚环扩增技术等。Northern blotting技术的灵敏度高，是研究miRNA表达水平最可靠的技术。但因其操作复杂和样本量需求大的限制，难以应用于临床样本的检测，多用于科学研究。实时荧光定量PCR可精确定量分析miRNA的含量水平，是目前检测miRNA最常用的方法，但需选择合适的内参来消除样品间miRNA含量的差异，内参的稳定性在一定程度上决定了检测结果的可靠性。基因芯片检测是使待测miRNA样本与标有已知序列的DNA探针杂交，通过杂交信号的强弱转变成数据。它具有通量大、检测速度快和灵敏度高等优点，但是miRNA芯片的准确性和重复性较差，其结果常需行RT-PCR验证，主要用于miRNA表达谱的初筛。

（二）miRNA技术的优势与不足

miRNA分子广泛存在于正常人和肿瘤患者的血清及血浆中，并且随着生理状况、疾病种类和病程的不同，miRNA分子在血清和血浆中所存在的种类和数量会发生变化。miRNA在血清和血浆中往往是与蛋白质结合在一起的，稳定性良好。这些特性使得循环中的miRNA有可能成为检测肿瘤新生物的潜在标志物，为微生物相关肿瘤的诊断提供新的方法。另外，miRNA作为一种新的生物学标志物，具有创伤小、易获取和可重复的优点。但微生物相关性肿瘤特异性miRNA表达谱的筛选、样本的选择和处理、检测手段的标准化、检测成本的降低及内参基因的选择等仍是今后研究中需解决的关键问题。目前的研究数据显示，一些miRNA的稳定性和重复性不强，如何筛选出最适于诊断微生物相关性肿瘤并且最稳定的单个miRNA或者组合是目前研究的难点和重点。

（三）应用举例

1.miRNA技术在HBV相关肝癌中的应用 Li等研究210例对照、135例HBV肝炎，48例HCV肝炎和120例HCC患者的血清miRNA表达谱芯片，发现HBV患者血清中有miR-375、miR-125b、miR-99a、miR-25和let-7f等13种miRNA表达水平升高。综合利用这13种miRNA的表达变化可以鉴别HBV、正常肝细胞和HCC，其中miR-375、miR-25及let-7f构建的诊断标志可以区分HBV和HCC，但是意义最显著的是单独应用miR-375诊断肝癌，其特异度达96%，敏感度高达100%。

miR-199a、miR-122、miR-16等部分miRNA在肝癌组织中表达水平的变化，也可用于肝癌早期检测。刘建华等证实miR-200a、miR-199a、miR-125a在原发性肝癌患者和正常组织与血清中的变化趋势一致，可用于肝癌早期诊断。Mi-Kyung等报道在肝癌组织中miR-122表达下调是肝脏中的早期事件，可通过miR-122的表达水平进行预测。Kota等报道miR-150、miR-15a等12种miRNA与肝癌的发生相关，可作为肝癌诊断的指标。综上所述，miRNA表达水平的动态变化可用于肝癌的早期检测。美国肝病研究学会实践指导条例不再将AFP作为监督和诊断肝癌的指标。因此，有必要找到能将血液检测的低侵袭性和早期检测方法的可靠性结合到一起的新标志物。

日本学者Tomimaru等用qRT-PCR分别检测10个手术前和手术后肝癌患者的血浆miR-21，并将血浆miR-21的表达量在126例HCC患者、30例慢性乙型肝炎（chronic hepatitis，CH）患者、50例健康志愿者（healthy volunteers，HV）之间的差异性表达进行分析，结果发现手术后患者血浆miR-21的水平比手术前明显下降，HCC患者的血浆miR-21水平显著高于CH患者和HV。用血浆miR-21鉴别诊断HCC和CH的灵敏度、特异度、精确度分别是61.1%、83.3%、65.4%。鉴别诊断HCC和HV的灵敏度、特异度、精确度分别是87.3%、90.2%、88.6%。两者都优于甲胎蛋白（AFP），AFP和miR-21联合应用鉴别诊断HCC和CH、HCC和HV的灵敏度、特异度、精确度都有升高，他们联合应用能进一步提高肝癌的检出率。

作为HCC单独的诊断标志物，miR-16具有最高的灵敏度。其次是miR-199a、AFP、AFP-L3%、DCP。当这几个指标联合应用时，灵敏度、特异度分别高达92.4%、78.5%，其灵敏度高于AFP、AFP-L3%、DCP中的任何一个。当患者的肿瘤组织≤3 cm时，miR-16的灵敏度、特异度分别是79.1%、88.8%。而miR-16与AFP、AFP-L3%、DCP联合应用时，灵敏度、特异度分别可达92.4%、75.2%，灵敏度也高于AFP、AFP-L3%、DCP三者联合应用的灵敏度。而当肿瘤组织≥3 cm时，miR-16诊断HCC的灵敏度并未比3个肿瘤标志物联合应用的高。可见血清miR-16能进一步提高HCC检出的灵敏度，用于HCC的诊断尤其是小肝癌的诊断具有潜在的应用价值。

2.miRNA技术在宫颈癌诊断中的应用　　miRNA与宫颈癌的发生发展目前已证实，HPV持续感染是宫颈癌发病的初始步骤，但其发生、发展为众多因素共同作用的结果，miRNA被认为是此过程中的重要因素。国内外研究者对宫颈癌中miRNA的表达谱进行了大量的研究分析，发现了miRNA在宫颈癌中的差异性表达，而这些差异性表达的miRNA可能成为宫颈癌诊断的重要靶点。宫颈癌患者血清中的miRNA与正常健康对照者的表达谱存在一定的差异，且miRNA在血清样本中极其稳定，不易降解，被认为是宫颈癌早期筛查及诊断新的无创标志物。

Lee等应用qRT-PCR技术分析了157例宫颈癌患者肿瘤组织中miRNA的水平，发现10种miRNA（miR-127、miR-133a、miR-133b、miR-145、miR-199a、miR-199a、miR-199b、miR-199-s、miR-214和miR-9）表达显著上调，miR-149和miR-203显著降低。

Nagamitsu等采用miRCURY LNA微阵列分析了宫颈癌患者血清中1223个microRNA的表达水平，发现宫颈癌患者和正常对照组表达量差异大于3倍的miRNA有6个。再利用qRT-PCR验证45例宫颈癌、55例宫颈上皮内瘤变（CIN）和31例正常人血清中上述6种miRNA的表达情况，发现miR-483-5p、miR-1246、miR-1275和miR-1290表达有显著差异，可作为宫颈癌的诊断标记物。其中miR-1290在宫颈癌血清中表达水平明显高于CIN患者和健康对照组，相对表达量为对照组的3.9倍。接受者操作特性曲线下面积（AUC）为0.796，检测敏感度和特异度分别为90.3%和62.2%。Jia等通过Solexa测序检测了20例宫颈癌患者和正常对照组血清中循环miRNA的表达情况，发现宫颈癌中有12个miRNA的表达量显著上调。应用RT-qPCR技术验证后，确定了其中miR-21、miR-29、miR-25、miR-200和miR-486-5p可作为宫颈癌生物标志物，它们的AUC分别为0.819、0.819、0.726、0.658和0.685，而五者联合检测的AUC值为0.908，明显高于鳞状细胞癌抗原（squamous cell carcinoma，SCC）的0.655和CA125的0.570。5个miRNAs联合检测宫颈癌的特异性和灵敏度为88.6%和81.0%，阳性和阴性预测值分别为0.90和0.78。认为血清中miRNAs诊断宫颈癌较SCC和CA125更具优势。综上，循环miRNAs可作为宫颈癌早期无创诊断的肿瘤标志物，甚至有望取代传统的非特异性的

SCC和CA125等血清标志物。

（徐小洁）

第五节　肿瘤微生态研究技术新进展

一、循环肿瘤细胞

1869年Asworth提出循环肿瘤细胞这一概念，循环肿瘤细胞（circulating tumor cells，CTC）是指原发肿瘤组织或转移灶脱落释放入外周血循环的肿瘤细胞。目前研究认为CTC的检测作为一种新型非侵入性的"液态活检"，在肿瘤诊断中发挥重要角色。CTC检测能在早期反映病情变化及治疗效果，具有简单、易于操作、患者耐受性好、风险低、重复性好等优点。研究表明，CTC可能成为一种新的诊断工具，其计数在肿瘤患者的辅助诊断、预后评估、治疗检测、治疗方案选择方面具有重要的临床应用价值。

1.CTCs富集方法　CTCs在外周血中的含量极少，每10ml血液中可能仅含少数几个CTCs，而10ml血液则含有大约1亿个白细胞和500亿个红细胞。因此，需要首先对临床血液样本的CTCs进行富集，然后进行检测和分离。目前常用的富集方法有抗原抗体特异性结合为基础的方法、根据CTCs物理性质建立的方法及微型设备捕获三大类。其中免疫磁珠法是目前最常用的CTCs富集方法，基本原理是采用均匀、球形具有超顺磁性及保护壳的纳米微粒制备成免疫磁珠，使之成为既能被磁铁吸引，又能结合抗体的载体。磁珠上的抗体与含有特异性抗原物质结合形成细胞抗原-抗体-磁珠免疫复合物，在磁力作用下发生力学移动，使复合物与其他物质分离，达到分离特异性细胞的目的。现有FDA批准上市的产品为CellSearch System，将结合有上皮细胞黏附分子EpCAM的免疫磁珠与外周血孵育并结合CTCs，而后磁珠在磁力作用下分离从而富集得到CTCs。

2.CTCs检测方法　CTCS检测方法大致可分为：核酸法、免疫荧光法和光线阵列扫描法。

核酸检测法是指通过检测肿瘤细胞中特异性DNA或RNA，间接获得CTCs。生理条件下，DNA比mRNA稳定，因此用DNA检测可能检出坏死、凋亡的肿瘤细胞释放到血中的DNA，增加假阳性率，而mRNA检测则大大优化了检测结果。以OncoQuick为代表，针对上皮源性肿瘤细胞的mRNA标志物进行检测。该方法的优点在于灵敏度高，可从（5～10）×10⁶个有核血细胞中检出1个CTCs。但是应用上存在诸如肿瘤细胞缺乏特异性标志、肿瘤细胞异质性及部分肿瘤细胞丢失了特有的标志的问题。此外，PCR的高灵敏度会带来假阳性率的问题。

免疫荧光检测法，以CellSearch为代表，采集7.5ml外周血标本，经自动化标本预处理系统进行CTCs收集纯化及标记，采用荧光显微镜进行分析。该系统运用上皮细胞特异性抗体EpCAM标记磁珠，对上皮细胞进行富集，细胞经过固定，用DAPI染料标记细胞，CD45荧光抗体和CK8、CK18、CK19荧光抗体分别标记白细胞和肿瘤细胞，四色荧光显微镜分析。定义EpCAM⁺，CK⁺，DAPI⁺，CD45⁻的细胞为CTCs。该系统优点是保存了细胞形态结构，显微镜不仅观察到荧光染色的结果，还可结合肿瘤细胞形态进行观察，缺点是其不能检测EpCAM丢失的肿瘤细胞，如发生EMT转化而下调或丢失EpCAM表达的肿瘤细胞。

基于免疫荧光检测，Xia等设计并合成了双靶向磁性荧光纳米珠，用于准确检测人肝癌细胞。双靶向磁性荧光纳米珠是由抗体、小分子荧光团和磁性纳米珠构建而成，集磁性、荧光和生物识别三种功能于一体，大大提高了CTCs的捕获效率和检验纯度。精准的双靶向性、高分辨率的荧光成像和特异的选择性等优势使电子探针和小分子荧光剂组装成的纳米平台在临床上实现体内实时识别和监测肿瘤干细胞方面显示了巨大的应用潜力。

随着CTCs检测技术不断发展，CTCs的检测和分析已在乳腺癌、前列腺癌、结直肠癌、卵巢癌、黑色素瘤等各种恶性肿瘤疾病中得到应用。以高灵敏度和高通量分离黑色素瘤患者血液样本中CTCs的方法为临床医师提供了一种强大而实用的工具，用于评价疾病进展和治疗效果。CTC检测是一种非侵入性的检查方法，可以对原发部位肿瘤和转移部位肿瘤的生物学特性提供信息。CTC具有原发部位肿瘤细胞和转移部位肿瘤细胞的特性和表型，CTC的分子特性研究有助于确定其恶性来源、寻找诊断和治疗相关的靶点，这就有益于肿瘤患者的个体化治疗。当然，CTC在微生物相关性肿瘤研究领域的应用很有限，还有待我们去深入探索。

二、循环肿瘤DNA

循环肿瘤DNA（circulating tumor，ctDNA）是一类源于肿瘤细胞的双链DNA片段，大小为0.18～21kb，主要存在于血液、滑膜液和脑脊液等液体中，可经尿液和粪便排出，含量极微。ctDNA的发现可追溯至对循环游离DNA（cell-free circulating DNA，cfDNA）的早期研究中。cfDNA是由机体细胞释放入外周血循环后发生部分降解的内源性DNA。1977年Leon等发现肿瘤患者外周血中cfDNA浓度较正常人显著升高，且具有肿瘤细胞的基因组特征，通过对ctDNA中肿瘤特异性的畸变（如肿瘤原癌基因和致癌基因突变、微卫星改变和DNA甲基化等）的识别，证实其为肿瘤细胞来源的cfDNA，即ctDNA，且与肿瘤细胞基因组信息相一致。健康人群的cfDNA片段主要来源于凋亡细胞，ctDNA主要来源于凋亡或坏死的肿瘤细胞，增殖活跃的肿瘤细胞能主动释放DNA片段到外周循环中。目前关于ctDNA的来源、释放及清除等生物学机制尚未完全阐明。

ctDNA分析检测技术主要包括分光光度法、荧光染料法或以定量聚合酶链反应（polymerase chain reaction，PCR）为基础的方法等，由于所检测DNA靶标的不同，造成检测结果亦存在一定的差异。近年来，微滴数字PCR（droplet digital PCR，ddPCR）及高通量测序等被运用于ctDNA的检测。其中ddPCR是通过单分子扩增实现核酸拷贝数绝对定量的具有突破性的第三代PCR技术。ddPCR具有诸多优点：①其分析方法不再依赖内参基因和标准曲线，最终对低至单拷贝的待检靶分子实现绝对定量分析；②具有更高的敏感度和特异度，可以实现0.001%的突变频率筛查，较qPCR的敏感度增加了1000倍。因此ddPCR是ctDNA突变定量检测的优选解决方案。

1.ctDNA的含量和完整性与肿瘤早期诊断　DNA中ALU序列属于短分散重复序列家族，占基因组的10%。由凋亡细胞释放的cfDNA短片段，长度为185～200bp，而非细胞凋亡所产生的cfDNA多呈现长度多样化，以长链DNA为主。基于ALU聚合酶链反应（ALU-polymerase chain reaction，ALU-PCR）通过检测血浆ALU重复序列可间接反映cfDNA的含量，而cfDNA完整性指数（cell free integrity，CFDI），可通过ALU长与短片段含量的比值（ALU-247 bp / ALU-115bp）确定。近年来，血浆ALU序列含量及彩色多普勒血流成像（CFDI）在结直肠癌（colorectal cancer，CRC）、乳腺癌、急性白血病等多种肿瘤中得到广泛研究，提示其在肿瘤诊断中具有潜在的应用价值。此外，BRCA1内含子ALU元件驱动基因重排和PARP抑制剂抗性，有望为乳腺癌和卵巢癌的治疗提供新策略。除目前研究广泛的血液标本外，尿液、滑膜腔积液以及脑脊液等体液也是cfDNA的重要来源，由于肿瘤位置以及释放机制存在差异，应根据所研究目的的不同选择合适的标本。

2.ctDNA甲基化与肿瘤诊断　　DNA甲基化是指在DNA甲基转移酶的作用下，以S-腺苷-L-甲硫氨酸为甲基供体，将甲基转移到胞嘧啶的5位碳原子上，生成5-甲基胞嘧啶的过程。研究发现外周血ctDNA中甲基化异常等表观遗传信息与肿瘤组织相一致。DNA甲基化的异常分布是许多癌症的标志之一，甲基化变化多数发生在癌症早期。目前ctDNA异常甲基化检测在结直肠癌、乳腺癌、肺癌、胰腺癌、卵巢癌等肿瘤筛查或诊断中的应用已从基础研究走向临床。

血浆ctDNA中CDKN2A启动子甲基化是最早应用于非小细胞肺癌诊断的生物标志物。近期，血浆ctDNA中SEPT9基因甲基化也被尝试应用于肺癌的诊断研究中，其中一项研究结果显示，该基因对肺癌诊断的敏感度为44%。从以上基因异常甲基化用于诊断肺癌的过程看，熟悉特定疾病的基因异常甲基化的原因显得尤为重要。不仅ctDNA甲基化在肿瘤诊断中存在应用价值，ctDNA其他特征性改变（如微卫星不稳定性）在也有助于肿瘤的早期诊断，但目前多处于初期研究阶段。未来应加强联合多种ctDNA基因特异性改变诊断肿瘤，提高其敏感度和特异度，为肿瘤的早期诊治提供新的综合诊断方案。

ctDNA的出现顺应了当前肿瘤"精准医疗"时代的潮流，即强调"病"的深度特征和"药"的高度精准性，实现了精准诊断和精准治疗双管齐下。从"实验室"到"临床"转化医学思路已成为研究ctDNA的重要方向。ctDNA作为"液体活检"突破了肿瘤异质性的限制，可反映肿瘤基因组信息的全貌，在肿瘤的诊断、疗效监测及预后判断等研究领域具有广阔的应用前景，但由于目前检测技术方法缺乏一致性，其可靠性及稳定性尚需进一步验证。此外，由于外周循环中ctDNA含量相对较低，寻求并验证最优ctDNA提取方法以提高血浆ctDNA的富集量，是未来ctDNA研究重点。如何解读ctDNA与影像学、病理学等传统诊断方法的不一致，需要我们进一步开展通过监测ctDNA的变化来确定或调整治疗方案的探索性研究，这将成为医学领域很有价值的研究方向。

三、基因测序技术

第一代基因测序技术出现于20世纪70年代，标志性技术是由Sanger和Gilbert等发明的链终止法和化学降解法，已广泛应用于生命科学研究领域。如人类基因组计划即是采用第一代测序技术，总共测量了人类基因组中约30亿个碱基对，发现大量与疾病有关的基因，为疾病的诊断与治疗提供了大量信息。第一代基因测序技术方法简便快捷，但测序通量低，操作过程复杂且费用高，在大样本测序上也存在诸多困难。

第二代基因测序技术又称高通量或深度测序技术，其典型代表包括454测序技术、Illumina测序技术和SOLiD测序技术。第二代测序技术最大的优势就是高通量，可进行基因组、转录组和表观遗传学方面的检测。第二代基因测序技术成本低，费用只相当于第一代的1%，从而推动了基因测序技术的普及。目前，第二代测序技术已成为应用最为广泛的测序技术，首张癌症基因组图谱（TCGA）、千种单基因病研究计划等陆续启动，为推动生物医学发展发挥了重要作用。但由于其读长偏短（100～500bp）且制备测序样本时需要经过PCR扩增，而这一过程可能引起突变而影响准确性。第二代高通量测序技术为深入研究人类微生态的元基因组提供了快速、准确及可行的方法。目前，高通量测序系统已应用于微生物群元基因组学研究。以上这些测序技术都使用了一种新的测序策略——循环芯片测序法（cyclic-array sequencing），也可以将其称为"新一代测序技术"或者"第二代测序技术"。

第三代基因测序技术以单分子实时测序（SMRT）和纳米孔技术为标志。其中，单分子实时测序技术采用荧光标记脱氧核苷酸，通过显微镜动态观察DNA合成时荧光强度的变化而检测碱基序列；纳米孔技术利用电泳技术驱动单个分子逐一通过纳米孔而实现测序。2020年，新型冠状病毒肺炎疫情COVID-19席卷全球，对于SARS-CoV-2病毒基因序列的检测纳米孔技术扮演着重要角色。其中，Kim等运用MinION纳米孔测序仪描绘SARS-CoV-2转录组景观。第三代基因测序技术具有高通量长度长（达14 000bp）、样本不需要PCR扩增、可以检测极细微的差异以及小型化的优点，但其出错率较高，需要重复多次检测才能保证较高的准确率。随着技术的发展，上述问题有望早日得到解决，从而达到一人一个基因组乃至多个基因组的目标。

高通量测序技术的迅猛发展，将肿瘤基因水平研究带入了一个崭新阶段。采用高通量测序平台对两种肺癌细胞株的基因组进行大规模测序，共发现306种结构变异及103种融合基因，发现肾母细胞瘤、膀胱癌等其他疾病中也含有相应的融合基因，这证实了高通量测序技术在肿瘤全基因组特征研究中的可行性。随着越来越多先进捕获技术的发展，全基因组测序可覆盖基因组的范围更加广泛，其中包括所有的编码外显子、microRNA、非翻译区域、新发现未注释转录基因以及其他功能性RNA基因。这都证实了高通量测序技术在DNA和RNA水平的检测方面都能应用。肿瘤的发生、发展复杂多变而且存在着单个细胞基因的异质性，从而测序水平也相继进入单细胞基因测序阶段。相信随着单细胞分离技术及单细胞测序技术的日益成熟，单细胞全基因组测序将开辟微生物相关性肿瘤研究的崭新领域，到时候，极度微量的微生物核酸或细胞异常都将难逃法眼。

尽管近年来基因测序技术发展迅速，但其在肿瘤的筛查与诊断方面的临床应用仍十分有限。基因测序技术作为一种高通量基因检测技术，可大规模准确地检测肿瘤基因组、转录组及表观遗传学的改变，从而为肿瘤发生机制的研究和临床诊疗提供强有力的平台。随着测序技术的不断发展、取材手段的改进（如液体活检ctDNA）、计算机技术的匹配，人类通过基因测序的方法进行微生物相关性肿瘤筛查预防诊断和治疗的目标终将实现。

四、基因检测技术

基因检测是一种检测人体血液、体液或细胞中DNA的技术，可用于疾病的诊断或疾病风险的预测。已有研究表明，肿瘤发生的本质上是环境因素和遗传因素共同作用的结果，其病理进程中涉及各种基因的突变，肿瘤相关的基因通常容易被异常激活或异常失活或丢失而引起细胞的恶性转化，从而导致肿瘤的形成。

肿瘤基因突变检测技术形式多样，如传统的PCR-高通量测序技术和PCR-焦磷酸测序技术，以及新兴的ARMS-PCR技术（amplication refractory mutation system）、HRM技术（high resolution melting analysis）、PNA-探针法及流式荧光杂交法等。前两种检测方式都是先将目的基因先进行PCR扩增再进行测序，这种直接测出碱基序列的方法能明确突变类型，但检测周期长，通常需要3～4天，敏感性较低。ARMS-PCR技术是通过一对特殊的引物扩增得到正常序列和突变序列的PCR产物，再根据溶解曲线的不同来区分检测位点的突变类型。将ARMS-PCR与侧流条带（T-ARMS-LFA）相结合，同时可以检测两种等位基因，这种方法具有快速、简单、灵敏、特异、经济的优点。研究表明，ARMS-PCR对检测晚期肺癌患者的*cfDNA EGFR*突变具有高特异性和敏感性，可作为组织活检的补充或替代在临床诊疗中用于基因分型。HRM技术是根据基因序列的长短、GC含量及碱基互补的不同，采用高分辨率的溶解曲线对样品进行分析。PNA-探针法及流式荧光杂交法是灵敏度和准确度极高的基因检测方法。肿瘤基因检测可以筛查早期癌症，发现家族性易感基因，做到零级预防，做到不发生或延缓临床前期症状的出现。人类乳腺癌易感基因（*BRCA1*和*BRCA2*）是目前已知的乳腺癌高外显率易感基因。研究发现，女性到70岁时携带*BRCA1*基因致病性突变者发生乳腺癌的风险高达60%～80%，而携带*BRCA2*基因致病性突变者发生乳腺癌的风险为40%～60%。

肿瘤基因突变检测的样本一般为肿瘤新鲜组织或者石蜡包埋组织。样本杂质的影响将导致DNA提取后肿瘤细胞基因比例的相对减少，保证样品的纯度也对肿瘤基因的检测或后续临床分析至关重要。一些医院及机构开始广泛应用显微切割来保证样品质量。与常规临床检测相比基因检测技术尚有一定难度，其质量控制、标准化方面还待进一步改进。肿瘤基因检测将更加广泛地应用于临床肿瘤的诊断和治疗，从而尽早地预测肿瘤发生风险、提高治疗效率、减少药物的毒副作用，为人类健康带去福音。

五、非编码RNA

随着第二代测序技术与生物信息学的飞速发展，曾经被视为"垃圾"的非编码RNA功能得到越来越多的研究与重视。非编码RNA即不能编码蛋白质的RNA，主要包括小RNA以及长链RNA，在细菌、真菌、哺乳类动物等许多生物体的生命活动中发挥着极广泛的调控作用。目前越来越多的科学家开始关注非编码RNA的生物学功能及与重大疾病的关系，人们逐渐认识到，非编码RNA的研究对了解基因调控、基因敲除、人类疾病防治及生物进化探索等都具有重要意义。已有多条非编码RNA、微小RNA（microRNA）、长链非编码RNA（long noncoding RNA，lncRNA）、环状RNA（circular RNA，circRNA）被证实参与病毒感染-免疫炎症-肿瘤发生过程，其特定的差异表达，无疑对微生物相关性肿瘤的早期诊断具有重大的应用价值。

1. microRNA miRNA（microRNA，微小RNA）是在真核生物中发现的一类内源性的非编码小分子RNA，存在于不同生物中，在Drosha RNase的作用下由pri-miRNA剪切成为70～100个核苷酸长度的具有茎环结构的pri-miRNA，pri-miRNA在Dicer酶作用下被剪切成19～25个核苷酸长度的成熟RNA，即miRNA。miRNA作为重要的调节因子控制主要的细胞功能，参与了一系列生命活动，包括细胞增殖及凋亡、器官形成、造血过程、发育进程等，与肿瘤的诊断等密切相关。

miRNA具有五大优点：①miRNA在正常人外周血中表达稳定且可稳定存在，无显著的个体差异；②血浆或血清中miRNA在室温下、反复冻融、过酸、过碱等条件下不易降解；③miRNA表达水平变化与肿瘤的病理过程密切相关；④血清中miRNA的表达水平可作为肿瘤细胞存在的直接证据，具有潜在的生物标志物价值；⑤相比于蛋白标志物，miRNA表达异常出现的更早，检测准确率更高，易于实现多组分同时检测，因此也更适合作为肿瘤早期诊断标志物。miRNA表达失调的现象普遍存在于多种肿瘤中，类癌基因样miRNA在肿瘤中表达增高或类抑癌基因样miRNA表达的降低能下调抑癌基因的活性。因此，检测miRNA生物标志物，对于肿瘤的诊断具有重要意义。如microRNA-21是microRNA家族非常重要的一员，通过与其靶基因的3′端非编码区结合，并遏制其表达，与肿瘤生长、侵袭、转移等有关。

目前，miRNA的检测有以下几种方法，荧光定量聚合酶链反应（RT-PCR）、荧光原位杂交（FISH）、分子信标检测技术和量子点等。其中RT-PCR方法较为常用。有研究报道在哥伦比亚有2485例寨卡病毒患者是通过RT-PCR检测方法确诊的，另外1484例患有性传播疾病的孕妇同样是基于RT-PCR来证实的。miRNA在血清中含量低，反应需要循环数多，持续时间长。FISH相对简单，国内外已有肿瘤组织细胞检测试剂盒，然而miRNAs原位检测系统相对较少，主要原因是低拷贝、片段小。分子信标是一段寡核苷酸，具有能够很好地和靶点miRNA特异性结合的特点，当检测样本中存在检测靶点，分子信标才会与之结合，使得检测的特异性大大提高。普通的分子信标常用有机染料，存在吸收光谱较宽、发射光谱较窄、抗光漂白性较差等缺点。量子点是一种无机纳米材料，具有发光强度强、发射波长可由自身大小变化而变化等优点，将量子点和分子信标技术相结合，能够使二者优势互补，对发展肿瘤早期诊断技术意义重大。

2. lncRNA lncRNA是一类长度大于200个核苷酸的长链RNA分子，具有高度保守的序列元件，其本身缺乏开放的阅读框，不编码蛋白质，以RNA的形式从多种层面调控基因的表达水平。lncRNA具有特定的二级空间结构，可通过碱基互补配对的原则与DNA或RNA发生特异性的相互作用，形成由lncRNA参与的精确而复杂的基因表达调控系统。大部分lncRNA与蛋白编码基因相似，5′端存在帽状结构，并存在选择性剪切过程，有两个以上的外显子，60%的lncRNA存在polyA尾结构。与蛋白编码RNA相比，lncRNA保守性较差、丰度较低。根据lncRNA在基因组中的位置，可将其分为5类：①正义lncRNA；②反义lncRNA；③内含子lncRNA；④双向lncRNA；⑤基因间lncRNA。lncRNA在体内多种组织中均有表达，其表达量远低于蛋白编码基因，然而其组织特异性却远高于蛋白编码基因。大多数lncRNA定位于细胞核内，主要在分子水平发挥调控作用，包括染色质重塑、转录活化、调节mRNA稳定性、调控剪切因子活性影响mRNA剪切、调节mRNA翻译以及作为内源性竞争性RNA（competing endogenous

RNA，ceRNA）抑制miRNA对靶mRNA的沉默作用等。有研究报道，lncRNA参与了肿瘤的发生、发展，其或可以作为生物标志物应用于肿瘤的早期诊断和预后评估。

一些lncRNA分子在多种肿瘤中均发挥重要作用，可作为潜在的肿瘤分子标志。lncRNA MALAT1是学者在转移性非小细胞肺癌患者中发现的一种非编码RNA，定位于细胞核，MALAT1也是第一个以发现的疾病命名的lncRNA，它可有效抑制乳腺癌转移。此外，MALAT1在人类多种肿瘤组织中高表达，如肺癌、结肠癌、胃癌等，并增强肿瘤细胞的增殖、迁移和侵袭能力，且有可能成为胃癌诊断和治疗的分子靶点。lncRNA GCLET能够介导16p13位点的潜在变异从而调控胃癌的发生。lncRNA TUG1在膀胱尿路上皮癌上调表达，高水平TUG1表达与癌细胞恶性程度相关，推测可能成为潜在的膀胱癌分子标志物和治疗靶点。lncRNA UCA1作为一种新型的膀胱癌生物标志物，Northern blotting分析检测到有三种不同的转录本。在人膀胱癌的生长和肿瘤的发生中扮演着重要的角色，他们共同的区域可能具有至关重要的生物活性，可以作为膀胱癌的一种新的治疗靶标。lncRNA ZFAS1在乳腺组织高表达，推测其与肺泡发育和乳腺上皮细胞分化有关，并且ZFAS1可作为一个抑癌基因调节乳腺癌的发生、发展，是潜在的乳腺癌标志物。lncRNA ZFAS1在结直肠癌的发生、发展中发挥了重要作用，其表达/功能是结直肠癌细胞和组织发育和维持所必不可少的。lncRNA BANCER在肿瘤（如甲状腺癌、结肠癌、黑色素瘤等）患者肿瘤组织中高表达，并与肿瘤浸润深度、肿瘤分期、淋巴结转移、肿瘤大小及预后明显相关，与其他肿瘤标志物联合考虑，可以提高肿瘤的早期诊断，并能评估肿瘤的发展阶段和预后，同时作为促进细胞增殖分化与转移已被广泛研究。随着肿瘤基因组学和转录组的发展，检测肝癌组织中lncRNA的表达量结合现有一些指标，或者是联合检测若干个lncRNA的表达情况，具有重大的临床诊断或治疗价值。

近年来随着技术的进步，通过lncRNA分离、高通量测序、基因芯片及PCR等技术结合，可以高效筛选存在差异表达的lncRNA分子，确定可以用于肿瘤诊断和预后的lncRNA。循环lncRNA检测作为非侵入性的检查手段，或可在将来应用于高危人群筛查和肿瘤的准确诊断。目前，循环lncRNA作为标志物的研究刚刚起步，随着技术的成熟和更大样本量lncRNA标志物研究的进行，我们将会建立高准确性和高特异性lncRNA肿瘤表达谱用于肿瘤的早期检测和预后判断，提高肿瘤患者的生存率。

3. circRNA　CircRNA不同于典型的线性RNA分子，没有5′，3′末端和多聚腺苷酸尾结构，而是形成共价闭合的连续环。研究表明，circRNA在基因表达调控中发挥microRNA海绵、结合RNA相关蛋白、调控剪接和转录、修饰亲本基因的表达等重要功能。circRNA可通过调控Wnt信号通路、上皮-间质转化（epithelial-mesenchymal transition，EMT）等影响肿瘤的发生发展、侵袭转移及耐药性等。circRNA已成为RNA研究领域的新热点，其在肿瘤诊断、治疗及预后中的潜在临床价值已受到密切关注。circRNA在肿瘤的发生发展、侵袭转移及耐药等方面具有重要的作用，并有望成为肿瘤诊断的新型分子标志物和治疗靶点。尽管circRNA可通过与miRNA相互作用间接地参与肿瘤的多种生物学进程，但这一"海绵"作用可能只是circRNA功能的一部分。最近，学者在子宫内膜异位症（EMT）中发现，上百种circRNA的表达受TGF-β的影响，而与其同源的mRNA转录物无关。他们用circScreen同时定量线性RNA

和circRNA，发现RNA结合蛋白Quaking（QKI）是EMT中circRNA生成的主要调节因子。EMT中大多数circRNA水平是上调的，表明某些circRNA具有间质表型相关功能，并因此影响间质细胞性能（比如迁移、侵袭以及肿瘤转移倾向）。小部分circRNA则相反，这与它们具有上皮特异性功能一致。比如，DOCK1是一种鸟苷酸交换因子（GEF），可激活Rac以提高细胞活性。使用TGF-β诱导EMT过程后，上皮细胞中含量最为丰富的DOCK1 circRNA水平下降了30倍，而DOCK1 mRNA水平则上升了2倍，提示这一circRNA的功能之一可能是引起上皮细胞中mRNA的下调，从而保持细胞的稳定性。然而，鉴于上皮细胞中含有大量的DOCK1 circRNA，其很可能还有其他方面的功能。总之，EMT过程中circRNA的生成受QKI的调节，并且某些circRNA可能在EMT中具有重要作用，从而调控肿瘤细胞的侵袭性和转移能力。然而，circRNA在EMT中的作用机制仍有待深入探索。

有研究发现，CircRNA ECE1在体外促进了骨肉瘤细胞的迁移，在体内促进了其在肺组织中的定植，进一步证实ECE1与肿瘤增殖、生长、侵袭、定植和转移密切相关。自然杀伤细胞是抗感染和抗肿瘤的天然防线，而CircRNA能够调控自然杀伤细胞的功能，进而影响肿瘤细胞的生长、增殖。CircRNA UHRF1通过miR-449c-5p的降解上调TIM-3的表达来抑制自然杀伤细胞的功能。另有研究表明，外泌体中含有大量的circRNA。RNA序列分析显示，circRNA在外泌体中的含量明显高于分泌细胞，且这一分泌可被miRNA调控。人类血清外泌体中检测出超过1000种circRNA，并且血清外泌体cir-cRNA在结肠癌中具有特异性，提示circRNA可作为外泌体中的肿瘤标志物，并且外泌体circRNA可能具有潜在的生物学功能。相比于典型的线性RNA海绵，环状RNA海绵可能对miRNA的致癌活性具有更强的抑制作用，并因此产生更强的抗肿瘤效应。虽然circRNA具有高度的特异性、保守性和稳定性，但目前检测和定性circRNA的方法仍有局限性，不同的生物信息学方法或测序数据造成circRNA的识别出现偏倚，circRNA的全长序列检测技术也有待进一步发展。研究表明，circRNA在肿瘤组织中、血浆及唾液中的表达具有特异性，提示circRNA在疾病诊断和治疗中具有很好的临床应用价值，并有望成为肿瘤早期诊断、预后判断的分子标志物及肿瘤治疗靶点。

六、机体微生物功能菌有望成为新型诊断生物标志物

肠道微生物菌群已经成为人类健康和疾病的重要参与者。肠道未知微生物极多，其关键菌群可能具有重要的研究前景。如非酒精性脂肪性肝炎（Non-alcoholic Steato hepatitis，NASH）患者肠道中产乙醇细菌比例上升，导致血液中内源性乙醇浓度升高，提示产乙醇细菌参与NASH发病，可能作为干预靶点或疾病标志物。目前应用肠道菌群的宏基因组测序技术分析发现，人类肠道微生物包含300万个基因，是人类基因的150倍，同时发现人类肠道内包括3类不同的细菌生态系统，称之为"肠型"，包括bacteroides（肠型1）、prevotella（肠型2）和ruminococcus（肠型3）3种类型。"肠型"结构与功能是相符的，提示肠道菌群标志物具有潜在的诊断作用，肠道菌群"肠型"构成可以反映人群的疾病易感性。

2013年11月，Science期刊连续发表3篇关于肠道微生态与肿瘤治疗反应的文章。其中包含发现肠道共生菌是通过调节肿瘤微环境来控制肿瘤对于治疗的反应、肠道共

生菌有助于癌症的治疗及肠道微生态调节环磷酰胺的抗肿瘤免疫作用。这一发现表明肠道微生态有助于机体形成抗肿瘤的免疫反应。2016年Li等报道新型益生菌组合prohep可以有效抑制小鼠的肝脏肿瘤生长。这组益生菌的抗癌功能可能与促进抗炎IL-10细胞因子的分泌和抑制促炎细胞Th17细胞的分化和IL-17细胞因子的分泌有关。2019年，Zhang等发现微生物群可直接或通过其衍生的代谢物参与宿主免疫和代谢，进而影响肿瘤的发生、发展。此外，人类肠道细菌可诱导CD8$^+$T细胞产生IFN-γ，并与免疫检查点抑制剂联用可有效抑制肿瘤生长。最近研究发现，没食子酸作为肠道细菌发挥微生物调控的重要效应因子之一，肠道微生物菌群可通过分泌没食子酸及其功能类似物阻碍突变型p53介导的WNT抑制，从而促进远端肠道的肿瘤发生。全面了解不同细菌在宿主生理和癌症治疗中的作用，对于开发个性化药物至关重要，使药物可通过调节肠道微生物的组成和功能来增强抗肿瘤免疫反应。肠道菌群失调会导致细菌易位，增加肠道和肝脏在病原体与菌群代谢物中的暴露风险，导致肝脏中大量促炎细胞因子释放，在其他因素（如酒精、药物、肥胖、糖尿病）作用下，产生的活性氧进一步诱发肝损伤和纤维化，导致肝病发生及恶化。

综上可看出，肠道微生物菌群对于肿瘤的诊断、治疗及免疫功能的调节具有巨大的潜在应用前景。靶向肠道微生物标志物可能是微生物相关性肿瘤诊断的有力工具，通过对靶向微生物进行调节可成为治疗微生物相关性肿瘤的新靶标。

七、展望

微生物相关性肿瘤诊断技术的基础和应用研究已成为肿瘤微生态领域的研究重点和热点。近年来随着现代生物技术的飞速发展，从极大的深度和广度为人类认识微生物菌群和疾病的关系开辟了新空间。从微生态与肿瘤发生发展关系探索肿瘤新的促发原因和形成机制，对我国微生物相关性肿瘤的发病机制研究，预防和治疗都将有着重要的指导意义。

（杨鹏辉）

参 考 文 献

1. Koenig J E，Spor A，Scalfone N，et al. Succession of microbial consortia in the developing infant gut microbiome. Proc Natl Acad Sci USA，2011，108（Su ppl 1）：4578-4585.

2. Ravel J，Gajer P，Abdo Z，et al. Vaginal microbiome of reproductive-age women. Proc Natl Acad Sci U S A，2011，108 Suppl 1（Suppl 1）：4680-4687.

3. QIN Junjie，LI Yingrui. CAI Zhiming，et al. A metagenome wide association study of gut microbiota in type 2 diabetesJ. Na1ure，2012，490（7418）：55-60.

4. Yasen A，Aini A，Li W，et al. Progress and applications of single-cell sequencing techniques. Infection，genetics and evolution：journal of molecular epidemiology and evolutionary genetics in infectious diseases，2020，80：104198.

5. Bohrson CL，Barton AR，Lodato MA，et al. Linked-read analysis identifies mutations in single-cell DNA-sequencing data. Nat Genet，2019，51（4）：749-754.

6. Wang J，Xu R，Yuan H，et al. Single-cell RNA sequencing reveals novel gene expression signatures of trastuzumab treatment in HER2＋breast cancer：A pilot study. Medicine（Baltimore），2019，98（26）：e15872.

7. Clark SJ，Lee HJ，Smallwood SA，et al. Single-cell epigenomics：powerful new methods for understanding gene regulation and cell identity. Genome Biol，2016，17：72.

8. Kreso A，O'Brien CA，van Galen P，et al. Variable clonal repopulation dynamics influence chemotherapy response in colorectal cancer. Science，2013，339（6119）：543-548.

9. Patel AP，Tirosh I，Trombetta JJ，et al. Single-cell RNA-seq highlights intratumoral heterogeneity in primary glioblastoma. Science，2014，344（6190）：1396-1401.

10. Hou Y，Guo H，Cao C，et al. Single-cell triple omics sequencing reveals genetic，epigenetic，and transcriptomic heterogeneity in hepatocellular carcinomas. Cell Res，2016，26（3）：304-319.

11. Lee MC，Lopez-Diaz FJ，Khan SY，et al. Single-cell analyses of transcriptional heterogeneity during drug tolerance transition in cancer cells by RNA sequencing. Proc Natl Acad Sci USA，2014,111（44）：E4726-E4735.

12. Kim C，Gao R，Sei E，et al. Chemoresistance Evolution in Triple-Negative Breast Cancer Delineated by Single-Cell Sequencing. Cell，2018，173（4）：879-893. e13.

13. Cheng J，Lan W，Zheng G，et al. Metabolomics：A High-Throughput Platform for Metabolite Profile Exploration. Methods Mol Biol，2018，1754：265-292.

14. Louis P，Hold GL，Flint HJ. The gut microbiota，bacterial metabolites and colorectal cancer. Nat Rev Microbiol，2014，12（10）：661-672.

15. Yachida S，Mizutani S，Shiroma H，et al. Metagenomic and metabolomic analyses reveal distinct stage-specific phenotypes of the gut microbiota in colorectal cancer. Nat Med，2019，25（6）：968-976.

16. De Angelis M，Piccolo M，Vannini L，et al. Fecal microbiota and metabolome of children with autism and pervasive developmental disorder not otherwise specified. PLoS One，2013，8（10）：e76993.

17. Le Gall G，Noor SO，Ridgway K，et al. Metabolomics of fecal extracts detects altered metabolic activity of gut microbiota in ulcerative colitis and irritable bowel syndrome. J Proteome Res，2011，10（9）：4208-4218.

18. Wenxi Xia，Haidong Li，Yueqing Li，et al. In Vivo Coinstantaneous Identification of Hepatocellular Carcinoma Circulating Tumor Cells by Dual-Targeting Magnetic-Fluorescent Nanobeads. Nano Lett，2021，21（1）：634-641.

19. Sinong Zhang，Yu Cai，Jiaxing Zhang，et al. Tetra-primer ARMS-PCR combined with GoldMag lateral flow assay for genotyping：simultaneous visual detection of both alleles. Nanoscale，2020，12（18）：10098-10105.

20. Oscar Pacheco，Mauricio Beltrán，Christina A Nelson，et al. Zika Virus Disease in Colombia - Preliminary Report. N Engl J Med，2020，383（6）：e44.

21. Jongchan Kim，Hai-Long Piao，Beom-Jun Kim，et al. Long noncoding RNA MALAT1 suppresses breast cancer metastasis. Nat Genet，2018，50（12）：1705-1715.

22. Shuying Shen，Teng Yao，Yining Xu，et al. CircECE1 activates energy metabolism inosteosarcoma by stabilizing c-Myc. Mol Cancer，2020，19（1）：151.

23. Trebicka J，Bork P，Krag A，et al. Utilizing the gut microbiome in decompensated cirrhosis and acute-on-chronic liver failure. Nat Rev Gastroenterol Hepatol，2021，18（3）：167-180.

24. Jun Li，Cecilia Ying Ju Sung，Nikki Lee，et al. Probiotics modulated gut microbiota suppresses hepatocellular carcinoma growth in mice. Proc Natl Acad Sci U S A，2016，113（9）：E1306-E1315.

25. Zhang Z，Tang H，Chen P，et al. Demystifying the manipulation of host immunity，metabolism，and extraintestinal tumors by the gut microbiome. Signal Transduct Target Ther，2019，4：41.

26. Eliran Kadosh，Irit Snir-Alkalay，Avanthika Venkatachalam，et al. The gut microbiome switches mutant p53 from tumour-suppressive to oncogenic. Nature，2020，586（7827）：133-138.

各　论

第十一章

头颈部肿瘤与微生态

第一节　鼻咽癌与微生态

一、人体鼻咽部微生物群

分子微生物生态学是分子生物学实验技术应用于微生物生态学研究领域而发展形成的一门交叉学科，在研究微生物生态系统组成结构、功能的分子机制及微生物与生物和非生物环境之间相互关系等方面显示了巨大的潜力。自然界中的微生物群落在其生存环境的大部分生物转化中具有重要的作用。微生物群落的组成随着人体部位的不同以及个体的不同而存在差异，这主要依赖于宿主和环境因素，如营养来源、鼻咽部湿度、黏膜的结构和免疫情况。不仅仅细菌群落的组成和动力学特征，其群落的密度在不同的部位也有很大的差异，例如，排泄物中密度为 $10^{11} \sim 10^{12}$，而在人体鼻咽部的密度只有 $10^4 \sim 10^5$。一般来说，微生物通常定植在宿主每一处暴露于外界的身体表面，包括皮肤、口腔、呼吸道、泌尿生殖道和胃肠道。鼻咽部是腭帆平面以上的部分，向前经鼻后孔通鼻腔，位于联系鼻、耳、口、呼吸道的枢纽位置，因此鼻咽部也是许多微生物定植的主要部位，具有较高的微生物群落多样性。定植于鼻咽部的微生物与人体始终处于动态生态平衡，对于维持人体健康发挥着重要作用，也与多种上呼吸道疾病的发生发展有密切关系。鼻咽部微生物之间及其与宿主之间的相互作用是引发上呼吸道疾病的重要因素。微生物的培养方法与分子生物学技术的结合使人们越来越深入地了解人体鼻咽部微生物群落的组成和结构。定植于人体鼻咽部的微生物以肺炎链球菌（Streptococcus pneumoniae）和流感嗜血杆菌（Haemophilus influenzae）等潜在致病菌为主。在鼻咽部后上壁的黏膜内有丰富的淋巴组织，称为咽扁桃体。咽扁桃体中的微生物群落在多种上呼吸道传染与非传染性疾病［如中耳炎、鼻窦炎及鼻咽部腺样体（咽扁桃体）肥大等］中具有重要作用。上呼吸道感染是小儿时期常见的疾病，其中包括鼻、咽、喉的感染，临床一般统称为上呼吸道感染（上感）。人的鼻咽部可认为是上呼吸道感染的起源部位。随着现代科学技术的发展，越来越多的新技术、新方法用于鼻咽部微生态领域的研究，也因为对鼻咽部微生物的研究，鼻咽部疾病的预防和治疗有了长足的进步，人们对鼻咽部微生态的认识也不断深入。

（一）鼻咽部微生物与机体的平衡关系

正常菌群是微生物与其宿主在共同的进化过程中形成的对人体有益的微生物菌群。通常情况下，人们仅片面地看到了鼻咽部菌群的致病作用，也就是引起内源性感染的作用，而忽视了其正常的生理作用。但事实上，正常情况下，鼻咽部正常菌群之间以及正常菌群中多种微生物之间，互相依存、互相制约，构成一种生态平衡，发挥着重要的生理作用，如生物的拮抗作用、营养作用以及免疫作用。这些存在于人体表和体腔的正常菌群大部分与细胞密切接触，在很大程度上参与人体供能、交换物质、传递遗传信息等生命活动。同样，人体鼻咽部的正常菌群对于维持人体健康也具有不容忽视的作用，它能够通过竞争关系抑制定植在鼻咽部的致病菌群的生长，或者通过分泌细菌素杀死致病菌群，以维持人体的正常生理功能。在平衡状态中，这个细菌的生态系统有利于维持人体的生理健康，例如，通过刺激免疫系统和作为防御机制来抵御病原菌的入侵等。微生态失调是正常微生物群落之间和正常微生物与宿主之间的微生态平衡，在各种因素的影响下，由生理性组合转变为病理性组合的状态。人体鼻咽部的微生物在正常情况下不致病，当生态失调时，菌群的组成会发生改变。此时，某些致病菌会成为鼻咽部的优势菌群，从而引起口腔黏膜感染、鼻炎、咽喉炎、扁桃体炎，甚至全身感染。这些病的发生都与鼻咽部的微生态失调有关。另外，一些新细菌的定植也会打破鼻咽部微生物群落的生态平衡，导致病原菌乘虚而入，引起急性中耳炎、肺炎甚至脑膜炎等疾病的发生。上呼吸道肺炎链球菌的定植是导致中耳炎的一个常见因素。中耳炎主要是由肺炎链球菌（Streptococcus pneumoniae）、流感嗜血菌（Haemophilus influenzae）、黏膜炎莫拉菌（Moraxella catarrhalis）引起的，而且可能导致长期的听力障碍。人体感染中耳炎之前，定植在上呼吸道的肺炎链球菌一定与其中的微生物群落存在竞争关系。一旦菌群之间的平衡关系被打破，人体的正常生理功能就会受到影响。加深对上呼吸道微生物群落的认识有利于中耳炎的预防及治疗。对于儿童来说，鼻咽部微生物的定植是导致细菌性肺炎和中耳炎这两种疾病的先决条件。从全球来看，肺炎是导致5岁以下儿童死亡的主要原因。肺炎链球菌是引起这个年龄段儿童患肺炎的首要因素，而且能够导致患败血病和脑膜炎等感染性疾病。全球每年约有80万婴儿死于由肺炎链球菌引起的疾病中，其中很大一部分发生在低收入的国家。中耳炎是儿科细菌性感染疾病中发生频率最高的，约80%的儿童在3岁的时候会感染此病。总之，在各种因素的作用下，正常生理状态下的鼻咽部微生物群落之间，鼻咽部微生物群落与宿主之间，保持着一种动态平衡关系，共同维系着宿主鼻咽部的健康。

（二）鼻咽部微生物群落的研究方法

1.传统的微生物培养方法　传统上主要利用基于微生物培养的技术方式对鼻咽微生物群落进行研究，该技术曾在实验室广泛使用。但是应用此方法研究微生物群落的多样性要求必须在实验室中对微生物进行分离培养，但以现有的实验技术和条件，能够在实验室分离培养的微生物只占自然界已检测到微生物的一小部分。Amann等曾根据微生物原位的、不依赖于培养的微生物系统发育学研究结果提出：在自然界中，通过实验室人工培养方法被分离和描述的微生物物种数量仅占估计数量的1%～5%，而其余95%～99%的微生物种群仍未被分离和认识。因此，人们不能利用传统的微生物技术获得微生物多样性的真正概貌。另外，鼻咽部中存在的多种致病菌的培养条件是非常严格的，其不仅对实验操作者本身有一定的危险性，而且有可能由于操作不慎导致致病菌污染实验室，因此极大地限制了研究的广泛性。在徐红云等对高原地区健康少年鼻咽部需氧及兼性厌氧菌群分析中，就利用了微生态学的实验方法分离培养到7个菌属12种细菌，其中奈瑟菌、链球菌及葡萄球菌是健康少年鼻咽部的优势菌群。van den Bergh 等通过利用纯培养的方法分析986个鼻咽部样品，鉴定出在小儿上呼吸道感染中起主要作用的4种细菌分别是肺炎链球菌、流感嗜血菌、卡他莫拉菌、金黄色葡萄球菌。

2.不依赖培养的分子生物学方法 鉴于基于微生物培养的鉴定方法具有局限性，因此近年来利用不依赖培养的方法研究人体微生物群落多样性的实验越来越普遍。自从Woese 和 Pace 提出将分子生物学方法用于微生物多样性的研究后，微生物分子生物学得到了长足发展，其应用于细菌、古生菌和真核微生物的研究革命性地促进了人们对于复杂环境中微生物组成结构和动力学的认识。

近年来，基于16S rDNA的分子生物学技术的兴起对依赖微生物培养的技术进行了补充。这些技术能够鉴定和定量分析小型生物群，而且也可提供分类法来预测种系发育关系。李晓然等对微生物分子生态学研究方法及其存在的缺陷做过详细的系统介绍，并且对微生物分子生态学发展历史及研究现状做了系统性分析。克隆文库通过测序可实现在种或属的水平上鉴定生物群落的组成；指纹图谱技术可以分析微生物群落结构，而斑点杂交技术或荧光原位杂交技术能够测定特殊类群的丰度。如今，利用传统分子生态学方法研究微生物群落多样性的实验已经非常普遍。Lemon 等利用不依赖培养的分子生物学方法，采用16S rDNA微点阵和克隆文库的技术测定了鼻孔和口咽后壁的微生物群落的多样性。Kwambana 等通过利用基于16S rDNA的末端限制性长度多态性（terminal restriction fragment lengthpolymorphism，T-RFLP）分析的方法，研究了冷藏处理对小儿鼻咽部微生物群落产生的影响。

随着分子生物学的发展和科学技术的不断进步，从传统的纯培养技术到目前常用的不依赖培养的微生物研究技术及变性梯度凝胶电泳（denaturinggradient gel electrophoresis，DGGE）和实时荧光定量 PCR（quantitative real time PCR，qPCR）技术，以及第2代测序平台的出现，尤其是宏基因组理论的提出，提供了多种研究方法来探讨鼻咽部微生物群落的多样性。自从 Hamady 等建立了在不同样品 PCR引物上分别添加序列标签（barcode）来作为高通量测序后，根据序列区分不同样品的标记，高通量测序技术越来越广泛地应用到微生物群落多样性的分析中。Costello 等利用基于16S rDNA的高通量测序技术在整个人体微生物的定植部位中共检测到了22种细菌门，其中大多数的序列都属于以下4种细菌门，即放线菌门（36.6%）、硬壁菌门（34.3%）、变形菌门（11.9%）以及拟杆菌门（9.5%）。而每个不同的部位都有其独特的优势菌群。罗氏454的焦磷酸测序（pyrosequencing）平台广泛应用于微生物群落多样性分析。Wos-Oxley 等利用基于16S rDNA的指纹图谱法研究了40个人的前鼻孔中微生物群落的多样性，然后选择了6个具有代表性的样品进一步用焦磷酸测序，估计其微生物的多样性。Laufer 等利用454 焦磷酸高通量测序的方法研究了患中耳炎和未患中耳炎的小儿鼻拭子的微生物多样性，对于小儿中耳炎的防治具有重要作用。Bogaert 等通过对16S rDNA 的 V5/V6高变区运用添加barcode的焦磷酸高通量测序分析了96个健康儿童鼻咽部的微生物群落在不同季节的多样性。

3.宏基因组学技术 "宏基因组"最早由 Handelsman 等提出，主要是指所有微生物基因组的总和，提取环境样品的DNA，使用限制性内切酶将其打断至合适大小，构建宏基因组文库，然后利用基因组学的研究策略研究环境样品所包含的全部微生物的遗传组成及其群落功能。其文库包括了可培养的和未培养的微生物遗传信息，因此提供了获得新生物活性物质的机会。人类微生物组分析是宏基因组学技术主要的未来发展方向之一，同时也是人类基因组计划（human genome project）的延伸。在短短几年内，宏基因组学研究已渗透到各个领域，包括海洋、土壤、热液口、热泉、人体口腔及胃肠道等，并在医药、替代能源、环境修复、生物技术、农业、生物防御等各方面显示了重要的价值，尤其在水体宏基因组学和土壤宏基因组学中应用非常广泛。黄循柳等曾系统地综述了宏基因组学技术的研究策略及其最新研究进展。Nakamura 等通过宏基因组学技术研究了鼻咽部吸出物中的流感病毒，并且综述了宏基因组学分析的可行性。虽然目前利用宏基因组学技术研究人体鼻咽部微生物群落多样性的例子非常缺乏，但是随着宏基因组学技术的快速发展，它在这一领域的研究将会越来越广泛。总的来说，宏基因组学技术为微生物的多样性研究提供了巨大的平台。近年来，我们越来越倾向于利用不依赖于培养的方法研究人体某部位的微生物群落的多样性，目前有许多关于人体皮肤微生物群落多样性的报道，这些报道使我们对人体皮肤微生物的多样性有了比较全面的认识。但是，对于人体鼻咽部的微生物群落结构认识还比较欠缺。

（三）鼻咽部的微生物群落及其相互关系

1.鼻咽部微生物群落的组成 鼻和喉是病原菌定植的主要部位，而这些病原菌的定植很容易引起感染。鼻咽部存在有链球菌与流感嗜血菌，这两种菌数量大，而且在正常人群中普遍存在，链球菌仍以甲型溶血与非溶血性菌种为主，其次为肺炎双球菌与奈瑟菌属，这四类细菌几乎占全部活菌数的90%以上。寄生在人体鼻咽部的微生物可以分为三大类，分别是常驻菌、过路菌以及介于二者之间的微生物。上述定植在鼻咽部的微生物在正常情况下不具有致病性。鼻咽部寄生的微生物群落［如肺炎链球菌、流感嗜血菌、黏膜炎莫拉菌和金黄色葡萄球菌（Staphylococcus aureus）］是儿童时期导致上呼吸道感染的主要病原体，这些微生物群落也是健康儿童鼻咽部常见的过路菌。除此之外，鼻咽部的多种微生物群落在与宿主发生相互作用的同时始终保持着动态平衡。大多数儿童童年早期肺炎链球菌在鼻咽部至少会定植一次，而这种情况在成人时期很少发生。对于金黄色葡萄球菌，一般10% ～ 35%的儿童和约35%的成人都会产生病原菌定植。肺炎链球菌是一种定植在健康人群鼻咽部的条件致病菌。它可引起肺炎、中耳炎、败血症、脑膜炎等疾病，在世界上有很高的发病率和死亡率，尤其是儿童和老年人。尽管链球菌是人体鼻咽部和皮肤表面的优势菌群，但是位于前鼻孔的链球菌丰度比较低。人体前鼻孔是金黄色葡萄球菌定植的主要部位，这里的金黄色葡萄球菌构成了鼻咽部微生物群落的一部分。约20%的人体内都有金黄色葡萄球菌定植。虽然正常情况下，前鼻孔中携带的金黄色葡萄球菌是没有致病性的，但是其携带的致病菌仍是引起侵入性感染的主要原因。研究发现，有棒杆菌属的某些种定植的个体，会降低由于金黄色葡萄球菌引起的疾病发病率。Wos-Oxley等的研究结果表明肉杆菌科中的懒惰狡诈球菌（Dolosigranulum pigrum）具有较高的丰度，懒惰狡诈球菌能够引起人的上呼吸道疾病，表明懒惰狡诈球菌是组成鼻中优势群落的一部分，除此之外，这个研究第一次描述了棒状杆菌在前鼻孔微生物群落中的分布情况。尽管前鼻孔微生物群落中的许多细菌种群已经被分离出来，但是一部分未被培养的放线菌目也具有相当高的丰度。

2.鼻咽部微生物之间的相互作用　在健康儿童上呼吸道中有大量的致病性病原菌和呼吸道病毒定植，在健康个体中病原菌之间的关系仍然是一个有待于继续研究的领域。利用常规的微生物培养法鉴定出了肺炎链球菌属、流感嗜血杆菌属、卡他莫拉菌属和金黄色葡萄球菌属，流感嗜血菌属的存在有利于肺炎链球菌的定植，而金黄色葡萄球菌属的存在对肺炎链球菌的定植具有消极影响。在2004年，Regev-Yochay等和Bogaert等通过研究分别证实了健康儿童鼻咽部的金黄色葡萄球菌与肺炎链球菌的定植量呈负相关，表明这两种菌种之间存在竞争关系。多篇研究报道证实，鼻咽部的固有细菌群落能够抑制像金黄色葡萄球菌、肺炎链球菌和流感嗜血杆菌等病原菌的定植，也就是所谓的细菌干扰现象。Brogden等和Klugman等研究证实，人类所患的上呼吸道感染等疾病（中耳炎和肺炎等）是由多种微生物共同作用导致的，其中有的存在协同作用，有的存在拮抗作用。van den Bergh等经研究也证明，肺炎链球菌、流感嗜血杆菌和黏膜炎莫拉菌之间都存在共生关系，而与金黄色葡萄球菌之间却存在拮抗作用。Ren等也得到了相似的结论，即没有致病性的缓症链球菌（Streptococcus mitis）、中间链球菌（Streptococcus intermedius）与金黄色葡萄球菌之间，以及唾液链球菌（Streptococcus salivarius）与酿脓链球菌（Streptococcus pyogenes）之间均不存在共存共生关系，而金黄色葡萄球菌的亚种之间能够共生，表明这些菌种倾向于在相似的环境中生存。总的来说，肺炎链球菌、流感嗜血菌和黏膜炎莫拉菌的定植都会引起某些呼吸道疾病。肺炎链球菌与金黄色葡萄球菌之间存在拮抗作用很难共生。肺炎链球菌和金黄色葡萄球菌之所以存在拮抗作用可能是因为肺炎链球菌分泌的抗生素抑制了金黄色葡萄球菌的生长。Regev-Yochay等通过研究也证实，人体鼻咽部肺炎链球菌与金黄色葡萄球菌的生长趋势呈负相关关系，尤其是疫苗型菌株来说更为明显，有利于肺炎链球菌定植的因素，对金黄色葡萄球菌具有抑制作用。与肺炎链球菌有关的疫苗能够降低肺炎链球菌在鼻咽部的定植。而由于金黄色葡萄球菌与肺炎链球菌之间存在的拮抗作用，使得肺炎链球菌疫苗的使用会增加金黄色葡萄球菌定植的数量及相关疾病的发生。

3.鼻咽部微生物与宿主之间的相互作用　正常生理状态下，鼻咽部的微生物群落与宿主之间保持着动态平衡。一方面，鼻咽部的物理化学环境为各种微生物提供了生长繁殖条件；另一方面，鼻咽部各种微生物群落之间存在着多种相互作用，包括营养竞争、协同作用、拮抗作用等，这些相互作用使鼻咽部各种微生物能够在正常生理状态下保持着动态平衡，而对宿主没有致病作用。细菌定植是指细菌在消化道、上呼吸道、泌尿生殖道等部位黏膜表面持续存在而未出现宿主反应和不利作用，显微镜下见微生物黏附于细胞或在滞留的黏液分泌物中生长。定植可以是细菌和宿主之间建立长期持续的共生关系或是无害关系的第一步，也可转化为感染和疾病的第一步。致病菌的定植是导致宿主患疾病的生理基础。定植发生的条件为细菌必须具有黏附力、适宜的环境和相当的数量。当定植菌致病力强、数量多及机体防御功能不良时，会进一步发生定植菌的感染。定植不是感染，但却是感染的重要来源和最危险的因素。肺炎链球菌是一种常见的革兰氏阳性致病菌，同时也是定植在鼻咽部的主要条件致病菌。所有的肺炎链球菌都能黏附在人口腔上皮细胞或鼻咽部。Swiatho等提出，肺炎链球菌的定植依赖于其对呼吸道上皮的黏附，而无症状的定植主要是肺炎链球菌与细胞表面的糖类（N-乙酰氨基葡萄糖）

结合，这种结合被肺炎链球菌表面黏附素 A（Pneumococcal surface adhesin A，PasA）等细胞壁相关表面蛋白所调节。肺炎链球菌通过表面蛋白和人鼻咽部上皮细胞表面受体结合而黏附和定植于上呼吸道。肺炎链球菌对宿主细胞的黏附是其定植的生物基础，主要依赖于细菌表面蛋白质与真核细胞表面糖基的结合。在中耳炎等疾病中，肺炎链球菌等致病菌一般都聚集于鼻咽部，宿主对这些致病菌具有一定程度的免疫防御作用，一旦细菌毒力超过了机体防御能力，则发生细菌定植与感染。有研究表明，呼吸道、中耳道和咽鼓管上皮细胞可以分泌抗菌成分，如溶菌酶、乳铁传递蛋白，β-防御素等免疫分子，这些免疫分子对鼻咽部的致病菌具有抑制作用。例如，Lee 等的研究结果显示，在放射性测定中溶菌酶对两种血清型肺炎链球菌有明显的抑制作用，初步证实了宿主细胞分泌的抗菌肽等固有免疫分子构成了黏膜表面的第一道防线。除了鼻咽部菌群之间以及鼻咽部菌群与宿主之间的相互作用会引起菌群的变化，一些全身性疾病（如艾滋病、放化疗患者等）也会引起鼻咽部菌群的变化。人类免疫缺陷病毒（human immunodeficiency virus，HIV）感染导致的获得性免疫缺陷综合征（acquired immune-deficiency syndrome，AIDS），它使人体免疫功能产生缺陷，丧失对微生物的抵御能力，是一种致死性疾病。AIDS 及 HIV 感染可在鼻咽部出现各种临床症状、体征、微生物及病理学改变。李瑞玉等通过对 89 例 HIV 阳性青年人咽部临床观察发现，HIV 阳性患者均存在不同程度的咽部症状，如咽痛、咽部干燥等，据分析，产生这些症状的主要原因为细菌、真菌、病毒等。其咽部细菌培养物为溶血性链球菌、肺炎链球菌、葡萄球菌等。刘坤等通过研究鼻咽癌放疗前后的咽部菌群变化，发现与放疗前相比，放疗后照射区域的链球菌属、葡萄球菌属、白念珠菌和铜绿假单胞菌检出增加，而放线菌属和奈瑟菌属检出减少。由此可知，鼻咽癌放疗可影响咽部的微生态平衡，能够导致局部微生物菌群种类和数量的变化，是导致鼻咽癌放疗后患者发生感染的重要原因之一。上呼吸道是引起感染的通道，研究鼻咽等部位的微生物群落结构能够进一步加深我们对引起上呼吸道感染的致病菌的认识。定植在鼻咽部的正常微生物群落，也是防止致病菌过度发育和引起上呼吸道感染的第一道屏障。大多数关于鼻和喉部微生物群落的研究都集中在一种或几种致病菌的传播上。鼻子、鼻孔和前鼻孔的最外部是皮肤到鼻腔的过渡区。鼻孔有助于过滤吸入的空气，这些空气中也含有许多微生物。通常情况下，在进行宏基因组分析（微生物群落多样性分析）之前通常要冷冻保藏，然而冷藏的过程会对微生物群落的组成产生负面影响。Kwambana 等通过研究冷藏处理对小儿鼻咽部微生物群落产生的影响，证实了冷冻贮藏对于微生物群落的组成和相对丰度的影响是不容忽视的。鼻孔中常见的微生物大都属于棒杆菌属、丙酸杆菌属、葡萄球菌属，其中包括致病菌金黄色葡萄球菌。邻近鼻腔处的优势菌群是棒杆菌科和链球菌科的某些种。许多环境、基因及社会经济因素都会影响某一菌种在人体鼻咽部的定植。鼻咽部中微生物之间的关系是非常复杂的，通常情况下小儿体中会定植至少一种血清型肺炎链球菌，同时还有其他致病菌，如流感嗜血杆菌和黏膜炎莫拉菌，还存在一些正常菌群。

鼻咽部的微生物群落作为人体微生态系统的一个重要组成部分，在维持上呼吸道健康状态中发挥着重要作用，当它与机体的平衡关系被打破时，可导致多种上呼吸道感染疾病的产生。目前对鼻咽部微生物群落的研究并不十分深入，虽然已经有一些新技术新方法开始应用于鼻咽部微生物群落结构的研究，但仍有待于进一步改进。相信随着科学技术的进步，将会有更多更好的技术方法应用于鼻咽部微生物群落的研究，从而使人们对鼻咽部微生物群落的认识更加深入；而且，研究鼻咽部的微生物群落结构对于预防及治疗上呼吸道感染具有积极作用。

二、鼻咽癌微生物群变化

（一）鼻咽癌微生态失衡

鼻咽癌是头颈部常见的恶性肿瘤，因为其位置的特殊性，且周围血管、神经丰富，所以手术效果不佳，但是对放疗敏感，故而早期鼻咽癌首选放射治疗。但是放疗在杀灭癌细胞的同时，对正常口腔细胞也有杀伤作用，造成口腔溃疡、菌群失调等问题，另外，放疗前期的诱导化疗产生的恶心、呕吐等胃肠道毒副作用也会将本不属于口腔的菌群带入。

在鼻咽癌根治性放疗的过程中，会发生不同的放疗副反应。特别是放疗对咽部黏膜的损伤、菌群失调，部分患者在放疗的中、后期会出现剧烈的咽部不适及明显的吞咽疼痛导致吞咽困难，由此可导致放疗中断，影响治疗效果。咽部内有大量微生物寄居，正常情况各种微生物及其代谢产物与唾液在咽部内特定的组织表面形成一有机的动态平衡，称为咽部微生态平衡。咽部微生态平衡对于咽部内各种组织结构抵御感染、维持正常形态和功能有着重要的作用。维持该平衡有赖于各种理化和生物因素、解剖结构的完整、细菌种类及数量的平衡、唾液的作用及实行功能时各器官的正常运动。鼻咽癌可以由于肿瘤本身的影响、抗生素对菌群选择性地抑制、放化疗对机体免疫功能的打击、唾液质和量的改变、咽部功能运动的异常等因素破坏了咽部正常的微生态平衡，并由此进一步破坏咽部微生态与机体免疫的平衡而导致感染。

近年来为治疗鼻咽癌临床开展了许多放疗方式，且放化疗同期治疗也成为Ⅲ期、Ⅳ期患者标准治疗方案之一，因此治疗中、治疗后的感染也日益常见。由于肿瘤患者局部和全身抵抗力下降，感染常不易控制。同时肿瘤患者一旦发生感染将导致治疗非计划性中断，影响治疗的效果，严重者可直接威胁患者的生命。放疗对咽部3个主要局部防御机制均可造成损害。

1.对咽部物理屏障的损害　放疗可使咽部黏膜机械保护功能受损，破坏黏膜机械屏障。同时黏膜的糜烂坏死组织为细菌生长代谢提供了大量营养物质，溃烂和潜行腔隙降低了氧化还原电位，使厌氧菌易于定植和生长。

2.对咽部化学屏障的损害　放疗后涎腺组织常出现腺体实质萎缩、间质纤维化等病变，唾液量减少，黏稠度增加，酶活性降低，蛋白分泌失常；同时放疗后患者局部和全身抵抗力下降，吞噬细胞、T淋巴细胞数量和功能降低，特异与非特异性体液免疫因子缺乏，使黏膜表面缺乏特异性抗体屏障。

3.对咽部微生物屏障的损害　正常菌群对外来菌群有拮抗作用，但是研究发现，放疗后患者咽部黏膜可检出的葡萄球菌属、链球菌属、白念珠菌、铜绿假单胞菌等增加，说明放疗可导致局部微生物菌群种类和数量的变化。这样正常菌群有可能成为机会致病菌而引起感染；外籍菌和致病菌也更容易在咽部定植、繁殖，如部分患者可在放疗后于照射侧颊黏膜检出铜绿假单胞菌，该菌正是引起咽部严重感染的病原菌。研究结果表明，肿瘤放疗患者的继发感染，除化疗所致全身抵抗力下降的因素外，放疗也是重要的因素。因此对于鼻咽癌放疗患者应该制定针对性的预防感染措施：①改进照射技术和手段，使在获得根治效果的同时尽量减小对正常结构的损伤，如调强适形放疗；②以综合治疗为首选，鼻咽癌的治疗应该是几种有效的治疗方式有机的合理组合，在放疗同时通过化疗对原发灶或转移灶进行有效控制，以减少放射剂量；③对症处理，如通过使用黏膜保护剂和人工唾液等，以提高黏膜的抗感染能力和咽部的自洁能力；④抗生素的合理应用，应根据细菌培养和药敏试验有针对性、预防性地使用抗生素；⑤微生态制剂的合理应用。

（二）鼻咽癌放疗期间口咽细菌变化及耐药分析

鼻咽癌是头颈部常见的恶性肿瘤，因为其位置的特殊性，且周围血管、神经丰富，所以手术效果不佳，但是对放疗敏感，故而早期鼻咽癌首选放射治疗。但是放疗在杀灭癌细胞的同时，对正常口腔细胞也有杀伤作用，造成口腔溃疡、菌群失调等问题，另外，放疗前期的诱导化疗产生的恶心、呕吐等胃肠道毒副作用也会将本不属于口腔的菌群带入。

1.放疗前后口咽细菌动态变化　放疗前总计检出14株病原菌，检出率为19.44%，放疗后每周检测1次病原菌，发现病原菌的检出率呈递增趋势，第4周检出32株，检出率为44.44%，与放疗前比较，差异有统计学意义（$P < 0.05$）。其中阴沟肠杆菌、金黄色葡萄球菌、表皮葡萄球菌、念珠菌在放疗前均未查出，而念珠菌逐周递增最明显，详见表11-1。

表11-1　放疗前后口咽细菌动态变化［例（%）］

病原菌	放疗前	放疗1周	放疗2周	放疗3周	放疗4周
肺炎克雷伯菌	5（6.94）	6（8.33）	8（11.11）	6（8.33）	7（9.72）
鲍曼不动杆菌	2（2.78）	2（2.78）	3（4.17）	4（5.56）	2（2.78）
铜绿假单胞菌	1（1.39）	2（2.78）	1（1.39）	1（1.39）	2（2.78）
洛菲不动杆菌	1（1.39）	1（1.39）	1（1.39）	2（2.78）	1（1.39）
其他克雷伯菌	-	1（1.39）	1（1.39）	1（1.39）	1（1.39）
阴沟肠杆菌	-	1（1.39）	-	1（1.39）	2（2.78）
大肠埃希菌	1（1.39）	2（2.78）	3（4.17）	2（2.78）	2（2.78）
其他假单胞菌	-	1（1.39）	-	1（1.39）	1（1.39）
其他 G$^-$ 杆菌	1（1.39）	2（2.78）	2（2.78）	1（1.39）	2（2.78）
链球菌属	2（2.78）	1（1.39）	-	-	1（1.39）
金黄色葡萄球菌	-	1（1.39）	2（2.78）	-	1（1.39）
表皮葡萄球菌	-	1（1.39）	-	1（1.39）	1（1.39）
肠球菌属	1（1.39）	1（1.39）	-	2（2.78）	1（1.39）
其他葡萄球菌	-	1（1.39）	-	1（1.39）	-
念珠菌	-	2（2.78）	6（8.33）	7（9.72）	8（11.11）
合计	14（19.44）	25（34.72）	27（37.50）	29（40.28）	32（44.44）

"-" 表示"未检测到"

2.耐药分析

（1）G$^+$球菌耐药分析共检出G$^+$球菌16株，其中金黄色葡萄球菌、表皮葡萄球菌、肠球菌对复方磺胺的耐药率均为100.0%，详见表11-2。

（2）G$^-$球菌耐药分析共检出G$^-$球菌58株，其中肺炎克雷伯菌对氨苄西林的耐药率为87.5%，详见表11-3。

（3）真菌耐药分析共检出真菌23株，念珠菌对氟胞嘧啶的耐药率为13.0%，对两性霉素B的耐药率为30.4%，对伊曲康唑的耐药率为91.3%，对制霉菌素的耐药率为26.1%，对氟康唑的耐药率为17.4%。

表11-2　口咽主要G$^+$球菌耐药率［例（%）］

G$^+$球菌	株数	青霉素	氨苄西林	头孢唑啉	庆大霉素	环丙沙星	复方磺胺	阿奇霉素
金黄色葡萄球菌	4	3（75.0）	2（50.0）	2（50.0）	2（50.0）	1（25.0）	4（100.0）	2（50.0）
表皮葡萄球菌	3	2（66.7）	2（66.7）	1（33.3）	1（33.3）	2（66.7）	3（100.0）	2（66.7）
链球菌	4	3（75.0）	2（50.0）	–	1（25.5）	–	3（75.0）	4（100.0）
肠球菌	5	3（60.0）	–	–	2（40.0）	3（60.0）	5（100.0）	–

"–"表示"未检测到"

表11-3　口咽主要G$^-$球菌耐药率［例（%）］

G$^-$球菌	株数	氨苄西林	头孢他啶	头孢哌酮	氨曲南	庆大霉素	左氧氟沙星	复方磺胺
肺炎克雷伯菌	32	28（87.5）	20（62.5）	6（18.8）	6（18.8）	4（12.5）	1（3.1）	15（46.9）
鲍曼不动杆菌	13	5（38.5）	6（46.2）	3（23.1）	5（38.5）	2（15.4）	2（15.4）	6（46.2）
铜绿假单胞菌	7	–	3（42.9）	3（42.9）	4（57.1）	2（28.6）	–	3（42.9）
洛菲不动杆菌	6	–	2（33.3）	1（1.67）	2（33.3）	1（1.67）	1（1.67）	1（1.67）

"–"表示"未检测到"

三、小结

鼻咽癌是常见的头颈部恶性肿瘤之一，其发病率在耳鼻喉科常见恶性肿瘤中居首位。因为其恶性度高、复发率高、易早期转移，故预后不佳。鼻咽癌对射线治疗敏感，但是在射线杀灭恶性细胞的同时，也会杀伤口腔中的正常细胞，导致口腔黏膜破损。正常情况下，口腔是半无菌状态，内部含有各种微生物以及代谢产物，微生物在口腔黏膜表面会形成动态平衡，而且口腔黏膜是体内增殖能力最活跃的黏膜之一。放疗射线恰恰对增殖能力强的细胞杀伤力强，故而在鼻咽癌的放射治疗中，口腔黏膜常会被损伤，甚至于糜烂坏死，咽部微生态平衡被打破，最终引发口腔感染。

研究显示，在放疗过程中鼻咽癌患者口腔中检测出来的细菌主要以G$^-$为主，但是有相关报道是以G$^+$球菌为主要检出菌群，这或许是研究地域不同所导致的。不同的地域分布、生态环境及生活习惯都会导致人体分布的菌群不同。而且在鼻咽癌患者放疗之前，大多数有诱导化疗结合，化疗的毒副作用（恶心、呕吐）有可能使肠道的固定菌群在口腔内部定居，这也是口腔内菌群失调的一个原因。因此，放疗后口腔菌群失调引起的口腔黏膜糜烂应该以抗 G 球菌为主要抗菌谱的抗生素作为主要应用药物。研究还显示，放疗后口腔中细菌的检出率明显高于放疗前，且前 4 周菌群随时间的延长而增加。而且在放疗前，阴沟肠杆菌、金黄葡萄球菌、表皮葡萄球菌、念珠菌均未检出，但是放疗后可检出，这说明放疗破坏了口腔局部的微生态，导致正常菌群变成致病菌群。但是随着口腔黏膜的自行修复，代偿功能逐渐建立和恢复，细菌的增加在 4 周达到高峰后逐渐回落，从而稳定口腔细菌数量。

研究显示，放疗期间鼻咽癌患者 G^+ 球菌对青霉素、磺胺类药物、头孢类药物及阿奇霉素的耐药性很强，也就是说对青霉素类、大环内酯类、磺胺类及氨基糖苷类药物都表现出很高的耐药性。这应该与患者长期使用相关类别的抗生素有关，故而身体里的菌群对相关类别的抗生素具有很强的耐药性，与相关临床报道相一致，提示临床要加强对抗生素使用类别与剂量的监管，以减少抗生素的滥用。G 球菌中的洛菲不动杆菌的耐药性比较低，而念珠菌对氟康唑、氟胞嘧啶最为敏感。在所有的菌群中，肺炎克雷伯菌和念珠菌的检出率最高。因此，对放疗期间鼻咽癌患者出现的口腔溃疡等口腔疾病，不要盲目用药，应该做细菌培养，选择使用其敏感度最好的药物。

综上所述，鼻咽癌患者放疗后口腔黏膜细胞会因为放射性造成的不同程度损伤导致微生物平衡紊乱，而紊乱的微环境又会加重口腔症状。并且口腔中的细菌结构和组成也会随着时间的推移而变化，作为医疗工作者不能盲目使用抗生素，应该针对不同的损伤采取对应方法，重视病原菌的培养和药敏检测，根据检测结果针对性用药，在控制病情的同时延缓细菌耐药性的产生，以改善患者症状，缓解病情，这时候微生态制剂就显得尤为重要了。

（刘雅卓）

第二节 口腔癌与微生态

口腔癌是口腔最常见的疾病，全球好发恶性肿瘤之一，90%以上是口腔黏膜来源的鳞状细胞癌，我国每年口腔癌的新发病例就有近 4.65 万人。由于口腔癌发病率高，预后较差，主要累及颌面部，对人身心健康影响大，因此防治工作不容忽视。口腔癌是多种因素协同作用的结果，目前较明确的危险因素是吸烟和饮酒（占人群归因危险度的 75%），其他的相关因素包括口腔卫生差、牙周炎、细菌慢性感染、念珠菌感染等。但目前仍有约 15% 的口腔癌不能被上述危险因素解释。口腔中有超过 700 种微生物定植，它们是人体最复杂的微生物群落之一，因此，不能被上述危险因素解释的 15% 的口腔癌的发生，能否由口腔微生物解释，以及口腔微生态在口腔癌发生、发展中扮演的角色引起了学者们的广泛关注和研究。

微生态系统是指在一定结构的空间内，正常微生物群以其宿主人类、动物、植物组织和细胞及其代谢产物为环境，在长期进化过程中形成的能独立进行物质、能量及基因（即信息）相互交流的统一的生物系统。人的体表和体内寄居着大量微生物，而这些微生物中大部分不但无害，反而有益，它们相互制约、相互生存、相互平衡，由此构成了人体的微生态系统，这个系统包括口腔、皮肤、泌尿道、肠胃四大部分。微生态中的各种微生物，在正常情况下保持着一种平衡状态，可以帮助机体抵御外来病原体的侵害，但是一旦菌群发生数量和种类变化就会打破这种平衡，其中一些细菌大量繁殖，而另外一些菌群生长就会受到抑制，引起菌群失调。微生态发生失衡，可以诱发多种口腔疾病，严重危害口腔健康，更重要的是这种失衡与口腔癌前病变和口腔癌的发生存在关系。

一、口腔癌及发病因素

口腔癌是常见的头颈部恶性肿瘤，位列全身恶性肿瘤的第6位，90%以上是口腔黏膜来源的鳞状细胞癌（oral squamous cell carcinoma，OSCC），多呈浸润性生长，侵袭周围组织，易发生颈部淋巴结转移，属于预后较差、毁容性疾病。虽然近年来有不少肿瘤的治疗效果得到了很大提高，但口腔癌患者的5年生存率徘徊在50%左右，早期发现病灶可以大大改善患者的远期预后。口腔癌是指发生于口腔及其邻近解剖结构的恶性肿瘤，在WHO最新版的国际疾病分类系统（ICD-10）中，口腔癌与咽癌归为一类，称为口腔咽癌（oral and pharyngeal cancer，OPC）或简称口腔癌，包括唇（C00）、舌根（C01）、舌其他部位（C02）、龈（C03）、口底（C04）、腭（C05）、口腔其他部位（C06）、腮腺（C07）、其他大唾液腺（C08）、扁桃体（C09）、口咽（C10）、鼻咽（C11）、梨状窦（C12）、下咽（C13）、唇、口腔、咽其他部位（C14）。

现有研究已证实口腔癌是复杂的多基因疾病，它的发病是一个多因素、多步骤、多阶段的复杂过程，环境因素和遗传因素共同参与了疾病的发生、发展。

（一）遗传因素与口腔癌的关系

1.基因表达与口腔癌的关系　有学者采用微阵列方法进行了基因表达研究发现，与癌旁正常的组织相比，口腔癌组织中有601个基因表达存在显著改变，在疾病早期，*FMO2*、*CPA6*、*TNC* 和*SIAT1* 基因表达显著增高。有研究显示，在33%的与槟榔相关的口腔癌患者中可扩增出表皮生长因子受体（EGFR），与癌旁正常组织相比，口腔癌组织中EGFR的拷贝数增加，免疫反应性增强，提示槟榔相关的口腔癌的发生可能与基因组扩增从而激活 EGFR 信号通路有关。近年有研究提示影响白细胞介素IL-4、IL-6、IL-8、IL-10以及肿瘤坏死因子α（TNF-α）基因表达的功能性、多态性可显著增加口腔癌的发病风险。无烟烟草能够诱导TNF-α及其受体在口腔癌中超表达，与正常对照相比，TNF-α-308 G等位基因频率在口腔癌患者中显著降低，A等位基因显著增高；口腔癌患者中 TNFR1-609 TT 和TNFR2 1690 CT基因型频率显著低于正常对照，提示这些多态性可能与口腔癌关联。有研究提示 COX-2-765 GG 基因型对口腔癌的发生有保护作用。

2.年龄、性别与口腔癌的关系　年龄增长（increasing age）是许多肿瘤的危险因素之一，因为随着年龄的增长，接触潜在致癌因素的时间更长，可能对老化细胞的DNA造成损伤。口腔癌的发病率随年龄增长而升高，50%以上的癌症患者发生于 65 岁以上人群。大多数研究报告显示，约90%的口腔癌发生于40岁以上人群，确诊时的平均年龄为65岁。

在性别（gender）方面，男性比女性更易罹患恶性肿瘤。据美国国家癌症研所（NCI）的癌症监测、流行病学和最终结果跟踪计划（SEER）资料，1998～2002年，经年龄校正后的男女肿瘤总发病率为每年469.7/10万，其中，男性白种人的年龄校正发病率为556.4/10万，女性白种人为429.3/10万；男性黑种人为682.6/10万，女性黑种人为398.5/10万。除菲律宾族男女口腔癌发病率相似外，其他种族中，男性口腔癌的发病率是女性的2～4倍。但各个国家的情况可能不尽相同，例如，荷兰进行的一项对300余例女性口腔鳞癌患者的回顾性分析表明，女性发病率接近男性，女性口咽癌患者更年轻，吸烟比例更高，并常有重度饮酒史。

3. 种族与口腔癌的关系　口腔癌可发生于任何种族（racial or ethnic groups），但部分人群具有易感性。在某些国家或地区，口腔癌是最常见的恶性肿瘤之一，发病率远超过其他恶性肿瘤。与美国相比，印度、东南亚、匈牙利及法国北部的口腔癌发病率较高，而墨西哥和日本口腔癌的发病率则较低。尽管癌症的发病率存在种族差异，但口腔癌发病更多与环境和生活方式有关。种族的差异不仅限于发病率，美国口腔癌患者的生存率在不同种族之间也存在显著差异。

（二）环境因素与口腔癌的关系

1. 微生态与口腔癌的关系　人体微生态是一个极其复杂的生态系统，其中尤以口腔微生态为典型代表。口腔微生态是人体微生态系统的重要组成部分，口腔内特殊的环境，如适宜的温度、湿度、营养源、特殊的解剖结构和理化性质等为口腔正常菌群的生长、繁殖以及定植提供了有利的环境和条件，它们在口腔的不同部位共栖、竞争和拮抗，与宿主口腔健康保持着密切的关系。可见，在口腔中，微生物与微生物之间、微生物与宿主口腔之间只有保持动态的生态平衡，口腔才能保持健康状态。但是这种动态平衡的缓冲能力有限，在某些情况下，体内、外一些环境因素的影响会打破这种动态平衡，当该平衡被破坏后，口腔中的某些正常微生物在此时会转变成致病微生物，正常口腔微生物失去生理组合，即口腔内的微生态发生变化，从而导致相关口腔疾病的产生。

2. 微生物与口腔癌　研究证实，15%～20%的癌症与微生物感染有关，例如，幽门螺杆菌与胃腺癌和黏膜相关淋巴组织淋巴瘤的发生密切相关，EB病毒与Burkitt淋巴瘤、鼻咽癌有关。这些研究提示口腔微生物群落与肿瘤之间也可能存在密切关系。

口腔微生物感染最直接的特征是引起慢性炎症，慢性炎症可以间接激活宿主细胞，产生过氧化氢、氧自由基、一氧化氮、丙二醛、4-羟基壬烯醛和基质金属蛋白酶等毒力因子，导致细胞DNA损伤。健康口腔黏膜表面的生物膜中占主导地位的菌群是需氧菌，而口腔鳞状细胞癌患者肿瘤表面的生物膜中含有更多的需氧菌和厌氧菌。与健康黏膜相比，肿瘤组织的病理变化导致细菌的定植环境发生变化，其微生物群落也相应改变。肿瘤坏死组织为微生物的生长代谢提供了大量的营养物质；其内的溃烂和潜行腔隙中，氧化还原电位降低，利于厌氧菌定植生长；黏膜分泌功能降低和病灶表面不光滑，影响了唾液的清洁作用；这些因素为厌氧菌的定植和生长创造了有利条件。

口腔微生物组特指细菌、古细菌、真菌和病毒等人类口腔中微生物的总和。这些微生物常以群体的方式导致各种口腔疾病，群体中的每一个个体均参与了疾病的发生、发展过程。口腔微生物群落结构特征可作为口腔及全身健康预警的重要标记。

3. 吸烟、饮酒与口腔癌的关系　吸烟和饮酒是口腔癌的两大重要危险因素，值得注意的是，乙醇和烟雾本身没有致癌作用，二者是在口腔微生物的作用下才转化成强致癌物质。口腔微生物可以激活烟草中的亚硝基二乙胺形成致癌物质。乙醇在口腔微生物的作用下转化为乙醛，而乙醛是明确的致突变和致癌物质，能干扰DNA的合成和修复，诱导姐妹染色体互换，产生基因突变，导致细胞损伤。

4.不良口腔卫生与口腔癌的关系　临床研究发现口腔癌患者的口腔卫生状况相对较差，众多研究也表明口腔卫生状况和口腔肿瘤具有相关性。一些研究结果显示，刷牙次数增加和口腔检查的增多可以减少患口腔癌的可能性。国外学者通过对30 475个个体的调查研究也发现，在过去12个月未接受口腔护理的人，比接受口腔护理的患口腔癌的可能性高62%。而肿瘤患者口腔卫生状况的恶化，与口腔微生物群落的改变密切相关。

5.义齿与口腔癌的关系　尽管大多数学者认为不良义齿修复是口腔癌的诱因之一，但也有相反意见。修复义齿对口腔黏膜的影响包括机械性的物理刺激和材料的化学刺激。研究认为，机械性创伤刺激对口腔癌发生的影响甚小，因为在易受创伤的舌尖、硬腭等部位，发生癌变的概率远小于其他部位。大多数修复义齿的材料都是普遍常用的，并经过多年的临床应用，证实是安全可靠的。有研究显示，尽管研究结果中的卡方检验提示不良义齿修复的发生率在两组间有统计学差异，但多因素分析显示并无统计学意义。因此，不良义齿修复与口腔癌发生的关系，仍有待于进一步研究。

6.咀嚼槟榔与口腔癌的关系　咀嚼槟榔是主要流行于南亚地区、南太平洋地区和南非地区以及中国的台湾地区和湖南省的一种传统习俗。世界卫生组织癌症研究中心认为，世界上有咀嚼槟榔习惯的人口高达数亿，而且这一不良习惯有可能在欧洲和美国蔓延。研究表明，咀嚼槟榔有提神、减轻饥饿感、缓解气喘等作用，但在一些地方，咀嚼槟榔纯粹是一种传统习俗。世界卫生组织癌症研究中心指出，加入烟草的槟榔可以导致口腔癌、咽癌和食管癌，而不加入烟草的槟榔也会导致口腔癌。各种槟榔制品中含有的槟榔子，会导致口腔癌前病变——口腔黏膜下纤维性变，经过长期的慢性病理过程可恶变为口腔癌。咀嚼槟榔之所以能导致口腔癌：首先，是因为槟榔中的多种活性成分和代谢产物有细胞毒性、遗传毒性，甚至直接致癌性，这些物质包括槟榔生物碱、槟榔鞣质、槟榔特异性亚硝胺和活性氧等，槟榔为一级致癌物。其次，槟榔咀嚼块本身的成分和致病因素对口腔黏膜的作用，以及反复咀嚼的动作对口腔黏膜的反复摩擦刺激等物理因素也促进了口腔黏膜从慢性炎症到癌前病变的过程。

二、口腔微生态

1990年Mareel将微生态学的概念引入肿瘤研究中，提出肿瘤-宿主生态系统的概念。从人体微生物组中寻找更加精准的疾病诊疗分子标记，是当前微生物学研究的国际前沿。人类自身的数十万亿细胞所携带的遗传信息，构成了人类的"第一基因组"，而每个个体携带超过10 000种、总量数十亿的微生物遗传信息的总和构成了人类的"第二基因组"，即人体微生物组。人类"第一基因组"及"第二基因组"共同决定了人体健康与疾病状态。在人类基因组计划完成后，美国国立卫生研究院（National Institute of Health，NIH）于2007年底启动了针对"第二基因组"的"人类微生物组计划"（human microbiome project，HMP），旨在通过绘制人体五大部位（口腔、鼻腔、阴道、肠道、皮肤）微生物基因组结构，解析微生物菌群结构变化对人类健康的影响。人类微生物组计划掀起了全球微生物组学研究热潮，众多国际顶级学术期刊先后发布了这一研究领域的阶段性成果。在HMP取得阶段性成果的基础上，美国政府于2015年启动了"全民个体微生物组检测项目"，开展大规模人群微生物群落信息研究，旨在以口腔、皮肤及肠道微生物群落为主要研究靶点，将"人类微生物组计划"的研究结果进行临床转化，从"第二基因组"中寻找更加精准的疾病预警分子标记。

（一）口腔微生态概述

口腔微生物群落是指定植于人体口腔的微生物集合，这些微生物多以生物膜形式组成复杂群落，行使微生物的生理学功能。当与宿主处于平衡状态时，口腔微生物群落可阻止外源性致病菌的入侵，发挥生理性屏障作用；当微生物群落与宿主间生态关系失衡时，可诱发多种口腔慢性感染性疾病，包括龋病、牙髓根尖周病、牙周病、智齿冠周炎、颌骨骨髓炎等，严重危害口腔健康。更为重要的是，口腔微生物群落与口腔肿瘤、糖尿病、类风湿关节炎、心血管疾病及早产等系统性疾病紧密相关，口腔微生物群落结构特征可作为口腔及全身健康预警的重要标记。

新生儿的口腔内是无菌的，在出生6小时之后仅可在口腔中发现很少数量的细菌。随着对婴儿的喂养和看护，母亲和近亲口腔中的微生物会传播到婴儿口腔中，此后细菌的种类增多，菌丛的成分也趋向复杂。学龄前儿童口腔微生物的组成基本与成人近似，达500多种。进入成年期后如果正常菌丛中的某些常居菌比例过多，就会导致内源性感染，如牙周炎。进入老年期后随着咀嚼器官的老化与牙齿脱落，常会导致口腔内微生态的紊乱，因而致病。口腔微生态作为微生态学的一个重要分支，主要由宿主固有口腔环境和口腔微生物构成，我们也主要从宿主固有口腔环境与口腔微生物组成方面进行阐述。

1.固有口腔环境　主要包括口腔的理化特征，如口腔温度、湿度、pH等，以及口腔各部位的解剖形态及组织结构。

（1）物理化学因素：口腔环境的物理化学特征包括口腔温度、湿度、pH、营养物质的代谢等。口腔温度约为37℃，口腔细菌大多属嗜温微生物，这为细菌的生长提供了适宜的温度条件。口腔为潮湿环境，这可能是造就口腔微生物的复杂性条件之一。大多数口腔细菌都生长在pH为7的中性环境中，而口腔可提供一个相对恒定的中性pH环境，这为口腔中细菌的定植生长提供了良好的基础，但口腔与外环境相通，其pH易受到外源性物质干扰而改变，从而对口腔微生态产生影响。此外，营养物质代谢产酸，在某些口腔疾病的发生、发展过程中也起重要作用。

（2）口腔各部位的解剖形态及组织结构：口腔的特殊解剖形态及组织结构参与了口腔微生态的组成。由于结构不同，从而造成口腔不同部位的氧含量有很大差异，例如，舌背和颊黏膜主要为有氧环境，牙周袋内为乏氧环境，这导致了口腔不同部位菌群分布的差异。同时口腔分泌唾液，会影响口腔pH，唾液中含有的酶和抗体等，也构成口腔微生态的一部分。

2.口腔中主要正常微生物菌群　口腔中的食物残渣及分泌的唾液呈弱碱性，给口腔内微环境中的各类正常菌群提供了很好的生活环境。口腔中的细菌按其生活过程中是否需要氧的参与分为两种类型，一类是需氧菌，如卡他双球菌、甲型溶血性链球菌、不溶血性链球菌、四联球菌、醋酸钙不动杆菌、类白喉杆菌等。另一类为厌氧菌，如变形链球菌、产黑色素类杆菌、多形梭杆菌、口腔类杆菌、黏性放线菌、嗜酸乳酸杆菌、龋齿放线菌、侵蚀性类杆菌等。厌氧链球菌与甲型链球菌为口腔中最常见菌群，奈瑟菌、表皮葡萄球菌、螺旋体、乳杆菌、假丝酵母等在口腔中所占比例也较高。生理状态下，少量的口腔部位细菌进入血液或离开其定植部位，能够迅速被肝、脾、淋巴结和骨髓中的具有吞噬功能的细胞所清除。然而在某些特殊部位（如病变的心瓣膜或人工瓣膜等）口腔中入血的细菌能够被阻挡于此而迅速生长繁殖，最终导致心内膜炎或局部脓肿。口腔中厌氧菌的数量约为需氧菌的10倍，其中有一种变异链球菌与龋齿的形成有着密切的关系。通过对食物中的蔗糖进行分解，能够产生黏度大及分子量高的不溶性葡聚糖，并在牙齿表面附着，逐渐能将口腔中其他菌群黏附聚集起来，最终形成牙齿菌斑。另一类细菌（如乳杆菌）通过对多糖类进行发酵从而产生大量酸性物质，致使口腔内pH下降至4.5左右，促使牙质与牙釉质钙丢失而造成龋齿。

（二）口腔微生态的平衡

口腔微生态是人体微生态系统的重要组成部分，口腔内特殊的环境，如适宜的温度、湿度、营养源、特殊的解剖结构和理化性质等，为口腔正常菌群的生长、繁殖及定植提供了有利的环境和条件，它们在口腔的不同部位共栖、竞争和拮抗，与宿主口腔健康保持着密切的关系。可见，在口腔中，微生物与微生物之间，微生物与宿主口腔之间只有保持动态的生态平衡，口腔才能保持健康状态。但是在某些情况下，由于体内、外环境因素的影响，导致某些微生物过快增殖，正常口腔微生物失去生理组合，即口腔内的微生态发生变化，进而可导致口腔疾病。

正常生理状态下口腔微生态与宿主之间保持着动态平衡。一方面，唾液为口腔内各种微生物的生长繁殖提供了良好的天然培养基，而且，口腔内特殊的环境，如适宜的温度、湿度、营养源、过氧化物酶系统、特殊的解剖结构和理化性质等，也为口腔内各种微生物的生长繁殖提供了适宜的宿主环境。另一方面，口腔内微生物群落之间存在多种相互作用，包括营养竞争、协同作用、拮抗作用、毒力因子等，这些相互作用使口腔内各种微生物能够在正常生理状态下保持着动态平衡。例如，具核梭杆菌和中间普雷沃菌可以在pH5.0～7.0的较宽范围内生存，牙龈卟啉单胞菌则不能在pH低于6.5的环境中生存。研究表明，使用谷氨酸和天冬氨酸作为底物，具核梭杆菌和中间普雷沃菌可以产生有机酸和氨，使菌斑环境接近中性，使口腔局部即使在产乳酸细菌存在的情况下，减缓pH下降速率，可保护酸敏感细菌，如牙龈卟啉单胞菌。总之，在各种因素的共同作用下，正常生理状态下的口腔微生态群落之间，口腔微生态与宿主之间，保持着一种动态平衡关系，共同维系着宿主口腔健康。

（三）微生态失衡致病机制

微生态失调后，机体的抗感染能力下降，表现为肠道定植抗力下降，肠壁屏障功能减退，机体免疫功能下降等，具体可阐述如下。

1.肠道定植抗力下降　微生物、机体方面的因素都可以影响定植抗力。生物方面的影响主要表现如下。①有机酸产生减少：肠道的专性厌氧菌在形成肠道的定植抗力方面起主要作用。正常情况下，肠道的专性厌氧菌代谢产生大量的脂肪酸和乳酸，肠道微生态失调后，肠道的专性厌氧菌减少，由专性厌氧菌代谢产生的挥发性脂肪酸和乳酸也都相应减少，致使低pH和氧化还原电势的肠道微生境遭到破坏，外籍菌易于生长和繁殖。②膜菌群占位性保护作用减弱：由专性厌氧菌与肠黏膜上皮细胞紧密结合而成的膜菌群对肠黏膜细胞有占位性保护作用，微生态失调后，膜菌群遭到破坏，肠黏膜细胞易于被外籍菌定植。③营养争夺作用丧失：肠道菌群中，专性厌氧菌数量巨大，在营养争夺上处于优势，在营养物质有限的情况下，专性厌氧菌优势生长，兼性厌氧菌处于劣势生长。微生态失调后，由于专性厌氧菌的数量减少，这种营养争夺作用将消失，具有潜在治病作用的兼性厌氧菌易于生长、繁殖。④甲醇–丙醇（M-A）抽提物产生减少：在微生态失调的情况下，由于双歧杆菌的数量减少，由双歧杆菌产生的具有广谱抗菌作用的甲醇–丙醇（M-A）抽提物也相应减少。宿主方面主要是通过消化道的炎症破坏肠道菌群的组成结构，抑制肠道的定植抗力。以上诸多因素共同作用，致使肠道定植抗力下降。

2.肠壁功能减退　肠壁屏障是指肠道能防止肠腔内有害物质（如细菌和毒素）穿过肠黏膜进入体内其他组织器官和血液循环的结构和功能的总和。肠道屏障功能减退主要表现为以下三部分。

（1）生态屏障破坏：肠道正常菌群在肠道屏障构建中起重要的作用。在微生态平衡的状态下，肠道的专性厌氧菌可以与肠腔上皮细胞结合形成肠菌膜，阻止肠腔及外源性致病菌在肠壁细胞黏附、增殖。微生态失调的情况下，这种作用将减弱。

（2）肠黏膜机械屏障受损：在微生态失调的条件下，致病菌过度生长，将大量蛋白酶、内毒素等释放到肠腔，引起黏膜水肿，肠绒毛顶部细胞坏死，肠壁通透性增加。此外，内毒素还可以激活单核–巨噬细胞释放一系列炎症介质，如TNF、IL-1、IL-6血小板活性因子等，损伤肠上皮细胞。微生态失调的原因（如创伤、休克、烧伤等）引起的缺血再灌注损伤也能损伤肠黏膜细胞。

（3）局部免疫屏障功能减弱：位于肠黏膜表面的分泌型IgA抗体，在防止病原菌对黏膜的侵犯中具有重要的作用。S-IgA抗细菌感染可有以下几种方式。在肠道局部增强吞噬作用；防止细菌对黏膜上皮细胞的吸附；在补体和溶菌酶的参与下溶解某些细菌。例如，S-IgA能阻止链球菌、致病性大肠埃希菌、霍乱弧菌、淋球菌等对黏膜表面的吸附。微生态失调，肠杆菌科细菌、铜绿假单胞菌及白念珠菌等获得优势生长后，分泌大量降解肠道分泌型IgA的蛋白酶，使肠道的这种由S-IgA引起的免疫排斥功能减弱或消失，进一步促进这些致病菌对肠上皮细胞的黏附、定植，引起严重的后果。以上所有因素共同参与了肠壁的损伤，致使肠壁通透性增加，屏障功能减弱。

3.机体免疫功能下降　肠道正常菌群除了局部的免疫调节作用外，对全身也有免疫调节作用。无菌和悉生动物的研究显示：无菌动物虽有完整的免疫系统，但体液和细胞免疫功能极为低下。肠道正常菌群具有广谱的免疫及免疫赋活作用，对机体的免疫系统的发育、成熟及维持正常功能具有重要作用。研究显示分叉双歧杆菌的脂磷壁（LTA）、细胞壁肽聚糖（WPG）、培养乏液（SC）对脾NK、LAK细胞活性和IFN-γ活性及IL-1、IL-6、TNF活性均有增强作用，其中LTA活性最强，WPG次之，SC也有一定的作用。另有实验显示给小鼠灌服L.casei Zhang菌液及发酵乳后，小鼠肠黏膜黏液中S-IgA含量

较未饲喂乳酸菌的对照组明显提高。血清中的IgG含量及外周血中CD3⁺、CD4⁺、CD8⁺ T
细胞的比例升高，T细胞CD4⁺/CD8⁺亚群的比值优化，说明这2株乳酸菌能够增强小白
鼠的体液免疫功能和细胞免疫功能。微生态失调以后，专性厌氧菌减少，机体的免疫功
能将下降。

在上述肠道定植抗力下降、肠壁屏障功能减退、机体免疫功能下降的情况下，肠道
内及外源性潜在致病菌在大量增殖的情况下，极易发生细菌移位，引起菌血症、脓毒败
血症等感染，感染与微生态失调的关系极为密切，感染是微生态平衡与微生态失调相互
转化的重要内容。

（四）口腔微生态失衡与口腔疾病

正常情况下，口腔微生态保持着一种动态平衡，但是这种动态平衡的缓冲能力有
限，一些因素的作用会打破这种动态平衡，这些因素主要包括物理化学因素、细菌因
素、宿主因素等。例如，口腔修复材料的粗糙程度、材料所释放的银离子、复合树脂降
解产物等都会不同程度的破坏微生态的平衡。此外，头颈部放疗治疗恶性肿瘤过程中，
放射线能够改变微生态的结构，从而打破正常口腔微生态的平衡。正常口腔微生态保持
平衡的能力是有限的，在以上因素的作用下，这种平衡可被打破。因此，在医疗活动
中，我们必须对这些因素加以控制，以使口腔微生态能够维系平衡，从而预防口腔疾病
的发生。人类常见的口腔感染性疾病包括龋齿和牙周病，严重地威胁着人类的健康。

1.龋齿　龋齿（俗称蛀牙）是牙体组织被龋蚀，逐渐毁坏崩解，形成龋洞的一种疾
病，是口腔的常见病和多发病。蛀牙是由细菌导致的，口腔中的细菌、食物残渣、唾液
形成牙菌膜（黏性的透明薄膜）并黏附在牙齿表面，细菌把残留在口腔的食物中糖分
解产生酸，这些酸能溶解牙釉质，口腔的临界pH低于5.5时就会有机会发生蛀牙。初期
的蛀牙是牙釉质开始被侵蚀，如果没有接受治疗，侵蚀会蔓延到牙本质再至髓腔刺激牙
神经，引起牙痛。可摘局部义齿患者，由于义齿的物理阻挡，致使唾液流率降低，pH
有所升高，同时义齿与相邻的真牙之间常会有食物嵌塞，不利于舌头对牙齿的自洁作
用，易沉积菌斑。菌斑的增加破坏了口腔局部牙齿表面的菌群数量及类别的平衡，导致
菌群失衡，增加余留牙龋齿的发生概率。龋病发生过程中菌群组成和结构均发生了显著
改变；龋病的优势菌不是单一的变异链球菌，而是由10个菌种共同构成的复杂细菌群
落；除变异链球菌外，韦荣菌属、放线菌属、颗粒菌属、纤毛菌属、硫单胞菌属、双歧
杆菌属、普雷沃菌属等多种细菌均与龋病密切相关；唾液菌群的结构和功能均可作为预
测成人龋病发生的标记。学者发现儿童口腔不同位点菌群的结构和功能均可反映龋病情
况，并首次提出了"龋病菌群指数"（microbial index of caries，MiC），该指数不仅可作
为诊断口腔健康状态的生物学指标，同时可在龋病临床症状出现之前，预测龋病发生的
风险。

2.牙周病　牙周病与龋病类似，牙周病也是微生物群落结构与功能改变所导致的口
腔感染性疾病。牙周炎患者龈下菌斑中约有120种细菌丰度较健康人群上升，而53种细
菌丰度下降。除牙龈卟啉单胞菌、齿垢密螺旋体和福赛斯坦纳菌外，还包括拟杆菌、隐
藏真杆菌、牙髓卟啉单胞菌、栖牙普雷沃菌、微小消化链球菌、消化链球菌、龈沟产线
菌、脱硫球茎菌、小杆菌、互养菌、龈沟螺杆菌等在内的多种细菌，均被认为与牙周炎

的发生密切相关。有研究发现，牙周炎患者龈下菌斑微生物组成的多样性与健康人群明显不同，39个细菌属在健康及疾病人群间差异性分布；牙周炎患者微生物群落功能基因发生明显改变，且毒力因子、糖胺聚糖代谢及嘌呤代谢相关的编码基因在牙周炎患者龈下菌斑中大量富集，而氨基酸合成相关基因呈现相反趋势。学者在比较分析口腔内不同生态位点菌群分布规律的基础上，根据口腔微生物群落信息建立了"牙龈炎菌群指数"（microbial index of gingivitis，MiG），该指数在41位志愿者的验证群体中准确率达95%。

3.复发性口腔溃疡　复发性口腔溃疡（ROU）是口腔黏膜病中最常见的溃疡类疾病，其患病率居口腔黏膜病之首，大量的流行病学调查报告显示：每5人中至少有1人发生过口腔溃疡，其患病率可达20%。该病以口腔黏膜各部位反复发作的溃疡为特征，不伴有其他疾病体征，具有周期性、复发性、自限性特征，溃疡灼痛明显。本病好发于唇、舌、颊、软腭等角化差的部位。通过了解主要菌群含量变化以及口腔细菌的构成可以了解口腔微生态状态。研究表明，溃疡组三种菌属（链球菌、韦荣菌及奈瑟菌）中链球菌属及韦荣菌属的含量均较健康对照组降低，表明复发性口腔溃疡中这些菌属含量发生了变化，提示复发性口腔溃疡的发生、发展与口腔微生态变化相关。

4.口臭　如口腔中有不良修复体、未治疗的龋齿、不正常解剖结构、残根、残冠、口腔黏膜病、牙龈炎、牙周炎等均能引起口臭。其中以牙周疾病及龋齿所引起口臭最为常见。食物残渣积聚于深龋窝洞内等部位，菌斑中及周围细菌对食物进行发酵分解，产生臭味。牙髓化脓性病变如未及时治疗也可发生口臭；牙周病患者伴有牙石、菌斑，细菌对其进行发酵产生口腔异味。唾液也是引起口臭的主要原因之一。当唾液量较少，对口腔的自净能力下降，食物残渣中蛋白质等有机成分的增多，使细菌获得富营养的天然培养基而得到大量繁殖，并对其成分进行分解发酵，产生大量的挥发性硫化物、吲哚等物质，引起口臭。研究发现，口臭症患者口腔菌群分布和总数与正常人群存在显著的差异，与牙周病有关的致病菌数量明显高于正常人群。

5.口腔癌　口腔癌发病率在人类常见恶性肿瘤中排第6位，患者5年生存率低于50%，属预后较差、毁容性疾病。找寻与口腔癌发生、发展及预后相关的分子标记，是提高患者生存率、改善生存质量的临床重要问题。研究发现，口腔癌表面和癌体组织内存在着特异性微生物，其组成与正常黏膜微生物具有显著差异。口腔癌患者唾液微生物中，机会性致病菌的丰度较健康人群显著增加，不同肿瘤患者唾液微生物组的相似度较健康人群间更高。因此，对口腔菌群的检测可能成为鳞癌筛查的潜在方法。口腔微生物群落不仅可参与口腔癌的发生、发展，肿瘤的发生还可改变局部微环境，促进特定种类细菌在肿瘤表面及内部的定植；肿瘤的有效治疗可通过纠正微环境促使微生物群落恢复到健康状态，提示通过检测口腔微生物群落可对口腔癌的远期疗效做出早期判断。

在正常情况下，口腔微生物之间，微生物与宿主口腔之间处于生态平衡状态。由于体内、外环境因素的影响，可导致菌群失调。一些细菌过盛增殖，正常口腔微生物失去生理组合，即产生生态失调的变化，导致疾病，生态失调与口腔疾病密切相关，口腔常见病——龋齿和牙周病就是口腔生态失调的表现之一。总之，口腔由于其特定的结构构成，形成了一个复杂的多种属的微生物生态群落，它们之间相互作用，相互抑制，互相调节，虽然口腔内的细菌是很多的，在一般情况下对人体并不会产生有害的损伤作用，它们参与口腔的正常代谢，增加机体抗病的免疫能力，维护口腔的健康。

三、口腔微生物与口腔癌

口腔癌是多种因素协同作用的结果，目前较明确的危险因素是吸烟和饮酒（占人群归因危险度的75%），其他的相关因素包括口腔卫生差、牙周炎、细菌慢性感染、念珠菌感染等。但目前仍有约15%的口腔癌不能被上述危险因素解释。口腔中有超过700种微生物定植，它们是人体最复杂的微生物群落之一，因此，不能被上述危险因素解释的15%的口腔癌的发生，能否由口腔微生物解释，及口腔微生物在口腔癌发生、发展中扮演的角色引起了学者们的广泛关注和研究。

（一）口腔微生物感染与口腔癌的关系

1.真菌感染与口腔癌　真菌感染和癌症病因关联的证据很少，其中念珠菌与宫颈癌的关系研究较多，近年来，念珠菌与食管癌和口腔癌的关系引起了学者的兴趣。念珠菌是口腔常驻菌之一，其感染在健康人群中很少，但可以造成机会感染，引起念珠菌性口腔炎，尤其在老年人、过度疲劳和免疫力低下的患者中。与健康对照相比，口腔鳞状细胞癌患者癌组织表面的白念珠菌水平升高。研究表明，念珠菌的感染可以引起口腔黏膜白斑病，与口腔上皮异型增生有相关性，伴有念珠菌感染的口腔白斑相比其他类型的白斑具有更高的恶变率。动物实验发现，当大鼠的舌头不断接触白念珠菌，即可引起口腔白斑这一癌前病变，长期的白念珠菌感染还可以引起大鼠舌头的上皮异型增生。念珠菌感染可以导致口腔念珠菌病，慢性增生性念珠菌病发展成为肿瘤的概率高达10%。

进一步的流行病学证据也显示了念珠菌与口腔癌的相关性：自身免疫性多发性内分泌病-念珠菌病-外胚层营养不良（APECED），是一种由自身免疫调节基因的突变引起的罕见的常染色体隐性疾病，大多数的患者在童年早期就患有慢性口腔念珠菌病，并且在年轻的时候就表现出口腔癌的高发病风险。

2.病毒感染与口腔癌　1983年Syrjanen等首次提出HPV可能是引起口腔癌的危险因素之一，随后国内外进行了大量研究但结果不尽相同。口腔癌中HPV的感染率从0%至100%变化不等，以高危型HPV-16、HPV-18最常见。94篇已报道的4680例有关口腔HPV感染的Meta分析发现，正常口腔黏膜HPV感染率明显低于口腔鳞癌中HPV的感染率，口腔鳞癌的HPV感染率是正常口腔黏膜的4.7倍，提示HPV是口腔鳞状细胞癌发生的重要致病因素。

但在头颈部鳞癌与HPV感染关系的讨论中，一般认为口腔与口咽均在其列，然而进一步的研究越来越清楚地提示口咽癌与HPV感染的相关性更强，HPV相关头颈部鳞癌主要累及部位为口咽部，与口咽癌中HPV的高检出率相比，口腔癌HPV感染率明显较低，且OSCC中HPV感染很少发生病毒基因组整合，HPV检出率、病毒载荷量、具有转录活性E6/E7mRNA的表达均较低。近30年，学者们进行了大量口腔HPV感染的研究，但HPV与口腔癌的关系及不同HPV亚型在肿瘤生成中的作用还有待进一步研究证明。

3.细菌感染与口腔癌　目前已有许多关于口腔细菌与口腔鳞状细胞癌关系的研究。研究表明，口腔鳞状细胞癌患者癌组织表面的牙龈卟啉单胞菌属和具核梭菌属明显多于健康的邻近组织。近年对牙龈卟啉单胞菌的检测发现，口腔鳞状细胞患者癌组织中牙龈鳞状细胞癌切片的染色强度高于健康牙龈组织样本，提示癌组织中有较高水平的牙龈卟啉单胞菌定植。

2006年Hoope等对20个鳞状细胞癌患者进行活组织检查，分离出80种细菌；随后采用16S rRNA测序技术对10个临床鳞状细胞癌样本进一步分析，发现了另外的28种细菌。这些研究发现，一些细菌专一的分别出现在肿瘤组织或者非肿瘤组织中，为细菌的肿瘤特异性提供了依据。但是，肿瘤组织中检测出的细菌大多是分解糖和耐酸的，提示可能是肿瘤微环境的选择过程而非细菌与癌症潜在的关联；2012年Pushalkar等同样用16S rRNA测序技术在10个临床鳞状细胞癌样本中检测出80种细菌，其中35种细菌第一次被报道，因此，口腔鳞状细胞癌中发现的细菌扩展至140种。在这个研究中发现，一个完全不同的菌群组与肿瘤相关。

到目前为止，共有3个研究使用第二代测序技术（NGS）描述与口腔鳞状细胞癌相关的微生物种群。①2011年Pushalkar等从来自3个口腔鳞状细胞癌的病例和2个健康的对照中辨认出860个可操作分类单元，其中244个和398个分别单独出现在病例和对照中。但是两组之间的比较限制在细菌"属"的水平：链球菌属、罗氏菌属、孪生球菌属、消化链球菌属、卟啉单胞菌属、微单胞菌属、乳酸杆菌属在口腔鳞状细胞癌病例中更丰富，普氏菌属、奈瑟菌属、纤毛菌属、嗜二氧化碳噬细胞菌属的水平在对照中更高。②2014年一个大规模研究分析了来自18个口腔鳞状细胞癌患者损伤表面、对侧正常黏膜，以及8个癌前病例和9个健康对照的样本，与Pushalkar等的研究相比，癌症组织表面链球菌和罗氏菌属的水平明显低于对侧的正常黏膜和癌前样本中水平，而肿瘤组织表面梭菌属比例明显升高。另外，与癌前和健康对照样本相比，拟杆菌门在肿瘤患者的癌组织表面和正常组织中都明显丰富，提示拟杆菌门的高定植水平可能与口腔鳞状细胞癌的高危性有关，所以可能作为一个生物标志物。③2015年Al-hebshi等用一种新的生物信息学分析方法可以将NGS技术的分析结果细分到细菌的"种"的水平。用这种方法对3个口腔鳞状细胞癌的DNA样本进行分析，发现了228种细菌，其中有35种细菌同时存在于3个样本中。两个样本中发现脆弱类杆菌，而这种细菌在口腔中很少能被检测到。而先前研究发现，在口腔鳞状细胞癌患者的唾液中检测到来自于这种细菌的6种蛋白质。另外，最近发现这种细菌与结肠癌有关，这些结果共同启示脆弱类杆菌可能与口腔肿瘤的发生有关，需要做更深入的研究。

目前关于哪种细菌与口腔癌相关的不同研究的结果存在不一致性，另外，由于所做的研究都是基于横断面研究，所以无法辨别所发现的菌群失调与口腔癌的病因学是否有关，或者只是口腔癌导致的失调。不过，虽然缺少流行病学证据支持，牙龈卟啉单胞菌、具核梭杆菌在口腔癌发生中的作用，尤其是牙龈卟啉单胞菌的致癌性已经在体外试验和动物实验中被广泛证明。

（二）口腔微生物影响口腔肿瘤发生的可能机制

口腔微生物可能通过一系列的机制影响口腔肿瘤的发生，包括抑制细胞凋亡、促进细胞增殖、促进细胞浸润、诱导慢性炎症和产生致癌物，具体如下。

1.抑制细胞凋亡　在原代培养的牙龈上皮细胞（GECs）中，牙龈卟啉单胞菌可以通过多种机制抑制化学诱导的细胞凋亡。研究显示，牙龈卟啉单胞菌通过操纵JAK1/

STAT3和PI3K/Akt信号通路控制内在线粒体凋亡通路。在线粒体膜，B淋巴细胞瘤-2基因相关的死亡促进因子（BAD）的激活被抑制，导致BCL2（抗凋亡）/BAX（凋亡）比率升高，反过来造成细胞色素C（可诱导细胞凋亡）的释放减少，阻断上皮细胞的凋亡，控制细胞死亡途径和防止宿主细胞程序化死亡。牙龈卟啉单胞菌还可以上调microRNA-203，进而通过下调细胞因子信号转导抑制分子3（SOCS3）增加STAT3的活性，反过来抑制凋亡。此外，牙龈卟啉单胞菌可以分泌一种二磷酸核苷激酶（NDK），通过嘌呤受体P2X$_7$阻止ATP依赖的细胞凋亡。2015年有研究报道，牙龈卟啉单胞菌和具核梭杆菌的慢性共感染可通过激活IL6/STAT3轴促进化学诱导的小鼠模型口腔癌的进展。

2. 促进细胞增殖　除了抗凋亡作用，牙龈卟啉单胞菌还可通过上调细胞周期素（A，D，E）、激活周期素依赖性蛋白激酶和减少肿瘤抑制剂p53的水平缩短细胞周期S和G2期，这些效应依赖于牙龈卟啉单胞菌菌毛FimA黏附素。牙龈卟啉单胞菌也可通过蛋白酶依赖的蛋白水解过程激活β-连环素促成GECs增殖表型。具核梭杆菌也可促进细胞增殖，在人类上皮细胞，感染具核梭杆菌可引起12种激酶水平的上调，其中大多数是参与细胞增殖和细胞生存信号以及DNA的修复。体外试验证明具核梭杆菌与CRC细胞E-钙黏素密切关联，反过来可激活β-连环素信号通路。

3. 促进细胞浸润　牙龈卟啉单胞菌和具核梭杆菌在口腔鳞状细胞癌中都可促进细胞浸润。研究显示，感染牙龈卟啉单胞菌后，通过激活ERK1/2-ETS1、p38/HSP27和PAR/NF-κB信号通路，亲基质金属蛋白酶-9的表达上调，随后酶原激活，增强细胞的侵袭。反复的暴露于牙龈卟啉单胞菌，也可以通过触发上皮间充质转换增加口腔鳞状癌细胞的侵袭性。感染具核梭杆菌可激活Etk/BMX，S6激酶p70和RhoA激酶，上调MMP-13，促进细胞浸润。

4. 诱导慢性炎症　由感染或环境暴露诱发的慢性炎症，在肿瘤的诱导、进展、侵袭和转移的每个阶段都起着举足轻重的作用。由炎症细胞产生的活性氧、活性氮中间体和细胞因子被认为可通过诱导突变、基因组不稳定性和表观遗传改变，近而诱导肿瘤的发生。炎症细胞因子可激活关键转录因子，如癌前细胞内的STAT3、NF-κB；诱发包括增殖、血管生成和侵袭转移的恶性进程，在肿瘤微环境中产生持续的肿瘤促进的炎症反应。因此，慢性炎症已被作为细菌导致口腔癌发生的一个潜在途径。在口腔鳞状细胞癌细胞系和原代培养的牙龈上皮细胞中，牙龈卟啉单胞菌上调已知的导致慢性炎症的B7-H1和B7-DC感受器。人类口腔黏膜组织感染牙龈卟啉单胞菌后，IL-1、IL-6、IL-8和TNF-α的产生增加。具核梭杆菌可通过与口腔鳞状细胞癌细胞外膜受体的相互作用，上调Toll样受体的表达，调节免疫因子IL-6、IL-8等，实现对OSCC发生、发展的影响。

5. 产生致癌物质　饮酒是口腔癌明确的危险因素，而乙醇本身无致癌性，但其口腔微生物作用下的代谢产物乙醛、羟基乙基自由基和羟基自由基是致癌物质，能干扰DNA的合成和修复，诱导姐妹染色体互换和基因突变，导致细胞异常增殖和损伤。一些细菌（如奈瑟菌属、中间链球菌、念珠菌等）在口腔中具有乙醇脱氢酶，可将乙醇转化成致癌物乙醛。

大量研究表明，口腔微生物群落与口腔肿瘤的密切相关性，所以口腔微生物有望作为从癌前病变到癌症的进展过程的标志，对口腔癌的预防、早期预警、生物诊治和预后提供方向和理论依据。但目前的研究仍有很大局限性和研究空间：①牙龈卟啉单胞菌和具核梭杆菌的致癌性已经在体外试验和动物实验中得到证实，许多机制也已经被阐明。因此，在口腔潜在恶性条件下检测牙龈卟啉单胞菌和具核梭杆菌可以作为恶性转化风险的一个标志。具核梭杆菌的毒力因子FadA黏附素和牙龈卟啉单胞菌菌毛FimA黏附素也可作为口腔癌干预治疗的新靶点。但值得注意的是，牙龈卟啉单胞菌和具核梭杆菌与口腔癌的关系仍缺乏强有力的流行病学证据。大规模精心设计的前瞻性研究，充分控制已确定的与癌前病变相关因素的混杂效应，对癌前病变相关的微生物进行随访，以论证这两种以及其他的微生物与口腔癌的关系或者仅仅是其在病例与对照中的特异的存在，这种方法也有助于解决孰因孰果的关系。②虽然目前已发现鳞状细胞癌组织中定植的细菌种类和数量有其特异性，但对其机制和临床应用层面的研究仍有欠缺，进一步探讨微生物定植在肿瘤发生、发展中的作用，研究控制微生物感染对肿瘤的治疗价值，对肿瘤的预防和治疗都有积极的意义；临床上唾液取样容易，如何利用唾液微生物群落的变化特征达到早期诊断口腔鳞状细胞癌的目的，是值得关注和研究的方向。③在肠道菌群与肠道肿瘤的动物实验研究中，很多采用无菌动物和肠道菌群人源化动物作为研究对象，从微生态的角度研究菌群在肿瘤发生、发展中的作用。这种动物模型一定程度上解决了一些前瞻性实验设计不适用于人的问题。如果可以建立一个类似的口腔菌群人源化的动物模型，相信关于口腔微生物与肿瘤关系的研究会有更多的进展。④应用新的分子生物学方法，可避免既往各种技术方法的局限性和解释既往不同研究结果间的不一致性，以更好地观察病例与对照组微生物群落，诠释微生物群落与口腔癌的关系。⑤不同口腔癌患者个体间病因差异性很大，未来可以通过分离病因从而进行个体化治疗。

四、口腔微生态与口腔癌

口腔微生态有700多种菌群构成，是人体最复杂的微生物群落之一，是指定植于人体口腔的微生物集合，这些微生物常以生物膜的形式存在并发挥作用。微生态中的微生物是高密度存在的，而机体供给的能量是有一定限度的，因此菌种间存在竞争和协同作用。微生态中的各种微生物，在正常情况下保持着一种平衡状态，可以帮助机体抵御外来病原体的侵害，但是一旦菌群发生数量和种类变化就会打破这种平衡，其中一些细菌大量繁殖，而另外一些菌群生长就会受到抑制，引起菌群失调。微生态发生失衡，可以诱发多种口腔疾病，严重危害口腔健康，更重要的是，这种失衡与口腔癌前病变和口腔癌的发生存在关系。

（一）口腔癌表面菌群

研究发现，口腔癌表面和癌体组织内存在着特异性微生物，其组成与正常黏膜微生物具有显著差异。口腔微生态失衡引起的致癌作用可能在口腔鳞状细胞癌中最为明显，因为口腔癌的绝大部分类型都是口腔鳞状细胞癌。已有研究表明，在口腔鳞状细胞癌患者的癌组织表面，卟啉单胞菌属和梭杆菌的水平与相邻的正常黏膜相比有显著增高。此外，与正常的牙龈组织相比，牙龈卟啉单胞菌抗体的免疫组织化学染色显示在牙龈癌患者中检测到的水平和强度更高，但是这个结果是在一个小样本的群体中测试得到的。来自美国的一项研究通过使用16S rDNA高通量测序的方法，分析了几种常见菌种在口腔癌患者肿瘤组织和对侧正常组织中的差别，结果表明虽然厚壁菌、梭杆菌、拟杆菌属、变形菌和放线菌这五种最常见的菌种在个体间的差异很大，但是在所有的口腔癌患者中，厚壁菌和放线菌的数量都有显著的减少，梭杆菌属增多，但无统计学意义。研究结果也表明口腔微生物群落的组成变化导致的口腔损伤可能会引起口腔癌前病变或促进口腔癌的发展。而研究者使用同样的研究方法得到的结果表明，肿瘤组织相对于对侧正常的组织，其表面梭菌属数量有显著的增加。对口腔微生物群落的分析表明，链球菌属是早期定植的细菌，这些结果显示口腔癌组织表面梭菌属数量增多，反映出癌组织表面的微生态环境发生变化，不再适宜链球菌属的黏附，同时，由于链球菌可以减弱核酸杆菌对口腔上皮细胞的促炎作用，因此口腔癌组织表面微生态的改变会加重癌组织附近的炎症。

（二）口腔癌患者口腔生态区

1.口腔癌患者口腔唾液菌群的变化　唾液是由唾液腺分泌的，其中含有丰富的营养物质，适宜的温度、湿度、pH以及多种酶类，对维持口腔微生态环境的平衡起着双重调节的作用。正常口腔中保持0.5～1ml唾液，平均流量为30ml/h。一方面，唾液作为微生物生长繁殖的天然培养基，促进微生物的生长，因此人类的唾液是微生物的家园。另一方面，唾液的更新速度很快，有利于尚未附着的细菌排出体外。此外，唾液中存在的溶菌酶、乳铁蛋白和分泌型S-IgA等抗菌因子可以抑制微生物的生长发挥抑菌作用。

口腔微生态失衡导致口腔癌的致癌机制也可能是通过口腔唾液菌群的失衡而引起的。口腔链球菌是唾液的优势菌群，以唾液链球菌和轻链球菌最多见，棒状杆菌和放线菌也是唾液的正常菌群。此外，唾液中含有数量不等的梭杆菌，微生态失调时，其数量可超出正常范围，引起一系列口腔疾病。口腔生物膜破坏而引起的口腔微生物失衡与唾液菌群相互作用，导致口腔癌的发生。口腔癌患者唾液菌群中，机会性致病菌的丰度较健康人群显著增加，不同肿瘤患者唾液微生物组的相似度也较健康人群间更高。国外学者研究了40种常见的唾液微生物在45个口腔癌患者和229个健康对照个体中数量的差异，结果表明，口腔癌患者中牙龈二氧化碳噬纤维菌、普氏菌属和轻链球菌等细菌数量发生明显的增加。研究者又进一步分析了这些特殊菌种是否可以作为口腔癌的诊断标志，结果发现，正确诊断口腔癌的灵敏度和特异度分别达到80%和82%。这种微生物群落的结构改变，可能是由于口腔癌组织微生态环境的改变，影响了正常菌群的生长，导致条件致病菌的定植繁殖。而且鳞癌在口腔中发生、发展，会导致唾液（S-IgA）合成下降，S-IgA分泌减少与口腔癌变同时发生，可能是口腔继发感染的有利条件。

2.口腔癌患者口腔黏膜菌群的变化　口腔黏膜具有机械保护、温度调节、合成及分泌的生理功能。口腔黏膜表面上皮具有持续脱落再生的特性，黏膜上皮的这种快速新陈代谢使定植在黏膜表面的微生物需不断地经历吸附－再吸附的定植过程。

口腔黏膜具有的保护性功能主要体现在抵抗机械刺激和限制微生物和毒性物质的侵入。口腔鳞癌多呈溃疡型，表面不光滑，多有糜烂，使黏膜机械屏障受损。糜烂坏死组织为细菌提供了大量营养物质；这些组织溃烂和潜行腔隙，降低了氧化还原电位，使厌氧菌易定植和生长；病灶表面不光滑也会减弱唾液的清洁作用。同时由于患者全身抵抗力低下，吞噬细胞和T淋巴细胞数量和功能降低，特异和非特异性体液免疫因子缺乏，黏膜表面缺乏特异性抗体屏障，为细菌存留、定植和生长繁殖创造有利条件。

口腔黏膜中的微生物种群在癌组织和非癌组织的分布存在差异。口腔癌组织表面有大量需氧菌和厌氧菌定植，一部分是口腔正常菌群，另一部分是可能引起术后感染的条件致病菌，其表面需氧菌和厌氧菌数量远高于正常黏膜。来自中国台湾的一个研究表明，在8位口腔癌患者中有62.5%的口腔黏膜 $p53$ 基因DNA发生突变，而在27名健康对照中只有18.5%发生突变。国内外学者评价了黏膜的一些微生物作为生物标志物在口腔癌中的作用。

流行病学研究将口腔微生态与口腔癌的发生在时间和空间上联系在一起，认为微生态中的菌种参与了疾病的发生或进展。同时癌症早期或癌前病变又可以影响口腔菌种的定植和生长。

3. 口腔癌患者的术后感染 有研究认为，在癌症化疗期间宿主因素（如牙周病）可能会引起口腔微生态中菌种的演变。新定植的病原菌（如嗜二氧化碳噬纤维细胞菌）可能在癌症患者中引发系统性风险，因此应该持续的关注菌血症的预防和克服耐药性的发生。但目前还缺乏癌症的治疗对口腔微生态整体环境的影响的研究。可以预见，所有的口腔癌的治疗方式，包括手术、放疗、化疗和抑制细胞生长的药物，最终都会影响口腔微生物在生物膜的组成，引起不同特性的变化。手术会改变口腔的解剖结构，而放化疗和抑制细菌生长的药物会降低机体的免疫力。在化疗期间，口腔微生物种群的数量和结构发生变化，导致口腔微生态的严重失衡。因此需要更多研究制定出以证据为基础的指导方针，让口腔癌患者保持满意的口腔健康状态。

4. 口腔癌相关的口腔情况与口腔微生态失衡

（1）口腔卫生对口腔癌的影响：有几百种菌种构成的口腔微生物群落存在于口腔的生物膜，口腔癌患者的免疫力低于健康个体，一旦某些微生物进入血液循环或扩散到邻近的组织，将会产生严重的后果。不良的口腔卫生与口腔癌的风险增加相关，其中已知的危险因素是大量使用乙醇和烟草。口腔癌患者在治疗前、治疗期间和治疗后进行口腔护理都有助于维持或改善患者的生活质量。临床发现，口腔癌患者的口腔卫生状况相对较差，患者口腔卫生状态的恶化，与口腔微生态的失衡是密切相关的，因此，所有的口腔癌患者都需要经常有规律地进行口腔卫生保健，这样才能保持一个良好的口腔卫生状态。

（2）口腔其他疾病相关的致癌机制：正常情况下，口腔微生态中的各种微生物间、微生物和宿主间的相互作用，保持着一种平衡状态。但是微生态的某些物种（如牙龈卟啉单胞菌）可以打破微生态环境的平衡，导致有害的宿主-微生物的相互作用。随后，微生物群落中的其他成分（如核梭杆菌）可以成为条件致病性，与一个有害微生物群落联合作用，随着免疫反应失调最终导致牙周病的发生。牙菌斑中的细菌对环境变化的反应速度决定其在微环境中的竞争能力，牙菌斑中细菌的调节使口腔处于一个动态平衡，从而避免了口腔疾病的发生。菌斑生物膜的成分和代谢变化影响着口腔系统的健康与疾病之间的关系。口腔菌斑产碱调节口腔微生态的酸碱度，对龋病的发生和发展起到非常重要的作用，频繁酸化的口腔生物膜使产酸和耐酸菌的出现，包括变形链球菌和乳酸杆菌等，这些产酸耐酸菌的出现，降解糖类、降低口腔pH，加速牙齿的脱矿，产生龋病。耐酸细菌比例的增加会导致不耐酸细菌的减少和龋病的发生。大量证据表明，通过调控菌斑微生物产碱调节口腔酸碱性对于控制龋病和牙周炎的发生、发展意义重大。牙周病是最常见的口腔微生态失衡引起的疾病，会引起牙周部位口腔微生物大量积累和频繁的短暂性菌血症发作，长期处于低度炎症的状态，而慢性牙周炎已确认是口腔癌前病变和口腔癌的一个危险因素。这可能是口腔微生态失衡引起口腔癌的致癌机制之一。

牙龈炎的发生与唾液中溶菌酶的水平升高相关，而唾液中存在的益生菌能通过降低口腔pH，防止牙菌斑和牙结石的形成，同时能抑制有害菌，从而防止牙周病的发生。

（3）烟酒作用微生物相关的致癌机制：口腔中的某些微生物可以产生乙醇脱氢酶（ADH）而将口腔中的乙醇转变为乙醛，乙醛具有较强的毒性、诱变性和致癌性，在不同类型的细胞实验和动物实验中被证实，从而解释了重度饮酒、吸烟与口腔癌的发生的流行病学证据。口腔中念珠菌和众多细菌可以将乙醇转化为乙醛，主要细菌有链球菌属和奈瑟菌属。在链球菌属中唾液链球菌、中间链球菌和轻型链球菌具有高的ADH活性，可以产生更多的乙醛。实验发现，传统观点认为是非致病菌的奈瑟菌属具有更高的ADH活性，它将乙醇转化为乙醛的能力是口腔其他菌属的100倍。而且研究证实纯乙醇没有直接的致癌作用，吸烟可以提高饮酒者口腔中乙醛的水平，表明了吸烟与喝酒在导致口腔癌发生中存在协同作用。

5.口腔微生态环境研究的新方法　传统的微生物多样性研究依赖于分离培养技术，通过对形态观察、生理生化特性及免疫血清分型对其进行鉴定。目前该方法已经非常成熟，但同时也存在较大的弊端。首先该方法费时费力，准确性较差；其次由于该方法只能对当前已知的可培养的部分微生物进行研究，因此口腔中有相当一部分菌种在目前的技术条件下是难以培养的，另外，该方法也不能准确反映口腔中微生物种类和数目的真实组成情况。分子生物学等相关技术的使用为微生物多样性研究提供了新的手段，不需要对细菌进行培养即可直接检测口腔中的微生物，能够较为真实地反映这些微生物的分布和组成情况。目前运用较多的手段是基于PCR扩增的指纹图谱技术、基于DNA文库的宏基因组技术及基于高通量高灵敏度化学分析的代谢组技术等，如利用变性梯度凝胶电泳（DGGE）对16S rRNA进行分析，可以反映出微生物菌种的种类和细菌的丰度。

在特定的口腔微生态环境中，微生物的组成和数量是不一致的，不仅微生物之间存在着广泛的相互作用，微环境对微生物也具有调节作用，微生物与微环境统一于动态平衡的口腔微生态系。如何利用微生态规律，重建一个以有益菌为主，不利于致病菌生长代谢和毒力表达的口腔微生态，是口腔微生态防治的最终目标。

大量的流行病学和病原学的研究都显示口腔微生物群落与口腔肿瘤的发生、发展有密切的关系，但也存在不一致结论。这种现象可能是和早期研究技术的限制有关，当时只能研究一些数量较少的已知的可培养的菌种，而后来的研究可以使用分子生物学的方法研究更多的类群，也可以对样本扩增后进行高通量测序分析。如果口腔微生态和口腔癌之间确实存在因果关系，那么最终目标应该是通过干扰微生物的潜在的致癌机制从而来预防癌症的发展。目前，已经有几种化合物用来预防口腔癌。然而它们发挥作用，主要是通过干扰细胞的致癌机制，而不是通过干扰口腔微生物。但是，许多化合物也具有抗菌活性，包括维A酸、抗氧化剂维生素E和A和类胡萝卜素。然而，它们对口腔癌发生的预防效果的证据目前还不充分，需要进一步的研究来支持。

口腔癌患者口腔微生态环境的变化引起了越来越多研究者的兴趣，因为它可能会成为一个新的诊断口腔癌的标志。口腔微生物群落不仅可参与口腔癌的发生、发展，还可改变局部微环境，促进特定种类细菌在肿瘤表面及内部的定植；肿瘤的有效治疗可通过纠正微生态环境促使微生物群落恢复到健康状态。微生态环境的失衡在癌症的病因和易感性的作用引起了越来越多研究者的兴趣，新的分子生物学技术用来检测口腔癌，表明基因表达在肿瘤组织和正常组织中的差异，比传统的基因图谱更好更精确地评估口腔癌的发病过程，特别是以高通量技术为基础的检测的发展，它具有全面审视整个微生物作为一个功能实体成为可能。

五、肠道微生态与口腔癌

人类肠道微生态是一个包含约10^{14}以上个微生物（约有500～1000种）的复杂生态系统，这些微生物在长期进化过程中形成与宿主相互依赖、相互制约的肠道微生态平衡。动物实验表明，免疫稳态的发育依赖于肠道菌群稳态的建立，免疫系统的完善几乎和肠道菌群建立的过程是同步的。肠道菌群在宿主的黏膜免疫系统中发挥着重要的作用。S-IgA是肠道黏膜固有层浆细胞分泌的免疫球蛋白，是肠道黏膜免疫的主要效应因子，能中和肠黏膜上皮内的病原体，维持肠道正常菌群平衡。而肠黏膜分泌S-IgA受肠道微生物的影响，肠道微生物可通过改变肠黏膜固有层浆细胞的数量影响S-IgA的分泌从而影响免疫作用。肠道微生物对免疫系统的影响并不仅仅局限在肠黏膜，对肠道外的免疫也有作用，目前已经明确肠道微生物可以调节全身免疫反应，阻止炎性疾病的发展。

口腔癌的发生与身体其他部位的恶性肿瘤的发生有许多类似性。恶变的上皮细胞在基因水平发生突变，从而使癌细胞获得无限增殖的能力和癌细胞某些表面抗原的表达异常，不易被人体免疫系统所识别，从而实现免疫逃避。在正常的人体，其细胞的增殖受基因的调控，有明确的自限性，细胞增殖到一定程度会自行停止。人体细胞的恶性转化受到免疫系统的严密监视。在早期，个别有恶性变倾向的细胞被免疫系统的效应细胞识别后，通过免疫途径（胞毒作用或凋亡）而被清除。在口腔癌的发生、发展中，一方面存在着癌细胞对人体的免疫逃避（immune escape），另一方面存在着人体免疫系统对癌细胞的免疫忽视（immune ignorance），二者的共存有着复杂的机制。

肠道菌群保持共生或拮抗的关系，在人体内构成微生态平衡，机体内外环境的变化可使肠道正常菌群的生理组合遭到破坏，产生病理性组合，称为肠道菌群失调，包括菌群失衡和易位。菌群失衡指肠道原籍菌发生改变，益生菌与致病菌比例明显改变。易位分为横向转移和纵向转移。横向转移是指细菌由原定位处向周围转移，如下消化道菌向上消化道、结肠菌向小肠转移；纵向转移是指细菌由原定位处向肠黏膜深层乃至全身转移。肠道微生态失衡后，宿主可能出现多种疾病，如肥胖、免疫性疾病、大肠肿瘤等。研究发现，与健康对照组相比较，结肠癌患者肠道微生态失衡，同时肠道微生态中梭菌门的具核梭杆菌（Fusobacterium nucleatum，F.nucleatum）数量明显增多；随后研究发现肠道微生态失衡后增多的具核梭杆菌，可能会通过消化道转移，增加口腔鳞状细胞癌发生的概率，进一步研究发现，具核梭杆菌可以通过Toll样受体促进口腔鳞状细胞癌的发生、发展。

肠道微生态异常可能与口腔疾病的发生有一定关联，如有研究表明肠道微生物群异常是炎性肠病（IBD）发病中的重要环节，而口腔是IBD患者肠外损害发生的靶器官之一，口腔发病常与肠道病情平行，但目前尚无肠道微生态与口腔癌发生的关联及相关机制的直接证据。

肠道微生态失衡可导致机体免疫功能下降，而机体免疫功能异常与口腔癌的发生相关，因此肠道微生态失衡可能通过降低机体的免疫功能，影响口腔病原微生物的清除，导致口腔菌群失调，进而影响口腔癌的发生。但关于肠道微生态影响口腔癌的发生及相关的机制还需要进行大量、全面的研究，从而探索出更明确的直接证据，为口腔癌的防治提供新的理论依据。

（宋春花）

第三节　甲状腺疾病与微生态

甲状腺疾病是常见的内分泌系统疾病，包括甲状腺功能亢进症（甲亢）、桥本甲状腺炎（Hashimoto thyroiditis，HT）、甲状腺功能减退症（甲减）及甲状腺癌等。近年来，随着诊断技术的快速发展，甲状腺疾病的检出率逐年升高，然而其发病机制尚未完全明确，可能与自身免疫异常有关。甲状腺是表浅的内分泌器官，是人体最大的内分泌腺，在组织胚胎学上由原始消化管的前肠部分分化而来，其分泌的甲状腺激素（thyroid stimulating hormone，TSH）对人体具有极其重要的作用，甲状腺激素分泌及代谢异常会导致多种甲状腺疾病的发生，影响人体健康。肠道微生物群被认为是重要的"内分泌器官"，具有将营养信息在肠道内转化为内分泌信号的作用，能够影响局部和远端器官的新陈代谢。有研究发现，肠道微生物群代谢产物可以对免疫细胞和细胞因子产生影响，从而调节甲状腺的免疫状态。因此，肠道微生物群在甲状腺疾病的发病及治疗中作为一个内环境的影响因子，有着不可小觑的作用。但由于肠道菌群数量十分庞大，相互作用关系相当复杂，目前关于甲状腺疾病与肠道微生物群之间潜在关系的研究报道较少。

一、肠道微生物在甲状腺疾病中的作用

（一）影响甲状腺激素

碘和硒在维持体内甲状腺平衡方面是不可缺少的，肠道微生物可能通过影响碘和硒的吸收、摄取、排泄，从而影响甲状腺激素的合成；另外，还可以通过调控肠道中的关键酶（脱碘酶和葡萄糖醛酸酶）和转运蛋白等干扰甲状腺素向三碘甲状腺原氨酸转换。三碘甲状腺原氨酸最重要的代谢途径是脱碘同工酶途径，在所有外周组织中不对称分布的脱碘酶可保证外周甲状腺稳态，而肠道可以作为三碘甲状腺原氨酸的第二个储存库，对三碘甲状腺原氨酸的代谢以及参与甲状腺体内平衡的微量营养素至关重要。有学者发现，肠道细菌脂多糖可影响2型三碘甲状腺原氨酸脱碘酶（将甲状腺素转化为生物活性三碘甲状腺原氨酸的主要中枢神经系统酶），使甲状腺素脱碘，从而影响甲状腺素和促甲状腺激素的血清水平。当肠道微生态平衡失调时，肠道屏障结构及功能的完整性受到破坏，体内甲状腺激素的利用度下降、相关微量元素吸收减少、肠道酶的活性受到抑制，甲状腺素、三碘甲状腺原氨酸等相关激素在体内的稳态及作用受到影响，体内产生

病理变化。

（二）调节免疫反应

调节性 T 细胞（regulatory T cell，Treg 细胞）和辅助性 T 细胞（helper T cell，Th 细胞）（特别是 Th17 细胞）以及 B 淋巴细胞在自身免疫性甲状腺疾病的发病机制中具有重要的作用。在稳定状态下，树突状细胞通过促进 CD4$^+$ T 细胞向 Treg 细胞的分化来调节肠道免疫耐受，Th 细胞一旦被激活，可释放 Th1 亚群、Th2 亚群和 Th17；Treg 细胞、Th2 亚群的作用是通过分泌抗炎细胞因子抑制 Th 细胞的活化和增殖，从而控制免疫反应，而 Th17 细胞、Th1 亚群的主要作用是加强其他促炎细胞因子和趋化因子的释放，有助于诱导炎症的发生。在肠道中，Treg 细胞和 Th17 细胞的失调、Th1/Th2 细胞的平衡均与甲状腺自身免疫性疾病的发生密切相关，肠道微生物具有调控 Th17 细胞和 Treg 细胞的功能，也可维持 Th1/Th2 细胞的平衡。肠道微生物参与甲状腺自身免疫的机制可能是：通过翻译后修饰蛋白干扰机体的免疫调节，破坏抗原的耐受性，从而诱导自身免疫应答；肠道中的细菌可通过调节脂多糖诱导的 Toll 样受体激活，影响抗甲状腺球蛋白抗体的产生，降低自身的免疫反应；通过调节视黄酸诱导 Th1 至 Th2 的转换，抑制 Th17 分化；通过破坏肠道紧密连接的完整性，导致肠道屏障破坏而致自身免疫性疾病的发生。

二、肠道微生态与甲状腺疾病的关系

（一）肠道微生态与甲状腺功能亢进

甲状腺功能亢进（甲亢）是一种自身免疫性疾病，是人体内 TSH 受体的自身抗体激活 TSH 受体，诱导甲状腺合成和分泌甲状腺激素过多，造成机体代谢亢进和交感神经兴奋的一组高代谢症候群。甲亢的病因包括弥漫性毒性甲状腺肿、炎性甲亢、绒毛膜促性腺激素相关性甲亢（妊娠呕吐性暂时性甲亢）和垂体 TSH 瘤甲亢等。

Yang 等分别对 15 例格雷夫斯病（Graves disease，GD）患者和健康人粪便中的肠道菌群结构和组成进行差异分析，结果发现，健康组的菌群丰度显著高于 GD 组，并发现厚壁菌门的比例相对降低、拟杆菌的比例相对升高；在属的水平上，GD 组的 Oribacterium、Mogibacterium、Lactobacillus 和 Aggregatibacter 的丰度显著高于健康组。乳酸杆菌是肠道的优势菌，其通过分泌白细胞介素（interleukin，IL）-17 和 IL-22 帮助保护 Th17 细胞，并通过抑制吲哚胺 2,3- 双加氧酶 1 活性调节 Th17 轴，从而避免炎症反应的发生，维持肠黏膜的屏障功能；而研究中还发现 GD 组中乳酸杆菌的丰度较高，表明 GD 的发病可能与乳酸杆菌的增加有关。而 Zhou 等研究显示，甲亢患者肠道微生物中双歧杆菌和乳酸杆菌的比例减少，肠球菌的比例增加，Yang 等的研究与此相矛盾，可能受到患者病情严重程度及区域差异等因素的影响。

小肠结肠炎耶尔森氏菌（Yersiniaent erocolitica，YE）是一种革兰氏阴性球杆菌，与自身免疫性甲状腺疾病（autoimmunme thyroid disease，AITD）的发生有关。YE 具有特异性 TSH 结合位点，且 YE 与人甲状腺细胞膜上的 TSH 受体发生交叉反应，进而诱导交叉反应性 TSH 受体抗体和交叉反应性 T 细胞导致 AITD。Köhling 等观察发现，部分 GD 患者体内存在针对 YE 的抗体，但这种反应因人而异。Brix 等发现，在 GD 患者中，YE的毒力相关外膜蛋白（Yersinia outer membrane proteins，YOP）免疫球蛋白（immunoglobulin，Ig）G抗体和IgA抗体阳性者的患病率分别为51%和49%，而对照组的患病率分别为35%和34%，GD患者YOP IgA和YOP IgG阳性者的患病率显著高于对照组，表明YE感染会显著增加GD的患病率。Strieder等选取803例AITD患者的健康女性亲属，通过特定测定法测量YOP的IgG和IgA抗体，结果发现，患者的健康女性亲属中YOP抗体增加，但与甲状腺过氧化物酶抗体无关，表明AITD亲属中YE的持续感染率较高。有研究表明，GD患者中YE抗体阳性率和促甲状腺素受体抗体水平均较对照组显著升高，表明YE感染可能在GD的病因学中起作用。然而，有报道与上述结果相反，Hansen等收集了468对丹麦双胞胎，对甲状腺抗体阳性双胞胎与甲状腺抗体阴性双胞胎进行比较，结果发现，在不一致的双胞胎对中，YE感染不会增加甲状腺抗体的风险。Effraimidis等通过收集790例AITD患者的一级或二级亲属中甲状腺功能正常的女性进行前瞻性研究，也得出同样的结论，认为YE感染不是导致AITD发病的原因。

幽门螺杆菌（helicobacter pylori，Hp）是一种革兰氏阴性杆菌，主要分布于胃及十二指肠，与甲亢、甲状腺功能减退（甲减）、消化性溃疡、胃癌等疾病的发生密切相关。Shi等发现，Hp感染与AITD的发生有关，这种相关性对GD具有重要的影响，而与HT的发生无关，表明Hp感染可能在GD的发生、发展中起到一定的作用。研究发现，Hp根除12个月后，粪便微生物组中拟杆菌的相对丰度随着厚壁菌门的相对增加而下降15%，放线菌、Proteobacteria的相对丰度下降，但在根除12个月和18个月后，可增加到类似于或高于基线水平，这些微生物的改变可能对甲亢的发生有一定的影响。国内有文献报道，通过对甲亢患者进行^{14}C-尿素呼气试验检测，发现甲亢症组Hp阳性感染率较高，且甲亢患者Hp阳性感染率与TSH的浓度成反比，三碘甲状腺原氨酸与甲状腺素浓度成正比，提示甲亢与Hp关系密切。

Shor等发现，在胃肠相关自身抗体中GD患者抗酿酒酵母抗体滴度显著升高，此抗体对克罗恩病具有敏感性和高度特异性，故GD患者克罗恩病的患病率显著增加。Covelli和Ludgate研究GD患者的粪便发现粪便中酵母含量增加，GD的发生可以破坏肠道微生物之间的平衡，并且肠道微生物通过调节Treg/Th17细胞的比例影响免疫调节系统，导致GD的发生。

（二）肠道微生态与HT

HT是一种以自身甲状腺组织为抗原的慢性自身免疫性疾病，为临床中最常见的甲状腺炎症。研究表明，女性更易患HT，可能与性激素对肠道微生物组成和免疫反应的影响有关，雌二醇和睾酮可直接影响或通过调节肠道黏膜免疫环境间接影响肠道微生物的组成；在女性中，β-雌二醇可促进树突状细胞分化成IL-12，产生干扰素γ，激活促炎细胞因子IL-6和IL-8的通路，而T细胞可极化为促炎细胞因子Th1和Th17，通过降低肠道通透性增加促炎反应；在男性中，睾酮可通过抑制T细胞增殖来降低免疫应答和维持免疫系统平衡。

HT与肠道微生态的关系相继被报道，结果表明肠道微生物的变化与HT的发生关系密切。有研究指出，HT的发病基础可能为肠道内的微生态失衡导致对自身抗原的耐受性丧失及肠道内膜的通透性增加和上皮内淋巴细胞浸润。Zhao等发现，HT患者和健康人群的肠道微生物群中存在不同水平的细菌丰度，HT患者的粪便微生物中在属的水平上Blautia、Roseburia、Ruminococcus torques group、Romboutsia、Dorea、Fusicatenibacter和Eubacteriumh allii的丰度均增加，而Fecalibacterium、Bacteroides、Prevotella和Lachnoclostridium的丰度均降低，表明微生物的组成对HT的发生及临床施治具有重大意义。Ishaq等观察发现，在属的水平上，Prevotella和Dialister丰度下降，埃希菌-志贺菌和Parasutterella丰度升高，而在种水平上，HT患者大肠埃希菌的丰度显著增加。另有研究发现，从常规饲养的大鼠向特定无病原体大鼠转移微生物群，可能通过与甲状腺组织的抗原交叉反应性，使特定无病原体大鼠自身免疫性甲状腺炎的易感性增加，进一步表明肠道微生物对HT发病有显著影响。基于肠道微生物对HT的影响，有学者提出，将粪便微生物群移植作为微生物群靶向疗法，可能有利于HT的防治。另有研究发现，肠道中的某些益生菌对HT的发生也有影响，例如，双歧杆菌属和乳酸杆菌属特定菌株的某些成分与甲状腺过氧化物酶和甲状腺球蛋白存在共享氨基酸序列，在体外和计算机模拟研究中可以选择性将人体抗体甲状腺过氧化物酶和甲状腺球蛋白抗体相结合，可能导致HT的发生。与之相反，一项小鼠研究表明，免疫刺激性益生菌鼠李糖乳杆菌和乳双歧杆菌不会诱导自身免疫性甲状腺炎的发生，但能够加强HT小鼠模型中脾细胞干扰素γ的生成。有研究提出，通过口服益生菌可增强派尔集合淋巴结和脾脏中IL-10的产生，降低自身免疫性疾病的易感性，表明在益生菌治疗HT方面值得进一步研究。

（三）肠道微生态与甲状腺功能减退

甲状腺功能减退（甲减）是由于甲状腺激素合成及分泌减少或其生理效应不足所致的机体代谢降低的一种疾病。按病因可分为原发性甲减、继发性甲减和周围性甲减三类，临床以原发性甲减多见。Brechmann等通过回顾性研究小肠细菌过度生长的患者发现，甲减患者与替代甲状腺素治疗的患者相比表现出更高的小肠细菌过度生长风险，表明甲状腺激素的代谢对于肠道中菌群的生长繁殖具有潜在的影响，推测可能与甲减导致的肠道蠕动减慢有关，且甲状腺素替代治疗对甲减患者引起的肠道菌群的改变不能逆转。有研究发现，Hp感染可能会引起甲减，可能与患者自身免疫功能降低、Hp感染后与甲状腺滤泡发生交叉反应等有关。Yap等对甲减症采用[14]C-尿素呼气试验检测，结果发现，甲减组Hp阳性感染率为81%且甲减患者Hp阳性感染率与TSH浓度成正比，与三碘甲状腺原氨酸和甲状腺素水平成反比。吴标良等通过临床研究发现，糖尿病合并甲减患者Hp的感染率较单纯糖尿病患者及健康者高。邓晓峰和何存兰发现，原发性甲减合并脑梗死患者的Hp阳性率显著升高。

三、小结

肠道微生态与甲亢、甲减和HT的发生、发展密不可分，但与甲状腺癌的发生少见报道。有研究显示，肠道微生物可能通过调节免疫、神经内分泌和短链脂肪酸等诱导miRNA途径导致恶性肿瘤的发生，例如，肝癌、乳腺癌、结肠癌等均可能与肠道微生物群相关。也有研究发现，肠道微生物对碘的代谢和TSH的分泌有显著的影响，而TSH升高和碘的摄入量均是甲状腺癌发生的危险因素，由此推测，甲状腺癌的发生可能与肠道微生物之间存在某种联系，其内在机制还有待进一步探索与研究。目前初步了解了肠道微生物对甲状腺疾病的影响，但随着宏基因组技术以及高通量测序技术等的发展，两者之间的关系有望得到新的突破，并对甲状腺疾病的预防、早期诊断和治疗发挥重要作用。

（饶本强　孙喜波　曲晋秀）

参 考 文 献

1. 陆德源. 医学微生物学. 第4版. 北京：人民卫生出版社，2002.

2. 邱蔚六. 颌面外科理论与实践. 北京：人民卫生出版社，2002.

3. 陈谦明，李秉琦. 咽部黏膜病学. 北京：人民卫生出版社，2003.

4. 曾益新. 肿瘤学. 北京：人民卫生出版社，2003.

5. 汤钊猷. 现代肿瘤学. 第3版. 上海：复旦大学出版社，2011.

6. 傅锦业，高静，郑家伟，等. 口腔癌相关危险因素的流行病学调查分析. 中国口腔颌面外科杂志，2011（04）：316-322.

7. 李博磊，李龙江，周学东，等. 口腔微生物与口腔癌. 口腔医学研究，2015（06）：558-563.

8. 李燕，何金枝，肖丽英，等. 口腔微生物组与疾病. 国际口腔医学杂志，2014（01）：118-122.

9. Pride D T，Salzman J，Haynes M，et al. Evidence of a robust resident bacteriophage population revealed through analysis of the human salivary virome. ISME J，2012，6（5）：915-926.

10. Isayeva T，Li Y，Maswahu D，et al. Human papillomavirus in non-oropharyngeal head and neck cancers：a systematic literature review. Head Neck Pathol，2012，6（Suppl 1）：S104-S120.

11. Dong Y H，Fu D G. Autoimmune thyroid disease：mechanism，genetics and current knowledge. Eur Rev Med Pharmacol Sci，2014，18（23）：3611-3618.

12. Rydzewska M，Jaromin M，Pasierowska I E，et al. Role of the T and B lymphocytes in pathogenesis of autoimmune thyroid diseases. Thyroid Res，2018，11：2.

13. Shi N，Li N，Duan X，et al. Interaction between the gut microbiome and mucosal immune system. Mil Med Res，2017，4：14.

14. Burcelin R，Serino M，Chabo C，et al. Gut microbiota and diabetes：from pathogenesis to therapeutic perspective. Acta Diabetol，2011，48（4）：257-273.

15. Kohling H L，Plummer S F，Marchesi J R，et al. The microbiota and autoimmunity：Their role in thyroid autoimmune diseases. Clin Immunol，2017，183：63-74.

16. Lerner A，Jeremias P，Matthias T. Gut-thyroid axis and celiac disease. Endocr Connect，2017，6（4）：R52-R58.

17. Lerner A，Aminov R，Matthias T. Transglutaminases in dysbiosis as potential environmental drivers of autoimmunity. Front Microbiol，2017，8：66.

第十二章

乳腺癌与微生态

　　乳腺癌是女性中发病率最高的恶性肿瘤，严重威胁女性的健康。现有的研究证据表明，与正常女性相比，乳腺癌患者的肠道菌群构成具有显著性差异。目前关于肠道菌群与乳腺癌相互作用机制的研究报道主要集中在两方面：一是肠道菌群通过影响雌激素代谢而影响乳腺癌的发生和进展；二是肠道菌群可以通过影响免疫系统的调节对乳腺癌的发生以及治疗产生影响。但是，具体是哪种（或哪群）细菌促进乳腺癌的发生、发展以及其作用机制，都还需要深入进行研究。此外，由于目前关于微生物与乳腺癌的临床研究多为小样本研究，因此其研究结论的准确性还有待考究。未来需要更多的多中心、大样本的临床研究以获得更为准确的结论，同时需要更深入的基础研究挖掘肠道菌群与乳腺癌之间相互作用的机制，以期为乳腺癌的防治寻找到新的切入点。

　　目前针对乳腺癌与肠道菌群之间关系的研究相对较少，但一些关键性研究仍值得关注。早在1990年，Minelli等将粪便样本提取液进行孵育，光学显微镜下观察计数发现，绝经前乳腺癌患者的肠道菌群与正常女性相比具有显著性差异，主要表现在大肠埃希菌、需氧链球菌、乳酸杆菌及非发酵菌的数目增多。随着基因测序技术的发展，对肠道菌群的研究也进入了一个新的阶段。Goedert等利用16S rRNA测序技术，对48例绝经后乳腺癌患者及48例正常女性进行肠道菌群差异性研究结果显示，与正常女性相比，绝经后乳腺癌患者不仅肠道菌群的α多样性降低，而且其β多样性也发生了显著的改变；与正常女性相比，绝经后乳腺癌患者胃肠道中的梭菌科、普拉梭菌科、疣微菌科细菌数量明显增加，而毛螺菌科、Dorea属的细菌数明显减少。该研究结果提示，肠道微生物菌群可能是通过雌激素依赖的信号通路影响乳腺癌发病。基于Goedert团队建立的生物数据库，Miko团队则发现Ⅰ期和Ⅱ期乳腺癌患者肠道菌群种类显著下降。Banerjee团队研究发现每种乳腺癌类型患者都有独特的肠道微生物寄生特征，如三阴乳腺癌和三阳乳腺癌患者，而雌激素受体（ER阳性和人类表皮生长因子受体2（Her-2）阳性患者具有相似的肠道微生物模式。根据上述研究可得，乳腺癌患者较于正常健康者肠道菌群种类及多样性改变，且不同分期及不同类型的乳腺癌具有各自独特的肠道菌群特征。文献研究表明，肠道微生物与乳腺癌的相关性涉及诸多作用机制。Luu等选取了31例早期乳腺癌患者的粪便样本，利用16S rRNA基因测序技术对其菌群的组成进行检测，结果显示肿瘤的组织学分级越高，其胃肠道中布劳特菌数目越多。此外，该研究还观察到胃肠道中普拉梭菌、厚壁菌、布劳特菌数目在不同体质量指数的早期乳腺癌患者中有显著差异。

　　肠道病原菌肝螺杆菌（Helicobacter hepaticus）能够促进Rag2基因敲除小鼠乳腺癌的发生、发展，并诱导肠腺瘤的发生，这提示肠道细菌感染可增加远端器官的肿瘤发生风险。与肠道菌群密切相关的胆汁酸也可能在乳腺癌的病理进程中发挥作用。研究证实，胆汁酸受体法尼醇X受体（FXR）在乳腺癌微环境中高表达，二氯乙酸盐（DCA）可以显著促进乳腺癌细胞的生长和转移。此外，金雀异黄素（一种异黄酮化合物）可通过调控人源化小鼠肠道菌群的组成，延缓乳腺癌的发病，抑制肿瘤生长。

一、乳腺癌与肠道屏障

肠道菌群参与形成一种由物理、生物、免疫与化学多种功能共同构成的屏障（图12-1），参与食物消化、免疫激活等过程，作为内在化的环境因素，与包括乳腺癌在内的人类多种疾病相关。

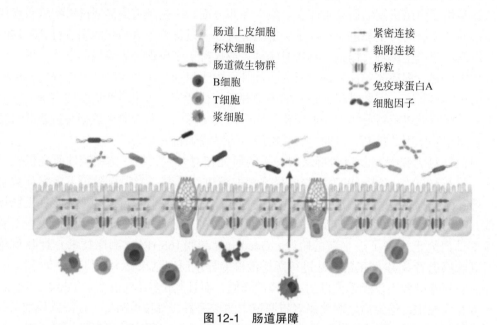

图例：
- 肠道上皮细胞
- 杯状细胞
- 肠道微生物群
- B细胞
- T细胞
- 浆细胞
- 紧密连接
- 黏附连接
- 桥粒
- 免疫球蛋白A
- 细胞因子

图 12-1 肠道屏障

肠道黏膜细胞间连接通过连接复合物调节，其中紧密连接（TJs）、黏附连接（AJs）和桥粒三个复合物最为重要。肠道微生物寄居于肠腔或定植于肠黏膜表面构成生物屏障，形成一个相互依赖、相互作用的微生态系统。屏障完整性的破坏通常发生在各种各样的病理过程中，这可能导致菌群失调和致病菌易位，并增加肠道的通透性，促进细胞中的代谢产物、微生物及其代谢产物通过受损的肠黏膜进入血液。Russo等通过临床试验发现乳腺癌可引起肠道通透性的改变。Xue等则通过动物实验证明乳腺癌可减少TJs蛋白的表达，促进细胞代谢产物D-乳酸和细胞内酶二胺氧化酶进入血液，并降低拟杆菌门与厚壁菌门的比值，改变肠道菌群的组成。

作为腔内内容物和潜在的免疫系统之间的屏障，肠道免疫屏障主要由肠道相关淋巴组织及细胞因子等构成，相互调节，维持免疫平衡。共生的肠道微生物群、黏膜免疫球蛋白分子（IgA）、存在于内在固有层的先天和适应性免疫细胞等多个因素均有助于增强肠道屏障的功能。Chung H等实验证明肠道微生物通过刺激肠道次生淋巴器官集合淋巴结和肠系膜淋巴结中T细胞的活化与增殖影响肠道免疫屏障功能。Goedert等通过病例对照研究发现，乳腺癌病例可显著降低肠道菌群α的多样性并调节IgA阳性及阴性菌群的组成，证明乳腺癌可导致肠道微生物在免疫识别菌群组成上形成差异。

肠道屏障具有高度动态性和对内、外源性刺激的反应性，菌群失调引起的持续性炎症反应可导致肠道的通透性增加，破坏其完整性，且影响后续的药物治疗。因此，肠道稳态与肠道屏障的构建和肠道屏障受损后肠道菌群易位密切相关，多微生物与宿主和平共生取决于肠道屏障的完整性。

二、肠道菌群与免疫调节

肠道是人体最大的免疫器官，有近50%的免疫细胞附着，产生了人体约80%的抗体。肠道的环形皱襞和绒毛等特殊结构赋予了肠道巨大的表面积，肠道中的微生物在肠道表面定植，并与宿主的免疫系统相互作用，促进免疫系统的发育和调节免疫系统的功能。肠道菌群对免疫系统的影响主要表现在诱导调节性T细胞增殖分化、诱导IgA蛋白的表达、影响免疫抗菌肽的表达方面。Rutkowski等发现，乳腺癌患者中存在着肠道微生物、IL-6以及中性粒细胞之间的相互作用。Lakritz等进一步研究发现，在无明显炎性疾病的情况下，肠道中的微生物菌群能够使机体免疫系统处于亚临床状态，这种变化对乳腺上皮细胞癌前病变的进展产生了重要影响。此外，Erdman等还提出了一个肠道菌群诱导肠外组织癌变的模型，并认为当机体受到病原菌严重感染时，其肠上皮细胞屏障受累而发生通透性的改变，使得具有致病性的肠道细菌穿过屏障进入机体，激活免疫系统，导致败血症、系统炎症指数升高以及远端组织器官的癌变；同时机体也可以产生有效的调节性T细胞（Treg）应答，帮助修复肠上皮细胞屏障的损伤。

乳腺癌的发生与慢性、持续性失调的炎症密切相关。肠道微生物可促进中性粒细胞产生、诱导调节性T细胞增殖分化等，通过减少促炎因子的分泌和炎症细胞的产生，下调全身炎症指数，促进和校准免疫系统的各个方面，抑制乳腺早期癌变过程。一方面，免疫系统的成熟可维持与高度多样化的微生物群落共生，另一方面，微生物可诱导慢性炎症、激发不受控制的先天和适应性免疫反应而促进乳腺癌的发生、复发及转移。

中性粒细胞作为先天免疫的重要组成部分，被证明与乳腺癌的病情进展相关。在Ⅰ、Ⅱ、Ⅲ期乳腺癌的研究中，中性粒细胞与淋巴细胞比例超过2.5的患者10年复发风险是小于2.5的患者的4倍，且中性粒细胞可受肠道微生物的调节。Clarke等发现肠道微生物缺失可影响血清和骨髓中中性粒细胞的功能。Lakritz等用具有乳腺癌易感性的靶向致病性肠道微生物感染小鼠，发现病变以中性粒细胞广泛浸润为特征显著影响乳腺等远端组织的癌变进展，提示针对肠道微生物产生的中性粒细胞相关免疫应答可影响乳腺癌的病情进展。

免疫编辑和免疫逃避是乳腺癌发生、发展的重要机制之一，包括CD8$^+$T细胞耗竭和Treg细胞功能增强。Erdman等提出一种致病肠道菌群诱导肠外组织癌变模型，认为致病性感染过程中受损的肠道上皮细胞可导致肠道微生物易位，诱导乳腺等远端组织癌变，而Treg细胞有助于恢复肠道上皮的稳态。但也有大量实验发现，Treg细胞在乳腺癌患者外周血和肿瘤组织中呈高表达状态，且可能通过抑制T细胞对外来和自身抗原的免疫应答促进乳腺癌的发展。此外，T细胞可产生多种细胞因子，如IL-4、IL-10、转移因子等，这些因子在体内可促进免疫活性细胞的增殖，强化机体的免疫应答和炎症反应。R utkowski等证实乳腺癌患者中存在着肠道微生物、IL-6及T细胞之间的相互作用，

Toll样受体5（TLR5）依赖的共生肠道微生物可促进IL-6的分泌，导致γδT细胞抑制抗肿瘤免疫，促进肿瘤恶性发展。朱佳等发现绝经后乳腺癌患者和绝经后健康对照者肠道差异细菌假单胞菌与Th/Ts呈正相关，且埃希菌属的丰度增加了4倍。肠道内埃希菌属的黏附侵袭可以引起体内TNF-α、IL-6、IL-8炎症因子的增加，这些炎症因子在乳腺癌发生、发展中发挥重要作用。

近年来，以程序性细胞死亡蛋白-1（PD-1）/程序性细胞死亡蛋白配体-1（PD-L1）为代表的免疫疗法对肿瘤的治疗产生了巨大影响。目前，针对PD-1/PD-L1的抑制剂在非小细胞肺癌、膀胱癌、黑色素瘤等恶性肿瘤的治疗中虽取得了较好的疗效，但也仅有约25%的患者能够从治疗中获益。随着对肿瘤免疫治疗认识的加深，肠道菌群与PD-1/PD-L1等检查点抑制剂疗效的研究备受关注。Routy等发现，肠道菌群的组成异常可能是造成对免疫检查点抑制剂耐药的主要原因。该研究将对PD-1检查点抑制剂敏感的乳腺癌患者的粪便移植到小鼠肠道内，小鼠表现出较好的疗效。进一步通过对249个肺癌、肾癌、膀胱癌粪便样本的微生物环境基因组学检测发现，对PD-1检查点抑制剂反应性较好的患者，其粪便中含有较多的嗜黏蛋白-艾克曼菌，而治疗反应较差患者的粪便中该菌含量较少。同时，该研究还发现嗜黏蛋白-艾克曼菌能够释放特异性免疫信号分子IL-12以促进T细胞凝集。虽然上述研究并非针对乳腺癌，但这些结果显示检查点抑制剂在乳腺癌治疗方面可能也有着重要的作用。目前正在进行的KEYNOTE-012研究是一项多中心非随机Ⅰ期临床试验，现有数据表明，PD-1抑制剂（keytruda）对三阴性乳腺癌的疗效明显，总缓解率约为18.5%。虽然目前关于PD-1抑制剂治疗乳腺癌的研究尚在进行中，但为了探究针对PD-1免疫治疗的影响因素，肠道菌群可能是一个重要突破点。随着对肿瘤免疫治疗认识的加深，靶向细胞毒性T淋巴细胞相关抗原-4（CTLA-4）、PD-1及其配体-1（PD-L1）等检查点抑制剂与肠道微生物的研究备受关注。关于PD-1抑制剂治疗乳腺癌的研究尚在进行中，目前正在进行的KEYNOTE-012研究是一项多中心、非随机Ⅰ期临床试验，现有数据表明，PD-1抑制剂派姆单抗对三阴性乳腺癌的疗效明显，总缓解率约为20%，阿特珠单抗的应答率达到19%。PD-1/PD-L1治疗与乳腺癌及肠道微生物之间的关系尚未有文献报道。

肠道微生物是一种重要的抗原，可刺激肠道黏膜相关淋巴组织的发育成熟，肠道微生物及其代谢物质可以调节其免疫反应，参与肠道局部甚至全身的免疫调节。而这些淋巴组织在进化过程中扮演着一种复杂的平衡角色，既可体现保护性免疫反应作用，又可发挥抑制性免疫作用。

三、肠道菌群与脂质代谢

脂肪细胞分泌的信号分子和代谢产物，尤其是处于肥胖状态的组织和脂肪细胞，被认为是乳腺癌发展的重要因素，直接或间接刺激肿瘤的抗凋亡作用、细胞生长、血管生成和迁移等过程。乳腺癌细胞通过糖酵解和线粒体氧化为自身提供能量，除此之外，其他代谢途径在乳腺癌中也发生上调，如脂肪酸代谢、胆固醇代谢等。肠道菌群是内环境因素的组成之一，主要通过产生代谢物进入生理或病理循环并到达靶细胞发挥调节寄主的功能。脂质代谢紊乱可影响双歧杆菌、拟杆菌、肠杆菌等菌群的构成比，同时肠道菌群失调可加重脂质代谢功能失调。

脂类以三酰甘油的形式储存，肠道菌群可以调控诱导脂肪细胞因子，影响三酰甘油代谢相关因子和酶类的活性。脂类分解启动脂肪细胞释放大量的游离脂肪酸（FFAs），破坏整个机体的脂质平衡。高水平的FFAs通过传递生成促肿瘤信号来促进乳腺癌进展。肠道细菌分解发酵饮食中不可消化的糖类、纤维形成各种发酵酸，主要是丁酸盐、丙酸盐等短链脂肪酸（SCFAs），相较于中长链脂肪酸在体内更容易被氧化，参与机体免疫、黏膜屏障完整性等多个过程。Kirkup等通过实验发现服用抗生素后小鼠粪便中微生物来源的短链脂肪酸丁酸盐减少，可能有助于加速肿瘤的生长；并通过临床试验发现乳腺癌患者常规使用抗生素头孢氨苄后肿瘤的生长也受到了显著影响，产生丁酸盐的Odoribacter和Anaeotruncus菌属生物量显著减少，强调了肠道菌群在乳腺癌脂肪酸代谢过程中的重要作用。

胆固醇代谢的变化也可视为乳腺癌的危险因素之一。胆固醇代谢产物27-羟基胆固醇作为一种选择性雌激素受体调节剂，可以激活内质网促进乳腺癌细胞的增殖。Li团队通过Meta分析得出食入过多的胆固醇可增加乳腺癌风险，Pelton K团队通过动物实验证明血浆中胆固醇增多可引起小鼠乳腺癌生长，提示了高胆固醇血症可促进肿瘤生长。肠道菌群是体内胆固醇平衡调节的重要组成部分，钟春燕等实验证明无菌小鼠肠道中胆固醇吸收率下降，并伴有宿主脂质代谢基因的改变。但是，目前肠道菌群相关的胆固醇代谢多用于心血管、肝胆疾病的研究，与乳腺癌发病风险的相关性有待后续研究探讨。因此，脂质作为活化脂肪酸氧化和构建致癌脂质信号分子的底物，可通过肠道菌群介导参与乳腺癌的生长和进展，而乳腺癌细胞可通过直接或间接与脂肪细胞相互作用或调控脂肪代谢物而进一步增殖分化、转移种植。

四、肠道菌群与雌激素代谢

临床研究显示，乳腺癌患者肠道菌群的组成与正常人群相比具有显著性差异，肠道菌群中的葡萄糖醛酸糖苷酶能够促进雌激素再吸收，而雌激素水平又与乳腺癌的发生密切相关，因此肠道菌群可能是通过与人体内雌激素相互作用进而影响了乳腺癌的发生和发展。研究显示，雌激素能够促进乳腺正常上皮细胞和癌细胞增殖。人体内的雌激素主要来自卵巢、肾上腺及脂肪组织，随后以游离态或者结合态的形式进入血液循环，直到第一次在肝脏中被代谢。在肝脏中，雌激素与其代谢产物结合形成结合雌激素，随后被代谢转化为水溶性分子，随着尿液和粪便排出体外。研究显示，随胆汁进入肠道中的结合雌激素在β-葡萄糖醛酸糖苷酶的作用下解离，解离出的雌激素随后被重新吸收，再次进入血液循环，最终随着血液循环到达包括乳腺在内的组织器官。乳腺组织中的雌激素可以作为信号分子通过"经典配基依赖型通路"及"非配基依赖型通路"调节乳腺癌的发生和进展。如雌激素可以通过"经典配基依赖型通路"下调miR-140的表达而干预胚胎干细胞关键蛋白的表达，导致乳腺癌干细胞启动，诱发乳腺组织癌变。Plottel等研究发现，肠道菌群中多种细菌与雌激素代谢相关，细菌中能够代谢雌激素的所有基因统称为estrobolome基因。拥有estrobolome基因的细菌酶活性较高，通过加快肠道中雌激素的早期解离和羟基化，使得肠肝循环中的游离态雌激素明显升高，进而形成一种内源性激素环境。这种内源性激素环境通过直接或者间接作用，使得包括乳腺癌和子宫内膜癌在内的激素依赖性肿瘤发病风险显著增加。肠道菌群改变了人体的内源性激素环境，但同时肠道菌群又因外界环境、宿主行为特征（饮食、饮酒、抗生素使用和年龄等）的变化而改变。

五、饮食与肠道菌群对乳腺癌的影响

饮食不仅可以影响肠道中的微生物菌群，还可以影响身体的其他部位。美国最新研究表明，饮食会影响雌性哺乳动物乳腺中微生物种群的组成，并对乳腺癌的生成产生影响。研究人员指定40只雌性成年猴子服用地中海式或西式饮食31个月。在这段时间之后，采用地中海式饮食的猴子，其乳房组织中的乳酸杆菌水平是摄入西式饮食的猴子的10倍。乳酸杆菌通常用于益生菌，并且已被证明可以减少乳腺癌动物的肿瘤生长。地中海式饮食还增加了胆汁酸代谢物和细菌处理的生物活性化合物的水平，这可能降低乳腺癌的风险。研究人员表示，这些研究结果揭示了饮食对肠道内微生物组的直接影响，并对"乳腺健康"产生影响。然而，需要进一步的工作来确定细菌及其代谢副产物对乳腺癌风险的影响。下一步，Cook实验室计划研究将增加乳酸杆菌水平对乳腺组织产生的生理影响。他们还将评估口服干预措施（如鱼油或益生菌补充剂）是否会影响乳腺和乳腺肿瘤中的微生物群体。

六、展望

乳腺癌是免疫监视失败后的产物，往往与遗传变异、免疫反应、炎症介导、代谢紊乱等多个因素有关。目前乳腺癌的病因机制尚未完全揭示，肠道微生物的改变可在多个层面上与乳腺癌相关，包括肠道黏膜屏障、炎症反应和免疫应答、脂质代谢等，抑制和促进作用共存，具体作用取决于肠道微生物的组成、丰度及多样性。肠道屏障功能失衡是乳腺癌可能的发病机制之一，此理论推动了肠道屏障修复疗法的发展。以靶向修复肠道上皮屏障为治疗目标，通过肠系干细胞的分离、扩增和移植促进上皮细胞的修复。许多通道上的肠系基因表达还没有详细的表征，为肠系干细胞的移植提供了可能，例如 Lgr5+肠系干细胞扩展和移植后可表现出癌细胞增殖的特性。基于肠道菌群，作用于肠系干细胞、连接蛋白、黏膜分泌免疫蛋白等多个靶点，是否可减缓癌症进程仍需要大量实验以证明其在乳腺癌中的疗效。

免疫治疗作为乳腺癌研究的热点，是除手术、放化疗、内分泌治疗和靶向治疗之外一种能潜在提高乳腺癌患者预后的治疗方案。PD-1/PD-L1通路在维持外周T淋巴细胞耐受和调节炎症方面发挥着微妙的作用，主要在三阴性乳腺癌中显示潜在的反应。Wang等将健康者的粪便菌群移植到PD-1治疗后患有重度结肠炎的癌症患者体内，患者腹泻等症状改善；课题组通过收集肠道微生物移植前后患者的粪便样本，发现移植后肠道菌群的保护性微生物得到恢复。此研究提示肠道菌群可作为一个突破点，引发缓解乳腺癌并发症和治疗副作用的新思路。

脂肪细胞作为乳腺肿瘤基质的重要组成部分及人体能量代谢和脂质相关致癌信号分子的底物，与乳腺癌细胞之间存在着直接及间接的相互作用，累及肿瘤起始、增殖、存活、侵袭和转移整个癌症过程，多样化的脂质代谢重塑、致癌信号因子分泌也参与其中。脂肪细胞参与各种乳腺癌治疗的抵抗机制，成为可能的治疗障碍。肠道菌群作为脂质代谢的重要参与者，肠道菌群及其介导的脂质代谢产物具有调节与抗癌药物相互作用

的潜力，但仍需要大量的实验研究或临床试验。

目前，大多数实验表明，肠道微环境中存在的特定微生物可影响乳腺癌的发生、发展，但仍需要多中心、大样本的临床研究试验和科学实验以获得更为准确的结论。深入探究乳腺癌与肠道微生物的作用机制，有利于突出肠道微生物的重要性，通过改善肠道菌群稳态，促进新型乳腺癌预防和治疗策略的发展。

（饶本强　孙喜波　曲晋秀）

参 考 文 献

1. Luu T H，Michel C，Bard J M，et al. Intestinal proportion of blautia sp. is associated with clinical stage and histoprognostic grade in patients with early-stage breast cancer. Nutr Cancer，2017，69（2）：267-275.

2. Routy B，Le Chatelier E，Derosa L，et al. Gut microbiome influences efficacy of PD-1-based immunotherapy against epithelial tumors. Science，2018，359（6371）：91-97.

3. Miko E，Vida A，Kovacs T，et al. Lithocholic acid，a bacterial metabolite reduces breast cancer cell proliferation and aggressiveness. Biochim Biophys Acta Bioenerg，2018，1859（9）：958-974.

4. Kim S Y，Kang J W，Song X，et al. Role of the IL-6-JAK1-STAT3-Oct-4 pathway in the conversion of non-stem cancer cells into cancer stem-like cells. Cell Signal，2013，25（4）：961-969.

5. Salvo R E，Alonso C C，Pardo C C，et al. The intestinal barrier function and its involvement in digestive disease. Rev Esp Enferm Dig，2015，107（11）：686-696.

6. 朱佳. 乳腺癌患者肠道微生物宏基因组学研究. 广西医科大学，2017.

7. 李瑞，李小双，桂春爽，等. 肠道屏障功能与疾病发生关系的研究进展. 中国当代医药，2018，25（23）：37-41.

8. Xue M，Ji X，Liang H，et al. The effect of fucoidan on intestinal flora and intestinal barrier function in rats with breast cancer. Food Funct，2018，9（2）：1214-1223.

9. Chung H，Pamp S J，Hill J A，et al. Gut immune maturation depends on colonization with a host-specific microbiota. Cell，2012，149（7）：1578-1593.

10. Goedert J J，Hua X，Bielecka A，et al. Postmenopausal breast cancer and oestrogen associations with the IgA-coated and IgA-noncoated faecal microbiota. Br J Cancer，2018，118（4）：471-479.

11. Guyton K，Alverdy J C. The gut microbiota and gastrointestinal surgery. Nat Rev Gastroenterol Hepatol，2017，14（1）：43-54.

12. 任宇，姚新生，杨伟明. 调节性T细胞和乳腺癌治疗研究近展. 中国普通外科杂志，2014，23（11）：1567-1571.

13. Chassaing B，Kumar M，Baker M T，et al. Mammalian gut immunity. Biomed J，2014，37（5）：246-258.

14. 李颖，刘强. 乳腺癌的免疫治疗进展. 临床外科杂志，2019，27（03）：187-190.

15. Nanda R，Chow L Q，Dees E C，et al. Pembrolizumab in patients with advanced triple-negative breast cancer：Phase Ib KEYNOTE-012 Study. J Clin Oncol，2016，34（21）：2460-2467.

16. Schutz F，Stefanovic S，Mayer L，et al. PD-1/PD-L1 pathway in breast cancer. Oncol Res Treat，2017，40（5）：294-297.

17. Yu L C，Wang J T，Wei S C，et al. Host-microbial interactions and regulation of intestinal epithelial barrier function：From physiology to pathology. World J Gastrointest Pathophysiol，2012，3（1）：

27-43.

18. Nieman K M, Romero I L, Van Houten B, et al. Adipose tissue and adipocytes support tumorigenesis and metastasis. Biochim Biophys Acta, 2013, 1831（10）: 1533-1541.

19. Puertollano E, Kolida S, Yaqoob P. Biological significance of short-chain fatty acid metabolism by the intestinal microbiome. Curr Opin Clin Nutr Metab Care, 2014, 17（2）: 139-144.

20. Erdman S E, Poutahidis T. Gut bacteria and cancer. Biochim Biophys Acta, 2015, 1856（1）: 86-90.

21. Belkaid Y, Hand T W. Role of the microbiota in immunity and inflammation. Cell, 2014, 157（1）: 121-141.

22. Lakritz J R, Poutahidis T, Mirabal S, et al. Gut bacteria require neutrophils to promote mammary tumorigenesis. Oncotarget, 2015, 6（11）: 9387-9396.

23. Ray A, Dittel B N. Interrelatedness between dysbiosis in the gut microbiota due to immunodeficiency and disease penetrance of colitis. Immunology, 2015, 146（3）: 359-368.

24. Sun J, Furio L, Mecheri R, et al. Pancreatic beta-Cells limit autoimmune diabetes via an immunoregulatory antimicrobial peptide expressed under the influence of the gut microbiota. Immunity, 2015, 43（2）: 304-317.

25. Rutkowski M R, Stephen T L, Svoronos N, et al. Microbially driven TLR5-dependent signaling governs distal malignant progression through tumor-promoting inflammation. Cancer Cell, 2015, 27（1）: 27-40.

26. Lakritz J R, Poutahidis T, Mirabal S, et al. Gut bacteria require neutrophils to promote mammary tumorigenesis. Oncotarget, 2015, 6（11）: 9387-9396.

27. Erdman S E, Poutahidis T. Gut bacteria and cancer. Biochim Biophys Acta, 2015, 1856（1）: 86-90.

28. Noh H, Eomm M, Han A. Usefulness of pretreatment neutrophil to lymphocyte ratio in predicting disease-specific survival in breast cancer patients. J Breast Cancer, 2013, 16（1）: 55-59.

29. Nanda R, Chow L Q, Dees E C, et al. Pembrolizumab in Patients With Advanced Triple-Negative Breast Cancer: Phase Ib KEYNOTE-012 Study. J Clin Oncol, 2016, 34（21）: 2460-2467.

第十三章

消化系统肿瘤与微生态

第一节　食管癌与微生态

食管癌是人类常见的恶性肿瘤之一，世界范围内约每年有40万食管癌新发患者。我国也是食管癌高发国家，食管癌是继肺癌、胃癌后发病率第3位的恶性肿瘤，是继肺癌、胃癌、肠癌后死亡率第4位的恶性肿瘤。目前食管癌治疗水平有限，总体5年生存率约为10%，其主要的治疗手段是以手术、放疗、化疗为主的综合治疗，因此寻找新的治疗手段以提高其总体疗效成为国内外学者研究的主要目标。

食管黏膜是食管微生物定植的主要场所，其菌群来源于口咽部或其他部位，并组成了复杂的微生态系统。但是用于食管微生态研究受到取材及食管环境不稳定等因素的限制，所以并不像肠道微生态研究那样比较容易得到样本及生物学信息，因此我们对食管微生态的认识还存在着很多的不足。在健康食管微生态中，链球菌占了大多数，在Barrett食管中，则存在着革兰氏阴性菌（包括韦荣菌属、普雷沃菌属、嗜血杆菌属、奈瑟菌属、弯曲杆菌属和梭杆菌属）富集，在食管腺癌中，一些弯曲杆菌属（主要是弯曲杆菌）被认为参与了食管腺癌的发生、发展，随着NGS（Next-generation sequencing，第二代测序技术）的不断普及，人们打开了对微生态研究一扇新的大门，尽管不同的报道得出了不尽相同的结论，食管微生态的失调或某一个特定菌种与食管疾病之间的关系仍未明确，但确实值得进一步探讨，本节就对食管微生态与Barrett食管及食管癌做一个阐述。

一、正常食管及其微生态

（一）食管的结构及其生理功能

食管（esophagus）为肌性管道，上端起自咽下缘，相当于环状软骨或第6颈椎下缘。下端终于胃贲门，相当于第11胸椎水平，前方平对第7肋软骨。食管经颈部和胸部，穿隔的食管裂孔进入腹腔，全长约25cm。食管由内到外分为4层，分别是黏膜层、黏膜下层、肌层及外膜，黏膜层有分化为复层扁平上皮的细胞，耐摩擦能起保护作用。在黏膜下层，有内管可以分泌黏液促进吞咽。食管上1/3主要由骨骼肌构成，下1/3为平滑肌，中间段为二者混合，主要起吞咽作用。在膈下高压带、胃食管交界处还有食管下端括约肌，可以防止胃内容物反流。外膜由疏松的纤维组织构成，含有较大的血管、淋巴管和神经，它与食管周围的器官相连。

（二）正常食管的微生态研究与发展

人们开始对食管微生物组群的研究是由外科医师开始的，一开始他们认为食管存在微生物可能和食管术后感染有关。人类用传统培养法（主要是运用选择性培养基及一些化学染色来鉴定菌种）来寻找在食管的定植细菌，通过培养得知食管并不是一个无菌环境，其菌群亦不是随唾液吞咽和胃液反流而来，而是自有定植菌。起初这种方法可能确定单一的菌门，但对于微生态复杂的菌群组成显然不足，其还有一个缺点就是不能鉴定无活力或者某些不能体外培养的微生物，所以非依赖培养鉴定技术还未得到广泛运用前，人们对食管微生态认识还是不足的。

16S rRNA 基因检测常用来追踪生物的进化及鉴定物种的来源，其对物种的鉴定有着非常高的准确性，对 16S rRNA 的检测是非培养法微生物检测技术的基础。由于所有的菌种都有着一样的来源，代表细菌核糖体结构和功能的 16S rRNA 在数十亿年的进化中相对保守。基于这些保守区域通用 PCR 引物可以扩增出几乎所有菌种的 16S rRNA，同时还有一个非保守区的序列记录了菌种的进化作为细菌分类学的基础，基于此可以通过 PCR 技术鉴定菌种。

随着分子生物学技术的发展，人们运用 PCR 技术、高通量技术及微生物 16S rRNA 文库比对技术，使得 16S rRNA 检测法成为微生物组群研究的重要方法，正因为这项技术的开展，人们对食管微生态有了进一步认识。2004 年，Pei 等联合运用 16S rRNA PCR、克隆法、Sanger 测序以及组织学方法鉴定了 4 位健康成人黏膜的微生物组群，其分析了 900 个克隆，大致得出了三个重要结论：①食管内总会有微生物组群的分布；②食管内微生物组群分布大致和口腔一致，有 6 个共同的菌门，包括厚壁菌门（Firmicutes）、拟杆菌门（Bacteriodetes）、放线菌门（Actinobacteria）、变形杆菌门（Proteobacteria）、梭杆菌门（Fusobacterium），并都是由链球菌属（Streptococcus）为主的菌落；③通过革兰氏染色可见黏膜表面的细菌。此后在 2007 年，Macfarlane 等在食管黏膜的小菌落及聚集体上观察到了活的细菌。这些证据表明，食管中确确实实存在定植的微生物群，并相应做了鉴定（表 13-1），也为后续研究打下了基础。

表 13-1　正常食管各部位微生物组群分布

作者	年份	例数	取材部位	鉴定方法	主要微生物组群
Gagiardi	1998	20	食管中段 1/3	培养法	链球菌，肠球菌，葡萄球菌，克氏杆菌
Pei Z	2004	4	鳞状、柱状上皮交界处上 2cm	16S rRNA 测序等综合法	链球菌，普氏菌，韦荣球菌
Fillon	2012	15	食管中下段	16S rRNA 测序	链球菌，普氏菌，韦荣球菌
Norder	2013	40	上端食管括约肌下 5cm 至胃食管连接处上 2cm	培养法	链球菌，奈瑟菌，嗜血杆菌

二、食管微生态与Barrett食管

Barrett食管（Barrett esophagus，BE）即食管下段的复层鳞状上皮被化生的单层柱状上皮所替代的一种病理现象，可伴有肠化生或不伴有肠化生。其实Barrett食管本身并不引起临床症状，之所以受到广泛关注是因为Barrett食管为食管腺癌的癌前病变。Barrett食管的发生与吸烟、饮酒、肥胖、食管微生态等因素相关，食管微生物组群发生改变，其细菌参与的炎症反应可能是Barrett食管发病原因之一。

由于Barrett食管破坏了食管的黏膜屏障，使得食管的鳞状上皮和固有层长期暴露在随着食物吞咽而来的口腔微生物及胃、十二指肠反流来的微生物之下，从而发生了食管微生态的改变。同时有假说提出，其微生态的改变可能参与了Barrett食管到食管腺癌（esophageal adenocarcinoma，EAC）的转变。通过对Barrett食管和非Barrett食管进行革兰氏染色，发现在Barrett食管中有更多的细菌，并随着食管发生化生及非典型增生，其革兰氏染色计分也随着升高。通过抑制反流及质子泵抑制剂（PPI）治疗后食管微生物组群发生了变化，因此得出食管微生物组群可能参与了Barrett食管发生、发展的假说。

2007年，Macfarlane等发表文章，发现在Barrett食管中，弯曲杆菌属的细菌明显增高，他们研究认为弯曲杆菌属参与了Barrett食管的发生发展。2009年Pei等发表了Barrett食管与微生物组群改变的里程碑式文章，其通过16S rRNA测序，确定了非培养法作为食管微生物组群检测的标准，根据细菌的遗传距离（genetic distance）将食管的微生物组群分为 I 、 II 型两种，其中 I 型是以链球菌属为主革兰氏阳性的微生物组群， I 型与正常食管微生物组群相关（11/12，91.7%），并将其定义为正常食管微生物组群； II 型则是以革兰氏阴性菌为主（韦荣球菌、奈瑟菌、普氏菌、梭形杆菌等），与反流性食管炎（7/12，51.3%）及Barrett食管（6/10，60%）有关。2013年，Liu等在日本患者中用qPCR法发现在正常食管、反流性食管炎和Barrett食管中，他们总体微生物负荷是相同的，为$10^6 \sim 10^7$ CFU，这说明在Barrett食管的发生、发展过程中，相比较于微生物的总体负荷，微生物各个种群的相对丰度可能起了更重要的作用。后期的研究也同样找到了食管反流相关的微生物组群，在Barrett食管中拟杆菌门、梭形杆菌门韦荣球菌、奈瑟菌细菌增多，而链球菌属和变形菌属细菌减少。

在2015年，Gall等运用了16S焦磷酸测序法检测了Barrett食管患者中上消化道微生物组群的结构，他们检测了食管鳞状上皮黏膜、Barrett食管黏膜、胃体黏膜及胃窦黏膜。与之前的文献报道大致相同，食管微生物组群由厚壁菌门、放线菌、拟杆菌、变形菌门及梭形杆菌等组成。食管鳞状上皮的微生物菌群相比于胃体部、胃窦部的微生物组群更与Barrett食管黏膜接近，但是在患者之间存在着种群丰度多样性差异。他们同时使用了活检和毛刷检测，发现用毛刷检测法得到的微生物DNA丰度更高一些，该研究也指出，毛刷检测法可能更适合进行对食管微生态的研究。

三、幽门螺杆菌与Barrett食管及食管腺癌

幽门螺杆菌是自然界普遍存在的一种单极、末端钝圆、多鞭毛螺旋形弯曲的细菌。在电子显微镜下见其长为$2.5 \sim 4.0\mu m$，宽为$0.5 \sim 1.0\mu m$。幽门螺杆菌呈现常见的螺旋

形弯曲，其菌体的一端可伸出数量不等的条带鞘的鞭毛，一般在2～6条。幽门螺杆菌能够长期寄居于胃黏膜上皮细胞，能自由的穿梭于黏稠的黏液层，并能够长期寄居于胃黏膜深层，从而引起一系列炎症导致疾病。研究表明，幽门螺杆菌能够分泌多种酶，包括尿素酶、热休克蛋白、P型三磷酸腺苷酶等，其中还包括抑制胃酸的蛋白，可以影响胃酸的形成，此外，幽门螺杆菌还能够分泌多种毒素，包括空泡细胞毒素（VacA）和细胞毒素相关蛋白（Cag A）。

幽门螺杆菌感染与多种疾病（包括胃溃疡、慢性胃炎及淋巴增生性胃淋巴瘤等）有关。在幽门螺杆菌感染，尤其是血清CagA抗体阳性的感染中，胃癌的发病风险显著增高，有趣的是，血清CagA抗体阳性能降低Barrett食管及食管腺癌的发生风险。这种现象可能是由于感染幽门螺杆菌，使得胃酸产生减少，尤其是在慢性萎缩性胃炎的患者中，由于胃酸产生减少，反流造成的食管黏膜损伤将会降低，间接降低了Barrett食管的发病风险。但是奇怪的是，幽门螺杆菌感染与胃食管反流病（GERD）及反流性食管炎的关联并不明显，因此，关于降低胃酸学说并不能完全解释幽门螺杆菌对食管黏膜的保护作用。有学者认为，这种现象可能是由幽门螺杆菌介导的微生物组群改变引起的。Bik EM等在2006年观察到，在幽门杆菌感染和非幽门杆菌感染的患者中，其胃食管的微生物组群是截然不同的。Tian等运用了小鼠模型模拟了幽门螺杆菌感染，其导致了食管微生物组成谱发生了显著的改变。由此也证明了，胃幽门螺杆菌的感染导致了食管微生态发生改变，并可能介导食管相关疾病的发生、发展。

在幽门螺杆菌感染患者的胃部，幽门螺杆菌占微生物组成的75%～95%。而在那些未感染幽门螺杆菌的患者胃部，其微生物组群的组成与食管相似，来自口咽部的细菌，放线菌、厚壁菌门、拟杆菌、变形菌门和梭形杆菌是最丰富的菌群。在没有幽门螺杆菌感染的胃部，其微生物组群相比于正常食管鳞状上皮，更接近于Barrett食管的微生物组群，表现为厚壁菌门的减少和包括梭形杆菌、拟杆菌、变形菌在内的革兰氏阴性菌增多。近年来由于PPI及抗生素的使用，幽门螺杆菌得到了有效的控制。有研究显示，相关食管疾病的发生率升高，这似乎也说明了胃幽门螺杆菌的感染直接或间接地影响了Barrett食管的发生、发展。

四、食管微生态与食管癌

应用16S rRNA测序法发现相对于正常组织中，食管癌的肿瘤组织存在更多的密螺旋体。Blakett等运用培养法结合q-RT-PCR法检测了8例反流性食管炎、10例食管腺癌及8例正常食管黏膜，他们发现在反流性食管炎及Barrett食管中双歧杆菌属、拟杆菌属、梭杆菌属、韦荣球菌、葡萄球菌属和乳杆菌属的相对丰度降低，而在食管腺癌中丰度较高。而弯曲杆菌则有着相反的趋势，在肿瘤组织及正常组织中丰度较低而在反流性食管炎及Barrett食管丰度较高。表13-2 列举了有关食管癌微生态的重要文献。

表 13-2 食管微生态与 Barrett 食管和食管癌

作者	年份	例数	样本来源（例）	鉴定方法	主要发现
Lau	1981	79	食管癌（79）	培养法	拟杆菌（39%） 链球菌（10%） 大肠埃希菌（8%）
Finlay	1982	12	鳞癌5腺癌（7）	培养法	拟杆菌、链球菌
Mannell	1983	101	食管癌（50） 正常食管黏膜（51）	培养法	食管癌中未发现特别细菌，拟杆菌、链球菌最为常见
Narikiyo	2004	20	食管癌及癌旁组织（20）	16S rRNA测序	牙密螺旋体、轻型链球菌、咽峡炎链球菌在癌组织及癌旁组织菌丰度较高，可能参与了肿瘤的发生、发展
Pei	2005	24	反流性食管炎（12） Barrett食管（3） 正常食管黏膜（9）	16S rRNA测序	明确了在暴露食管反流的情况下，食管黏膜存在非外籍菌群
Mac，S	2007	14	Barrett食管（7） 反流性食管炎（1） 正常食管黏膜（6）	培养法	Barrett食管中有大量的弯曲杆菌，而在食管癌及正常组织未发现
Yang	2009	34	Barrett食管（10） 反流性食管炎（12） 正常食管黏膜（12）	16S rRNA测序	正常组织主要为 I 型微生物组群，Barrett食管及食管癌中主要为 II 型微生物组群
Liu	2013	18	Barrett食管（6） 反流性食管炎（6） 正常食管黏膜（6）	16S rRNA测序	Barrett食管存在较高丰度的普氏杆菌、韦荣球菌、梭形杆菌及奈瑟菌
Blackett	2013	34	Barrett食管（8） GERD（8） 食管腺癌（10） 正常食管黏膜（8）	培养法及qRT-PCR	弯曲杆菌在反流性食管炎及Barrett食管具有特异性
Amir	2014	34	Barrett食管（6） 反流性食管炎（13） 正常食管黏膜（15）	16S rRNA测序	PPI可以逆转Barrett食管微生态失调
Gall	2015	12	Barrett食管（12）	16S rRNA测序	Barrett食管与食管鳞状上皮微生物个体间差异不大
Zaidi	2016	26	Barrett食管（13） 食管腺癌（5） 正常食管黏膜（8）	PCR法联合质谱技术	Barrett食管中存在着更多的肺炎球菌及链球菌，而食管癌中则较少，探索了TLR-4在食管癌发生、发展的作用

GERD：胃食管反流病；PPI：质子泵抑制剂；TLR-4：Toll样受体4

（一）肥胖、饮食与食管癌微生态

肥胖和饮食已经是公认的食管癌发病的危险因素，有研究显示，身体质量指数（BMI）与食管癌的发病率呈线性相关，鉴于不健康的饮食习惯对肠道菌群的影响，我们有理由认为高脂或高糖饮食以及肥胖也可能导致食管微生态失调。事实上，有研究表明饮食和身体质量指数会影响食管微生态导致食管腺癌的进展。Ibiebele等通过对膳食结构的研究发现,高脂肪的饮食摄入模式会增加食管腺癌的患病风险,而摄入膳食抗氧化剂、不饱和脂肪酸和膳食纤维则可以降低Barrett食管和食管腺癌的风险。Chen在大鼠胃食管反流模型中发现,高脂肪饮食的食管腺癌患病率明显高于低豆油饮食组。在微生物组群的研究中,Zhao等通过梯度凝胶电泳发现高脂肪饮食后的大鼠食管末端的乳酸杆菌大大减少,Lin等发现身体质量指数与上消化道菌群的组成部分相关,与种类多少及其丰富程度无关。虽然目前缺乏食管菌群在饮食相关肥胖中作用的综合研究,但可想而知,不健康的饮食习惯导致的食管菌群变化在一定程度上与肠道菌群变化类似。

在动物和人类肥胖的相关研究中均显示微生物短链脂肪酸在肠道和粪便含量增加,而食管中产短链脂肪酸的细菌的增多与食管腺癌的发生、发展密切相关。丁酸和丙酸是肠道细胞细菌相关的重要能量来源,鉴于Barrett食管涉及由鳞状上皮细胞向肠样上皮细胞转化,这些代谢产物极有可能参与肠上皮的化生。考虑到短链脂肪酸的作用,Belcheva等研究发现,肠道菌群并不是通过炎症反应或诱变剂诱导肿瘤发生,而是通过糖代谢产物(如丁酸),这些代谢产物可诱导结肠细胞的增生,这样的增生在食管上皮中可能起不利的作用而导致食管上皮异常增生。除了这些改变,Schulz等发现在遗传易感的小鼠中,高脂肪饮食可独立于肥胖促进小肠肿瘤的进展,这种作用基于较低水平的菌群Toll样受体之间的相互作用。因此,饮食可能通过调节食管微生态的机制来影响食管肿瘤的发生、发展。

(二)食管微生态失调参与Barrett食管和食管癌的分子生物学机制

人们对食管微生态有了初步的认识,研究表明微生物组群参与恶性肿瘤的发生有以下几种潜在机制。

当Ⅰ型微生物组群转变为Ⅱ型时,会激活机体的天然免疫,并导致慢性炎症,促进肿瘤的发生。微生物组群与宿主免疫存在着一种平衡,一旦这种平衡被打破,微生物会在种类和数量上发生改变,形成微生物相关分子模式(microorganism-associated molecular patterns,MAMPs)。MAMPs可以激活天然受体,包括Toll样受体4(TLR-4)和(或)核苷酸结合寡聚化结构域(NOD)样受体,进一步激活NF-κB,使细胞产生炎症细胞因子,进一步产生INOS及COX2形成炎性微环境,导致肿瘤的发生。

此外,Ⅱ型微生物组群大多由革兰氏阴性菌组成,脂多糖(lipopolysaccharide,LPS)是位于革兰氏阴性细菌细胞壁最外层的一层较厚(8~10nm)的类脂多糖类物质,为革兰氏阴性细菌细胞壁的主要成分,脂多糖是内毒素和重要组群特异性抗原。在食管上皮细胞上LPS与LPS蛋白结合,形成LPS-LBP-sCD三体复合物,进一步激活Toll样受体,现已明确参与Toll样受体信号途径的分子有髓性分化因子88(myeloidiferentiationfactor88,MyD88)、IL-1R相关的激酶(IL-1R-associated kinase,IRAK)、肿瘤坏死因子受体相关因子6(TNFR-associated factor 6,TRAF6)等。其进一步激活下游信号通路,最重要的包括NF-κB通路、MAPK/ERK通路、P38/JNK通路,这些通路的异常激活,会导致细胞异常增殖,发生恶性转化,并导致肿瘤的发生、发展。

还有一部分学者认为,细菌产生诱导基因组损伤的细胞毒素也可以导致食管正常上皮的恶性转变。革兰氏阴性细菌产生细胞膨胀扩张毒素（cytolethal distending toxin，CDT），引起双链DNA损伤，影响基因组的稳定性，其他细菌产生诸如聚酮肽基因毒素（colibactin）、B杆菌毒素、硫化氢、超氧自由基，也能对宿主的基因组产生一定影响，导致正常细胞发生化生甚至恶变。

还有一些微生物可以直接产生致癌物，幽门螺杆菌产生的基因毒素相关基因A（CagA）和空泡细胞毒素A（VacA）促进胃癌的发展，核酸杆菌（*Fusobacterium nucleatum*）通过其自身的毒性因子Fad A与E钙黏素作用，进一步激活β-catenin通路，导致细胞发生恶性转变。此外，一些细菌可以转变代谢产物为前致癌物（procarcinogens），例如产生亚硝胺和乙醛等，影响肿瘤的发生发展。图13-1展示了食管微生态群参与食管腺癌发病机制及相关通路，有助于我们整体把握食管微生态对于食管癌的影响方式，并有助于在此基础之上研究新的治疗方案。

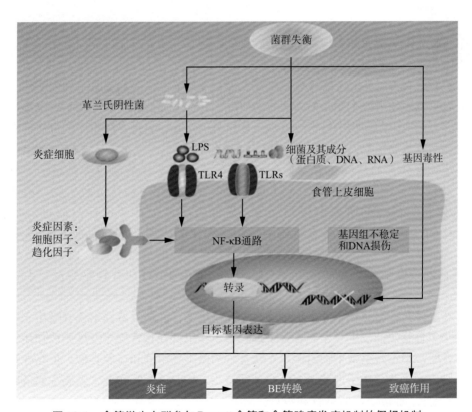

图13-1　食管微生态群参与Barrett食管和食管腺癌发病机制的假想机制

五、食管癌微生态与食管癌的防治

如上所述，如果不健康的饮食可以导致食管微生态的紊乱，使得一些微生物发生不利转化，参与食管疾病的发生、发展，同样的道理，我们是不是可以用微生物干预，来逆转食管的病理性微生物状态呢？其中一个很好的例子就是给予包含乳酸杆菌、双歧杆菌及链球菌的益生菌，这些益生菌是正常食管微生态的重要组成部分，有利于逆转食管微生态失调。

Mozaffari在2015年发表了一篇文章，他在体外初步证明了双歧杆菌和嗜酸乳杆菌参与了对Barrett食管的发生、发展。他们将双歧杆菌和嗜酸乳杆菌与两种不同的Barrett食管细胞系（CP-A和CP-D细胞系）共同孵育，发现其降低了TNF、IL-18、COX2、CDX1及PTGS2的表达，在这些细胞系与弯曲杆菌共同孵育时，则表现为与上述相反的结果。这似乎也说明了弯曲杆菌参与了了Barrett食管到食管腺癌的转变过程。有趣的是，食管黏膜保护剂瑞巴派特（Rebamipide）可以降低Barrett食管的发病率，Kohata等发现，其作用机制可能是参与了食管微生态的调节，其疗效与乳酸杆菌的变化有关。此外，我们得知食管微生态失调的分子机制包括TLR-4、NF-κB、INOS及COX2，针对这些靶点进行食管癌的化学预防也值得探索。研究证明针对上述靶点的药物是安全且经济的，同时也需要更多的临床前研究进行摸索。

六、展望

尽管近年来对健康和病理状态中的食管微生物组群研究有所进展，然而一些关键问题仍未解决。

1.食管微生物组群改变导致食管疾病或者是否仅仅与疾病相关？ 如前所述，迄今为止对食管微生物组群主要是横断面式的研究，并且增加的分类群丰度不一定是疾病的起因。在无菌或限菌动物中进行改变微生物组群的实验，将是一种重要的方法证明微生物组群在食管腺癌中的关联或致病作用。

2.是否有特定的致病菌驱动的Barrett食管发展及其进展到食管腺癌？ 到目前为止，我们甚至还没有找到与Barrett食管和食管腺癌相关的特定微生物。然而，这似乎可以从结肠癌的研究中得到启发。研究表明核梭状芽孢杆菌通过E-钙黏蛋白/β-catenin途径直接促进结直肠癌的发生。有文献表明核梭状芽孢杆菌的丰度在Barrett食管中升高。此外需要进一步评估在LPS诱导的炎症中，核梭状芽孢杆菌和其他潜在的致癌细菌产生基因毒素（如colibactin）和CDT在食管癌变过程中发挥的作用。

3.哪些因素将影响食管微生物组群？ 近些年来，许多学者提出食管微生态的失调可能参与了食管癌的发生、发展。为了理解微生物组群在食管腺癌发展中的作用，我们需要在食管环境下观察微生物组群。正常食管的微生物组群和口腔类似，但是在病理情况下，则表现为革兰氏阴性菌增多和链球菌减少。Barrett食管和食管腺癌主要危险因素（胃食管反流、肥胖、高脂饮食和吸烟）都有可能改变食管微生物组群，尤其GERD可以通过胃酸、胆汁酸和肠道菌群的回流来改变食管微生物组群。因此，我们需要描述这些暴露对食管微生物组群的影响，以阐明微生物组群和Barrett食管及食管腺癌的关系。目前对食管癌的微生物组群组成的研究较为广泛，未来的多元性分析应该更多地落实在分子信号通路层面的研究，更好地揭示微生物组成在食管癌发生、发展中作用，也为临床预防及治疗食管癌提供潜在的生物标志物及治疗靶点。

（谢丛华　饶本强　王玉莹）

第二节　胃癌与微生态

一、胃癌异质性及胃癌与炎症的相关性

不同的人种，不同的地域，癌症的发病率和死亡率不尽相同。但是，胃癌发病率和死亡率在全球范围内始终居于各类恶性肿瘤疾病的前列。基础诊疗和早期预防是防治胃癌的有效手段，如何提高临床疗效始终是医学研究的终极目标，破解疾病的病理特征和发病机制则是针对目标疾病制定合理诊疗方案的前提。胃癌的异质性及胃癌与炎症的相关性是胃癌病理特征和发病机制研究内容的重要组成，本部分内容将对其进行重点阐述。

（一）胃癌的异质性

胃癌是一种涉及形态学、遗传学和环境学等多因素综合作用的异质性疾病。所谓的异质性，集中体现在胃癌组织学分类和分子分型的多样性。

1. 胃癌大体病理分型　2020年中国临床肿瘤学会（CHINESE SOCIETY OF CLINICAL ONCOLOGY，CSCO）推荐的《中国临床肿瘤学会（CSCO）胃癌诊疗指南2020》正式发布。该指南在旧版指南的基础上主要更新了三大要点：病理诊断、分子病理检测、可手术切除胃癌的治疗及晚期转移性胃癌的药物治疗。其中劳伦（Lauren）分型包括肠型、弥漫型和混合型。新版治疗指南加大了依据胃癌病理分型诊断疾病的力度。

2. 胃癌的分子病理分型　随着精准医学的发展，胃癌个体化靶向治疗需要精准的胃癌分子病理分型方法。癌症基因组图谱（the cancer genome atlas，TCGA）通过6种测序手段对胃癌患者的组织和血液样本进行检测及数据分析，提出了4种具有明确基因特征的胃癌分子病理亚型，即染色体不稳定型（CIN）、微卫星不稳定型（MSI）、基因组稳定型（GS）、EB病毒（EBV）感染的EBV型。这4种分子分型具有不同的发病位置及基因特征，可以对症采取不同的治疗方案。例如，主要发生在胃食管结合部或贲门的CIN一般属于劳伦分类的肠型，基因水平的改变是 *TP53* 基因频繁突变，表皮生长因子受体EGFR（PY1068）磷酸化水平增加以及受体酪氨酸激酶（RTK）基因的局部扩增。主要发生于胃窦或幽门的MSI，初始诊断年龄相对较高（中位年龄为72岁），基因水平的改变表现为胃极端EBV-CpG岛甲基化表型（CIMP）和MHL1高度甲基化，重复的DNA序列突变增加，包括编码靶向致癌信号蛋白的基因突变。GS也主要发生在胃窦或幽门，多属劳伦分类的弥漫型，但初始诊断年龄相对较低（中位年龄为59岁）。基因水平的改变表现为 *CDH1*、*ARID1A*、*RHOA* 基因突变或RHO家族GTP酶激活蛋白基因融合（CLDN18-ARHGAP融合），主要见于胃底或胃体的EBV型，则是男性多发，基因水平的改变多表现为 *PIK3CA*、*ARID1A* 和 *BCOR* 基因的相对高频率的突变，极端EBV-CpG岛甲基化表型（CIMP）、CDKN2A启动子超甲基化，由 *JAK2*、*CD274* 和 *PDCD1LG2* 基因扩增诱发的PD-L1和PD-L2免疫抑制蛋白的过表达。

胃癌分子病理亚型的提出，使得胃癌的精准治疗有的放矢。分子亚型分类的依据是发生胃癌的机体的基因组发生何种程度的改变。在做出明确的诊断之后，设法重塑基因

组使其符合疾病治疗的需要，成为胃癌防治的有效策略。

（二）胃癌与炎症的相关性

胃癌作为一种炎症相关性癌症，历经慢性萎缩性胃炎、肠化生、异型增生、肠癌（原位癌—浸润性癌的发展过程）。细菌或病毒感染通常是诱发炎症进而引发癌症的主要考虑因素。例如，肠型和弥漫型胃癌早期皆与幽门螺杆菌感染引起的慢性胃炎密切相关。因此，对慢性萎缩性胃炎和肠化生这两种癌前病变进行有效治疗，可降低胃癌的发病率。此外，自身免疫性胃炎可导致胃体黏膜可逆性萎缩、胃酸缺乏以及肠道细菌和真菌等微生物群的过度生长，负反馈刺激炎症进程而诱发胃癌。由此可见炎症与胃癌密切相关，任何诱发胃炎的危险因素均可能发展为胃癌的罪魁祸首。

二、胃微生物群落

胃微生物群落具有多样性和个体间的变异性，这些多样性和个体间的变异性来源于对不同人群的分析，也来源于不同的样本类型，以及采用的不同的技术方法。总的来说，最常见的胃细菌可分为五个主要门，即变形杆菌门、厚壁菌门、拟杆菌门、放线杆菌门和梭杆菌门。

（一）幽门螺杆菌与胃癌

幽门螺杆菌被国际癌症研究机构（International Agency for Research on Cancer，IARC）列为 I 类致癌物，是胃癌发生的主要危险因素。全世界至少90%的非贲门胃癌可归因于幽门螺杆菌感染。根据大多数研究结果，当存在幽门螺杆菌时，这种细菌是最丰富的微生物成分，占胃微生物群的40%～95%，非幽门螺杆菌感染的胃癌中两个最显著的属是链球菌和普雷沃菌。除了发现幽门螺杆菌是幽门螺杆菌检测阳性患者胃中最丰富的细菌外，还发现幽门螺杆菌阳性受试者的微生物群多样性低于幽门螺杆菌阴性受试者，图13-2展示了幽门螺杆菌对于胃癌发展进程的影响，进一步阐明幽门螺杆菌的作用机制。

如前所述，胃癌的异质性受形态学、遗传学和环境学等多因素的综合作用。感染幽门螺杆菌的机体未必一定发展为胃癌。幽门螺杆菌的遗传多样性，特别是与菌株致病性相关的CagA、VacA等毒力基因的变异，直接影响胃癌风险。感染毒性更强的幽门螺杆菌菌株可显著增加胃癌的风险。除了幽门螺杆菌自身、参与幽门螺杆菌诱发炎症反应的促炎因子IL-6和抗炎因子IL-10等的基因多态性外，其基因启动子或非编码区的遗传变异亦会影响胃癌发生、发展的进程。幽门螺杆菌亦可以通过表观遗传学机制或直接诱导遗传不稳定性（如促使双链DNA断裂等）影响胃癌的发生。此外，宿主的饮食习惯尚可通过改变机体内环境，影响幽门螺杆菌进而干预胃癌的发生。

炎症反应是幽门螺杆菌诱发胃癌风险的效应器。在Correa级联反应胃癌发生多步模型中，幽门螺杆菌首先引起胃黏膜持续性感染，并发胃黏膜持续炎症过程，然后逐渐发展为萎缩性胃炎、肠化生、发育不良和胃癌。在这个疾病演变进程中，幽门螺杆菌感染在级联反应的初始阶段发挥了决定性的作用。胃的酸性环境，对微生物群而言是天然的杀菌酸屏障。幽门螺杆菌诱发萎缩性胃炎时，分泌酸的壁细胞的丧失可导致胃酸分泌减

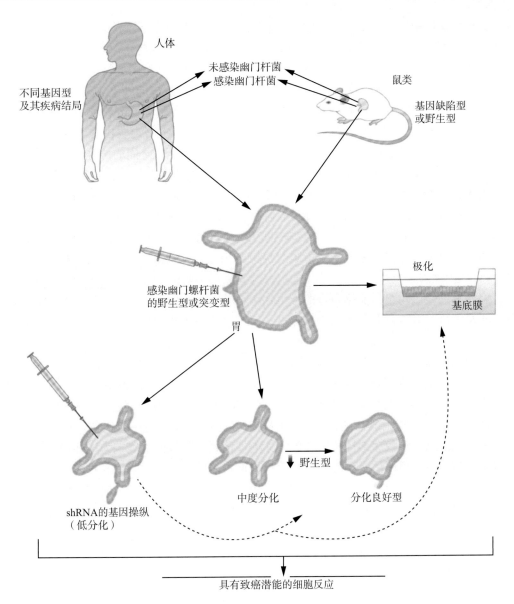

图13-2 幽门螺杆菌对胃癌发展进程的影响

少，胃pH升高，杀菌酸屏障被消除，使通常居住在较远端肠道的微生物群落定植于胃，并可能使远肠道的正常微生物群落过度生长，从而增强或刺激炎症，或能够使将硝酸盐还原为亚硝酸盐的细菌在胃中增殖，产生致癌物N-亚硝基化合物，进一步加速癌变过程。

（二）胃癌进展过程中的胃微生物群

除了诱发胃癌的重要因素——幽门螺旋杆菌外，胃癌进展过程中亦存在其他微生物群，但其种类和确切的作用尚未十分明确。使用T-RFLP结合16S rRNA基因克隆和测序发现幽门螺杆菌的丰度相对较低的胃癌的微生物群主要由链球菌属、乳酸杆菌属、范永球菌属和普雷沃菌属，与幽门螺杆菌阴性对照组相比，无明显差异。由于培养方法（如培养基的类型、成分；培养条件：需氧、厌氧、特定的微需氧等）、标本采集技术和条件等的限制，关于胃癌进程中微生物群转变的研究结论不尽相同。目前，多数研究支持从非萎缩性胃炎到胃癌的转变过程中，微生物群的种类减少的结论。例如，利用16S rRNA基因测序技术在胃癌领域进行的两项最完整的胃微生物群研究检测分析了中国西安81例患者胃癌发生不同阶段的胃黏膜微生物群，并在中国-内蒙古患者队列中验证了他们的结果。结果表明，浅表性胃炎、萎缩性胃炎和肠化生之间的微生物群分布与胃癌有显著差异。对不同丰度分类群的筛选显示，与浅表性胃炎相比，胃癌中有21个分类群富集，10个分类群缺失。另一项研究分析了135名葡萄牙患者，显示与慢性胃炎患者相比，胃癌患者的胃微生物多样性显著降低，其中，胃癌菌群中非幽门螺杆菌、放线菌和厚壁菌的丰度显著增加，拟杆菌和梭杆菌的丰度较低。亦有研究从胃液中分离出的微生物计数显示，与胃溃疡或十二指肠溃疡患者相比，胃癌患者的不同微生物定植数量最高。

癌变胃的微生物组与非癌变胃的微生物组在功能上有所不同，尽管只有非常有限的研究涉及了这一方面，但预测功能分析显示了丰富的微生物途径，包括与膜转运、糖类消化吸收、糖类代谢有关的微生物途径，外源生物降解和代谢及脂质代谢。基于Correa假说，即硝酸盐还原细菌通过增加亚硝酸盐和N-亚硝基化合物的浓度促进萎缩胃炎的恶性转化，相关研究评估了这些细菌的功能特征反应。根据16S rRNA基因序列，通过完全重组亚基因组发现，萎缩性胃炎患者胃内硝酸还原酶和亚硝酸盐还原酶的功能增强，这两种酶分别将硝酸盐还原为亚硝酸盐和亚硝酸盐还原为一氧化氮。柠檬酸杆菌属、无色杆菌属、梭状芽孢杆菌属和梭状芽孢杆菌属叶状杆菌被确定为这些功能的主要贡献者。后续另一项评估胃大部切除术治疗早期胃癌的研究表明，手术对胃环境的改变导致了胃微生物群落的显著变化，硝酸还原酶、亚硝酸盐还原酶和其他与亚硝化作用相关的功能酶在胃大部切除术前富集，但在胃大部切除术后没有富集。这些研究提示胃癌微生物群有可能产生致癌的N-亚硝基化合物。此外，微生物代谢物和毒素，以及由其产生的炎症副产物，可直接诱导宿主细胞损伤或干扰细胞转换和存活的宿主信号通路，从而增加胃恶性转化的风险。

三、展望

目前，关于人类胃微生物组的研究仍然十分有限。尽管已有一些与胃癌发生、发展相关的胃微生物组的研究结论，但是由于当前技术方法的局限性和差异性，不同的研究结果有待于讨论和进一步验证。此外，不同的种族、地域、遗传背景和环境暴露都会影响胃微生物组的研究结论。虽然胃癌中存在的微生物群落与慢性胃炎中存在的微生物群落明显不同，但对胃癌之前的组织学各阶段的微生物组的研究仍然缺乏。在临床定义明确的胃癌患者群体中进行多中心的大规模的临床研究将是确定微生物失调组在胃癌发生、发展中的作用及机制的必然途径。从对胃黏膜中特定分类群或细菌衍生代谢物作用的描述性研究到功能性研究的转变，将有助于深入了解胃癌的演变机制，进而为基于微生物组的胃癌预防和治疗提供有效参考。

（温丽娜）

第三节 肠癌与微生态

一、肠道屏障与肠癌

肠道屏障功能是指肠道上皮具有分隔肠腔内物质，防止致病性抗原侵入的功能。目前认为，正常肠道屏障功能的维持依赖于肠黏膜上皮屏障、肠道黏膜免疫屏障、肠道微生物屏障、肠道内分泌及蠕动，其中最关键的屏障是肠黏膜上皮屏障、肠道黏膜免疫屏障和肠道微生物屏障。

（一）肠黏膜上皮屏障

肠黏膜上皮屏障又称为机械屏障，是肠黏膜物理解剖屏障，由肠黏膜表面的黏膜细胞体、黏膜细胞之间的紧密连接蛋白和淋巴细胞、黏膜下固有层以及黏膜细胞分泌的激素和酶等组成。绒毛表面的细胞有两类，起机械屏障作用的吸收细胞（absorptive cell）和具有重要化学和机械保护作用的杯形细胞（goblet cell）。此外，肠道上皮还有内分泌细胞及帕内特（Paneth）细胞对肠黏膜上皮屏障起协调增强作用。禁食及缺乏食糜对黏膜的刺激，可减少肠组织 Reg Ⅲ γ 的表达，影响肠黏膜的免疫功能。

另外，在覆盖淋巴组织的局部，可见少量的另一类细胞，称为小结相关上皮细胞（follicular associated cell），又称微褶细胞（microfold cell）。该细胞的主要生理功能是快速摄入抗原或微生物，并提呈给肠黏膜内的相关淋巴细胞，以引起有效的免疫反应。小结相关上皮细胞只覆盖在黏膜淋巴小结的穹窿上，是肠黏膜上皮中唯一具有通透性的上皮细胞，因而也是肠道屏障的一个薄弱环节，充当了病原体入侵的门户。抗原及细菌、病毒、原生动物等通过胞饮及吞噬作用进入其顶端表面，然后通过胞饮作用穿越小结相关上皮细胞的细胞质，突破上皮屏障，与上皮具有免疫活性的细胞相互作用引起黏膜和全身免疫反应。

（二）肠道黏膜免疫屏障

肠道拥有人体最大的黏膜相关淋巴样组织，肠相关淋巴样组织（gut associated lymphoid tissue，GALT），即所谓的肠道黏膜免疫屏障，其主要由肠道免疫系统的细胞群组成，包括肠黏膜及其黏膜下层的淋巴细胞、肠壁结合淋巴滤泡、肠系膜淋巴结及肝脏、脾脏等，通过细胞免疫和体液免疫以防止致病性抗原对机体的伤害。淋巴细胞是免疫系统的主要成分，目前发现，肠道中有两种不同表型的淋巴细胞存在，即分散在上皮细胞层中的上皮内淋巴细胞（intraepithelial lymphocyte，IEL）和位于疏松结缔组织中的固有层淋巴细胞（propria lymphocytes，PL）。派尔集合淋巴小结（Peyer patches）在肠道黏膜免疫中起着关键性的作用，这种淋巴组织从黏膜可深入到黏膜下层，在人类主要分布于回肠。

肠道黏膜免疫防御机制包括三个主要组成部分，即免疫排斥、免疫调节和免疫消除。黏膜联结的淋巴组织（MALT）中的抗原刺激构成对 B 细胞的第一信号，并通过淋巴和血流移入分泌效应部位。第二信号则促使血管外的 B 细胞局部增生和终末分化。多数的浆细胞此时已能产生含有J链的二聚体IgA，并以S-IgA的形式移位至肠腔内。此外，还有一些IgM主动转移穿过分泌性上皮细胞，而有少量由浆细胞产生的IgG通过被动扩散方式到达肠腔。到达肠腔的抗体在与天然非特异性防御因子的协同作用下，起到免疫排斥作用。分泌性抗原在通过其受体介导穿过上皮细胞时可捕捉抗原，IgA和IgM能使病毒在细胞内即被中和，并将其产物返回至肠腔，故可防止上皮细胞因细胞裂解而受损，此过程构成免疫排斥。如果免疫排斥机制无效，则必须由上皮细胞下基质组织或固有层中免疫机制将入侵的抗原消灭。免疫消灭机制则取决于全身或局部形成的抗体和T淋巴细胞的协同作用，并且可因为致炎性天然防御机制的作用而增强。一旦免疫消灭机制失败，则必将导致肠黏膜炎症或免疫病理变化。

（三）肠道微生物屏障

肠道作为人体最大的细菌库，对肠屏障功能扮演着双重角色。一方面，其作为抗原对肠黏膜屏障存在潜在危险；另一方面，肠道内寄生菌可为肠黏膜细胞提供某些营养成分，维持肠道微生态系统平衡，激活肠道免疫系统，构成肠道屏障功能组成部分。

肠道内致病菌及其毒素可损害肠道屏障功能，其机制之一是直接破坏紧密连接的蛋白质，导致肠黏膜上皮的抵抗力下降。例如，肠出血为大肠埃希菌、鼠伤寒沙门菌、产气荚膜杆菌、脆弱类杆菌及霍乱弧菌等引起的损伤；另一机制是通过破坏紧密连接蛋白的磷酸化或去磷酸化过程，间接造成紧密连接的破裂，如致肠病大肠埃希菌所致的损伤。研究发现，致肠病大肠埃希菌通过其Ⅲ型分泌系统，分泌一种Esp蛋白，黏附于上皮细胞，并通过调节细胞骨架或使上皮细胞表面电阻抗消失，导致紧密连接蛋白分子重新分布或增加肠上皮通透性。另有一类致肠病大肠埃希菌还可产生一些毒素，如幽门螺杆菌毒素、难辨梭状芽孢杆菌毒素A和B、铜绿假单胞菌外毒素等，影响肠上皮通透性而不引起紧密连接的结构变化。此外，肉毒杆菌及李斯特菌等还可通过调节肌动蛋白细胞骨架而造成肠屏障功能损害。还有一些微生物（如阿米巴原虫）可产生阿米巴半胱氨酸蛋白酶，刺激人肠上皮细胞的转录因子NF-κB，导致肠道炎症的发生，并通过释放IL-1β损害肠上皮细胞。

肠道内一些寄生菌还能起肠道屏障保护的作用。这些肠道共生菌主要是专性厌氧菌，包括乳酸杆菌、双歧杆菌。这些微生物具有生态学稳定性，可抵御和排斥外源性致病菌入侵及对肠黏膜细胞的侵袭。同时，寄居在肠道黏膜表面的共生菌可直接控制炎性转录因子，如NF-κB，调节肠道抗感染的能力。目前，对于肠道共生菌对肠道屏障功能的保护机制尚未完全清楚，可能与以下几方面的作用有关：①调整并维持肠道微生态平衡，对致病菌起生物拮抗作用，中和或减少肠道内某些有毒物质对肠黏膜造成的损害。有研究发现，大肠埃希菌株EM0及JM105可有效地防止鼠伤寒沙门菌C5所致感染的发生，降低细菌繁殖程度及细菌移位的发生率，提高动物的生存率。②通过酵解作用产生短链脂肪酸（short-chain fatty acid，SCFA），为肠黏膜上皮细胞提供能量，改善肠黏膜组织的局部血供，促进损伤的肠上皮修复。③激活肠道免疫系统的活性，增加S-IgA、IgM等抗体的分泌。④提高营养素的消化吸收效率，改善机体的营养代谢状况。研究发现，有些共生菌可调节一些对肠道屏障功能起重要作用的基因表达，如营养物质的吸收、肠黏膜屏障结构的形成、异生化合代谢、血管的形成及肠道上皮细胞的成熟、分化等。

　　总之，肠道屏障包括机械、化学、免疫和生物四个部分，结构和功能完整的肠黏膜上皮及细胞间的紧密连接构成机械屏障；肠黏膜上皮细胞分泌的黏液、消化液和肠道寄生菌产生的抑菌物质为化学屏障；肠黏膜上皮细胞分泌的S-IgA、IgM等抗体及黏膜下淋巴组织组成黏膜免疫屏障；肠道内正常共生菌对致病菌的定植抵抗作用及其菌间聚集构成了生物屏障。以上任何一部分受损，均可导致肠道屏障功能损害。此外，正常的胃肠道激素分泌和蠕动，对肠道屏障功能也同样起着十分重要的作用。

二、结直肠癌发生过程中的微生态

（一）正常肠道微生态及其作用

　　结肠是人体中含微生物种类和数量最多的组织，正常情况下肠道菌群与宿主、外界环境间处于相对平衡状态，此时肠道菌群结构、种类、数量保持相对稳定（图13-3）。但这种状态容易受到饮食、年龄、抗菌药物及心理压力、应激等的影响，出现肠道菌群失调，此时潜在的有害物种大量繁殖，产生硫化氢、乙醛、酚类等有毒的代谢产物，诱导肠黏膜炎症或直接导致DNA损伤，从而促进结肠癌的发生，饮食与肠道微生态，在结肠癌风险中的重要性见图13-4。

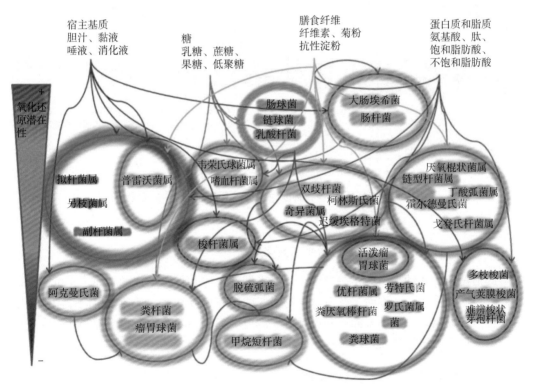

图13-3　几种优势肠道菌的功能

　　图中表示的是占优势的细菌属和种与优先的氧化还原电位和人类肠道底物利用率的关系。颜色对应关系：健康（绿色）、疾病（红色）或双相（蓝色）或不清楚的作用（紫色）。圆圈的大小反映了肠道的平均丰度。Rum是瘤胃球菌，CI是梭状芽孢杆菌

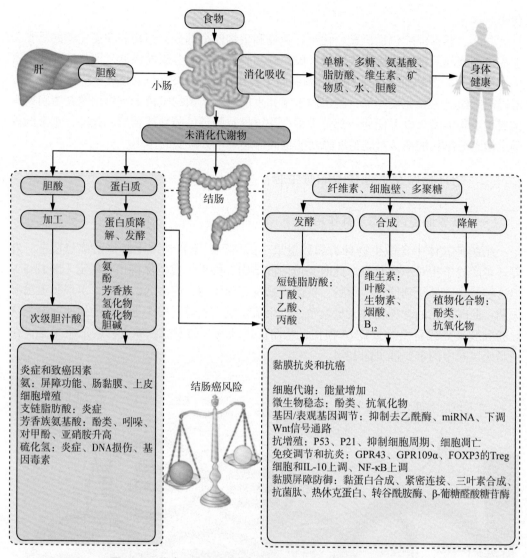

图13-4 饮食残留物和肠道微生态在结肠癌风险中的重要性

（二）结直肠癌症患者的肠道微生态变化

肠道菌群的活动被认为是一把双刃剑，根据其组成和代谢产物的不同，它可以抑制或促进疾病的发生。一方面，肠道微生物引起的固有免疫和适应性免疫协同作用保护宿主和维护肠道稳态。另一方面，肠道菌群失调可引起肠易激综合征、炎性肠病、肝脏疾病、糖尿病及肿瘤等肠内外的多种疾病。

（三）肠道微生态失调与结直肠癌

研究显示结直肠癌（colorectal cancer，CRC）与某些共生菌之间呈正相关，包括一些特殊类型的大肠埃希、产肠毒素的脆弱拟杆菌及牛链球菌等。与健康志愿者相比，脆弱拟杆菌大量存在于CRC患者的肠道中，它可能通过多种机制促进肿瘤的发生，包括通过Th17细胞所诱导的炎症反应、增加杂环芳香胺（heterocyclic aromatic amines，Has）的基因毒性及刺激肿瘤细胞的增殖。相反，同样有证据证明CRC与双歧杆菌及其他产丁酸盐的细菌之间呈负相关。一系列的研究提示肠道菌群失调后可能通过多种机制促使CRC的发生：①肠黏膜通透性增加，细菌移位引发慢性炎症，促使细胞因子和趋化因子释放，影响细胞内信号转导通路从而促进肿瘤的发生、发展；②在肠道菌群引起的慢性炎症刺激下，炎症细胞产生大量自由基，引起DNA损伤，并进一步激活癌基因或抑制抑癌基因；③肠道微生物产生的多种具有代谢活性的酶类可将前致癌物质转化为致癌物；④肠道内S-IgA减少，免疫机制异常，肿瘤细胞逃离宿主免疫监控的机会增加。

三、促进CRC发生的共生菌及其代谢产物

人体肠道内的某些共生菌及其相关的代谢物、酶类会对机体肠道健康造成负面影响，并促进CRC的发生、发展。

（一）硫酸盐还原菌

硫酸盐还原菌（sulfate-reducing bacteria，SRB）被认为是人肠道内正常的寄居者，可以分解短链脂肪酸、氨基酸、有机酸等营养物质，并还原硫酸盐产生硫化氢（H_2S）气体。有流行病学调查显示CRC患者肠内SRB的数量及肠腔、粪便中H_2S的含量均较高。丁酸盐是肠上皮细胞的主要营养来源，SRB不仅消耗肠道内已有的丁酸盐，而且可以抑制它的生成。SRB的代谢产物H_2S是一种有毒气体，可自由穿过细胞膜，肠黏膜长期暴露于该气体中可以损伤肠黏膜细胞，并促进肠道慢性炎症和癌症的发生、发展。有学者通过针对人体结肠肿瘤细胞系的体外试验研究发现，与人体肠腔内相似浓度的H_2S气体可以抑制β-苯乙基异硫氰酸盐（β-phenylethyl isothiocyanate，PEITC）所导致的肿瘤细胞凋亡，而不同形式的异硫氰酸盐是十字花科类蔬菜内的有效抗癌成分。H_2S还可以损害细胞代谢，破坏二硫键，导致DNA断裂，在细胞分裂周期中阻止G1期，诱导 *p53* 基因调节蛋白的表达，促使细胞凋亡。

（二）次级胆汁酸

胆汁酸是几种结构类似的类固醇酸的统称。肝脏以胆固醇为原料合成初级胆汁酸，随胆汁排入肠腔后，经肠道细菌7α-脱羟基酶作用转化为脱氧胆酸（deoxycholic acid，DCA）、石胆酸（lithocholic acid，LCA）等次级胆汁酸。次级胆汁酸是一类具有促癌作用的细菌代谢物。大量研究显示，DCA可造成肠黏膜细胞DNA损伤并发生基因突变，诱导上皮细胞增殖，促使结肠癌的发生。在对结肠癌细胞系HCT116的研究中发现，次级胆汁酸可抑制抑癌基因 *p53* 的翻译、表达。此外，次级胆汁酸作用于基底细胞和化生上皮，分泌血管内皮生长因子（vascular endothelial growth factor，VEGF），加快肿瘤血管的生成，利于肿瘤的浸润转移。肠道中次级胆汁酸的生成依赖于7α-脱羟基酶，通过分离、培养粪便菌群发现，粪便中7α-脱羟基酶的细菌量越大，CRC的发生率越高。

1.与CRC相关的酶类　肠道细菌产生的酶可以激活致癌物质，促进肿瘤的发生。

β-葡萄糖醛酸糖苷酶是一种常见的细菌酶，在肠道中能够水解多种葡萄糖醛酸苷造成致癌物质的释放，包括多环芳香烃（如苯并芘），它是CRC一种重要的危险因素，这种酶在大鼠模型中也被证明能够调节结肠癌变。与β-葡萄糖醛酸糖苷酶类似，另外一种命名为β-葡糖苷酶的细菌酶能够在结肠中分解糖苷化合物游离出原苷配基，从而诱导肠上皮细胞突变。硝基还原酶能够使硝酸盐和酰胺类生成亚硝酸盐和亚硝酰胺，促使肠道癌症的发生。对粪便样品的生化分析表明结肠癌患者的硝基还原酶活性明显高于健康受试者。偶氮还原酶也逐渐引起关注，因为在一些含有着色剂的食品或药品中，它可以参与促进偶氮化合物转化为致癌性的芳香胺类，共生细菌如梭状芽孢杆菌、大肠埃希菌和脆弱拟杆菌具有较高的促癌酶活性（即β-葡糖醛糖苷酸酶、β-葡糖苷酶、硝基还原酶和偶氮还原酶等）。研究也表明，梭状芽孢杆菌、脆弱拟杆菌及大肠埃希菌在结肠癌患者中明显增多。

2.抑制CRC发生的共生菌及其代谢产物　人体肠道内的另外一些细菌及其代谢产物则能够保护肠壁细胞，抑制CRC的发生及发展。

双歧杆菌是肠道中数量最多的有益菌，有学者以大肠癌裸鼠移植瘤为模型，证实青春型双歧杆菌可通过增强大肠癌凋亡调控基因*bax*的表达，同时下调*bcl-2*的表达，诱导癌细胞凋亡，从而阻止大肠癌的发生、发展。进一步研究提出双歧杆菌还能下调大肠癌VEGF的表达，抑制其血管形成，最终使肿瘤细胞无法获得足够的营养。双歧杆菌的表面分子脂磷酸壁是Toll样受体的重要配体，可激发机体的天然免疫反应，不仅有强的免疫激活作用，还能诱导肿瘤细胞凋亡，发挥抗肿瘤作用。

（三）短链脂肪酸

SCFA是肠道中重要的细菌代谢产物，包括丁酸盐、乙酸盐和丙酸盐等。SCFA不仅为肠黏膜细胞提供主要能量，还可以维持肠上皮细胞的完整性及杯状细胞的分泌功能，调节机体免疫反应，促进肠神经元成熟等。已证明SCFA具有抗肿瘤作用，游离羧基和双键是其重要的抗瘤活性基因。肠道细菌分解多聚糖产生的丁酸盐在动物模型中能够诱导大肠癌细胞的凋亡及细胞周期的停止。除此之外，丁酸盐还可降低肠上皮细胞的DNA氧化损伤，降低有促癌活性的酶的作用，从而保护肠壁，抑制肿瘤的生长和繁殖。

四、抗肿瘤药物导致黏膜屏障障碍的发生机制

抗肿瘤药物（antitumor drugs）是指能够直接杀伤肿瘤细胞或抑制肿瘤细胞生长、增殖的一类化疗药物，大多都是细胞毒性类药物，是目前治疗恶性肿瘤的主要手段之一。其作用机制包括抑制肿瘤细胞核酸或蛋白质合成、干扰大分子物质代谢、干扰微管系统、抑制拓扑异构酶等。此类药物在杀灭或抑制肿瘤细胞的同时，也会对机体的正常细胞（尤其是代谢旺盛的细胞）产生影响，通常在药效剂量下就会导致患者出现临床不良反应，如骨髓毒性、神经毒性、胃肠道毒性、肝脏毒性、皮肤毒性和心脏毒性等。其中，胃肠道毒性是最常见的不良反应之一。

化疗所致的常见胃肠道反应为黏膜炎（mucositis），主要是因为作用于细胞周期S期的化疗药物，其中包括多柔比星、博来霉素、阿糖胞苷和氟尿嘧啶（5-FU）等。由于

消化道黏膜细胞更新较快，为代谢旺盛细胞，这些药物的应用抑制了消化道上皮细胞的更新，可以导致从口腔到肛门的整个消化道黏膜变薄，并容易产生继发性感染，从而形成黏膜炎，临床表现为食欲下降、口痛、恶心、呕吐、胃灼热、溃疡、腹痛、腹胀、腹泻、出血或便秘等。这种黏膜损伤多出现在口腔和胃肠道。其中小肠损伤多于结肠，但化疗可以导致严重的大肠黏膜炎症。虽然正规化疗后，黏膜炎发生率只有约40%，但大剂量化疗或持续化疗后，黏膜炎的发生率可高达76%；若联合放疗，约有90%以上的患者出现口腔炎。黏膜炎的发生，不仅可以降低患者的生活质量，增加患者的痛苦和死亡率，也增加了医疗费用和感染的发生率，影响化疗的进行。黏膜炎的发生率和严重程度因化疗方案和个体差异不同而不同。影响化疗后黏膜炎发生的危险因素包括年龄、营养状况、肿瘤类型、口腔护理及治疗前中性粒细胞的数量等。

细胞毒性药物通过诱导肿瘤细胞凋亡发挥作用。不幸的是，这些药物也会诱导消化道黏膜细胞发生凋亡。以前的观点认为黏膜炎的发生是化疗药物直接对黏膜上皮细胞的损伤，以及骨髓移植继发性革兰氏阴性菌和真菌侵入引起的间接损伤。随着研究的深入，现在的观点认为，黏膜炎的发生、发展和愈合经过了以下5个阶段。

1.起始阶段　化疗引起的DNA和非DNA的破坏，上皮细胞和黏膜下层细胞受损，同时引起黏膜炎的重要环节——氧化应激和活性氧（reactive oxygen species，ROS）的产生。此阶段黏膜结构仍保持其完整性，但预示着黏膜结构的破坏级联反应的启动。

2.初级破坏反应阶段　DNA链的破坏引起几个传导途径，诸如p53和核因子κB（NK-κB）等转录因子的激活，细胞膜结合分子在脂质过氧化过程中释放，引起例如编码c-JUN和c-JUN氨基末端激酶（JNK）即刻应答基因上调。上调的其他转录因子还有NRF2。基因上调所致转录因子的激活，致使黏膜产生多种促炎细胞因子，如TNF-α、IL-1β和IL-6等，诱导克隆源细胞死亡、凋亡和组织损伤。

3.信号放大阶段　NK-κB激活后，各种促炎细胞因子生成增加，通过正反馈机制引起NK-κB进一步激活，细胞因子进一步增加，引起组织损伤。其他细胞NK-κB的激活，引起编录丝裂原活化蛋白酶（MAPK）、环氧合酶2（COX2）和酪氨酸激酶信使分子的转录基因上调，这些信使途径导致上皮细胞和固有层细胞的基质金属蛋白酶1和3激活，最终导致黏膜组织进一步损伤。

4.溃疡阶段　上皮组织破损，伴随细菌定植。此阶段临床表现最为显著，溃疡创面引起疼痛和黏膜细菌移位导致菌血症或败血症。细菌定植后，其产物可促进细胞因子的产生，导致进一步组织损伤。有16%的化疗继发的中性粒细胞减少的患者，其疱疹病毒阳性。若不积极防治，可继发全身感染。

5.修复阶段　黏膜炎的修复始于细胞外基质的信号，导致上皮细胞的增殖和分化。虽然黏膜可以修复，但是组织学观察和超微结构显示，黏膜结构的改变在治疗过程中长期存在，且修复后的黏膜抵抗创伤和外伤的能力降低。

总之，细胞毒性抗肿瘤药物对消化道黏膜上皮细胞造成严重损伤，黏膜机械屏障的缺损有继发细菌、真菌等微生物的侵入，导致肠道微生态失衡，并且在炎症因子的参与下，进一步加重黏膜上皮的损伤，加重细胞再生和修复存在的障碍。此时由于骨髓抑制、粒细胞缺乏，使感染难以控制，常常导致败血症，引起患者死亡。

五、抗肿瘤药物对肠道微生态的影响

完整的消化道黏膜上皮细胞及细胞间隙的紧密连接能阻止细菌及大分子物质的侵入，肠道黏液形成弹性胶层可以保护肠黏膜免受机械和化学的损伤，其杯状细胞分泌的黏蛋白为高分子量的糖蛋白，覆盖于肠上皮细胞表面，为专性厌氧菌的生长及附着提供适宜的环境，也能阻止潜在致病菌及其毒素的定植和移位。细胞毒性抗肿瘤药物化疗后消化道黏膜受损，黏膜上皮细胞及细胞间紧密连接和黏液层的完整性被破坏，导致黏膜炎症，消化道微生物菌群结构改变和数量减少，甚至消失，定植抗力减弱，潜在致病菌和真菌侵入加重黏膜炎症。

（一）影响炎症过程和氧化应激调节

肠道特征是"生理炎症"或低水平炎症状态。肠道微生物菌群持续提供TTLR配体，如肽聚糖、LPS和细菌DNA，这确保了一个基础连续的下游信号通路激活，导致肠道处在低水平的生理炎症状态。因此，正常肠道微生物菌群能够抑制严重的炎症反应，如果这些微生物菌群减少或消失，可能导致炎症加重。例如，多形拟杆菌和婴儿双歧杆菌（Bifidobacterium infantis）两者可以减低NK-κB的活性，致使内毒素和血浆IL-6水平下降。梭菌XIV是通过分泌多胺调节TLR-2的表达而发挥减轻肠道炎症的作用。肠道微生物或其碎片及分泌物可减轻炎症症状，例如，普拉梭菌（Faecalibacterium prausnitzii）分泌一种减少NK-κB的不明物质，可诱导抗炎IL-10的产生，从而减轻炎症。婴儿双歧杆菌也分泌一种减轻小鼠结肠炎的不明物质。一些肠道微生物产生SCFA，其中对产丁酸的普拉梭菌和梭菌XIV属研究十分透彻，证明丁酸具有显著的抗炎作用。研究发现，丁酸替代物可以减轻或抑制小鼠结肠炎炎症症状，减轻化疗诱导的小鼠口腔黏膜炎症。此外，丁酸不但可以减轻炎症，而且也降低肠道通透性和刺激免疫效应分子的激活。总之，消化道微生物菌群可降低NK-κB的活化，从而减少炎症细胞因子的产生。有关化疗诱导的黏膜炎及其炎症与消化道微生物菌群的相互关系有待进行深入研究。

（二）影响肠道通透性

研究证明，化疗后肠道通透性增加，这是黏膜炎第三阶段和第四阶段的一个特征。机制之一可能是化疗引起绒毛萎缩导致通透性增加，体内和体外的试验证实，黏膜萎缩可导致肠道通透性增加。然而，肠道微生物菌群同样也影响肠道通透性。已经证明，几种肠道益生菌可改善肠上皮屏障功能。例如，TRL-2配子体刺激蛋白激酶C磷酸化导致肠通透性降低，由此引起的肠道通透性降低与肠上皮紧密连接改变有关。应用双歧杆菌和乳杆菌可以增加形成紧密连接蛋白的表达，肠道通透性得以恢复。另外一个因素是肠道微生物可以诱导热休克蛋白（HSPs）降低肠道的通透性，这些HSPs作为一种压力可以保持肠道上皮细胞的活性，从而降低肠道的通透性。肠道微生物通过发酵膳食纤维产生SCFAs，向肠上皮细胞提供能量，保持细胞活性，也具有降低肠道通透性的作用。因此，肠道微生物有减轻或改善黏膜细胞萎缩、增加细胞紧密连接的作用。推测，化疗所致肠道微生物菌群的改变影响黏膜炎的第三阶段，也会影响溃疡阶段——严重黏膜炎。

（三）影响黏液层的组成

肠道黏膜黏液层是由糖蛋白、三叶素和蛋白组成，具有防止细菌感染和炎症的重要作用。蛋白-2基因敲除小鼠受到有害刺激发生严重结肠炎，相反，普通小鼠由于分泌蛋白-2，则不会发生结肠炎。进一步研究证实，缺乏蛋白-2的动物，在肠道黏膜正常无菌隐窝检测到细菌的存在。因此，肠道微生物菌群在维护黏液层稳态方面起着重要的作用。如果杯状细胞数量减少和体积变小，肠道微生物菌群几乎缺如，黏液层变薄。

编码蛋白基因直接由肠道微生物菌群及其产物调控，益生菌和（或）益生菌产物可以刺激黏液分泌。如鼠李糖乳杆菌GG和植物乳杆菌可增加基因 *MUC-2* 和 *MUC-3* 的表达，嗜酸乳杆菌上调基因 *MUC-2* 的表达。产丁酸的益生菌可增加蛋白的合成，在黏液层构成上发挥着重要作用。肠道微生物菌群不仅干预 *MUC* 基因的表达，而且干预细胞糖基转移酶的表达和激活，此酶诱导改变黏蛋白糖类糖基合成而影响防御细菌的功效。因此，肠道微生物菌群影响覆盖于肠上皮的黏液层的组成，黏液层的稳态能增强上皮屏障的强度，减少或降低细菌移位的风险，益生菌可能减轻黏膜炎溃疡阶段的炎症反应。

（四）影响抵抗有害刺激和肠上皮修复

肠道菌群有助于肠上皮的修复，无菌动物与普通动物相比，肠上皮的有丝分裂指数和细胞增殖是低下的，并且肠上皮细胞向绒毛顶部的移行也明显延长。这些变化提示化疗后会导致肠上皮更新和修复延缓或出现障碍。肠道菌群诱导的NK-κB不仅控制肠道处在低炎症的生理状态，而且还刺激肠上皮细胞的修复。例如，缺乏识别肠道原籍菌群的TRL-4-/-上皮细胞，对有害化学刺激反应表现出严重的修复缺陷，这可能是由于NK-κB诱导细胞防护因子（如HSPs和IL-6的能力）下降。使用TRL配子体处理无菌小鼠，可完全保护小鼠抵抗人工诱导的结肠炎的发生，提示肠道微生物配子体有修复肠上皮的重要作用。丁酸在抵御有害刺激对肠上皮的损伤和增加上皮修复方面也起着重要作用。丁酸可刺激上皮细胞移行，由此增强黏膜的愈合。鼠李糖乳杆菌（LGG）分泌的多肽可抑制细胞因子诱导的上皮凋亡和促进细胞的生长，从而也可增强黏膜修复。

总而言之，肠道菌群可减轻黏膜炎第三阶段的上皮损伤，推测肠道菌群通过影响黏膜炎的愈合阶段，刺激上皮的修复减轻黏膜炎而发挥作用。

（五）影响免疫效应分子的产生和释放

肠道菌群调节免疫效应分子的表达和释放，这些免疫分子在维持肠道稳态发挥着极其重要的作用。例如：增加益生菌和肠上皮的接触，使Reg Ⅲ γ 的表达增加；分泌具有抗菌活性的C型凝集素可抑制细菌移位而维护肠道的完整性和稳态。另外，肠道菌群可调节由黏膜相关免疫效应细胞分泌的免疫效应分子IgA的表达，反过来，IgA可调节肠道菌群的结构和组成，如双歧杆菌可增加S-IgA的表达。肠道菌群的产物也有上调免疫效应分子的作用，如丁酸可以调节具有广谱抗菌活性的抗菌肽产生，能抑制潜在病原菌。

肠道菌群通过影响免疫效应分子的表达和释放，来调节自身组成结构和维持肠道稳态，对于黏膜炎的所有五个阶段而言，肠道菌群发挥着正面的影响作用。

六、化疗相关性腹泻

化疗相关性腹泻（chemotherapy-induced diarrhea，CID）是肿瘤患者化疗中最为常见的并发症之一。CID不仅会降低患者的体质和生活质量，严重者可导致水和电解质失衡、血容量减少、增加感染的发生率、休克，甚至危及生命，还增加患者的住院费用，或导致化疗被迫中断，从而影响疗效。

（一）引起CID的常见化疗药物

引起CID最常见的几类化疗药物如下：氟尿嘧啶类（如5-FU及其前药卡培他滨）、拓扑异构酶Ⅰ抑制剂（如伊立替康、拓扑替康）、代谢类（甲氨蝶呤、阿糖胞苷）、生物碱类（羟基喜树碱、多西紫杉醇）、针对EGFR的分子靶向药物（吉非替尼、西妥昔单抗）和其他化疗药物（如顺铂、多西他赛、奥沙利铂等）。CID发生的概率与治疗方案的选择紧密相关。在引起CID的化疗药物中，对于不同的患者，虽然CID发生的广度和严重程度度差异很大，但是其中以氟尿嘧啶（fluoropyrimidines）和伊立替康（irinotecan，CPT-11）引起的腹泻发生率最高，可达80%。

（二）引起CID的病理生理机制

虽然对于CID的病理生理上的机制到目前为止还不是很明确，组织病理学有证据显示CID是一个多因素影响的过程，化疗药物可以导致胃肠道黏膜层破坏和肠上皮脱落、杯状细胞和隐窝细胞不成比例增加和非典型增生、微绒毛细胞的重吸收功能遭到破坏、肠腔液体增加，最终小肠内吸收和分泌的功能失去平衡。而CID的病理机制根据病因不同而各有差异。虽然常规剂量的大多数抗代谢类肿瘤药物都能引起CID，而其中最为常见的是氟尿嘧啶类和伊立替康。研究结果表明，5-FU被磷酸化为5-FdUMP或者5-FUMP后，对增殖的小肠上皮细胞较敏感，能导致小肠黏膜损伤，并干扰肠上皮细胞的分裂，引起肠壁细胞坏死及肠壁的广泛炎症，造成吸收和分泌细胞数量之间的平衡发生变化，导致腹泻。CPT-11在体内主要由组织、血清和肝细胞内的羧酸酯酶（CE）催化快速水解为有活性的代谢物SN-38。CPT-11通过胆汁分泌进入十二指肠，然后通过肠道排泄，而小肠中的CE活性很高，可直接将排入肠道的CPT-11原型转变成SN-38，从而造成SN-38的蓄积。SN-38在肠道内的浓度及其与肠道上皮接触的时间是导致延迟性腹泻的关键。SN-38能引起肠上皮细胞坏死、凋亡，导致小肠吸收水、电解质障碍及小肠液过度分泌。而SN-38导致小肠隐窝细胞有丝分裂停滞和凋亡的启动与SN-38能够导致表皮吸收绒毛脱落和造成吸收和分泌细胞数量之间的平衡发生变化有关。继而肠壁炎症细胞渗透性增加，大量分泌水和电解质，从而导致腹泻的发生。

化疗引起肠道菌群和黏蛋白发生巨大变化。肠道菌群的改变在肠道炎症过程对氧化应激调节、肠道通透性、黏液层的组成、抵抗有害刺激和肠上皮修复和免疫效应分子的生产和释放等重要的生理功能造成严重影响，加重黏膜炎症。

（三）CID的临床表现和诊断

CID的典型临床表现为：化疗期间出现无痛性腹泻或伴轻度腹痛，喷射性水样便，一天数次或数十次，持续5～7天，可出现在化疗当天或化疗后。目前用于评价CID的指南常用的是美国国家癌症协会（National Cancer Institute，NCI）常见不良反应标准——腹泻的V3（common toxicity criteria，CTC V3.0），它根据腹泻的程度把腹泻分为5个等级（0级代表没有毒性；5级则代表会导致死亡）（表13-3）。

表13-3 美国国家癌症协会常见不良反应标准——腹泻（CTC V3.0）

分级	与治疗前比较
1级	与治疗前相比，大便次数＜4次/天
2级	与治疗前相比，大便次数4～6次/天
3级	与治疗前相比，排便次数增加≥7次/天，腹泻重度疼痛或大便失禁，影响日常活动，需要住院
4级	危及生命（如血流动力学不稳定）
5级	死亡

七、微生态制剂防治肠癌的作用

大量的研究表明，益生菌可能是治疗和预防化疗后胃肠道黏膜炎的有效药物。益生菌具有以下作用：抗炎症作用，减低NF-κB的活性，致使内毒素和血浆IL-6生成减少，形成紧密连接蛋白的表达，诱导HSPs作为一种压力保持肠上皮细胞的活性，使肠道通透性降低，刺激免疫效应分子的表达和释放等来调节自身组成结构和维持肠道稳态。通过拮抗作用，可抑制和清除化疗后肠道菌群中所存活的潜在病原菌，益生菌及其产物调控编码黏蛋白基因的表达，刺激黏液分泌，增强黏膜屏障功能。多种益生菌组合减少化学诱导黏膜炎的上皮细胞凋亡，刺激肠上皮细胞的修复，抑制氧化应激和活性氧族的产生。因此，及时补充益生菌，对在化疗期间肠道菌群失调引起的全身感染、全身炎症反应综合征、多器官功能障碍综合征的防治有重要意义。

（一）黏膜炎动物模型

植物乳杆菌（L. plantarum 299v）可减少5-FU诱导的黏膜炎小鼠模型肠道的兼性厌氧菌数量、小鼠食量和体重增加。但是，仍有腹泻和细菌移位至淋巴结的发生。予MTX诱导黏膜炎小鼠食用含约氏乳杆菌（L. johnsonii）的酸奶和含保加利亚乳杆菌（Lactobacillus bulgaricus）、嗜热链球菌（S. thermophilus）发酵的羊奶，乳果糖/甘露醇值下降，意味着肠道屏障功能得到改善，但未见到组织学的改善。益生菌的疗效有剂量依赖的特点，予5-FU诱导的黏膜炎小鼠模型使用剂量为106CFU/ml的发酵乳杆菌（L. fermentum BR11）和LGG上清液或乳双歧杆菌（B. lactis Bb12），组织学损伤的评分无变化。复合益生菌VSL#3（嗜热链球菌、短双歧杆菌、长双歧杆菌、婴儿双歧杆菌、嗜酸乳杆菌、植物乳杆菌、副干酪乳杆菌、布鲁乳杆菌以及保加利亚乳杆菌）活菌数量1.125×10^{12}～4.5×10^{12}CFU/g用于伊立替康诱导的黏膜炎模型小鼠，显示肠上皮细胞增殖增加、凋亡减少，杯状细胞增加以及黏蛋白分泌增加，可有效预防水、电解质失衡，减少腹泻的发生。

（二）临床应用研究

微生态制剂目前是肠道疾病治疗药物的研究热点，特别是益生菌，能够补充机体内所缺乏的正常菌群，并抑制致病菌的繁殖，从而维持微生态平衡。大量的国内外研究表明微生态制剂对CRC有明显的预防和治疗作用。

1.预防作用　益生菌与肠黏膜细胞的特异性受体结合后，定植在肠黏膜表面构成膜菌群，不仅起占位保护作用，抑制其他病原菌对肠黏膜的黏附和入侵，同时也可产生过氧化氢、有机酸等物质，阻止病原菌的生长、繁殖。益生菌也可以通过降低肠道微生物酶的活性来体现其对CRC的化学预防作用。Sanders等在健康人服用含嗜酸乳杆菌的牛奶期间，对其粪便中β-葡萄糖醛酸糖苷酶、偶氮还原酶及硝基还原酶研究发现，这些具有催化前致癌物转变为致癌物的酶活性下降超过50%，且其活性可在停服牛奶4周后恢复如前。机体免疫力低下，肿瘤细胞逃脱机体免疫监控的机会大增。益生菌制剂可刺激机体的细胞免疫和体液免疫应答，增强巨噬细胞的吞噬活性，促进其分泌TNF-α、IFN-γ、IL-12和NO等细胞因子，并提高补体及网状内皮系统的功能，发挥抗肿瘤作用。此外，益生菌所产生的代谢产物（如胞外多肽、磷酸多糖、细菌素等）也具有抗肿瘤活性。

2.益生菌预防结肠癌的分子机制

（1）免疫调节和抗炎症作用：炎症是引发结肠癌的一个关键因素。益生菌可以通过影响多种免疫细胞（如巨噬细胞、树突状细胞）分泌免疫效应因子（如促炎因子IL-12、IL-6和TNF-α以及抗炎因子IL-10）发挥免疫调节作用。双歧杆菌可以刺激小鼠树突状细胞产生大量IL-10，瑞士乳杆菌发酵酸奶可降低小鼠血清中的IL-6而提高IL-10水平。利用模拟人类慢性炎症的小鼠动物模型，发现混合益生菌（嗜热链球菌，婴儿双歧杆菌和嗜酸乳杆菌）胶囊可刺激上皮细胞分泌TNF-α，并下调结肠上皮细胞Toll样受体4的表达。此外，植物乳杆菌可显著诱导结肠上皮细胞Caco-2的人类β防御素2的mRNA表达和分泌。

（2）抑制细胞增殖和促进细胞凋亡：目前对于益生菌诱导癌细胞凋亡的分子机制研究还处于起步阶段。多数研究结果提示，细胞凋亡的线粒体途径在益生菌促进结肠癌细胞凋亡中起重要作用。鼠李糖乳酸杆菌、双歧杆菌能引起结肠细胞Caco-2中Bax移位、细胞色素C释放、Caspase-9和Caspase-3激活，但它们虽然增加了细胞膜Fas受体的含量，但其下游的Caspase-8却没有被激活，提示这两种菌种不能诱导Fas途径产生的凋亡。另外，嗜酸乳杆菌能激活结肠肿瘤细胞caspase-3的表达，青春型双歧杆菌则通过增强促凋亡因子Bax的表达而降低抗凋亡因子Bcl-2的表达来诱导凋亡，而这些益生菌调控上述凋亡相关因子的详细信号途径尚不明确。此外，有研究提示益生菌诱导的结肠癌细胞凋亡还与炎症转录因子NF-κB、氧化应激中活性氧的生成等密切相关。益生菌抑制结肠癌细胞周期的研究非常有限。目前结果提示益生菌主要阻断细胞周期G1调控点。例如，益生菌Bacillus polyfermenticus（B.P.）可降低HT-29细胞G1期特征性调控蛋白cyclin D1的表达，该调控作用与抑制转录因子E2F-1有关，鼠李糖乳杆菌可以诱导结肠癌DLD-1细胞中的多聚胺合成量减少，后者也参与细胞周期G1检查点的调控。需要指出的是，由于益生菌种类的复杂多样性，其对细胞周期调控的特征很可能存在很大差异，相关研究结果有待于进一步充实。

（3）代谢转化及代谢解毒作用：产生有益的代谢产物。益生菌（如丙酸杆菌、乳酸菌）能发酵抗性淀粉、膳食纤维等不能被人体消化、吸收的物质，产生SCFA等有益代谢产物，间接抑制CRC的发生。丙酸杆菌产生的SCFA，可以诱导结肠癌细胞凋亡，其机制涉及线粒体膜电位缺失、产生活性氧、激活凋亡酶Caspase-3以及染色质凝聚。乳酸菌产生的丁酸盐可以滋养结肠黏膜，促进细胞分化、抑制细胞增殖和促进细胞凋亡。在离体试验中，丁酸盐还能抑制过氧化氢（H_2O_2）诱导的人结肠细胞遗传毒性损伤，主要表现为丁酸盐能增强H_2O_2处理细胞的抵抗能力。

（4）抑制致癌物活化酶与遗传解毒：人体肠道微生物群产生的细菌酶（如β-葡萄糖醛酸糖苷酶、硝基还原酶、偶氮还原酶、7α-脱羟基酶、胆固醇脱氢酶）可在肠道释放致癌物，间接参与致癌过程。益生菌可以通过降低肠道腔内pH进而抑制致病菌产生的β-葡萄糖醛酸糖苷酶、β-葡糖苷酶等细菌酶的活性，阻断前致癌物代谢活化为致癌物。青春双歧杆菌SPM0212可以抑制β-葡萄糖醛酸糖苷酶、β-葡糖苷酶、色氨酸酶和脲酶的活性，提示它可以预防癌症的发生。另外，某些益生菌具有解毒性作用，例如，干酪乳杆菌可以抑制N-硝基化合物诱导的癌变小鼠结肠的DNA损伤，而嗜热链球菌NCIM50038则无此作用。

（三）益生菌辅助治疗结直肠癌

益生菌不仅可降低致癌物的形成率，提高宿主免疫力，预防肿瘤的发生，也可以直接抑制癌细胞的增殖或促进其凋亡。长期服用益生菌有助于启动抗原提呈细胞，加强其吞噬能力和抗原提呈能力，帮助提高NK细胞的肿瘤杀伤活性。动物实验发现，对肿瘤模型小鼠喂食干酪乳杆菌，能有效刺激其分泌IL-12和IFN-γ，提高脾脏中NK细胞的细胞毒作用，减缓肿瘤的生长速度，延长小鼠的存活时间。有人通过对60例Ⅲ期直肠癌患者分组研究，以术后首次排气、排便时间、体质量、血浆白蛋白、血清IgA等为观察指标，证明了益生菌制剂在Ⅲ期直肠癌患者术后应用可以促进肠道功能恢复、改善营养状况并提高机体免疫力，从而缩短术后恢复时间。研究发现，CRC的复发与肠道微生态失调有关，快速恢复肠道菌群平衡不仅利于CRC的术后康复，还可以防止复发。

临床研究证实，益生菌在肠道癌症发生过程中起到了保护作用。398位接受结肠肿瘤切除的患者，每天坚持口服干酪乳杆菌，2～4年后其结肠癌发病率明显下降。对结肠息肉切除术患者用乳酸菌、双歧杆菌治疗后，能显著延缓患者结肠癌细胞增殖。用鼠李糖乳酸杆菌和费氏丙酸杆菌对38位健康男性进行为期4周的治疗，发现其粪便中有益菌（乳酸杆菌和丙酸杆菌）数量增加而β-葡糖苷酶活性下降。约氏乳杆菌（Lactobacilli johnsonii，La1）则显著降低了结肠切除手术患者体内病原体的氏量，增强肠道免疫应答。此外，益生菌还能改善结肠术后患者的肠道相关症状。给结肠癌术后患者口服纳豆芽孢杆菌和嗜酸乳杆菌后，其排便频率、肛门疼痛情况都得到显著改善。另一项研究提示，益生菌可降低结肠术后患者的感染并发症并改善肠排便功能。

益生菌可以治疗化疗引起的黏膜炎和化疗相关性腹泻。研究表明，肠道菌群可以减轻或加重胃肠道黏膜炎（gastrointestinal mucositis，GIM）过程，影响肠道通透性及黏液层的组成，抗损伤性刺激和促进上皮修复、活化和免疫效应分子的释放。通过为肠道正常菌群和致病菌提供附着点,维持肠道正常菌群的完整性,黏蛋白发挥了重要的作用。因此,化疗治疗期间保持一个健康的微生物和黏蛋白层可以减少相关并发症的发生。在这种前提下,益生菌治疗GIM是一种很有前景的方法。众所周知,益生菌对宿主有益,因此可以在化疗期间适当摄入,有利于维持肠道正常菌群。最常用的益生菌包括乳酸杆菌和双歧杆菌属。而且几株肠球菌、链球菌、乳球菌和某些非致病性大肠埃希菌也被归为益生菌。

目前缺乏设计合理、大样本、随机双盲对照、有效候选菌株治疗和预防化疗诱导的黏膜炎的研究。但有学者对490例脑部、直肠和乙状结肠肿瘤手术后的患者放疗期间使用益生菌VSL#3进行研究,口服VSL#3的剂量是4.5×10^{12}CFU/g,结果表明,腹泻的发生率(尤其严重病例)显著低于对照组,未见不良反应。其他多项有关VSL#3的研究认为,VSL#3是治疗化疗诱导黏膜炎理想的候选复合益生菌制剂。国内有学者报道,199例急性淋巴细胞白血病儿童给予大剂量甲氨蝶呤(HD-MTX)强化治疗预防髓外白血病,同时给予口服二联(酪酸梭菌、婴儿双歧杆菌)或四联(双歧杆菌、嗜酸乳杆菌、粪链球菌和蜡样芽孢杆菌)益生菌制剂,结果表明两组口服益生菌组腹泻发生率明显低于未口服益生菌组,但两种益生菌组间的差异无统计学意义。

嗜酸乳杆菌同时与5-FU应用可明显逆转GIM的副作用,可以有效改善绒毛高度和隐窝深度,使TNF-α和IL-1β的浓度降低。布拉酵母菌明显逆转GIM的病理变化,减少中性粒细胞浸润,降低TNF-α和IL-1浓度。用约氏乳杆菌(*L. johnsonii*)发酵的牛酸奶以及保加利亚乳杆菌和嗜热链球菌发酵的羊奶酸奶,可以明显改善MTX诱导的GIM大鼠模型的小肠屏障功能(乳果糖/甘露醇值)。口服嗜热链球菌可以降低MTX诱导的大鼠小肠损伤(通过非侵入性蔗糖呼吸试验检测)。来自Nissle 1971大肠埃希菌(EcN)的益生菌的上清液部分地保护了5-FU诱导的GIM黑刺豚鼠的肠道损伤,并且观察到用5-FU处理后在IEC-6细胞系中诱导的细胞死亡明显减少。发酵乳杆菌BR11通过降低髓过氧化物酶活性而明显减轻5-FU诱导的GIM模型大鼠空肠炎症状。预处理EcN和LGG上清液降低5-FU诱导的IEC-6细胞的半胱天冬酶的活性,抑制肠上皮细胞凋亡与肠道屏障功能损伤。口服乳杆菌(LCR35)或嗜酸乳杆菌和双歧杆菌可以通过抑制促炎细胞因子的表达缓解肠黏膜炎。对其他一些治疗(如化疗引起的GIM)有效的各种益生菌及其效果见表13-4。

表13-4 益生菌治疗GIM的研究

益生菌	效果
Lactobacillus acidophilus	TNF-α、IL-1β(降低)
Probiotic mixture VSL#3	腹泻、细胞凋亡(降低)
Saccharomyces boulardii	嗜中性粒细胞浸润(降低)
Lactobacillus johnsonii	肠屏障功能(改善)
Lactobacillus bulgaricus	肠屏障功能(改善)
Streptococcus thermophilus	肠屏障功能(改善)
Escherichia coli Nissle 1971	细胞凋亡(降低)

续表

益生菌	效果
Lactobacillus fermentum BR11	髓过氧化物酶活性（降低）
Lactobacillus rhamnosus & Escherichia coli Nissle 1971	半胱天冬酶活性（降低）
Lactobacillusacidophilus & Bifidobacterium bifidum	促炎细胞因子（降低）
Lactobacillus casei variety rhamnosus	促炎细胞因子（降低）

对于已经出现CID的患者，也有学者用益生菌进行干预治疗，也认为益生菌有助于缓解CID。张冬梅等对CRC术后化疗并发生CID的患者使用地衣芽孢杆菌或双歧三联活菌治疗进行研究，均观察到使用两种益生菌治疗后，KPS评分和腹泻改善情况均优于对照组，并且益生菌和蒙脱石散共同应用对化疗相关性腹泻的治疗效果更明显。谭国柱等的研究认为枯草杆菌肠球菌二联活菌胶囊治疗CID的腹泻改善有效率为89.65%，较对照组的44.43%明显较好；KPS评分明显高于对照组。

八、黏膜炎的其他干预措施

（一）黏膜保护剂

蒙脱石散具有层纹状结构和非均匀性电荷分布，对消化道内的病毒、细菌及其产生的毒素、气体等有极强的固定、抑制作用，使其失去致病作用。此外，对消化道黏膜还具有很强的覆盖保护能力，修复、提高黏膜屏障对攻击因子的防御功能具有平衡正常菌群和局部止痛的作用，可改善化疗所致的黏膜炎症状，对减轻口腔黏膜炎疼痛、缩短化疗相关性腹泻有一定疗效。

（二）肠蠕动抑制剂

洛哌丁胺、复方苯乙哌啶和阿片类等，儿童患者禁忌使用。

（三）抑酸剂

抑酸剂H_2受体拮抗剂（H_2RA）（如雷尼替丁）、质子泵抑制剂（PPI）（如奥美拉唑）可以预防环磷酰胺、甲氨蝶呤、氟尿嘧啶化疗后引起的上腹部疼痛。有研究证实，在接受环磷酰胺、甲氨蝶呤、氟尿嘧啶任一种化疗药物前，分别给予雷尼替丁或奥美拉唑和安慰剂治疗，结果显示，急性溃疡、上腹部疼痛、胃灼热的发生率奥美拉唑组和雷尼替丁组均明显低于安慰剂组。

（四）谷氨酰胺

谷氨酰胺是人体内快速增殖细胞的能量来源，也是核酸、蛋白质合成的前体，在化疗引起的机体应激状态下为条件必需氨基酸。其保护肠屏障机制与其有利于肠细胞增生有关，补充谷氨酰胺可减轻肠道通透性，降低细菌移位，减少肠源性感染的发生。Sun等对298例肿瘤患者进行分析，其中谷氨酸盐干预组的147例患者预防性服用加入谷氨酸盐的食物或饮水，安慰剂组151例，化疗期间谷氨酸盐干预组患者腹泻天数显著缩短，但是腹泻的严重程度减少差异无统计学意义，如何正确使用谷氨酸盐干预仍值得继续探索。

（五）生长激素抑制剂

善得定为生长激素抑制剂类似物，调节肠内水、电解质，抑制消化道激素（如5-羟色胺、血管活性肠肽、促胃液素、胰岛素等）的分泌，保护上皮屏障功能。大量临床试验证实，善得定可有效地减少标准剂量化疗所引起的腹泻。骨髓干细胞移植后大剂量化疗所引起的腹泻，使用善得定亦有效。儿童慎用生长激素抑制剂。

（六）生长因子和细胞因子

近年来，研究认为各种细胞因子和生长因子［如重组角质化细胞生长因子-1（KGF-1）、成纤维细胞因子、表皮生长因子、集落刺激因子等］在黏膜炎的发生和修复中起到一定的作用。KGF-1的有效性已经得到肯定，有报道大剂量化疗、放疗和造血干细胞移植患者，治疗前和治疗后3天给予KGF-1 60μg/（kg·d）静脉推注，可明显减少黏膜炎的发生率和缩短持续时间。GM-CSF 250μg/m² 可明显减轻放疗所致黏膜炎的严重程度或缩短黏膜炎的持续时间。

（饶志勇　黄　俊　朱乾坤　王　欣）

第四节　原发性肝癌与微生态

一、原发性肝癌

原发性肝癌（primary hepatic cancer，PHC）简称肝癌，是指由肝细胞或肝内胆管上皮细胞发生的恶性肿瘤，是世界范围内最常见的恶性肿瘤之一。由于原发性肝癌起病隐匿，早期没有症状或症状不明显，进展迅速，确诊时大多数患者已经处于疾病晚期或发生远处转移，治疗困难，预后很差，生存时间很短，严重威胁人民群众的身体健康和生命安全。原发性肝癌按形态学分为块状型、结节型和弥漫型，按组织学分为肝细胞癌（hepatocellular carcinoma，HCC）、肝内胆管细胞癌（intrahepatic cholangiocarcinoma ICC）和混合型肝癌。

二、原发性肝癌与细菌

我国原发性肝癌的病因主要为HBV和HCV感染，除黄曲霉素、一些化学致癌物、寄生虫感染等其他因素以外，还有10%左右的原发性肝癌患者发病原因不明。自从幽门螺杆菌在胃炎中发现，人们逐渐发现细菌感染与胃癌有联系。随着研究进展，近年来人们认为原发性肝癌的发生与细菌也有密切联系。

（一）幽门螺杆菌

近年研究资料显示，由于肝脏与胃肠道的位置关系比邻，幽门螺杆菌可能与原发性肝癌有密切联系。De Magalhases Queiroz等首次报道从 1 例肝豆状核变性患者的肝硬化活检标本中成功地分离出了螺杆菌，PCR 产物序列分析显示该螺杆菌菌株的16S rRNA与幽门螺杆菌的 16S rRNA 有99.38 %的同源性，经过形态特征、生化反应等鉴定确认该菌株就是幽门螺杆菌。这充分说明幽门螺杆菌能够在人类肝组织中生存。Wadstrom 等还用电镜和免疫组织化学方法在原发性硬化性胆管炎（PSC）患者的肝组织中观察到似幽门螺杆菌形态的弯曲状细菌，因此推测幽门螺杆菌或其他螺杆菌感染可能是原发性胆汁性肝硬化（PBC）和PSC的始发病因。此外，Ponzetto 等用PCR技术检测了25例原发性肝癌患者肝组织，螺杆菌16S rRNA 基因均阳性，经DNA序列分析发现，其中23例与幽门螺杆菌同源性较高。Huang Y 等对石蜡肝癌组织的回顾性调查发现，肝癌组织中确实存在细菌感染，并从这些肝癌组织中扩增出幽门螺杆菌16S rRNA 基因。这些发现表明，幽门螺杆菌感染与原发性肝癌的发生有密切的关系。

随着对幽门螺杆菌的深入研究，研究者开始寻找幽门螺杆菌致原发性肝癌的可能机制。幽门螺杆菌进入肝脏的主要途径有二。其一，慢性肝病特别是发展为肝硬化后，机体对感染的防御能力降低，易引起胃黏膜细菌增殖旺盛及菌血症，幽门螺杆菌可通过血流到肝脏，因此肝硬化和原发性肝癌患者胃黏膜幽门螺杆菌检出率明显增高（81.3%～93.2%）。其二，细菌释放的毒素及部分能够耐受胆汁的幽门螺杆菌还可通过胆道逆行至肝脏，分布于肝细胞间的毛细胆管中，参与原发性肝癌的发生、发展。其机制涉及如下内容：首先，研究表明幽门螺杆菌自身及代谢产物可致肝细胞病变，包括促进肝细胞凋亡。其次，幽门螺杆菌可以通过推动细胞周期以及增加内源性增生相关性抗原的表达来引起肝细胞增生动力学的异常。再次，幽门螺杆菌的CagA毒力因子通过促进原癌基因 c-Fos 的高表达促进原发性肝癌的发生发展，研究也证实，c-Fos 的表达水平随肝硬化到原发性肝癌的病程发展而升高。此外，幽门螺杆菌感染在一定程度上可促进HBV的复制。慢性乙型肝炎患者的幽门螺杆菌感染率显著高于一般人群，感染幽门螺杆菌的乙型肝炎患者HBV DNA复制水平明显增高。反过来，HBV 也是肝组织幽门螺杆菌感染的有利因素，两者具有协同作用。因此研究者们认为幽门螺杆菌感染可能为原发性肝癌发生的致病因素又或者为伴发感染，并且幽门螺杆菌感染与原发性肝癌的发生及其侵袭转移、病理组织学分型、细胞分化程度也密切相关。

（二）肝螺杆菌

肝螺杆菌（helicobacter hepaticus，Hh）是革兰氏染色阴性菌，微需氧菌，在暗视一相差显微镜下观察，见细菌弯曲呈螺旋状，可有1～3个螺旋不等，大小不一，长1.5～5.0μm，宽0.2～0.3μm，电镜下可见其表面光滑，无外周纤维，典型的特征是菌体两端各有一根带鞘的鞭毛，使细菌具有运动功能。肝螺杆菌作为螺杆菌中的一员，属于与肝脏疾病有明确关系的螺杆菌。1992年，美国国家癌症研究所的Frederick癌症研发中心，在一项长期的毒理学研究中发现，无菌饲养的A /JCr小鼠常发生不明原因的肝炎和肝脏肿瘤。排除化学及其他致癌因素后，在小鼠肝脏组织中检出一种螺旋状细菌，后经电镜扫描、生化性状鉴定及基因测序证实，这是一种与幽门螺杆菌类似的新种螺杆菌，与动物肝脏疾病的发生、发展密切相关。此后，1994年Fox JG 等报道了一种可引起小鼠肝炎、胆囊炎的新种螺杆菌。经16S rRNA分析发现这种螺杆菌与鼠螺杆菌及幽门螺杆菌同源性较高，分别为97.8%和93.5%，但这种螺杆菌在形态学、生化特征及致病性方面极具特异性，从而认定这是一群新种螺杆菌，后被命名为肝螺杆菌。

肝螺杆菌的自然宿主是鼠类，主要定植于下消化道，包括盲肠、结肠化及肝胆管系统，目前没在胃内找到。其也可长期定植于啮齿动物的肝脏，在人类肝脏组织中也有检出的报道。研究表明，该病原可以引起慢性活动性肝炎和盲肠结肠炎，也与结肠癌及肝胆管腺瘤有关。随着研究者们陆续在慢性肝、胆疾病及原发性肝癌患者的肝组织中检测到肝螺杆菌的存在，肝螺杆菌被认为可能作为独立或辅助的致病因素导致肝脏病变。该菌的发现也使人们将细菌感染与肝炎和原发性肝癌的发生联系了起来。研究者们将肝螺杆菌与幽门螺杆菌进行基因组比较，以利于明确肝螺杆菌潜在的致病产物与机制。肝螺杆菌有和幽门螺杆菌一样的尿素酶、鞭毛蛋白和黏附素同源基因，而编码趋化蛋白及细胞致死性肿胀毒素（CDT）的特性则与空肠弯曲菌类似。肝螺杆菌区别于幽门螺杆菌在于：①肝螺杆菌缺乏大多数与幽门螺杆菌同源的定植和毒力因子，如空泡细胞毒素和细胞毒素相关蛋白；②肝螺杆菌脂多糖和鞭毛蛋白刺激免疫系统作用很弱，炎症前反应主要由肽聚糖（peptidoglycan）引起；③肝螺杆菌能够编码CDT蛋白和Peb1粘连因子，CDT蛋白可以改变细胞结构，导致细胞死亡；④在肝螺杆菌中还有一种颗粒性细胞毒素（granulating cytotoxin）；⑤肝螺杆菌有一个与霍乱弧菌相似的致病岛HHGI1。

现有研究发现的肝螺杆菌致病机制涉及慢性感染过程中的氧化损伤、肝损伤和细菌代谢产物的致畸作用。通过小鼠胃内灌注肝螺杆菌悬液，可成功复制出动物慢性肝炎和原发性肝癌模型，已成为研究螺杆菌与肝病的最佳模型。Singh等认为，与肝螺杆菌感染有关的氧化压力将导致脂质过氧化物和丙二醛的产生，后者能与DNA链中的脱氧鸟苷反应生成新的化合物，可引起基因突变并最终导致癌变。Chomarat P等发现肝螺杆菌感染鼠随着月龄的增加和肝损害加重，细胞色素逐渐增加，谷胱甘肽转移酶活性增强，这表明肝螺杆菌感染能引起细胞色素和谷胱甘肽转移酶表达的改变，而这种改变也是肿瘤的发病原因之一。Ramljak D等在肝螺杆菌感染的A/JCr鼠肝脏的正常组织、癌旁组织和癌组织中检测表皮生长因子、细胞周期素D1（Cyclin D1）等，发现表皮生长因子在癌组织中明显升高，细胞周期素D1在所有肝细胞中均升高，但癌组织中最高，提示细胞因子和转录因子在肝螺杆菌感染诱发原发性肝细胞癌的过程中起了一定的作用。

此外，研究还表明肝螺杆菌感染后可引起自身免疫反应。Ward JM等通过免疫组织化学和原位杂交的方法发现患肝螺杆菌相关性肝炎的A/JCr鼠的肝细胞表达热休克蛋白70（HSP70），而正常肝细胞则不能表达。由于肝螺杆菌和热休克蛋白有共同的交叉抗原，抗肝螺杆菌IgG能同HSP70发生自身免疫反应，故认为自身免疫反应可能在A/JCr鼠感染肝螺杆菌后诱发肝脏疾病中发挥作用。肝螺杆菌感染小鼠引起肝脏病变的同时常伴有炎性肠病也很好地支持了这一观点。

（三）纳米细菌

纳米细菌是革兰氏阴性菌，呈球状或球杆状，无荚膜与鞭毛，直径为50～500nm，可通过0.22 μm无菌细菌滤器。普通细菌学染色及生化反应难以对纳米细菌进行鉴定，需应用免疫学、遗传学、电镜等方法联合鉴定，其中可用ELISA技术检测纳米细菌的抗原或抗体。纳米细菌能感染细胞，使细胞内外钙化，加之其分泌的内毒素、白细胞介素等，共同引起被感染细胞的死亡。高剂量γ射线、枸橼酸、乙二胺四乙酸（EDTA）和阿糖胞苷能抑制纳米细菌的矿化作用，而四环素却能穿透纳米细菌外壳而起到抗菌作用。我国中南大学湘雅二院收集了43例原发性肝癌的血清进行纳米细菌的检测。显微镜高倍镜下可见微小的棕黄至黄褐色杆状或球状颗粒，电镜下发现癌肝细胞细胞质内及细胞间有较多的有致密外壳，断面为圆或卵圆形，与纳米细菌超微结构相似。此外又通过ELISA法、免疫组织化学均证实了原发性肝癌患者血清、肝组织中有纳米细菌的存在，推测纳米细菌参与原发性肝癌的发生、发展。

（四）原发性肝癌合并细菌感染

细菌感染可以诱发恶性肿瘤的发生，恶性肿瘤的发生也易引发细菌感染。综合多项肝炎、肝硬化、原发性肝癌合并细菌感染的相关报道，猜测可能原因为大多肝病患者由于代谢紊乱，网状内皮系统功能减退，免疫球蛋白合成减少，白细胞吞噬功能减弱等，使机体抵抗力明显削弱，容易继发感染。又因肝脏过滤细菌作用减退，加以侧支循环建立，部分细菌不经肝脏而直接从门静脉进入体循环。此类患者易合并细菌感染且易出现败血症、菌血症。

（五）与原发性肝癌相关其他细菌感染

随着细菌感染与原发性肝癌的相关性研究成为热点，一系列研究报道扩大了与原发性肝癌相关细菌因素的范围。例如：有报道原发性肝癌患者合并布氏杆菌的感染，患者血和骨髓培养出布氏杆菌；原发性肝癌患者检出沙门菌。此外还有研究发现，减毒的伤寒杆菌株口服后，能减缓小鼠肝脏肿瘤的生长速度，发挥抗癌作用。

三、肠道微生态与原发性肝癌

肝脏和肠道起源于同一胚层，使两者不仅保持着"天然的"密切关系，更有着很多解剖学和生物学功能上的内在联系。正常情况下，肠道屏障构筑了人体同外源性物质接触的第一道"防线"；对于逃逸胃肠黏膜免疫监视的抗原和炎症因子，肝脏则提供第二道"防线"。1998年，Marshall提出了"肠-肝轴"的概念后，关于肠道与肝脏疾病关系的研究越来越引起人们的关注。目前认为肠道与肝脏是相互影响的，正常肝脏功能遭到破坏后很可能造成肠道功能障碍，一旦肠道受损，肝脏便直接暴露于肠源性内毒素下，而肠道微环境的改变，也是诱发肝脏疾病甚至原发性肝癌的重要原因。

（一）肠-肝轴的构成

1.肠道为肝脏提供机械屏障　生理状态下，紧密连接的肠道上皮细胞能够阻止肠道中的细菌、毒素及一些其他大分子进入人体。而病理状态下，这种紧密连接遭到破坏以后，肠黏膜通透性增加，革兰氏阴性细菌细胞壁内毒素又称脂多糖（lipopolysaccharides，LPS）通过肠黏膜进入门脉系统，刺激肝Kupffer细胞等细胞的活化和增殖。进一步的，肝Kupffer细胞还会通过分泌炎症细胞因子参与到肝脏疾病的进程中，其中TNF-α起着关键作用。近来在某些肝脏疾病发现，肝Kupffer细胞的形态和数量发生了变化，且发病时肝Kupffer细胞呈激活状态，相对集中在中央静脉区域，体积增大并且细胞内出现大的脂肪空泡。

2.肠道为肝脏提供化学屏障　胆汁酸是肠道化学屏障最重要的组成成分。胆汁酸不仅在脂类食物的乳化和脂溶类维生素的吸收中起重要作用，而且还能抑制肠道细菌的过度生长和移位，帮助人体维持肠黏膜功能，营造出一个稳定的肠道内环境。胆汁酸可调节肝脏甘油三酯的代谢来降低肝脏脂肪化进程，有研究表明，胆汁酸疗法能降低高果糖饮食诱导的脂肪肝疾病。此外，肠道菌群和内毒素的改变也可间接影响脂质代谢，肠道的微生物紊乱通过影响胆盐的合成影响胆汁酸代谢，导致脂质代谢和能量代谢通路紊乱，从而引起脂质过氧化和脂肪酸在肝脏中沉积，最终导致肝脏疾病的发生。

3.肠道为肝脏提供免疫屏障　肠道的免疫屏障包括多种免疫细胞（如淋巴细胞、浆细胞、巨噬细胞、树突状细胞等）和免疫蛋白。正常的免疫细胞存在的位置及比例对肠道内环境的稳定的免疫反应均起到关键作用。另外由糖蛋白、S-IgA 和细胞碎片等构成的黏膜系统，也是肠道屏障中最重要的免疫成分。当肠道菌群失调，肠黏膜免疫屏障作用损伤时，肠道细菌化合物通过一类特定的模式识别受体［即 Toll 样受体（Toll like receptors，TLRs）］促进各级通路产生的炎症因子使肝 Kupffer 细胞、中性粒细胞和肝星状细胞等聚集、增殖、活化，并产生炎症因子、趋化因子及活性氧，诱导下游各种级联反应，导致细胞损伤，促进肝脏病变的进程。

4.肠道为肝脏提供生物屏障　肠道的生物屏障主要依赖于肠道菌群，肠道菌群的主要功能是营养作用、代谢活动、免疫和保护宿主免受外来微生物的入侵。发酵食物残渣中不能消化的部分是肠道菌群最为特殊的代谢功能，肠道菌群在糖类的发酵过程中起着重要作用，大部分的多糖、某些寡糖及没有吸收的糖和醇都需要借助肠道菌群发酵。细菌水解发酵蛋白时的产物多酚具有诱导抗炎、抗氧化、抗衰老作用。肠道细菌厌氧代谢多肽和蛋白（腐败作用）产生一系列潜在的有毒物质，包括氨、胺、酚、硫醇和二元醇。肠道微生物群落的另一个主要功能是保护宿主免受外源微生物的侵袭，通过分泌抗菌物质或通过营养竞争来抑制外源致病菌的生长。在一定的外界刺激下，肠道菌群形成的生理组合被破坏，形成病理性组合，引起肠道微生态紊乱，导致肝脏受到不同程度的直接或间接的损伤。因此，在肝脏疾病的治疗过程中，研究肠道与肝脏之间的生理与病理关系能够更好地探究肝脏疾病的发病机制，保护肠道黏膜屏障可能成为肝脏疾病临床治疗的辅助性方法。

（二）肠道微生态与病毒性肝炎

肝脏的病毒感染通常包括急性和慢性感染，这些感染如不能得到有效治疗和控制，其终末期将可能发展为肝硬化甚至肝细胞癌。大量研究已经证实 HBV 感染和（或）HCV 感染可以促进肝硬化而最终引起肝细胞癌，同时也有研究显示肠道微生态可以影响病毒性肝炎的发生和发展，因此探讨肠道微生态与病毒性肝炎的关系对病毒性肝炎、肝硬化乃至原发性肝癌的预防及治疗具有指导意义。

一方面，病毒性肝炎的进程与肠道微生态的相关性主要表现在病毒性肝炎患者的肠道菌群结构与健康人有着明显的差别。以慢性乙型病毒性肝炎（CHB）为例，首先表现在其肠道菌群多样性显著的降低。其次，一些优势类群的比例在两组人群中也存在显著差异，如拟杆菌门（Bacteroidetes）以及其中机会致病菌普雷沃菌属（Prevotella）的丰度均在 CHB 患者中显著增加，而厚壁菌门（Firmicutes）及其中优势菌群丁酸盐产生菌罗氏菌属（Roseburia）、益生菌双歧杆菌属（Bifidobacterium）的丰度则显著降低。

另一方面，肠道微生态影响病毒性肝炎的发生和发展，主要表现为HBV病毒和（或）HCV病毒感染引发的肝损伤一定程度上是由肠道微环境破坏引起的。当肠黏膜通透性增加，肠道细菌过度生长，或肝Kupffer细胞对肠道细菌产物的清除能力受损时，肠道微生物及其产物极可能穿过肠壁进入门脉循环，从而进一步转移至肝。在肝脏中，肠源微生物和产物结合并激活Toll样受体，如内毒素结合并激活相应受体TLR4。在小鼠病毒性肝炎模型中发现，TLR4拮抗剂、无菌饲养和抗生素治疗均有效抑制小鼠病毒性肝炎的发生。这提示可通过维持或修复肠道微生态预防或抑制病毒性肝炎的发生和发展，此外，靶向肝内Toll样受体可能对扭转肝炎病毒感染引发的肝损伤具有重要意义。

（三）肠道微生态与肝硬化

肝硬化是肝癌进程的最后一步，研究者分析导致肝硬化的各种因素和肝硬化伴随细菌感染患者的发病机制时发现，肠道微生态在肝硬化的发生、发展过程中发挥了重要作用。

首先，患者肠道微生物的转移加速了肝硬化的进程。研究证明，肝硬化患者恶化的过程中，肠源性细菌向肠系膜淋巴结转移，选择性清除肠道微生物后，转移至肠系膜淋巴结的肠源性细菌明显减少，肝硬化症状减轻。动物实验也证实，肠源性细菌可以通过病理性转移，促进小鼠肝纤维化的发生。此外，肝硬化患者常伴随小肠细菌过度生长（SIBO），主要是由肠腔需氧菌增多，结肠的细菌移行至空肠和十二指肠引起的。继而SIBO又可引起小肠吸收功能障碍，增加内源性感染和内毒素血症的机会，而二者进一步加重了肝损害。

患者肠道微生物的转移加速肝纤维化及肝硬化的具体机制涉及肠源性细菌产物（如内毒素、细菌DNA移位等）从而引起的肝脏免疫系统的异常激活。研究人员发现肝损伤的严重程度往往与血液中的内毒素和细菌水平成正比。血液中高水平的内毒素和细菌可导致肝细胞损伤，进而引起肝纤维化。大量临床病例也显示，肝硬化常伴有肝门脉系统和体循环系统中的内毒素水平大幅度升高。肝星状细胞表达高水平的内毒素受体TLR4，提供了肠源内毒素与肝细胞损伤的纽带，因此肠源性细菌及其产物内毒素可通过激活肝内Toll样受体信号通路，引起持续性的肝纤维化、肝硬化，甚至原发性肝癌。

肠源性细菌转移也可引起肝脏损伤相关的并发症，如肝性脑病、菌血症、腹膜炎等。反过来，肝硬化本身也能够破坏肠壁，从而进一步促进自身并发症的产生。肝性脑病的致病机制与肠道菌群的转移及其副产物（如氨类、吲哚类、氧化吲哚衍生物、内毒素等）有关。另外，肝脏也极易发生多种自发性的感染，如肝硬化患者的自发性菌血症或细菌性腹膜炎。这些感染通常很难得到抑制，并可通过促进肝脏的动力性循环使门脉压力升高，进一步导致肝脏的生理功能异常。

（四）肠道微生态与脂肪性肝病

脂肪性肝病（fatty liver disease，FLD），简称脂肪肝，许多研究表明肠道菌群中的多种菌属与脂肪肝的形成和进展存在着密切的联系。与单纯性脂肪肝患者相比，酒精性肝病和非酒精性脂肪性肝炎（non-alcoholic steatohepatitis，NASH）患者肠黏膜屏障功能下降，伴肠道菌群紊乱（肠道双歧杆菌、类杆菌等专性厌氧菌显著减少，而肠杆菌科细菌、肠球菌、酵母菌等兼性厌氧菌显著增加），小肠细菌过度生长及其相关肠源性内毒素血症的检出率显著增高，且小肠细菌过度生长与脂肪性肝炎的严重程度密切相关。

肠道微生态紊乱一定程度上促进了脂肪肝的发展恶化。脂肪肝患者肠道革兰氏阴性杆菌过度生长繁殖、肠道定植抗力下降及肠道屏障功能受损是肠道内毒素移位、血内毒素升高、内毒素血症形成的原因之一。而肠源性内毒素及由内毒素激活肝Kupffer细胞所产生大量炎症细胞因子可引起肝细胞凋亡、坏死，加重肝脏原有的损伤，导致单纯性脂肪肝进展为脂肪性肝炎。

（五）肠道微生态的复杂影响

肠道微生态失衡是多种脏器疾病的病因及致病机制，肝脏疾病的病因及发病机制复杂多样，宏观来讲，肠道微生态失衡诱发的肝脏病变通常也是环境因素与遗传因素共同作用的结果（图13-5）。肠道微生态的失衡对肝脏不同程度的甚至致死性损伤，且这些损伤往往是原发性的，如酒精性或非酒精性肥胖型肝病、肝硬化，甚至原发性肝癌等。

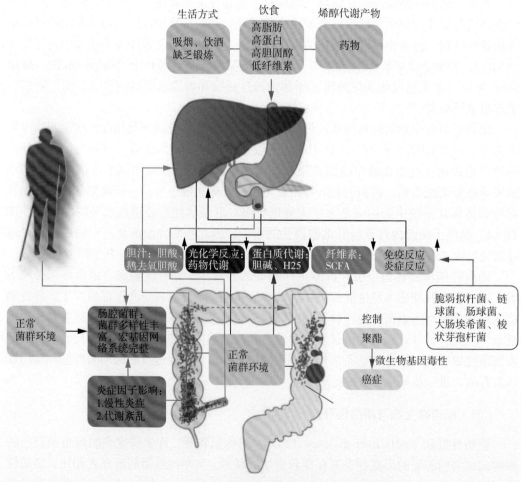

图13-5　肠道微生物组在肝癌病因学中的作用机制

SCFA：短链脂肪酸

　　肠道微生态失衡是慢性肝病的常见表现，并加速肝炎、肝纤维化的疾病进程，而上述疾病往往是原发性肝癌的主要病因。研究表明，慢性肝病患者多表现出小肠细菌过度生长（small intestinal bacterial overgrowth，SIBO）。尤其是发展为肝衰竭的患者，出现明显的肠道细菌上移，继而引起胃及小肠内的细菌大量繁殖，产生大量代谢产物及内毒素，破坏肠黏膜屏障，进一步的引起肠道菌群移位、过度生长和内毒素血症。原发性肝癌患者更易出现小肠细菌过度生长。有实验证明，肝癌患者特别是合并肝硬化时，门脉高压使胃肠道淤血、水肿，影响胃的消化、吸收功能，从而为肠道细菌的繁殖提供了适宜的环境；肝功能障碍，蛋白质合成减少，进一步加重胃肠道淤血、水肿，且通过神经-体液因素的调节抑制了消化道运动，抑制胃肠黏膜的分泌、吸收，抑制食欲。上述因素共同破坏肠道屏障功能，使肠黏膜通透性增加，引发肠道菌群的移位及过度生长。

　　肠道微生态不仅可以影响肝脏的生理或病理状态，肝脏疾病也可以反过来影响肠道菌群的稳态以及肠道黏膜的通透性，二者相互作用，互为因果。肝癌患者因正常肝实质细胞大量减少，致使肝 Kupffer 细胞和肝巨噬细胞的清除和结合内毒素能力大大降低，导致大量的内毒素通过破损的肠道黏膜和侧支循环进入体循环，形成肠源性内毒素血症。肝硬化及肝细胞癌的血清中内毒素水平明显高于正常水平，且在化学致癌物质二乙基甲硝胺（DEN）诱发肝细胞癌模型中发现，肝脏的慢性损伤也常伴有肠道菌群的失衡以及肠上皮细胞的损伤。利用益生菌可以减轻肠道菌群失衡及肠道炎症反应，同时还能抑制肿瘤的增殖。另有研究也表明，应用抗生素清除肠道菌可以有效抑制原发性肝癌的发生和进展，但这些肝硬化及原发性肝癌患者需要终身使用抗生素。

　　肠道微生态失衡促进肝细胞癌的发生、发展也与患者个人因素有关。肥胖症和高脂饮食已被证实能够提高肝细胞癌的发病风险。在研究肝细胞癌动物模型的过程中发现肠道菌群、肥胖症与肝细胞癌变存在着一定的关系，利用抗生素或其他除菌方法清除肠道微生物可以显著降低肥胖症相关原发性肝癌模型中肝细胞癌的发生率。而进一步的研究发现，当肠道微生态失衡，肠源性细菌产物转移至肝脏，与肝细胞中 Toll 样受体的结合并活化肝星状细胞的衰老相关分泌表型（senescence-associated secretory phenotype，SASP），后者可促进肝细胞癌的发生、发展。实际上，不论是后天或是先天性的肥胖症，都会因肠道菌群组成及分布的改变，提高肝脏内肠道细菌的代谢产物——脱氧胆酸（deoxycholic acid，DCA）的分泌水平，其能够通过产生活性氧损伤 DNA 结构，从而促进肝细胞的癌变。更为重要的是，脱氧胆酸的肠肝循环能够提高星状细胞的衰老相关分泌表型，促进肝脏中促炎性细胞因子及肿瘤促进分子（tumor promoting factors）的分泌，大大提高肝细胞癌的发生概率。从某种角度讲，通过抑制肝星状细胞的这种 DCA-SASP 途径的发生或激活可以降低肥胖症患者肝细胞癌发生的概率。

　　在免疫学水平上，越来越多的研究致力于研究肠道菌群与 Toll 样受体在原发性肝癌发生中的作用及机制。在肝脏内，以 Toll 样受体 TLR4 为例，作为内毒素结合的受体 TLR4 表达于肝星状细胞、Kupffer 细胞、肝细胞、肿瘤细胞及其他多种细胞表面。大量研究表明，TLR4 在肝脏各种疾病（如 HBV 感染、酒精性肝损害、肝脏纤维化、肝脏缺血/再灌注损伤）中有着重要作用。DEN 诱发肝细胞癌模型中发现，使用抗生素或利用 TLR4 基因缺陷小鼠构建肿瘤模型，小鼠肝脏中肠源性内毒素水平有所下降，肠道炎症反应有所缓解，肿瘤的生长速度和肿瘤多样性也一定程度地得到了抑制。此外，慢性肝损伤引起的原发性肝癌及伴随的肠道微生态破坏与肝脏细胞上TLR4的活化相关，此过程依赖肝Kupffer细胞上的内毒素/TLR4途径以及其诱导的细胞因子TNF-α和IL-6。在这方面，虽然目前仍存在一定争议，但可以肯定的是，维持肠道微生态平衡，减少肠黏膜损伤、胃肠血液回流，以及进一步的肠源性内毒素转移能够减少肝损伤乃至肝细胞癌变的发生，维护肝脏正常生理功能。

四、肠道微生态平衡与肝脏疾病的预防及治疗

肝细胞癌代表了大多数慢性肝脏疾病患者的终末阶段期，这一结果被认为与长期的肝脏炎症、不断发生的细胞增殖和细胞凋亡有关。控制肠道微生物能够减轻肝脏炎症反应的程度，降低细胞突变的概率。因此调节肠道微生态、修复肠道菌群失调，也有望成为防治多种肝脏疾病及并发症的有效途径。

目前，调节肠道微生态以防治肝脏疾病的方法主要包括以下几个方面。

（一）选择性肠道脱污染

口服肠道不吸收的窄谱抗生素去除肠道革兰氏阴性杆菌及真菌，尽可能保护肠道专性厌氧菌，减少肠道革兰氏阴性杆菌过度繁殖，降低肠道内毒素水平，从而减少细菌移位，降低感染及内毒素血症的发生率。临床研究发现，对于重度肥胖症患者空回肠旁路手术所致脂肪性肝炎，应用甲硝唑可阻止疾病进展，减少肝硬化及相关并发症的发生。在全胃肠外营养情况下，由于缺乏经口饮食，肠道处于淤滞状态，正常的肠功能出现障碍，脂肪性肝炎的发生率很高，而口服抗生素净化肠道亦可起到改善肝脏病变的作用。目前认为短期应用肠道去污剂治疗某些类型的肝病是相对安全的，长期使用则有待商榷。

（二）微生态调节剂的应用

微生态调节剂包括医学益生菌、益生元及合生元。医学益生菌主要有双歧杆菌、乳酸杆菌两大类，其作用为恢复肠道微生态平衡、修复肠道菌膜屏障、提高肠道定植抗力，以及抑制潜在致病菌过度生长，因此也具有一定的抗炎作用。国际上有200多种益生菌制剂，临床研究表明双歧杆菌、乳酸杆菌联用的效果优于单一使用，其中双歧三联活菌等药物疗效比较确切。

益生元是指一类能够选择性的促进一种或多种有益菌生长，从而促进宿主健康的非消化性低聚糖，包括乳果糖、乳梨醇、果聚糖、菊糖等制剂。益生元能通过选择性地促进肠道有益菌的生长以提高其定植抗力，进而抑制潜在致病菌生长及其有害代谢物的产生。此外，乳果糖还可直接灭活内毒素，并通过其酸性代谢产物促进肠蠕动，加快肠道细菌及毒素的排出。我们通过动物实验研究发现，乳果糖可显著减轻高脂饮食大鼠脂肪性肝炎的肝组织炎症坏死程度。

合生元是有选择性地将益生菌和益生元组合使用，旨在起到协同作用。国际上多采用双歧杆菌、乳酸杆菌和发酵型纤维联用。考虑到肠道内细菌的多样性和复杂性，采用单一的菌群疗法难以起到良好效果，为此合生元逐渐成为研究和应用的重点方向。

（三）其他调节肠道微生态的药物

胆汁可抑制肠道内许多细菌的生长，肠动力异常易导致小肠细菌过度生长。因此，包括熊去氧胆酸、胆宁片等利胆剂和全胃肠道促动力药物西沙必利和莫沙必利，也最有很好的肠道微生态的效果。

五、展望

肝癌的发病率快速上升，呈年轻化趋势，其中原发性肝癌比例较高，已成为影响我国国民健康的重要因素。目前的研究主要是从肿瘤的形成过程中探讨微生态改变对肿瘤发生、发展的关系，其中涉及肝病甚至原发性肝癌发生、发展的主要是肝炎病毒、大量肠道微生物及少量非肠道微生物，如肝螺杆菌和纳米细菌。

排除肝炎病毒感染引发原发性肝癌，研究发现多种微生物及其代谢产物可通过影响肝脏的免疫和代谢而促进原发性肝癌的发生、发展，但其具体的致病机制仍不完全明确。随着微生态领域研究的不断深入和相关检测技术和疾病模型构建问题的解决，微生态参与原发性肝癌发病机制的研究将步入一个新阶段，肝脏内及胃肠道菌群结构的变化也有望成为预测和评价宿主罹患原发性肝癌风险的指标，同时微生态制剂的使用，将为研究肠癌的发病机制和防治肠癌提供新的思路，将为原发性肝癌的预防和治疗提供新的思路和方案。

（陈京涛）

第五节　胰腺癌与微生态

胰腺是一个狭长的腺体，横置于腹后壁 1～2 腰椎体平面，质地柔软，呈灰红色。胰可分胰头、胰颈、胰体、胰尾四部分。胰管位于胰实质内，其走行与胰的长轴一致，从胰尾经胰体走向胰头，沿途接收许多小叶间导管，最后于十二指肠降部的壁内与胆总管汇合成肝胰壶腹，开口于十二指肠大乳头。在胰头上部有时可见一小管，行于胰管上方，称为副胰管，开口于十二指肠小乳头。胰腺可发生胰腺外分泌细胞肿瘤与胰岛细胞相关肿瘤，胰腺癌（carcinoma of pancreas）指胰外分泌腺的恶性肿瘤，其分子生物学研究提示，癌基因激活与抑癌基因失活以及 DNA 修复相关基因异常在胰腺癌发生中起着重要作用，如 90% 的胰腺癌可有 *K-ras* 基因第 12 号密码子的点突变。胰腺癌大多为导管细胞癌（pancreatic ductal adenocarcinoma PDAC），占胰腺癌的 90% 以上，为白色多纤维、易产生粘连的硬癌；少数为腺泡细胞癌，质地较软，易出血坏死，又称髓样癌。其他如黏液性囊腺癌、胰岛细胞癌等则少见。

越来越多的证据表明微生物群在维持人体体内稳态平衡中的关键作用。一项广泛肠道微生物组分析，发现了将近 150 种与人类健康和疾病相关的宿主-微生物组连接，显示出有针对性的干预措施可能会改变微生物组的组成，从而改善宿主的健康状况。对于胰腺癌与微生物群的研究，鉴定合适的生物标志物及更好地理解影响胰腺癌治疗功效的主要因素，是即将开展的胰腺癌研究的重要方向。目前利用二代测序技术分析比对胰腺癌患者与健康人的肠道细菌结构，观察胰腺癌患者肠道微生物结构与数量的改变，可以建立胰腺癌与肠道微环境改变的明确联系。

一、胰腺癌与微生物菌群的关联

以前认为胰腺是无菌环境，近些年大量实验数据证明胰腺中也有相应的菌群定植。全面的微生物研究支持口腔、肠道和胰腺本身微生物组之间不断相互作用影响胰腺癌的发生和发展。通过对比胰腺肿瘤样本的细菌组成与健康人群、人类胰腺肿瘤样本和正常人类胰腺之间的微生物组成存在明显差异。肠道菌群的破坏会导致细菌移位增强，微生物群来源的信号可能通过影响胰腺癌的发生，并随后在胰腺环境中激活TLRs、NF-κB/MAPK、STAT3或mTOR肿瘤相关的炎症途径信号通路。此外，短链脂肪酸（SCFA）的代谢产物影响胰腺抗菌肽的产生。

研究患者口腔微生物和PDAC之间存在的关联，通过比较胰腺癌患者和健康对照对象的唾液微生物群，确定与PDAC相关的口腔微生物变异（图13-6）。通过16S rRNA基因测序对PDAC患者和健康对照者的口腔微生物组，发现了口腔病原体牙龈卟啉单胞菌和放线杆菌与胰腺癌的风险高度相关，而双歧杆菌的丰富度与PDAC风险呈负相关。此外，PDAC患者的肠道菌群微生物多样性与健康人群相比减少，其中PDAC患者的粪便中产生脂多糖的细菌增多，具有抗癌性的产丁酸盐菌群减少，这通常与患癌风险增加相关。

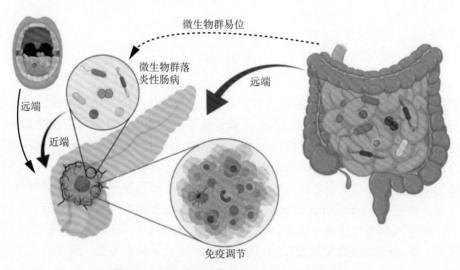

图13-6　口腔微生物和PDAC之间存在的关联

二、胰腺癌与真菌相关

真菌也可能参与了胰腺癌的发生过程。通过使用28S rRNA探针进行荧光原位杂交染色，鉴定了人类胰腺癌组织中真菌的存在。通过使用PDAC的KC小鼠模型，用两性霉素B切除真菌组可保护小鼠免受致癌作用的发展，并为吉西他滨提供累加的抗肿瘤作用。

三、肠道菌群对于肿瘤免疫系统的抑制作用

微生物影响癌症发展的机制主要包括：①细菌毒素/代谢产物对癌症发生和生长的直接影响；②调节宿主的局部和全身免疫反应；③微生物和宿主代谢的改变。癌症发展过程中的这些宿主微生物相互作用可能以局部（依赖器官的）和（或）远端（依赖器官的）的方式发生。

胰腺稳态和再生的主要驱动力是腺泡细胞的可塑性和异质性，因为胰腺缺乏明确的干细胞区室。通过外部和内部刺激（如炎症或损伤激活），当与致癌性Kras一起表达时，Sox9会加速腺泡细胞转分化为导管状表型，称为腺泡到导管化生的癌前病变。在此过程中，腺泡细胞具有"祖细胞样"特征，这使其更容易受到致癌作用的打击，包括激活突变或表观遗传变化。PDAC肿瘤的主要特征是广泛的基质增生，占肿瘤体积的90%。它被认为起源于与癌症相关的成纤维细胞（CAF）的不同亚型，具有肌纤维母细胞或炎性表型（分别为myoCAF或iCAF）的CAF的主要来源是胰腺星状细胞，其中，启动沉积的细胞外基质产生大量胶原蛋白、层粘连蛋白、纤连蛋白、透明质酸。

研究发现，肠道菌群加速了胰腺癌的发展，微生物成分对宿主抗肿瘤免疫细胞活性具有负面影响，并全面抑制了抗肿瘤免疫力。一些研究已经表明，肠道微生物可以经由先天和适应性免疫影响抗肿瘤免疫应答，治疗反应可以经肠道微生物而提高。微生物脂多糖（LPS）和鞭毛蛋白激活模式识别受体（PRR）和Toll样受体（TLR）连接可能会促进肿瘤微环境的重编程，并加速胰腺肿瘤的发生。此外，通过口服抗生素调整改善微生物组可引起肿瘤微环境重塑，从而导致患者的粒细胞和单核细胞等具有病理激活和免疫抑制功能的多形核髓样来源的抑制细胞（MDCS）降低，M1巨噬细胞分化及肿瘤内CD4$^+$和CD8$^+$ T细胞活化增加。Toll样受体依赖性信号传导增加了促炎细胞因子IL-10的表达，加重肠道炎症微环境，进一步抑制正常免疫细胞的功能，形成恶性循环。同时，菌群修复可通过上调效应T细胞上的PD-1表达来增强抗肿瘤免疫力，并增加对αPD-1免疫疗法的敏感性。

四、微生物与胰腺癌的诊断与治疗

（一）微生物组作为PDAC的生物标志物和筛选工具

鉴于胰腺导管腺癌与口腔微生物的相关性，可将其用于初筛PDAC的筛选工具，有研究显示，将两种带有生物标记的微生物奈瑟氏球菌和链球菌的组合用于检测PDAC显示具有96.4%的敏感度和82.1%的特异度。

（二）微生物组可作为胰腺癌术后生存的预测指标

通过对比接受PDAC手术切除的患者，并将其分为长期幸存者（LTS）和短期幸存者（STS）。与LTS队列相比，基于胰腺内微生物群细菌属糖多孢菌，假黄单胞菌，链霉菌和克劳芽孢杆菌种的增加STS呈正相关。

（三）微生物组在胰腺癌治疗中的外科意义

胰腺癌目前的主要治疗方法仍然是外科手术切除，其最常见的特异性并发症胃排空延迟、胰瘘（POPF）和胰切除术后出血的严重程度均与预后相关。先前的研究表明，与无胰腺切除术后并发症的患者相比，发生胰腺切除术后并发症（如POPF）的患者接受辅助治疗的可能性较小，因此其生存期降低。值得注意的是，与无菌POPF采集相比，细菌生长为阳性的POPF患者术后出血的风险、败血症和90天死亡率更高。研究显示，肠道共生菌粪肠球菌通过其降解胶原蛋白和激活宿主肠组织中的组织基质金属蛋白酶9（MMP9）的能力，有助于吻合口漏的发生。另外肠道阿克曼病菌、肠杆菌科细菌和拟杆菌数量的增加，而毛螺菌科、普氏杆菌和拟杆菌的数量的减少与术后并发症风险呈正相关。

（四）微生物影响化疗药物的效能

微生物群的破坏会损害皮下肿瘤对CpG-寡核苷酸免疫疗法和铂化学疗法的反应。在经过抗生素治疗或无菌的小鼠中，肿瘤浸润的髓样来源的细胞对治疗的反应较差，导致CpG-寡核苷酸治疗后细胞因子的产生和肿瘤坏死降低，化学疗法后活性氧的产生和细胞毒性不足。因此，对癌症治疗的最佳反应需要完整的共生菌群，该菌群通过调节肿瘤微环境中髓样来源的细胞功能来介导其作用，这些发现强调了微生物群在疾病治疗结果中的重要性。

吉西他滨是用作治疗胰腺癌患者的关键化疗药物，因此，对耐药机制更深入的了解特别有意义。最近的体外和体内证据表明，基于质谱分析和预测的吉西他滨代谢衍生物，大肠埃希菌可以通过细菌乙酰化增加药物的代谢而降低吉西他滨的疗效，丙种变形杆菌属细菌表达胞苷脱氨酶的同工型，能够以更快的方式代谢吉西他滨。

伊立替康（CPT-11）在血液中的活性抗肿瘤代谢产物是SN-38，其在肝脏中被葡萄糖醛酸糖苷酶缀合成非活性形式的SN-38G，并通过胆道排入肠道。然而一部分肠道微生物群可以增加化疗方案的毒性，肠道中产生β-葡萄糖醛酸糖苷酶的共生细菌能够裂解葡萄糖醛酸部分，从而在腔内重建伊立替康的活性形式，增加肠道腹泻等相关副作用。根据研究，抗生素或肠道微生物组的修饰显著减轻了癌症患者的胃肠道毒性，新霉素可降低肠道中共生菌的β-葡萄糖醛酸糖苷酶活性，并降低了粪便中具有药理活性的代谢产物SN-38的浓度，减轻了伊立替康引起的腹泻等常见副作用。另外使用不消化纤维是促进肠道益生菌产生短链脂肪酸（SCFA）对肠黏膜起到积极的保护作用有助于肠道屏障的修复与重建。

5-氟尿嘧啶（5-FU）的耐药性由核梭菌诱导，同时核梭菌可以提高癌细胞的抗凋亡信号。

肠道菌群中的脂多糖成分通过Toll样受体（TLR）信号通路的信号传导可以引发髓样细胞产生活性氧（ROS）的作用，能够产生奥沙利铂给药后继发的ROS，从而增强细胞毒性作用。

免疫检查点抑制剂（ICI）作为肿瘤治疗前沿领域，相关动物实验表明，肿瘤患者肠道中拟杆菌的增加降低了ICI的应答效应。研究显示，ICI靶向PD-1 / PD-L1的微生物和非应答者对照实验组存在的差异，表明长双歧杆菌、产气柯林斯菌和粪肠球菌的共生微生物成分与患者抗PD-1效力的增加有关。

胰腺癌化疗药物相关长期2型糖尿病（DM）临床研究显示，使用二甲双胍优于其他降糖药，这是由于二甲双胍通过调节金属稳态来与不同的肠道细菌相互作用，并显著提高了患者肠道中的短链脂肪酸丁酸和丙酸水平，降低肠道pH，改善了肠道微环境。

五、微生物在胰腺癌治疗中的发展

由于微生物群对各种代谢和免疫途径的贡献，微生物群不仅在疾病启动中而且在进展中也表现出强大的作用，因此应考虑患者微生物组的特定组成，以实现最有效的治疗反应。关于微生物组成的重大重排的纵向流行病学研究是非常有必要的，器官特异性肿瘤发生与特定微生物分类群之间的关联可能是潜在机制的关键，特别是在预后较差的癌症（如PDCA）中，危险因素远为人们所不了解，因此将是最受关注的。一些研究已经提示胰腺肿瘤微生物组对癌症治疗功效的预后价值，表13-5列出当前涉及的微生物组和胰腺癌的临床试验，这为癌症研究带来了新的机遇，针对共生微生物群的研究在不久的未来将为精准医学提供新的解决方案。

表13-5　当前涉及的微生物组和胰腺癌的临床试验

研究标题	方法	样品采集	位置	状态	识别码
通过肠道菌群调控增强CAR-T对胰腺癌抗肿瘤作用的机制	16S rRNA测序 粪便上清液处理抗msln CAR-T细胞的体外功能	粪便	中国	招聘中	NCT04203459
胰腺疾病的微生物多样性	16S rRNA和宏基因组学测序	粪便 外周血	中国	尚未招聘	NCT03809247
食管、胰腺和结肠直肠癌胃肠道手术患者的微生物学分析	16S rRNA测序	口服 大便	荷兰	尚未招聘	NCT04189393
一项针对早期和晚期PDAC和胰腺神经内分泌肿瘤的前瞻性转化组织收集研究，可进一步鉴定疾病特征并开发潜在的预测和预后生物标志物	16S rRNA测序	血液 尿液 粪便 唾液 胆汁 组织	英国	招聘中	NCT03840460
口腔微生物组与胰腺癌	16S rRNA测序	口服	美国	已完成	NCT03302637
胰腺癌的微生物组："PANDEMIC"研究	未指定方法 定性和定量测量（未指定）	口服 胆汁 胰腺	意大利	招聘中	NCT04274972
胆管定植和胰十二指肠切除术的术后感染并发症	未指定方法 进行细菌检查的胆汁取样	胆汁	法国	已完成	NCT03525067
一次性注射细菌以治疗对标准疗法无反应的实体瘤	瘤内注射新孢梭菌孢子	不适用	美国	已终止	NCT00358397

（饶本强　王玉莹　杨振鹏　唐华臻　路　帅）

第六节　胆管癌与微生态

胆总管长4～8cm，直径0.6～0.8cm，由肝总管和胆囊管汇合而成，在肝十二指肠韧带内下行于肝固有动脉的右侧、肝门静脉的前方，向下经十二指肠上部的后方，降至胰头后方，再转向十二指肠降部中段，在此处的十二指肠后内侧壁内与胰管汇合，形成一略膨大的共同管道，称肝胰壶腹，开口于十二指肠大乳头。

胆管癌（cholangiocarcinoma, CCA）是源于肝外胆管包括肝门区至胆总管下端的胆管的恶性肿瘤，是一种源于胆管上皮细胞的恶性肿瘤，仅次于肝细胞癌（HCC）的第二大最常见的肝脏恶性肿瘤。原发性胆管癌较少见，发病年龄多为50～70岁，但也可见于年轻人，临床可采用手术治疗、放射治疗、化学治疗等方法，但预后较差。按解剖位置分为肝内胆管癌（iCCA）、肝门周围胆管癌（pCCA）和远端胆管癌（dCCA），其病因可能与胆管囊肿、原发性硬化性胆管炎（PSC）、肝内胆管结石、肝炎病毒、寄生虫感染和毒素有关。

一、胆管癌发病危险因素与胆道菌群

胆总管囊肿是由胰胆交界处合流异常发展而来，胰胆管在十二指肠外连接，胰液回流到胆道系统，增加了导管内压力或引起炎症，可导致胆汁淤积、细菌感染及导管扩张。细菌及寄生虫导致的胆汁引流不畅、胆汁淤积，促进了结石的形成和复发。另外，寄生虫及其代谢物可使机体产生过敏反应，破坏胆管上皮引起炎症。细菌感染与胆汁淤积形成恶性循环，导致长期反复发作的胆道慢性炎症。由此可见，胆道菌群与胆管癌发病密切相关，可能参与其发生、发展。

胆道炎症可导致相关的胆汁感染，其幽门螺杆菌可以激活核因子NF-κB信号通路并增加血管内皮生长因子（VEGF）的产生，从而导致人胆管癌细胞系中血管生成的增强。研究显示，胆汁淤积与促炎途径下调肝胆转运蛋白相关，受体酪氨酸激酶［如白细胞介素-6（IL-6）受体、c-MET和生长因子受体（EGFR）家族成员ERBB2和ERBB1］是胆管癌发生中的关键信号通路。白细胞介素-6（IL-6）激活诱导型一氧化氮合酶，导致过量的一氧化氮介导氧化DNA损伤抑制DNA修复酶，同时表达环氧合酶2（COX-2）激活促炎信号通路。胆汁酸可激活EGFR，并通过促分裂原活化的蛋白激酶（MAPK）级联作用诱导COX-2的表达。COX-2失调调节CCA的生长和抗凋亡性，并正向调节促癌信号通路，增加肝细胞生长因子（HGF），IL-6和EGFR的表达。

原发性肝癌（ICC）的血管侵犯（VI）可诱导肿瘤转移，导致治疗效果差。血管未侵犯患者优杆菌、芽孢菌、小球菌、消化链球菌的密度更高，表现出与肠道菌群的相关性。具有VI的ICC患者比没有VI的ICC患者具有更高的血浆炎症因子IL-4和更低的IL-6水平。

肠道微生物经肠道黏膜屏障系统损伤进入门静脉反流入肝脏，从而在肝脏和肠道微生物群之间形成物理连接。当肝脏发生疾病时，肠道微生态会显著变化，大量的毒素、细菌等进入血液无法被清除，导致肠道屏障功能受损，从而激活机体免疫系统，引起异常免疫反应，加快肝细胞凋亡、坏死。在肠黏膜屏障功能受损、肠道通透性增加以及肠菌群过度生长的情况下，这些细菌及产物会大量通过门静脉系统进入肝脏，激活肝脏的非特异性免疫系统，产生大量的炎症细胞因子和趋化因子，引起或加重肝脏的炎症反应。患有肝硬化和结肠炎的小鼠中观察到的肠道屏障功能障碍，使得肠道衍生的细菌和脂多糖（LPS）出现在肝脏中，并通过TLR4促炎途径激活CXCL1/CXCR2募集多形核髓源性免疫抑制细胞（PMN-MDSC）的累积，抑制抗肿瘤免疫。但经新霉素和万古霉素等抗生素的治疗可阻断CXCL1表达，即使在没有肝脏疾病或结肠炎的情况下，PMN-MDSC的积累效应减少并可抑制肿瘤的生长。

二、胆汁中的微生物菌群

胆汁（BA）是一种生物流体，主要由胆汁酸、胆固醇、磷脂和蛋白质组成。胆汁在肝脏中合成并储存在胆囊中。它的主要生理功能是促进消化过程中小肠中脂肪的吸收。传统观念认为，胆汁具有抗菌特性，因此在非疾病条件下胆道是无菌的。然而有研究在肝移植手术中没有任何肝胆疾病的肝脏供体的胆汁样本中检测出细菌群落，发现在没有任何肝胆疾病个体的胆道微生态系统中主要的细菌门为厚壁菌门、拟杆菌门、放线菌门和变形菌门，首次证明在没有肝胆疾病的情况下人类胆囊中存在一个微生态系统。微生物不仅存在于病理状态中，而且存在于健康个体中。研究表明，细菌可能通过门静脉系统、肠胆反流、胆管周围淋巴系统、肝脏分泌物、胆囊分泌物等途径进入胆道。疾病状态可以改变胆汁的功能及生理状态，包括生物多样性的减少和致病菌的增加。

胆管癌患者胆汁中拟杆菌门、普雷沃菌、卟啉单胞菌门、韦荣菌门、大肠埃希菌、志贺菌所占百分比明显高于健康人群胆汁中细菌的含量，其中拟杆菌门占据优势地位。

肠道菌群可以介导初级BA的代谢成次级BA以及BA的去结合。使用质谱法检测肝内胆管癌患者血浆和粪便样品中16种BA的水平以及BA的血浆-粪便比率（PSR），牛磺去氧胆酸（TUDCA）的TUDCA-PSR与乳杆菌属和同种异体菌属紧密相关，钩状杆菌属与甘氨去氧胆酸（GUDCA）和牛磺去氧胆酸（TUDCA）呈负相关。我们再次分析了血浆TUDCA与存活，血浆TUDCA水平较低的ICC患者的生存时间更长，与肿瘤数目呈正相关，但与肿瘤大小和淋巴结转移无关。

研究发现，胆管癌胆汁中的微生物多样性较健康人群显著降低，而与炎症、氧化应激反应、鞭毛组装和膜运输有关的微生物却得到了丰富，图13-7展示了肠微生态环境对于胆管癌的影响机制。此外，在胆汁样本检测中，与患者口腔和呼吸道菌群微生物相比肠道微生物菌群检出率更加普遍，通过对患者及健康人群胆汁样本应用全基因组shot弹枪（WMS）测序及细菌通用引物的16S测序技术显示，微生物群落的异质性主要可能归因于肠道菌群的分布，主要表现在大肠埃希菌和志贺菌门的增长。

我们进一步研究了可能与胆结石形成有关的基因，幽门螺杆菌产生的脲酶可促进钙沉淀，这可能引发胆结石的形成。胆石症与胆结石细菌有关，所有色素结石中均存在胆红素钙，棕榈酸钙是受感染结石的特征，95%和67%的受感染色素结石包含分别产生黏液和β-葡萄糖醛酸黏苷酶的细菌。大多数色素结石含有细菌，这些细菌会产生β-葡萄糖醛酸黏苷酶、黏液和磷脂酶，这些因子可促进结石形成。

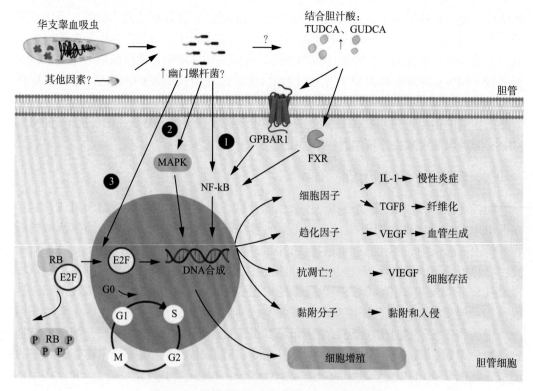

图13-7　肠道微生态对胆管癌发生的影响机制

三、肠道菌群辅助胆管癌治疗

目前外科手术仍然是胆管癌的主要治疗方法，但胆管癌术后感染性并发症（如菌血症、腹腔脓肿、伤口感染和肺炎）仍然严重影响患者的术后生存率，而对于晚期或不可切除的胆管癌患者，以全身或局部放化疗为主。微生物不仅可以影响肿瘤化疗和抗细胞毒性T淋巴细胞相关蛋白4（CTLA4）、抗表面抗原分化簇274（CD274）等新型靶向免疫治疗的疗效，而且还可能影响肝胆胰外科手术后感染性并发症的发生，这些并发症与肿瘤复发和恶化以及肝胆胰癌患者的生存率下降有关。临床研究表明，从感染部位分离出的微生物中肠球菌、葡萄球菌、克雷伯菌、不动杆菌和念珠菌占比最高，第三代头孢菌素等抗生素联合早期肠内营养可能通过增强免疫反应，纠正由手术应激引起的肠道微生物失衡，减轻术后全身炎症反应，进而减少胆道癌肝胆切除术后的感染并发症。

特异型芽孢杆菌或脆弱型芽孢杆菌的T细胞应答与CTLA-4阻断的功效有关，16S核糖体RNA测序确定双歧杆菌与抗肿瘤作用有关。单独口服双歧杆菌可将肿瘤控制提高到与程序性细胞死亡蛋白1配体1（PD-L1）特异性抗体治疗（检查点封锁）相同的程度，而联合治疗几乎消除了肿瘤的生长。增强的树突状细胞功能导致增强CD8$^+$T细胞的引发和肿瘤微环境中的积累介导了这一作用。

四、肠道菌群对于胆管癌药物的影响

益生菌产生的有益作用可能归因于以下几种机制：与结肠细胞的相互作用和维持肠道屏障，产生抑制病原体的抗菌因子（如H_2O_2、细菌素、防御素、短链脂肪酸）生长，黏附和营养物竞争与潜在有害微生物，毒素降解，在结肠中的酶活性调节和免疫应答的活化。

益生元主要以纤维为代表，糖类未经消化就进入大肠，在那里它们被共生细菌发酵产生短链脂肪酸（SCFA），从而降低肠道的pH，维持肠道有益菌（如乳酸杆菌和双歧杆菌）的生长。抗性淀粉（ERS）是研究最多的益生元，具有促进参与丁酸盐生产的细菌生长的能力，丁酸具有抗癌和抗炎活性，并形成有利于抗炎微生物的平行微生物群落，同时减少促炎微生物。

一些研究指出了抗生素施用对免疫和化学疗法功效的负面影响。与单独使用顺铂治疗相比，万古霉素、氨苄西林和新霉素的抗生素混合物可以破坏宿主的共生菌群导致肿瘤负荷增加和存活率降低。

吉西他滨加抗生素环丙沙星治疗的结肠癌小鼠表现出更高的药物反应。此外，通过预防腹泻的发生，在转移性结直肠癌患者中观察到了抗生素左氧氟沙星对伊立替康副作用的积极贡献。

在化学疗法和免疫疗法的情况下，微生物会直接或间接地干扰以宿主为目标的疗法，并具有三个主要的临床结果，即促进药物疗效，消除并损害抗癌作用，以及介导毒性，因此进一步发展通过肠道菌群改善胆管癌的临床症状将有助于优化治疗方案，为胆管癌治疗提供新的思路。

（饶本强　王玉莹　杨振鹏　唐华臻　路　帅）

参 考 文 献

1. Wangqin Chen，Rongshou Zheng，Peter D，et al. Cancer Statistics in China，2015，CA CANCER J CLIN，2016，66：115-132.

2. Lv J，Guo L，Liu JJ，et al. Alteration of the esophageal microbiota in Barrett's esophagus and esophageal adenocarcinoma. World J Gastroenterol，2019，14，25（18）：2149-2161.

3. Rustgi AK，El-Serag HB. Esophageal carcinoma. N Engl J Med，2014，371：2499-2509. doi：10. 1056/NEJMra1314530.

4. Di Pilato V，Freschi G，Ringressi MN，et al. The esophageal microbiota in health and disease. Ann N Y Acad Sci，2016，1381（1）：21-33.

5. Yang L，Chaudhary N，Baghdadi J，Pei Z. Microbiome in reflux disorders and esophageal adenocarcinoma. Cancer J，2014，20（3）：207-210.

6. Erik J Snider，Daniel E Freedberg，Julian A Abrams. Potential Role of the Microbiome in Barrett's Esophagus and Esophageal Adenocarcinoma. Dig Dis Sci，2016，61：2217-2225.

7. Zaidi AH，Kelly LA，Kreft RE，et al. Associations of microbiota and toll-like receptor signaling pathway in esophageal adenocarcinoma. BMC Cancer，2016，2（16）：52.

8. Macfarlane S，Furrie E，Macfarlane GT，et al. Microbial colonization of the upper gastrointestinal tract in patients with Barrett's esophagus. Clin Infect Dis，2007，45：29-38.

9. Yang L，Lu X，Nossa CW，et al. Inflammation and intestinal metaplasia of the distal esophagus are associated with alterations in the microbiome. Gastroenterology，2009，137：588-597.

10. Liu N，Ando T，Ishiguro K，et al. Characterization of bacterial biota in the distal esophagus of Japanese patients with reflux esophagitis and Barrett'sesophagus. BMC Infect Dis，2013，13：130.

11. Gall A，Fero J，McCoy C，et al. Bacterial composition of the human upper gastrointestinal tract microbiome is dynamic and associated with genomic instability inaBarrett's esophagus cohort. PLoS ONE，2015，10：e0129055.

12. Yang L，Francois F，Pei Z. Molecular pathways：pathogenesis and clinical impli cations of microbiome alteration in esophagitis and Barrett esophagus. Clin Cancer Res，2012 Apr 15，18（8）：2138-2144.

13. Blackett KL，Siddhi SS，Cleary S，et al. Oesophageal bacterial biofilm changes in gastro-oesophageal reflux disease，Barrett's and oesophageal carcinoma：Association or causality? Aliment Pharmacol Ther，2013，37：1084-1092.

14. David LA，Maurice CF，Carmody RN，et al. Diet rapidly and reproducibly alters the human gut microbiome. Nature，2014，505：559-563.

15. Rubenstein JH，Inadomi JM，Scheiman J，et al. Association between Helicobacter pylori and Barrett's esophagus，erosive esophagitis，and gastroesophageal reflux symptoms. Clin Gas-troenterol Hepatol，2014，12：239-245.

16. Behrooz Mozaffari naming，Nasser Ebrahimi Daryani，Abbas Mirshafiey，et al. Effect of probiotics on the expression of Barrett's esoophagus biomarkers. Journal of Medical Microbiology，2015，64：348-354.

17. Antonio Galvao Neto，April Whitaker，Zhiheng Pei，et al. Microbiome and potential targets for chemoprevention of esophageal adenocarcinoma. Semin Oncol，2016，43（1）：86-96.

18. Arnold M，Abnet CC，Neale RE，et al. Global Burden of 5 Major Types of Gastrointestinal Cancer. Gastroenterology，2020，159：335-349.

19. Spoto C，Gullo I，Carneiro F，et al. Hereditary gastrointestinal carcinomas and their precursors：An algorithm for genetic testing. Seminars in Diagnostic Pathology，2018，35：170-183.

20. Comprehensive molecular characterization of gastric adenocarcinoma. Nature，2014，513：202-209.

21. Todoric J，Antonucci L，Karin M. Targeting Inflammation in Cancer Prevention and Therapy. Cancer Prev Res（Phila），2016，9：895-905.

22. Antoniou E，Margonis GA，Angelou A，et al. Cytokine networks in animal models of colitis-associated cancer. Anticancer Research，2015，35：19-24.

23. Gothai S，Muniandy K，Gnanaraj C，et al. Pharmacological insights into antioxidants against colorectal cancer：A detailed review of the possible mechanisms. Biomedicine & Pharmacotherapy，2018，107：1514-1522.

24. Hussain SP，Harris CC. Inflammation and cancer：an ancient link with novel potentials. International Journal of Cancer，2007，121：2373-2380.

25. Engstrand L，Graham DY. Microbiome and Gastric Cancer. Digestive Diseases and Sciences，2020，65：865-873.

26. Smyth EC，Nilsson M，Grabsch HI，et al. Gastric cancer. Lancet，2020，396：635-648.

27. Engstrand L，Graham DY. Microbiome and Gastric Cancer. Dig Dis Sci，2020，65：865-873.

28. Bik EM，Eckburg PB，Gill SR，et al. Molecular analysis of the bacterial microbiota in the human stomach. Proc Natl Acad Sci U S A，2006，103：732-737.

29. Amieva M，Peek RM Jr. Pathobiology of Helicobacter pylori-Induced Gastric Cancer. Gastroenterolo-

gy，2016，150（1）：64-78.

30. Li TH，Qin Y，Sham PC，et al. Alterations in Gastric Microbiota After H. Pylori Eradication and in Different Histological Stages of Gastric Carcinogenesis. Sci Rep，2017，7：44935.

31. Delgado S，Cabrera-Rubio R，Mira A，et al. Microbiological survey of the human gastric ecosystem using culturing and pyrosequencing methods. Microbial Ecology，2013，65：763-772.

32. Klymiuk I，Bilgilier C，Stadlmann A，et al. The Human Gastric Microbiome Is Predicated upon Infection with Helicobacter pylori. Frontiers in Microbiology，2017，8：2508.

33. Schulz C，Schutte K，Koch N，et al. The active bacterial assemblages of the upper GI tract in individuals with and without Helicobacter infection. Gut，2018，67：216-225.

34. Ferreira RM，Pereira-Marques J，Pinto-Ribeiro I，et al. Gastric microbial community profiling reveals a dysbiotic cancer-associated microbiota. Gut，2018，67：226-236.

35. Parsons BN，Ijaz UZ，D'Amore R，et al. Comparison of the human gastric microbiota in hypochlorhydric states arising as a result of Helicobacter pylori-induced atrophic gastritis，autoimmune atrophic gastritis and proton pump inhibitor use. PLoS Pathogens，2017，13：e1006653.

36. Plummer M，Franceschi S，Vignat J，et al. Global burden of gastric cancer attributable to Helicobacter pylori. International Journal of Cancer，2015，136：487-490.

37. Ferreira RM，Machado JC，Figueiredo C. Clinical relevance of Helicobacter pylori vacA and cagA genotypes in gastric carcinoma. Best Pract Res Clin Gastroenterol，2014，28：1003-1015.

38. Persson C，Canedo P，Machado JC，et al. Polymorphisms in inflammatory response genes and their association with gastric cancer：A HuGE systematic review and meta-analyses. American Journal of Epidemiology，2011，173：259-270.

39. Hanada K，Graham DY. Helicobacter pylori and the molecular pathogenesis of intestinal-type gastric carcinoma. Expert Rev Anticancer Ther，2014，14：947-954.

第十四章

呼吸系统肿瘤与微生态

　　微生态平衡是指正常微生物群落与其宿主在长期进化过程中形成生理性组合的动态过程，这种动态平衡不会引起疾病。微生物群落及其动态变化与机体之间具有复杂的交互作用，这和人体的健康状况密切相关。近年来，肠道的微生态研究是比较热门的领域，那么呼吸道的微生态研究又是怎样的呢？呼吸道微生态平衡与呼吸系统正常功能的维持及呼吸系统疾病的发生发展都密切相关。呼吸道微生物生态系统的群落失调进而导致患者免疫功能紊乱可能是慢性呼吸系统疾病发生发展的重要原因之一。因此深入研究呼吸道微生态，有利于进一步了解呼吸系统疾病的发病机制，为寻找呼吸系统疾病防治提供新方法及新手段。

　　目前，肺癌的发病率和死亡率位居各种恶性肿瘤之首，肺癌的5年生存率仍较低。肺癌与微生态的相关研究和报道较少，目前大多仅停留在流行病学研究层面，深入的机制研究几乎空白。然而，呼吸系统疾病［如肺结核、慢性阻塞性肺疾病（COPD）、支气管哮喘等］与肺癌有着密切的关系，所以说，研究微生态与上述呼吸系统疾病的关系和机制可为肺癌的微生态研究提供一定的基础。

一、生理条件下呼吸系统微生态概况

　　人体呼吸系统是一开放性器官，吸气时各种微细颗粒（包括多种微生物）随之进入呼吸道，因此健康人上呼吸道定植着许多细菌，构成了上呼吸道正常菌群，它们对机体无害，而下呼吸道一般是无菌的。呼吸道固有的微生物菌群在抵御外籍菌入侵方面具有重要作用，同时发挥局部免疫功能。在正常情况下，呼吸道各部位的微生物种类和数量相对稳定。从健康人呼吸道中经常可分离到甲型链球菌、奈瑟球菌、嗜血杆菌、口腔念珠菌、葡萄球菌、棒状杆菌及某些厌氧菌。在口咽部和口咽黏膜的上皮细胞表面以甲型链球菌种群为主，约占90%，由于唾液中含有免疫球蛋白、溶菌酶等免疫物质，使得甲型链球菌成为口咽部长期定植菌并且与过路菌相比抵抗力更强。另外，溶血性链球菌群、奈瑟菌属、棒状杆菌属、葡萄球菌属、厌氧链球菌群和梭状杆菌属也为咽黏膜常见细菌。呼吸道正常菌群相当于机体的天然屏障。在一般情况下，呼吸道内正常菌群的种类和数量保持相对平衡，从而防止外源性病原菌的侵入或内源性条件致病菌的大量繁殖，而且还能通过生物夺氧、菌群调整、生物拮抗发挥防治上呼吸道感染的作用。孙立华等观察了人咽部正常菌群细菌对脑膜炎奈瑟菌A群和B群、溶血性链球菌甲型和乙型、肺炎链球菌、金黄色葡萄球菌、白喉棒状杆菌、百日咳杆菌生长情况的抑制作用。结果显示：人咽部正常菌群对这8种致病菌的拮抗作用具有多重性和非特异性。可见，对呼吸道正常菌群演替次序和变化特征的深入研究是认识炎症本质、开发呼吸道益生菌的理论依据。

二、呼吸系统微生态演替

1. *初级演替*　是指新生儿出生后体内从无菌到有菌的过程，初级演替后呼吸道内初步形成了由正常菌群构成的微生态系统，并且出生方式对该系统的菌群构成有一定影响。张莉等对不同分娩方式出生的37例新生儿（顺产24例，剖宫产13例）的呼吸道细菌定植情况进行调查后发现，无菌状态下剖宫产娩出的新生儿口咽部均无任何微生物，而33%自然顺产分娩的新生儿咽部检测出微生物，主要是粪链球菌、表皮葡萄球菌等，它们都是母体阴道内正常菌群。正常情况下这类细菌在新生儿出生后几天内就被正常呼吸道菌群代替。婴儿生长发育过程中，呼吸道菌群组成也在不断增加。随着宿主免疫功能的不断完善，定植在呼吸道黏膜表面致病菌的数量逐渐减少，菌群结构趋于稳定。研究显示，平均月龄12个月的婴儿其呼吸道内肺炎链球菌和卡他莫拉菌的量分别以每个月2%的速度递减。与上呼吸道相比，下呼吸道在机体免疫功能的保护下自始至终基本保持无菌状态。

2. *次级演替*　是指一个生态系统或群落由于受到自然因素和社会因素的影响，该系统或群落的生命部分被全部排除或部分排除，从而出现的生态系统或群落的重建过程。根据诱因不同，次级演替又可分为自然次级演替和社会次级演替。前者指宿主在移民、患病、感染等自然条件下正常菌群发生生态失调的恢复过程。自然次级演替在日常生活中很常见，临床意义广泛。Harputluoglu等报道了聋哑儿童与健康儿童的呼吸道正常菌群的差异。结果显示，聋哑儿童呼吸道内菌群定植速率较小，所含的耐药性菌落较多，至于正常菌群的分布并没有显著性差异。张利侠等对患有呼吸道疾病的老年人和正常老年人的呼吸道菌群进行了研究。结果显示，健康老年人群之间咽拭子的细菌菌群分布和数量无明显差异；而有呼吸道感染的老年人的咽拭子细菌菌群分布和数量与健康老年人比较有明显差异。差异主要表现在甲型溶血性链球菌、奈瑟菌属、拟杆菌属、厌氧链球菌的数量与正常老年人组相比大幅度减少，而具有条件致病性的葡萄球菌属、需氧革兰氏阳性杆菌大幅度增加。另外，口腔内的各类菌群也会在一定程度上造成呼吸系统的次级演替。某些致病性厌氧菌可通过唾液作为传播媒介以吞咽的方式被带入上呼吸道定植，可能引起相关的上呼吸道感染。刘建坤等发现COPD患者下呼吸道有多种细菌定植，并与气道炎症和肺功能相关。除此之外，自然次级演替也体现在不同菌种的相互作用。Pettigrew等的研究表明，流感嗜血杆菌的定植数量的多少分别与肺炎链球菌、卡他莫拉菌以及金黄色葡萄球菌的定植数量呈负相关。有关菌群之间拮抗作用的机制一直备受关注，其中通过借助宿主的活动从而达到抑制其他菌种的作用是常见的拮抗机制之一。Lysenko等认为呼吸道正常菌群可通过诱导激活宿主的固有免疫应答反应来抑制其他菌群的生长，同时，居住环境也在一定程度上影响人体呼吸道微生态的组成。

由社会因素引起的次级演替称为社会次级演替，其中抗生素对呼吸道正常菌群的影响尤为显著。抗生素滥用导致的特异性耐药菌种的出现给临床治疗带来诸多不利。张利侠等报道呼吸道反复感染的老年患者在使用广谱抗生素5天后其咽拭子细菌种类及数量和健康老年人有显著差异，呼吸道高耐药条件致病菌的出现率大大提高。各类医疗操作导致的社会次级演替也值得关注。研究显示，银元素可抑制细菌对气管内壁的黏附作用。基于此，Kollef等曾尝试使用镀银插管以抑制由外源性致病菌侵入所导致的次级演替过程，结果表明，使用镀银插管不仅减少了通气相关性肺炎的发病率，而且延长了患者平均发病时间。

3.生理性演替　生理性演替是指由人体生理变化所引起的正常微生物群变化。在此过程中，机体的生理变化影响着体内的正常菌群，菌群的动态变化也对宿主产生一定的反作用。在这一相互对立统一的关系中，人体微生态不断进行着生理性演替。一般情况下，正常菌群不会致病，其在受机体正常生命活动影响的同时亦参与、影响机体免疫功能和免疫反应。这一观点在Henriksson等研究中得到了证实。另有实验表明，当实验鼠类感染巨细胞病毒后，呼吸道内的固有菌群可参与保留记忆细胞、促进细胞因子的释放，最终引发更为严重的呼吸系统病变。另有研究结果显示，人体内（特别是婴幼儿）锌元素的含量与呼吸道肺炎链球菌的易感性和致病性直接相关。

三、肺癌与微生态

肺癌发病率和死亡率位居各种恶性肿瘤之首，其发病机制复杂，与吸烟、环境污染、职业暴露、慢性气道疾病以及遗传等因素密切相关。肺癌不仅发生于不伴有呼吸系统疾病的健康人，也可发生于既往有呼吸系统疾病（如肺部感染性疾病、慢性气道疾病等）的患者。两者相比而言，其肠道微生态、呼吸道微生态以及泌尿生殖系统微生态均有显著差别，特别是微生态中的各种病原微生物。

（一）肺癌概述

支气管肺癌是指原发于支气管黏膜上皮和腺体的肿瘤，简称肺癌。目前在世界范围内，肺癌已成为各种癌症死亡的首要原因，发病率和死亡率呈上升的趋势。据全球肿瘤流行病统计数据（GLOBOCAN）统计结果显示，在全球范围内，2020年新增癌症病例总数约1929万例，癌症死亡病例数超过995万例。其中肺癌发病数位居世界第二，占11.4%。而在所有的癌症死亡病例中，肺癌占居首位，据统计，有多于179万人死于肺癌，总体占比18.0%。也就是说，平均每5名癌症死亡人数中，约有1名是肺癌患者（表14-1）。根据肺癌的生物学特性不同，临床上将其分为两大类：非小细胞肺癌（NSCLC）和小细胞肺癌，NSCLC占80%～85%。NSCLC又包括鳞状上皮细胞癌、腺癌、大细胞癌及其他除小细胞肺癌外的肺癌类型（图14-1）。NSCLC患者多数为男性，吸烟者以鳞癌多见，女性则以腺癌居多。根据发病部位不同，肺癌又可分为中央型肺癌和周围型肺癌。中央型肺癌是指发生在段支气管以上至主支气管的癌肿，约占肺癌的3/4，以鳞状上皮细胞癌和小细胞未分化癌较多见。但发现时，85%均处于晚期阶段，失去了手术治疗的时机。

肺癌的病因至今尚不完全明确，但大量资料已明确吸烟可导致肺癌。肺癌的其他危险因子包含石棉、氡、砷、电离辐射、卤素烯类、多环性芳香化合物、镍等，具体如下。

1.吸烟　在过去50年或者更长的时间已经明确吸烟可导致肺癌，在美国，约85%的肺癌患者吸烟或被动吸烟。烟雾中的苯并芘、尼古丁、亚硝胺等均具有致癌作用，大多引起NSCLS中的鳞癌或未分化小细胞癌的发生。无吸烟嗜好者也可患肺癌，以腺癌较为常见。有文献指出，吸烟指数（每天吸烟支数×吸烟年数）大于400者为肺癌的高危人群。

表14-1　GLOBOCA 2020位居前10位癌症情况

排名	类别	发病		排名	类别	死亡	
		发病数（例）	占比（%）			死亡数（例）	占比（%）
1	乳腺癌	2 261 419	11.7	1	肺癌	1 796 144	18.0
2	肺癌	2 206 771	11.4	2	结直肠癌	935 173	9.4
3	结直肠癌	1 931 590	10.0	3	肝癌	830 180	8.3
4	前列腺癌	1 414 259	7.3	4	胃癌	768 793	7.7
5	胃癌	1 089 103	5.6	5	乳腺癌	684 996	6.9
6	肝癌	905 677	4.7	6	食管癌	544 076	5.5
7	宫颈癌	604 127	3.1	7	胰腺癌	466 003	4.7
8	食管癌	604 100	3.1	8	前列腺癌	375 304	3.8
9	甲状腺癌	586 202	3.0	9	宫颈癌	341 831	3.4
10	膀胱癌	573 278	3.0	10	白血病	311 594	3.1

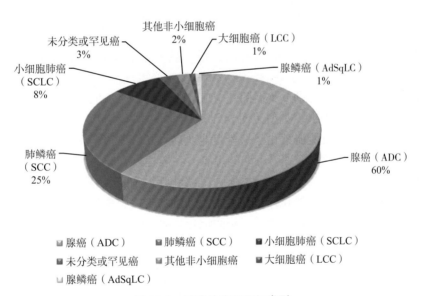

图14-1　肺癌的病理组织类型

2.大气污染　室内外空气污染均为肺癌致病的危险因素。城市中汽车尾气、工业加工、石棉、放射性核素、芳香化合物、橡胶与塑料制造业排放的有害气体导致城市大气污染相比乡村更为严重。巴基斯坦的流行病学研究资料表明，肺癌发病率城市显著高于乡村，分别是4%～9%、1%～3%。

3.职业因素　长期接触铀、镭等放射性物质及其衍化物和致癌性碳氢化合物、砷、铬、镍、铜、锡、铁煤焦油、沥青石油、石棉、芥子气等物质均可诱发肺癌，以NSCLC中的鳞癌和未分化小细胞癌为主。云南锡矿工人肺癌发病的相对危险性与其工作年限和职业暴露年限呈正相关，其中，暴露在高水平氡的条件下罹患肺癌的概率是低水平的3.9倍。

4.肺部慢性疾病　肺结核、矽肺、尘肺等可与肺癌并存，这些病例癌肿的发病率高于正常人。此外，肺支气管慢性炎症以及肺纤维瘢痕病变在愈合过程中可能引起鳞状上皮化生或增生，在此基础上，部分病例可发展成为癌肿。

5.其他　家族遗传、肺部接受电离辐射、饮食与营养因素、免疫功能降低、代谢活动内分泌功能失调等也是肺癌的危险因素。

近年来，随着医学影像学技术（尤其是螺旋CT扫描技术）的发展，可发现更多的小体积的周围型肺结节。美国、日本和欧洲等国家和地区开始利用低剂量CT（LDCT）进行早期肺癌的筛查研究。在组织病理学或细胞学上，肺癌可由痰细胞学检查、胸腔积液细胞学检查、支气管镜病理切片与细胞学检查，甚至是针对淋巴结做细针抽吸或切片等方式确诊。在分期上，可以使用胸部增强CT、腹部CT或B超、脑部CT、全身骨骼扫描、胸腔积液细胞学检查、胸腔镜组织活检、纵隔镜淋巴结活检及PET-CT等。随着筛查手段和检查技术的发展，使肺癌的"早发现、早诊断、早治疗"成为可能。电磁导航支气管镜（ENB）、超声引导下经支气管针吸活检（EBUS-TBNA）、微创伤胸外科手术、射频消融（RFA）等新技术为早期肺癌的诊断和治疗提供了新的手段。未来的早期肺癌诊断和治疗是联合外科、肿瘤内科、放射治疗学科及影像学科等多学科的治疗模式，是临床与分子生物学技术结合的个体化治疗模式。随着这些新治疗策略的临床应用，为提高早期肺癌疗效及改善患者生存质量奠定了坚实的基础。

肺癌的治疗方法中（除Ⅲb及Ⅳ期外）应以手术治疗或争取手术治疗为主，依据不同分期（表14-2）和病理组织类型（图14-1）酌情加入放射治疗、化学治疗和免疫治疗等综合治疗方式。而小细胞肺癌由于恶性度高、转移早，所以治疗以化疗为主。对于不能手术的患者及术后病理证实非Ⅰa期的患者，一般建议行肿瘤化学疗法。目前针对非小细胞肺癌的化疗方案分为一线化疗方案、二线化疗方案及肺癌的靶向治疗等。近年来针对化疗后复发及一线、二线化疗用药效果不佳的患者，肺癌的靶向治疗越来越纳入人们的视野，为延长患者的生存期提供了新的治疗方向。

表14-2　第8版肺癌分期

	原发肿瘤（T）分期		区域淋巴结（N）分期		远处转移（M）分期
T_x	原发肿瘤大小无法测量；或痰脱落细胞、支气管冲洗液中找到癌细胞，但影像学检查和支气管镜检查未发现原发肿瘤	N_x	淋巴结转移情况无法判断	M_x	无法评价有无远处转移
T_0	没有原发肿瘤的证据	N_0	无区域淋巴结转移	M_0	无远处转移
Tis	原位癌				
T_{1a}	原发肿瘤最大径≤1cm，局限于肺和脏层胸膜内，未累及主支气管；或局限于管壁的肿瘤，不论大小	N_1	同侧支气管或肺门淋巴结转移	M_{1a}	胸膜播散（恶性胸腔积液、心包积液或胸膜结节）

续表

原发肿瘤（T）分期	区域淋巴结（N）分期	远处转移（M）分期
T_{1b}　原发肿瘤最大径＞1cm，≤2cm，原发肿瘤最大径≤1cm，局限于肺和脏层胸膜内，未累及主支气管；或局限于管壁的肿瘤，不论大小		M_{1b}　单发转移灶，原发肿瘤对侧肺叶出现卫星结节；有远处转移（肺及胸膜外）
T_{1c}　原发肿瘤最大径＞2cm，≤3cm		M_{1c}　多发转移灶；单发转移灶，原发肿瘤对侧肺叶出现卫星结节；有远处转移（肺及胸膜外）
T_{2a}　原发肿瘤最大径＞3cm，≤4cm；或具有以下任一种情况：累及主支气管但未及隆突；累及脏层胸膜；伴有部分或全肺、肺炎肺不张	N_2　同侧纵隔和（或）隆突下淋巴结转移	
T_{2b}　肿瘤最大径＞4cm，≤5cm；原发肿瘤最大径＞3cm，≤4cm；或具有以下任一种情况：累及主支气管但未及隆突；累及脏层胸膜；伴有部分或全肺、肺炎肺不张		
T_3　肿瘤最大径＞5cm，≤7cm，或具有以下任一种情况：累及周围组织胸壁、心包壁；原发肿瘤同一肺叶出现卫星结节	N_3　对侧纵隔和（或）对侧肺门，和（或）同侧或对侧前斜角肌或锁骨上区淋巴结转移	
T_4　肿瘤最大径＞7cm，或侵及脏器，如心脏、食管、气管、纵隔、横膈、隆突或椎体；原发肿瘤同侧不同肺叶出现卫星结节		

（二）吸烟相关性呼吸道微生态变化与肺癌

在中国，由吸烟引发的癌症人数已经近成年男性罹患癌症总数的1/4。大多数发达国家中，烟草相关疾病的死亡人数目前已有稳步下降，然而，自20世纪80年代初以来我国的香烟生产消费量已开始急速增长，目前我国的香烟生产消费量已占据全世界香烟生产消费总量的40%。吸烟是肺癌发生的主要诱因之一，90%男性肺癌患者及75%～80%女性肺癌患者与吸烟有关，被动吸烟也是非吸烟肺癌患者的重要危险因素。烟草含有的病原体经呼吸道吸入，使呼吸道定植菌群发生改变。人类约20%的恶性肿瘤由微生物引起，所以，关于呼吸道菌群与肺癌发生的关系日益受到关注。

烟草中除存在已经证实的碳氧化物、醛类等约4700种有害物质外，其本身也是病原体的携带者，含有细菌、真菌等多种微生物。Sapkota等调查的4种香烟样品中均发现含有细菌，约90%的香烟内含有不动杆菌、芽孢杆菌、克雷伯杆菌、铜绿假单胞菌及沙雷菌，少部分含有弯曲杆菌、肠球菌、变形杆菌、葡萄球菌。这4种香烟所含细菌种类并没有明显差别，但烟草中致病菌与肺部感染及慢性呼吸道疾病的关系有待进一步研究。

吸烟改变了宿主与呼吸道菌群的动态平衡，使菌群数量、种类明显增多。研究表明，吸烟及被动吸烟者较健康非吸烟者呼吸道菌群明显增加，且反复呼吸道感染的年发生率比非吸烟者增高80%。采用16S rRNA芯片技术检测需机械通气纠正呼吸衰竭的COPD患者，发现这些患者的呼吸道内存在来自140个家族1200多种菌群。吸烟使呼吸道致病菌增多，增加呼吸道感染的风险，促进慢性炎症的发生。陈丽萍等发现健康人群中吸烟者咽部金黄色葡萄球菌、肺炎链球菌、肺炎克雷伯杆菌检出率较非吸烟者明显增高，表皮葡萄球菌检出率较非吸烟者减少。故推测吸烟可致口咽部正常菌群数量减少且致病菌增加，导致呼吸道菌群失调，促使呼吸道感染的发生。Brook等收集20名健康吸烟者与20名健康非吸烟者鼻咽部分泌物进行细菌培养，发现11名吸烟者培养出14种潜在病原体，3名非吸烟者培养出4种潜在病原体，而且吸烟者比非吸烟者鼻咽部存在更多的需氧菌、厌氧菌和致病病原体，同时患鼻窦炎、中耳炎的风险明显增加，但戒烟后这些病原体是否能够减少需进一步探讨。

据报道，90%的肺癌发生与吸烟有关，同时吸烟也是上呼吸道感染、流行性感冒、肺炎、肺结核等呼吸系统感染性疾病的危险因素。Edward等研究表明，术前戒烟可以减少伤口愈合不良、肺部感染等术后并发症，戒烟时间每延长1周，术后并发症减少19%，戒烟时间至少需4周以上才有明显治疗效果。吸烟损害呼吸道黏膜纤毛运动系统，使上皮细胞渗透性降低，损害上皮细胞之间的连接，导致紧密连接形成的基因表达水平明显下调，如闭合蛋白ZO-1、claudin-1减少。吸烟使黏液分泌增多，损害上皮细胞收缩功能，下调IgA水平，影响吞噬细胞的活性。这些改变更利于细菌定植于下呼吸道，加速炎症反应。细菌本身及相应产物导致上皮细胞损害，使机体免疫力下降，更利于微生物侵入下呼吸道，最终微生物长期定居于肺内发展成慢性炎症，形成恶性循环。长期吸烟者下呼吸道永久存在条件致病菌，对COPD的进展起到恶化作用。健康吸烟者与慢性阻塞性肺疾病患者中肺泡巨噬细胞数量明显多于非吸烟者。Seyed等将K-ras基因突变老鼠雾化吸入COPD患者的气道长期定植菌——不分型流感嗜血杆菌的溶解物，发现支气管黏膜发生嗜中性粒细胞、巨噬细胞及CD8+ T细胞有关的慢性阻塞性肺疾病样炎性改变，支气管黏膜上皮经历增生、腺瘤、腺癌的演变。吸入不分型流感嗜血杆菌的溶解物组老鼠产生肿瘤数目是未吸入组的3.2倍。因此，Seyed等推测吸烟引起呼吸道菌群改变所致的慢性炎症可促进肺癌的进展。

（三）慢性炎症呼吸道微生态变化与肺癌

近年来，随着人们对肺癌发病机制的不断认识，越来越多的证据表明慢性炎症与肺癌之间有着密切的关系。如：石棉吸入与间皮瘤，吸烟、支气管哮喘与支气管癌，EB病毒感染与鼻咽癌，Barrett食管及食管癌，Hp感染与胃癌，慢性胰腺炎与胰腺癌，慢性胆囊炎与胆囊癌，肝炎与肝细胞癌，炎性肠病与结直肠癌等。慢性炎症可通过改变肿瘤细胞的生存环境、激活由多种蛋白及炎症介质参与的内源性或外源性信号通路等途径促进癌症的发生与发展，其机制相当复杂。尤为重要的是，炎性相关肿瘤疾病的调控网络，涉及的不再是个别的基因产物或蛋白分子，也不再是单一的信号通路或代谢途径，而是由众多的基因、蛋白质和代谢小分子等各种生物分子元件作为"网络节点"，彼此间通过复杂的相互作用形成多维的、动态的"互联网",构成了极其复杂的炎症调控网络。慢性肺部疾病,包括慢性支气管炎、慢性肺部炎症、肺结核、肺部瘢痕病灶、尘肺等,作为与肺癌发生、发展相关的重要因素越来越被肯定和关注。统计显示,有慢性肺部疾病的患者,其肺癌的发病率明显提高。肺结核合并肺癌率为2%~4%,尘肺、矽肺及石棉肺合并肺癌率可达15%,而患有慢性阻塞性肺疾病(COPD)的患者,其肺癌发病率更是比一般人群高1~10倍。目前,COPD已经被认为是诱发肺癌的独立危险因素。因此美国加州大学的Michael Karin院士最近提出,肺癌也是一种慢性炎症相关性疾病。

综上,呼吸道慢性炎症与肺癌之间有着密切联系,慢性炎症状态下的微生态变化值得研究,因此以下将从常见呼吸道慢性炎症性疾病阐述微生态变化与肺癌的关系。

1.慢性阻塞性肺疾病微生态与肺癌　慢性阻塞性肺疾病(COPD)是全球关注的慢性病之一。据世界卫生组织(WHO)统计,每年约有300万人死于COPD,至2030年它将居于全球死亡病因的第3位;而肺癌是影响和危害人类健康的常见恶性肿瘤之一,其发病患者占所有肿瘤患者的12%,每年约130万人死于肺癌。研究表明,COPD与肺癌之间存在共同的危险因素和发病机制。

长期吸烟使以中性粒细胞、巨噬细胞和淋巴细胞为主的炎症细胞在肺内募集、活化,释放的活性氧(ROS)增多,产生氧化应激,促进白细胞介素(IL)-1、IL-6、IL-8、肿瘤坏死因子-α(TNF-α)、血管内皮生长因子(VEGF)、环氧合酶-2及前列腺素等过度产生,并激活转录因子核因子-κB(NF-κB)及信号转导转录激活剂3(STAT3),进一步导致肺组织的反复损伤和修复(图14-2)。炎症学说在肺癌和COPD的发病机制中均占有重要地位,然而,肺癌和COPD各自的生物学发生过程并不相同,肺癌以细胞

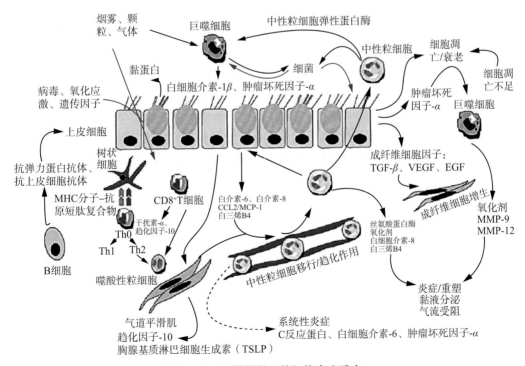

图14-2　烟雾刺激下的机体炎症反应

增生失控、细胞凋亡缺失、DNA损害/不完全修复及上皮间质转化为特征，并进一步引起组织浸润及新生血管形成；而COPD则以细胞凋亡增加、基质降解重构、气道纤维化、组织修复障碍占主要地位。据此，仅仅用这种肺部共同的慢性炎症作用不足以阐明机体向两个不同疾病方向发展的原因，免疫系统调节功能的异常有可能在吸烟的肺癌、COPD与慢性炎症间起到重要的调控作用。

目前对肺癌和COPD的免疫学发生机制认识尚存在不足。近年来发现，COPD患者中央气道、外周气道及肺实质中存在大量CD8$^+$T细胞浸润，CD8$^+$T细胞通过分泌穿孔素及粒酶A、B造成肺组织破坏，同时并提出了由Th1细胞介导的自身免疫机制参与了COPD和肺气肿的发病过程的观点。COPD研究结果亦显示：香烟烟雾暴露肺气肿小鼠肺内CD4$^+$IFN-γ＋（Th1）、CD8$^+$IFN-γ＋（Tc1）及CD4$^+$IL-17＋（Th17）细胞比例较正常对照组明显增高，Th1、Tc1及Th17细胞比例均与平均内衬间隔、肺泡破坏指数呈正相关；香烟烟雾暴露肺气肿大鼠肺内CD4$^+$Foxp3＋（Treg）细胞比例较正常对照组明显减少，而在外周血中CD4$^+$Foxp3＋（Treg）细胞比例无显著变化；这些均提示Th1、Tc1、Th17细胞上调及Treg细胞下调是导致COPD/肺气肿肺部炎症反应持续放大的原因之一。在肺癌免疫学研究中人们发现，CD8$^+$T细胞具有特异性识别和破坏癌细胞的作用，在肺癌患者肿瘤局部及外周血出现以Th2/Tc2为主的Th1/Th2失衡，Th2优势状态使机体抗肿瘤免疫功能减弱，癌细胞免疫逃逸。进一步研究显示非小细胞肺癌患者肿瘤局部Treg细胞较周围正常肺组织增多，Treg细胞数与肿瘤内环氧合酶-2表达与肺癌复发的风险呈正相关。此外，即使在肿瘤局部Treg细胞高表达的Ⅰ期非小细胞肺癌患者，其复发的风险亦明显增高。研究表明，Treg细胞通过阻碍细胞毒性T细胞活性及其抗肿瘤反应可促进肺癌的发生、发展。

研究发现，COPD稳定期呼吸道微生态包括链球菌属、放线菌属、奈瑟菌、嗜血杆菌属、罗氏菌属、梭菌属、孪生球菌、毗邻颗粒链菌、卟啉单胞菌属、普氏菌属、韦荣球菌属、肠杆菌科等多种菌群。COPD患者急性加重与呼吸道细菌群落失调进而导致患者免疫炎症反应紊乱有关。通过测序检测发现COPD患者急性加重时，一些通常认为可加重呼吸道症状的细菌选择性增加，包括嗜血杆菌属、假单胞菌属和莫拉克斯菌属。因此，COPD患者微生态变化，尤其是急性加重期时的微生态变化，可能会导致机体免疫炎症反应紊乱，进而促进肺癌的发生。然而目前COPD患者微生态变化与肺癌方面的研究仍较少，菌群变化导致的免疫炎症反应紊乱可能成为肺癌发生机制研究的重要方向。

2. 支气管哮喘微生态与肺癌　支气管哮喘是由多种细胞和细胞组分参与的气道慢性炎症性疾病，这种慢性炎症与气道高反应性相关，通常出现广泛而多变的可逆性气流受限，导致反复发作的喘息、气促、胸闷和（或）咳嗽等症状，多在夜间和（或）清晨发作、加剧，多数患者可自行缓解或经治疗缓解（图14-3）。哮喘发病的危险因素包括宿主因素（遗传因素）和环境因素两个方面。遗传因素在很多患者身上都可以体现出来，比如绝大多数患者的亲人当中，都可以追溯到有哮喘（反复咳嗽、喘息）或其他过敏性疾病（过敏性鼻炎、特应性皮炎）病史。大多数哮喘患者属于过敏体质，本身可能伴有过敏性鼻炎和（或）特应性皮炎，或者对常见的经空气传播的变态原（螨虫、花粉、宠物、霉菌等）、某些食物（坚果、牛奶、花生、海鲜类等）、药物过敏等。

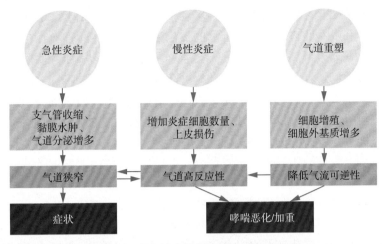

图14-3　支气管哮喘患者的病理生理变化

　　微生物接触和呼吸道感染在哮喘发病机制中的作用一直以来都广受关注。目前的微生物研究并不清楚气道微生物菌群改变是不是哮喘患者的特点。气道微生物菌群改变可以和过敏性疾病并存出现。小鼠模型研究中发现特定的气道微生物可以调节气道过敏性炎症的表达，而气道过敏性炎症也和人类哮喘的发生密切相关。到目前为止，只有几个临床研究评估过哮喘患者的气道微生物情况。Hilty等针对11名成年和20名儿童哮喘患者行支气管镜检查发现，相比健康对照，使用吸入激素治疗哮喘患者（伴或不伴口服激素治疗）的下呼吸道样本中，变形菌门这一潜在致病菌的比例较高，健康对照中拟杆菌门的比例较高。Marri等研究也发现，相比健康对照，轻症哮喘患者的痰液中变形菌门的比例较高。这虽是个小样本量的研究，但是非常重要，因为Marri等研究中的受试者是那些没有维持使用激素治疗的轻症哮喘患者，所以这个研究也指出，气道菌群组成的改变并不只是由同时进行的激素吸入治疗造成的，同时也是哮喘疾病本身的一个特点。

　　针对典型哮喘患者的大样本量研究发现，气道微生物和哮喘之间存在着相关性。迄今为止最大规模的研究评估了65名成年轻症哮喘患者（哮喘症状为次优控制）的支气管微生物情况。研究发现，这些患者下呼吸道菌群中，变形菌门的比例最高，且很大程度上与支气管高反应性相关。当使用克拉霉素治疗16周后，支气管高反应性有所改善，气道菌群的多样性也有所恢复。因此，气道菌群的多样性是与支气管高反应性的改善相关。最近研究指出，对于重症哮喘患者，特定气道微生物菌群与哮喘控制情况、身体质量指数（BMI）、痰中性粒细胞计数和白细胞介素（IL）-8的浓度相关。目前并不清楚吸烟或药物的暴露对哮喘患者下呼吸道微生物菌群的影响。但是，针对没有肺部疾病的吸烟者和非吸烟者的研究发现，肺部微生物菌群（通过支气管肺泡灌洗液获得）与吸烟无关，与口咽部微生物菌群相关。总的来说，迄今为止一系列针对不同严重程度、哮喘控制情况、并发症和药物使用的哮喘队列研究提示，气道微生物、宿主免疫和潜在暴露之间存在着大量的相互作用，而这些相互作用与哮喘的发病机制密切相关。

　　由多家国际研究机构共同完成的一项研究证实，哮喘病患者比普通人更容易患肺癌，而且女性哮喘病患者患肺癌的风险比男性患者要高。在过去30年里，研究人员跟踪了9万多名曾因哮喘病住院，但在出院一年后仍然存活，且没有任何癌症症状的患者，平均时长约8年半。结果发现，这些患者中有713人患了肺癌，比普通人群的肺癌发病率高58%，其中女性哮喘病患者肺癌的发病率比普通人群高78%，男性哮喘病患者肺癌的发病率比普通人群高51%。研究人员表示，目前还无法确定哮喘病与肺癌发病有直接关系。不过他们解释说，哮喘病与肺癌可能有共同的发病机制，引发哮喘的慢性炎症可以导致产生过多的自由基，自由基是人体内活性很强的原子或原子团，能够对人体内其他物质进行氧化，它不仅破坏遗传物质，而且也能促使癌症形成和发展。另外，哮喘病和肺癌可能存在着共同的外部诱因，如吸烟等。目前，研究人员正在继续对年轻哮喘病患者，特别是吸烟的年轻患者追踪调查，以期进一步揭示哮喘病在肺癌发病中的真正作用。

3.间质性肺疾病微生态与肺癌　间质性肺疾病（interstitial lung disease，ILD）是以弥漫性肺实质、肺泡炎和间质纤维化为病理基本改变，以活动性呼吸困难、X线胸片示弥漫阴影、限制性通气障碍、弥散功能（DLCO）降低和低氧血症为临床表现的不同类疾病群构成的临床病理实体的总称（图14-4）。ILD通常不是恶性的，也不是由已知的感染性致病源引起的。继发感染时可有黏液浓痰，伴明显消瘦、乏力、厌食、四肢关节痛等全身症状，急性期可伴有发热。

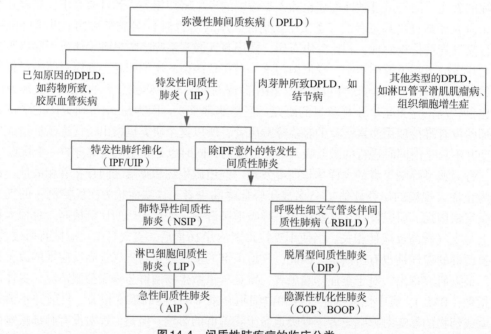

图14-4　间质性肺疾病的临床分类

间质性肺疾病和肺癌在发病机制上有几个共同特征。在反复出现上皮损伤的区域，成纤维细胞的持续累积和快速增殖以及抗细胞凋亡增强，是肺纤维化的特征，这种发病机制与肿瘤的细胞倍增，细胞凋亡抑制及快速转移类似。肺纤维化的另外一个特征是上皮-间质的转换，肺泡Ⅱ型上皮细胞转换为间质细胞，生成成纤维细胞和肌成纤维细胞，导致纤维化。研究表明，上皮细胞在基质金属蛋白酶作用下可导致活性氧水平增高，促进其向肌成纤维细胞的分化。不完全的基质金属蛋白酶的表达和活性氧水平的增高也是恶性疾病的特征，可以说明两种疾病病理之间关系。除此之外，小分子RNA似乎参与了上皮-间质转换过程，特定的小分子RNA缺失，例如let7d，被认为与肺癌的发生和诱导肺纤维化有关。特发性肺纤维化（idiopathic pulmonary fibrosis，IPF）的病理一直不清楚。有一种学说认为，一个尚未确定的刺激会导致急性肺损伤和随后的病理创伤修复反复发作。这种重复的上皮损伤可能易出现一系列基因的突变，包括异型、化生和不典型增生，最终发生肺癌。研究发现，特发性肺纤维化患者增生的支气管和肺泡上皮细胞内P53和P21表达增强。这个结果说明P53和P21向上调节与慢性DNA损伤有关，慢性DNA损伤与修复和p53的突变之间存在关联性。而这些改变在肺癌中也有报告。

一项研究报告，99例肺纤维化出现31例肺癌，好发于外周和下叶，最常见的组织类型为鳞癌。肿瘤的发生与肺纤维化的放射学分期无关。吸烟的肺纤维化患者患肺癌的危险更大。另一项研究比较了三组患者，即IPF患者，肺癌患者，IPF合并肺癌的患者。肺癌主要位于纤维化区域的外周，更多出现于肺下叶，最多的组织学类型为鳞癌。肺纤维化合并肺癌的病例以老年男性（男女比例为7∶1，平均年龄为72.3岁）和吸烟者占优势。使用纵向电脑数据集确定IPF患者中肺癌的发病率的研究，明确IPF中肺癌的发病率高于普通人群（率比为1.51，95% CI 1.20～1.90）。肺癌的发病率增加，而其他类型肿瘤的风险没有增加（率比4.96，95% CI为3.00～8.18）。有研究分析肺纤维化伴肺癌患者其临床特征及不同病理类型的肺癌发生率，结果表明，多数肺癌病例为男性吸烟者，好发于下叶和肺的外周区域。小细胞肺癌发病率高，最常见的复合类型为小细胞癌和鳞癌及小细胞癌和腺癌。另外，IPF并发肺癌出现杵状指（95%）多于仅有IPF的患者（63%）。这种现象经常先于肺癌临床证据出现。总之，肺癌和IPF有紧密的联系，好发于男性、吸烟者和老年，常累及下叶和外周区域。

4.其他呼吸系统疾病　除上述呼吸系统疾病外，有研究发现稳定状态下与急性加重情况下的支气管扩张患者下呼吸道微生物群落多样性没有明显差异，但其相对丰度发生改变。也有研究认为囊性肺纤维化急性加重前后痰液中菌群总量及多样性无明显差异。囊性纤维化的急性加重，或许是因为急性加重期相对于稳定期的优势菌群减少，导致了下呼吸道微生物群落相对丰度的改变所致。这些疾病的微生态变化与肺癌之间的关系有待进一步明确。

（四）病原体微生态与肺癌

病原微生物是微生态的主体组成部分，除上述吸烟、呼吸道慢性炎症下微生态变化与肺癌有着密切关系外，肠道微生态、呼吸道微生态以及泌尿生殖系统微生态变化均与肺癌相关。下面将分别介绍各个系统特殊病原体与肺癌之间的关系。

首先关于衣原体。衣原体是衣原体属的一种，其具有易感性，并且是导致肺炎的主要原因的专性细胞内细菌。肺炎衣原体具有复杂的生命周期，必须感染另一种细胞繁殖，因此，它被归类为专性细胞内病原体。1950年中国台湾报道了一例诊断为"结膜炎"的病例，并首次发现患者感染肺炎衣原体。在此之前，并未有任何关于肺炎衣原体的个案报道。肺炎衣原体的感染是导致肺炎的常见原因，同时肺炎衣原体肺炎也是社区获得性肺炎的一种。其治疗和诊断不同于其他肺部感染性疾病，如肺炎链球菌。因为它不易被染色，并且因为肺炎衣原体（在早些时候，它甚至被认为是病毒的一种）与引起肺炎的许多其他细菌的结构非常不同，所以肺炎衣原体肺炎被分类为"非典型肺炎"。肺炎衣原体是一种常见的呼吸系统病原体，现阶段研究证实它与多种慢性疾病相关，包括动脉粥样硬化性心血管疾病及呼吸道急性感染性疾病。在肺炎衣原体感染与动脉粥样硬化和冠状动脉疾病之间的关系研究中，血清学测试、斑块的直接病理分析和体外测试表明，肺炎衣原体感染是动脉粥样硬化发展和动脉粥样硬化斑块形成的重要危险因素。肺炎衣原体也被发现存在于诊断为多发性硬化症患者的脑脊液中。近期也有学者研究证实衣原体与肺癌发病相关。一项荟萃分析的研究结果表明，感染肺炎衣原体的肺炎患者罹患肺癌的风险相较于未感染者明显增加。为了检测在男性吸烟患者中慢性支气管炎与肺癌之间是否具有相关性，Laurila AL 等在 α-生育酚、β-胡萝卜素癌症预防研究项目中挑选 230 例男性吸烟肺癌患者以及与其相匹配的对照组人员进行研究，通过分析在肺癌诊断前 3 年间隔收集的 2 份血清样品中的特异性抗体和免疫复合物来评估是否存在肺炎衣原体感染。若阳性特异性 IgA 抗体效价 ≥16 以及免疫复合物效价 ≥4，则可判定慢性衣原体感染的存在。使用条件逻辑回归模型，通过对年龄，局部性和吸烟史的调整后比值比（OR）的分析来估计相对风险。分析结果显示慢性肺炎衣原体的感染存在于 52% 的病例组和 45% 的对照组中，因此与肺癌的发生率（OR 1.6，95% CI 1.0～2.3）呈正相关。并且在年龄小于 60 岁的男性（OR 2.9，95%CI 1.5～5.4）中发生率增加更明显，但在年龄较大的年龄组（OR 0.9，95%CI 0.5～1.6）中不发生。但研究者指出，在得出肺炎衣原体感染是肺癌新的独立危险因素的结论之前，需要具有更多的病例样本和更长随访时间的其他研究进行证实。来自瑞典的第二项研究比较了 117 个肺癌患者的信息，结果表明，慢性肺炎衣原体感染在肺癌患者中很常见。这两项研究的结果均提出一个假说，即由持续性肺炎衣原体感染引起的慢性炎症可能是吸烟者肺癌发生的病因学因素。为了进一步验证这个问题，Lisa A. Jackson 等研究人员于 1993～1995 年在华盛顿西部进行了基于人群肺癌病例对照研究中选定白种人男性吸烟者亚群进行病例对照的研究。对在研究入选时获得的 143 例肺癌患者和 147 个对照人群的血清标本进行检测，采用肺炎衣原体特异性 IgG、IgM 和 IgA 抗体进行检测。在控制吸烟变量和教育状况的多变量分析中，IgA 抗体效价 ≥16 岁与 60 岁以下受试者的肺癌风险独立相关（OR 2.67，95%CI 1.21～5.89），但此相关性在老年受试者中并不成立（OR 0.69，95% CI 0.34～1.43）。总之，虽然这些研究结果因为各种局限性不足以得出肺炎衣原体感染与肺癌的发病相关，但它们提供了支持这一假设的额外证据，也为后续研究提出建议，指明方向。今后应该进行更大的前瞻性研究，理论上应该纳入女性和非吸烟者等因素，以进一步评估肺炎支原体感染作为肺癌易感因素的可能性。

其次，关于结核菌。结核菌属分枝杆菌，于 1882 年由德国微生物学家 Robert Koch 发现。在显微镜下，结核菌为细长稍弯曲或直的杆菌。单个散在，呈 V、Y 形，或条索状、短链状排列。其具有抗酸和抗酸性乙醇脱色的特点，故又称之为抗酸杆菌。结核菌主要包括人型、牛型、鼠型和非洲型，为结核分枝杆菌复合群，其中人型、牛型和非洲型为致病菌。现阶段已经有初步研究表明肺结核（TB）感染与肺癌的发生、发展有相关性，但是证据仍然不一致。Hui-Ying Liang 等对 37 例病例对照和 4 个队列研究的风险评估进行了系统的分析评价，其中重点关注于研究队列的吸烟、被动吸烟和TB的诊断时机三者的关系。结果显示，早期肺结核感染与患肺癌风险呈显著的正相关性。更重要的是，这种相关性受烟草的使用［相对风险率（RR）5 1.8，95%CI5 1.4～2.2，从未吸烟个体中］、终身环境烟草烟雾暴露（RR 5 2.9，95% CI 5 1.6～5.3，在控制后）或诊断时间（增加的肺癌风险在结核病诊断后保持2倍升高超过20年）的影响。有趣的是，早期肺结核感染与罹患肺腺癌（RR 5 1.6，95%CI 5 1.2～2.1）显著相关，但并未观察到其与肺鳞癌和小细胞肺癌的相关性。虽然此研究没有证明这种关联的因果机制，但支持肺结核和肺癌，特别是腺癌之间的直接关系。与此同时，Chen-Yi Wu等进行了一项基于全国人群的队列研究，以调查肺结核感染后罹患肺癌的风险。此项研究的数据从中国台湾健康保险数据库获取。总的来说，从1997～2008年，该研究招募了5657例肺结核病患者和23 984例未感染肺结核的健康人，且两组年龄和性别相匹配。结果显示肺结核病患者的肺癌发病率0.269 %明显高于对照组人群0.153 %［发生率比值（IRR）1.76，95%CI 1.33～2.32，P＜0.001］。与对照组相比，结核病组的肺癌发生率比值（IRR）在2～4年时为1.98，在5～7年时为1.42，在TB感染后8～12年为1.59。多变量Cox比例风险模型分析显示，肺结核感染［HR 1.64，95%CI 1.24～2.15，P＜0.001］是肺癌的独立危险因素，肺结核感染与肺癌风险增加有关。

除以上呼吸道特殊病原体外，泌尿生殖系统的特殊病原体，如人乳头瘤病毒（HPV）亦与肺癌的发生有着密切关系。人乳头瘤病毒感染一般不引起明显症状，但在某些情况下，它们可持续存在并导致疣或癌前病变，癌前病变增加了宫颈、外阴、阴道、阴茎、肛门、口腔或咽喉癌发病的风险。约70%宫颈癌是由HPV两种类型HPV-16和HPV-18感染所致，并且世界各地的研究已经在肺肿瘤中检测到不同水平的HPV-DNA。然而，HPV在肺癌中的作用仍不清楚。自1982年以来，肺癌是中国台湾妇女癌症死亡的主要原因。Ya-Wen Cheng等观察到在中国台湾肺癌死亡率中男性患者约为女性患者的2倍，其中女性肺癌患者中吸烟的人数低于10 %。到目前为止，导致肺癌的病因仍然未知。在本研究中，141名肺癌患者和60名非癌症对照受试者分别通过巢式PCR和原位杂交（ISH），检查HPV-16/18 DNA是否存在于肺肿瘤和正常组织中。在嵌套PCR和ISH方法之间HPV-16/18 DNA的检验结果分别为73%和85.5%。数据显示，141个肺癌患者中有77个（54.6%）具有HPV-16/18 DNA，而60个非癌症对照受试者中有16个（26.7%）。此外，ISH数据显示HPV-16/18 DNA均匀地分布于肺肿瘤细胞中，但在相邻的非肿瘤细胞中并未检测到。当研究对象按性别、年龄和是否吸烟分组时，大于60岁的不吸烟女性肺癌患者具有显著高的HPV 16/18感染的流行率。与不吸烟的男性肺癌患者的1.98（95% CI，0.84～4.76）相比，不吸烟的女性肺癌患者的HPV 16/18感染的优势比高得多，为10.12（95% CI，3.88～26.38）。Antonio Carlosde Freitas等调查了人乳头瘤病毒蛋白活性在宿主细胞中的一些分子机制，发现HPV进入肺组织和病毒到达肺细胞可能是一种涉及多种途径和复杂因素的过程。虽然，部分研究结果显示肺癌患者中存在人乳头瘤病毒，但尚未能够阐述病毒是如何侵入肺泡细胞当中，同时也仍未确定HPV是否是导致肺癌发生的重要因素及原因。然而，研究表明，与该疾病相关的许多信号传导途径可被HPV改变。这些都强烈地暗示HPV感染与肺癌的发生、发展相关。

　　此外，消化系统病原体也参与了肺癌的发生，如幽门螺杆菌（Helicobacterpylori，Hp）。幽门螺杆菌是人类细菌感染最常见菌种之一，属革兰氏阴性菌，是通常在胃中发现的微需氧性细菌。它在1982年被澳大利亚科学家Barry Marshall和Robin Warren确定，主要存在于患有慢性胃炎和胃溃疡的人中，现已证实它与十二指肠溃疡和胃癌的发展有关。最近，与Hp感染相关的某些"胃外表现"已被广泛研究，表明Hp感染可能是一种"系统性"疾病。有证据表明Hp感染和罹患肺癌风险之间存在潜在关联。Bo Deng等总结流行病学研究数据表明，肺癌与Hp感染的优势比（估计的相对危险性）范围为1.24～17.78，说明在暴露于Hp感染的群体中肺癌风险增加，尽管这些数据远不足以支持Hp和肺癌之间的关系，但许多研究已经证实肺癌患者的上呼吸道黏膜存在Hp。过去10年，一些学者想努力阐述Hp感染与肺癌风险不具有相关性，但其结果往往不一致。在2000～2010年，五项区域病例对照研究（分别来自伊朗、波兰、土耳其和希腊）报道了肺癌与Hp感染的关联：其中三项研究显示OR分别为2.51、5.06和17.78，表明有显著关联性，另外两项结果显示关联趋势（OR为1.24和1.35）没有达到统计显著性阈值。所有五项研究均基于小样本量，范围从40～72例以及28～100例。在产生上述研究的荟萃分析中，Zhuo等发现Hp感染个体的肺癌风险是Hp非感染对照的3.24倍。这些目前发表的研究虽有一定的局限性。例如：在评估Hp感染和肺癌风险之间的关系中，小样本量可能不足；吸烟因素没有被考虑，同时也没有充分纳入肺癌的高风险因素等。但以上研究均表明，Hp感染与肺癌发病存在一定的关联性。并且Hp根除治疗已经革新了微生物感染相关恶性肿瘤，特别是胃癌的治疗和预后的概念。Hp根除治疗是否可以为Hp肺癌患者带来更好的疗效值得进一步研究。

四、肺癌微生态研究现状与展望

　　从微生物系统、微生物组学到微生物治疗疾病，在人体内寄居且数目众多的微小生命体似乎越来越受重视。多年研究证实，它们与我们的健康息息相关，影响着以营养代谢、免疫防御、大脑活动和疾病调控为主的众多重要生理过程。同时，体内微生物系统还被发现与肿瘤等重大疾病有关联。近几年，人体微生物在癌症治疗领域的研究逐渐兴起。微生物可以通过调控肿瘤微环境、预测癌症风险、引发炎症刺激免疫响应、与抗癌药物结合加强癌症治疗等多种方式影响癌症的发生、发展及治疗。

　　目前，肠道微生态与消化系统肿瘤的研究进展最多，肠道菌群与肠黏膜长期直接接触，直接影响肠道内环境的稳态。肠道微生态的失衡导致大肠肿瘤的发生。一方面，细菌可通过产生活性氧或活性氮造成基因易感宿主染色体不稳定，从而参与肿瘤的发生；另一方面，肠道菌群酶可将食物或药物中的前致癌物转化为致癌物质，从而加速了大肠肿瘤的发生。

　　肠道微生态、呼吸道微生态与肺癌的相关研究仍然很少见。大多数研究仅停留在流行病学调查层面，仅阐述了某些特殊细菌或病毒与肺癌发生有相关性，而具体的分子机制仍不明确。究其原因，一方面是由于肺癌发病机制的复杂性，涉及多种因素参与，另一方面是由于研究方法、研究手段不完善。因此，肺癌与微生态的相关研究面临巨大的机遇与挑战，仍需要呼吸病学、肿瘤学、微生物学等多个学科的专家共同探讨。呼吸道微生态与肺癌相关的机制研究可以借鉴肠道微生态与大肠癌的研究方法，或在人体整体系统下研究肠道微生态与肺癌的关系，从系统生物学角度全面阐述微生态在肺癌发生、发展及预后中的作用。

（李恩成　王　琪　毛鸿屯　袁晨东）

参 考 文 献

1. 张莉，杨持，其木格，等. 新生儿呼吸道微生态平衡动态研究. 中国公共卫生，2007，11（23）：1305-1306.

2. Pettigrew MM，Gent JF，Reval K，et al. Microbial interactions during upper respiratory tract infections. Emerg Infect Dis，2008，14（10）：1584-1591.

3. 司小北，安春丽. 呼吸系统微生态演替及其研究进展. 中国微生态学杂志，2010，1（22）：88-91.

4. Harputluoglu U，Egeli E，Sahin I，et al. Nasopharyngea Iaerobic bacterial flora and StaphyIococcus flureus nasal carriage in deaf children. Int J Pediatr OtorhIllolayngol，2005，69（1）：69-74.

5. 张利侠，詹颉，刘波，等. 老年呼吸道感染者菌群失调的研究. 现代检验医学杂志，2009，4（23）：72-74.

6. 刘建坤，王浩彦，林晓玲，等. 稳定期慢性阻塞性肺疾病下呼吸道细菌定植与气道炎症关系的研究. 心肺血管病杂志，2007，1（26）：11-13，32.

7. Lysenko ES，Rather AJ，Netson AI，et al. The role of innate immune responses in the outcome of interspecies competition for colonization of mucosal surfaces. PLoS Pathog，2005，1（1）：e1.

8. 张利侠，袁军，朱娜. 呼吸道感染病原菌的耐药性研究. 国际检验医学杂志，2011，32（04）：457-459.

9. Kollef MH，Afessa B，Anzueto A，et al. Silver-coated endotracheal tubes and incidence of ventilator-associated pneumonia：the NASCENT randomized trial. J AMA，2008，300（7）：805-813.

10. Henrikason G，Helgeland I，Midtvedt T，et al. Immune response to Mycoplasma pulmonis in nasal mucosa is modulated by the normal mierobiota. Am J Respir Cell Mol Biol，2004，31（6）：657-662.

11. Tanaka K，Sawamura S，Satoh T，et al. Role of the indigenous mierobiota in maintaining the virus-specific CD8 memory T cells in the lung of mice infected with murine cytomegalovirus. J lmmunol，2007，178（8）：5209-5216.

12. Coles CI，Sherchand JB，Khatry SK，et al. Zinc modifies the association between nasopharyngeal S treptococcus pneumoniae carriage and risk of acute lower resp iratory infection among young children in rural Nepal. J Nutr，2008，138（12）：2462-2467.

13. Sapkota AR，Berger S，Vogel TM. Human pathogens abundant in the bacterial metagenome of cigarettes. Environmental health perspectives，2010，118（3）：351-356.

14. 陈丽萍，周宏，高瑛，等. 吸烟对人体呼吸道菌群的影响. 中国微生态学杂志，2013，25（01）：29-30，33.

15. Brook I，Gober AE. Recovery of potential pathogens and interfering bacteria in the nasopharynx of smokers and nonsmokers. CHEST，2005，127（6），2072-2075.

16. Mills E，Eyawo O，Lockhart I，et al. Smoking cessation reduces postoperative complications：a systematic review and meta-analysis. The American journal of medicine，2010，24（2）：144-154.

17. Mehta H，Nazzal K，Sadikot RT. Cigarette smoking and innate immunity. Inflammation Research，2008，57（11）：497-503.

18. Olivera DS，Boggs SE，Beenhouwer C，et al. Cellular mechanisms of mainstream cigarette smoke-in-

duced lung epithelial tight junction permeability changes in vitro. Inhalation toxicology, 2007, 19（1）: 13-22.

19. Moghaddam SJ, Li H, Cho SN, et al. Promotion of lung carcinogenesis by chronic obstructivepulmonary disease-like airway inflammation in a k-ras-induced mouse model. American journal of respiratory cell and molecular biology, 2009, 40（4）: 443-453.

20. 段敏超, 钟小宁, 何志义, 等. CD4$^+$白细胞介素-17$^+$辅助性T细胞在香烟暴露小鼠肺部炎症及肺气肿的作用. 中华结核和呼吸杂志, 2011, 4（34）: 259-264.

21. Shimizu K, Nakata M, Hirami Y, et al. Tumor-infiltrating Foxp3 + regulatory T cells are correlated with cyclooxygenase-2 expression and are associated with recurrence in resected nonsmall cell lung cancer. J Thorac Oncol, 2010, 5（5）: 585-590.

22. Laurila AL, Anttila T, Läärä E, et al. Serological evidence of an association between Chlamydia pneumoniae infection and lung cancer. Int J Cancer, 1997, 74（1）: 31-34.

23. Koyi H, Brandén E, Gnarpe J, et al. Chlamydia pneumonia may be associated with lung cancer. Preliminary report on a seroepidemiological study. APMIS, 1999, 107（9）: 828-832.

24. Jackson LA, Wang SP, Nazar-Stewart V, et al. Association of Chlamydia pneumoniae immunoglobulin A seropositivity and risk of lung cancer. Cancer Epidemiol Biomarkers Prev, 2000, 9（11）: 1263-1266.

25. Liang HY, Li XL, Yu XS, et al. Facts and fiction of the relationship between preexisting tuberculosis and lung cancer risk: a systematic review. Int J Cancer, 2009, 125（12）: 2936-2944.

26. Wu CY, Hu HY, Pu CY, et al. Pulmonary tuberculosis increases the risk of lung cancer: a population-based cohort study. Cancer, 2011, 117（3）: 618-624.

27. Cheng YW, Chiou HL, Sheu GT, et al. The association of human papillomavirus16/18 infection with lung cancer among nonsmokingTaiwanese women. Cancer Res, 2001, 61（7）: 2799-2803.

28. De Freitas AC, Gurgel AP, de Lima EG, et al. Human papillomavirus and lung cancinogenesis: an overview. J Cancer Res Clin Oncol, 2016, 142（12）: 2415-2427.

29. Deng BL, Li Y, Zhang Y, et al. Helicobacter pylori infection and lung cancer: a review of an emerging hypothesis. Carcinogenesis, 2013, 34（6）: 1189-1195.

第十五章

泌尿系统肿瘤与微生态

一、泌尿系统肿瘤流行病学

泌尿系统的肿瘤包括肾、肾盂、输尿管、膀胱、尿道和前列腺肿瘤。前列腺癌是男性最为常见的泌尿系统肿瘤。肾盂、输尿管、膀胱以及尿道的腔内均为尿路上皮所覆盖，所接触的环境都是尿液，因而这些部位的尿路上皮肿瘤有其共性，其中以膀胱癌最为常见。

（一）膀胱癌

2020年全球膀胱癌新发病例约为57万。男性膀胱癌较女性常见，位列男性恶性肿瘤发病率第6位和死亡率第9位。欧洲、北美、亚洲西部和非洲北部是膀胱癌发病率最高的地区。吸烟是目前最为肯定的膀胱癌致病危险因素，约50%的男性膀胱癌和23%的女性膀胱癌与吸烟相关，吸烟者发生膀胱癌的风险为非吸烟者的2～6倍。在非洲和西亚地区，慢性血吸虫感染也是膀胱癌风险增加的主要原因，约50%非洲地区的膀胱癌与慢性血吸虫感染相关。其他因素如职业暴露，特别是芳香胺和多环芳烃，可增加膀胱癌的发病风险。此外，药物因素（如化疗药环磷酰胺、大量服用含非那西丁的镇痛药）、不卫生饮用水（含氯化消毒副产物或砷）、慢性膀胱炎或非特异性尿路感染等也是膀胱癌的潜在危险因素。

（二）前列腺癌

2020年全球前列腺癌新发病例约为141万，位列男性肿瘤发病率第2位和死亡率第5位。发达国家的前列腺癌病例数约占全球的2/3，澳大利亚、新西兰、北美、欧洲北部和西部发病率最高，亚洲最低。前列腺癌发病的危险因素主要包括年龄、家族史、种族、雄激素水平、脂肪摄入、吸烟、肥胖、性交过早或过频等。随着年龄增长，前列腺癌的发病率明显增高，而45岁以下患者非常少见。黑种人的前列腺癌发病率远高于白种人，有前列腺癌家族史男性的发病风险也较正常人高。研究发现，雄激素能促进前列腺癌的生长，体内较高的雄激素水平也可能增加前列腺癌的发病风险。近年来，越来越多的证据显示慢性炎症和前列腺癌的发生也存在密切的联系，一些流行病学研究结果显示前列腺炎和某些性传播感染可能增加男性患前列腺癌的风险。

二、泌尿系统的微生态

人体胃肠道、皮肤、口腔、呼吸道、泌尿生殖道等体表和体腔存在大量的微生物群，与其生存的微环境共同构成人体的微生态系统。这些微生物群对维持人类健康发挥着重要作用，微生物群的失调可能与许多疾病相关，包括肥胖、炎性肠病、细菌性阴道病等。相比其他微生态区，人们对泌尿系统微生态的认识还处于初级阶段。在过去很长一段时间，健康人的膀胱被认为是一个无菌的环境，而尿液也是无菌的。随着分子生物学技术的进步，如16S rRNA基因测序和其他现代测序技术的应用以及微生物培养方式的改变，研究发现，绝大多数的尿液中含有微生物群，而且男性和女性之间存在差异。自2012年第一篇关于女性膀胱存在细菌的报道后，大量的研究开始关注女性泌尿道的微生物群。与人类肠道或口腔微生物相比，女性泌尿道的微生物数量相对更少并且更为简单。肠道微生物数量非常庞大，每克粪便约10^{12}个菌落形成单位，而每毫升尿液仅$10^2 \sim 10^5$个菌落形成单位。肠道的微生物丰富多样，包括了成百甚至上千的细菌种类。然而，女性泌尿道的微生物种类通常仅一种到几十种，以乳杆菌为主和少量的加德纳菌、普雷沃菌、棒状杆菌和纤毛菌等。肠道菌群在营养代谢和病原体保护屏障等方面发挥了重要作用，以乳杆菌为主的阴道微生态环境也确保了阴道的健康和健康的妊娠，并降低了性传播疾病感染的风险。虽然，目前泌尿系统微生物的作用尚不清楚，但研究发现有/无尿路症状人群的下尿路菌群存在差异，其乳酸杆菌的类型和数量明显不同。因此，推测类似于肠道和阴道，泌尿系统微生物群也影响着泌尿系统的稳态平衡。

迄今为止，关于男性泌尿道微生物群的相关研究很少。健康男性的泌尿道微生物菌群主要包括乳杆菌、纤毛菌、韦荣球菌、棒状杆菌、普雷沃菌、链球菌和脲原体菌等，而以上多数的菌群并不存在于在前列腺液中。远端尿道拭子标本的培养发现健康男性、衣原体尿道炎男性和非衣原体非淋菌性尿道炎男性之间存在不同菌群。伴发性传播疾病的男性尿液中的菌群以苛养菌、厌氧菌和野生菌为主，而这些细菌在非感染者尿液中很罕见。因而男性尿道微生物群组成可能与性传播疾病感染风险相关。此外，泌尿系统微生物群可能随着年龄变化而发生变化。大于70岁的老年人的尿液中发现4种老年人特异细菌，即单胞菌、Jonquetella、Proteiniphilum和Saccharofermentans，其作用有待进一步研究。

三、泌尿系统微生态的失调与泌尿系统常见疾病

（一）尿道炎

1.淋菌性尿道炎　淋病是由革兰氏阴性双球菌-淋病奈瑟菌（Neisseria gonorrhoeae，NG）（简称淋球菌）感染引起的一种常见的性传播疾病。淋球菌侵袭生殖泌尿系统的柱状上皮和移行上皮细胞，在细胞内繁殖，引起化脓性炎症反应。尿道、尿道旁及尿道腺是淋球菌的易感部位。淋菌性尿道炎患者疾病潜伏期短、传染性强，主要表现为尿频、尿急、尿痛以及尿道口的水肿、充血及脓性分泌物等。

2.非淋菌性尿道炎　非淋菌性尿道炎病（nongonococcal urethritis，NGU）是指除淋病奈瑟菌以外的其他病原体感染而引起的尿道炎，主要通过性接触传播。沙眼衣原体感染的NGU病例占20%～50%，其次是生殖支原体，占10%～30%，其他少见的病原体包括解脲脲原体、微小脲原体、人型支原体、腺病毒、阴道毛滴虫、单纯疱疹病毒、副流感嗜血杆菌等。目前，NGU在欧美国家和我国已超过淋病而跃居性传播疾病首位。NGU典型的临床症状包括尿道分泌物、排尿困难和尿道不适等，但20%～50%的男性患者和70%的女性患者没有明显的临床症状。

（二）尿路感染

尿路感染（urinary tract infection，UTI）是指各种病原微生物在尿路中生长、繁殖而引起的常见感染性疾病，好发于女性、老年人、免疫力低下及尿路畸形者。超过50%的女性一生中至少经历一次UTI，而且一年内可能会复发多次。临床上，根据患者有无尿路功能或结构的异常分为复杂性尿路感染和非复杂性尿路感染。根据感染部位分为上尿路感染和下尿路感染，前者指肾盂肾炎，后者主要指膀胱炎。尿路感染的易感染因素包括尿路梗阻、膀胱输尿管反流、机体免疫力低下、神经源性膀胱、妊娠、性活动，医源性因素如导尿、膀胱镜和输尿管镜检查等泌尿系统腔内的操作和手术等。

UTI最常见的病原菌为尿路致病性大肠埃希菌，占80%～90%。除此以外，非复杂性UTI常见的致病菌还包括肺炎克雷伯菌、腐生葡萄球菌、粪肠球菌等，复杂UTI的常见致病菌还包括肠球菌属、肺炎克雷伯菌、念珠菌、金黄色葡萄球菌等。

1.膀胱炎　占UTI的60%以上，致病菌多为大肠埃希菌。由于正常情况下膀胱局部微环境具有很强的定植抗力，细菌不易进入膀胱造成感染。当机体存在易感因素，如尿路梗阻、尿路局部病变、机体抵抗力下降等，细菌容易进入膀胱并在其内生长繁殖引起膀胱炎。慢性膀胱炎常继发于尿道膀胱原发病变或上尿路慢性感染，也有部分为急性膀胱炎未彻底治疗转为慢性。患者主要临床表现为尿频、尿急、尿痛、排尿不适的尿路症状和下腹部不适等，一般无系统感染症状。

2.肾盂肾炎　是指致病菌引起的肾盂肾实质的炎症，且大多数由病原菌上行性感染引起。尿路局部解剖或结构改变引起尿液淤滞，尿流缓慢而造成尿液中细菌不能有效被尿液冲刷，因而更利于细菌逆流而上导致细菌在肾盂肾实质生长繁殖。70%以上的急性肾盂肾炎由革兰氏阴性杆菌感染引起，其中最常见的是大肠埃希菌，其次是变形杆菌、克雷伯菌、产气杆菌等，而在约占20%的革兰氏阳性病原菌中，链球菌和葡萄球菌较为常见。急性肾盂肾炎患者除表现寒战、发热、腰背痛、泌尿系统症状外，甚至出现全身中毒症状。慢性肾盂肾炎的致病菌也多为大肠埃希菌，感染的长期迁延不愈导致慢性间质性肾炎，肾盂和肾盏的炎症、变形和纤维化并最终影响肾功能。

3.无症状细菌尿　是指无尿道感染的症状或体征，但尿液样本培养可分离出1×10^5CFU/ml细菌菌落。无症状细菌尿可由症状性尿路感染演变而来或者并无急性尿路感染病史，其致病菌多为大肠埃希菌。

（三）肾脓肿

肾脓肿是肾实质发生的化脓性感染。75%以上的肾脓肿来源于下尿路上行感染，致病菌通常为革兰氏阴性菌。少部分肾脓肿是由远处细菌的血源性感染导致的肾皮质脓肿，常见于青年人，致病菌多为金黄色葡萄球菌。由于近年来广谱抗生素的广泛应用，血源性感染日趋减少。肾脓肿如不及时治疗，脓液穿破肾包膜可能造成肾周围炎和肾周围脓肿。

（四）肾周围炎和肾周围脓肿

肾固有筋膜与肾周Gerota筋膜之间脂肪组织丰富，此处所发生的感染性炎症为肾周围炎，如感染未得到有效控制可能进一步形成肾周围脓肿。患者多伴有糖尿病、尿路结石等易感因素。该处感染较为少见，多数由肾盂肾炎直接扩展而来，致病菌多为革兰氏阴性杆菌，以大肠埃希菌最常见。少数病例是由皮肤、肺等部位的远处感染细菌经血液播散至肾皮质形成小脓肿，随后脓肿破裂进入肾周围组织而引起，其致病菌则以金黄色葡萄球菌为主。

（五）前列腺炎

前列腺炎是男性常见泌尿系统疾病，其病因主要包括细菌或病毒感染、致癌性的食物、睾酮与雌二醇比的改变、前列腺结石或淀粉样小体造成的物理性损伤、尿液反流等。美国国家卫生研究院（NIH）将前列腺炎分为4类：①急性细菌性前列腺炎；②慢性细菌性前列腺炎；③慢性非细菌性前列腺炎；④无症状性前列腺炎。慢性前列腺炎患者常伴有泌尿生殖道感染。大肠埃希菌是细菌性前列腺炎最常见的病原菌，而性传播疾病（如淋球菌和衣原体的感染）也可引起前列腺炎。

四、泌尿系统微生物与泌尿系统肿瘤

（一）泌尿系统微生物与泌尿系统肿瘤的关系

随着流行病学研究的开展和对泌尿系统微生物的认识，泌尿系统微生物在泌尿系统肿瘤的发生、发展中扮演的角色引起了学者们的广泛关注和研究。有数据显示，膀胱癌、前列腺癌的发生可能与常见的细菌、病毒感染或某些性传播疾病相关。

1. 细菌与泌尿系统肿瘤

（1）细菌与膀胱癌：炎症是一个明确可以导致肿瘤的危险因素，而尿路感染是泌尿系统最常见的感染性疾病，其中膀胱炎约占60%，大肠埃希菌是最常见的病原菌。迄今为止，已有很多流行病学研究关注尿路感染与膀胱癌的关系。虽然这些研究的结果存在争议，但多数研究的结果支持尿路感染增加了膀胱癌的发病风险。20多年前的早期研究发现，膀胱癌风险随着膀胱炎次数增加而增加，膀胱炎≥4次的人群膀胱癌的相关风险率（RR）为普通人的5.1倍（95% CI 2.7～9.6）。与无吸烟史和无膀胱炎史人群相比，无吸烟但有膀胱炎史者和吸烟但无膀胱炎史者的膀胱癌相关风险率分别为普通人的3.2倍（95% CI 1.6～6.3）和2.4倍（95% CI 1.6～3.6），而吸烟且有膀胱炎史者的膀胱癌的相关风险率高达普通人10.3倍（95% CI 5.3～20.1）。最近，国外一项最大的病例对照研究纳入1809例膀胱癌患者和4370例对照者，分析膀胱癌发病风险和下尿路感染及抗生素使用的关系。研究结果显示，下尿路感染与膀胱癌的发病风险增加相关［男：OR 6.6（95% CI 4.2～11），女：2.7（95% CI 2.0～3.5）］，而这种关系在肌层浸润性膀胱癌更为明显。对于尿路感染最多5次的人群，抗生素的使用可降低发生膀胱癌的风险，特别是对于有吸烟史和年轻尿路感染者。然而对于绝经后尿路感染的女性，无论抗生素使用的次数，其发生膀胱癌的风险都明显增加。

（2）细菌与前列腺癌：病原学研究发现，与前列腺增生患者比较，前列腺癌患者的前列腺液和精液中大肠埃希菌和肠球菌更多而尿液中的该两种菌量更少，提示前列腺癌患者局部的炎症程度更重。此外，前列腺癌患者的前列腺液中发现有更多的拟杆菌门细菌、变形菌、厚壁菌门细菌、毛螺旋菌、产丙酸单胞菌、鞘氨醇单胞菌和苍白杆菌。这些微生物群可能与前列腺癌的发生、发展相关。动物实验发现，大肠埃希菌能诱导小鼠前列腺急慢性炎症并导致基底细胞到管腔细胞的分化和促进基底细胞来源的前列腺癌的发生。厚壁菌门细菌是人类肠道中所占比例最大的微生物，与能量吸收和肥胖相关，而高脂肪和高热量的摄取是目前公认的的前列腺癌风险因素。苍白杆菌属是机会致病菌，其菌量的增多表明前列腺癌患者的免疫功能的异常。流行病学数据显示，慢性前列腺炎与前列腺癌的发病可能相关。一项针对5821例大于65岁的美国老年男性的横断面研究发现，有前列腺炎病史的人群罹患良性前列腺增生和前列腺癌的风险比值比（OR）分别是普通人群的8.0倍（95% CI 6.8 ～ 9.5）和5.4倍（95% CI 4.4 ～ 6.6）。最近一项美国加利福尼亚地区近70 000例45 ～ 69的男性的流行病学调查结果也显示前列腺炎是前列腺癌的发病风险因素（RR1.30, 95% CI 1.10 ～ 1.54），而且前列腺炎持续时间≥1年比＜1年的人群的患癌症的风险可能更高（RR1.50 vs. 1.22）。

2.病毒与泌尿系统肿瘤

（1）病毒与膀胱癌：人类乳头瘤病毒（human papillomavirus，HPV）是已被公认的一种与肿瘤相关的DNA病毒。目前已经发现的HPV亚型有200余种，根据HPV导致肿瘤发生的危险性分为高危型和低危型。HPV是泌尿生殖系统感染常见病毒。高危型HPV持续感染是宫颈癌发病的主要原因。文献报道，宫颈癌中HPV检出率可高达90%，而高危型HPV16/18是感染率最高的病毒亚型。至20世纪90年代开始，HPV与膀胱癌的相关研究日益增多。由于不同研究对象在种族遗传易感性、性开放程度、样本量、HPV检测方法等因素的差异，关于HPV感染与泌尿系统肿瘤关系的研究结论存在一定争议。但越来越多的研究结果显示，HPV尤其是高危型HPV感染与泌尿系恶性肿瘤的发生发展可能相关。

国外文献报道，正常膀胱组织中HPV的感染率为0% ～ 33%，膀胱癌中高危型HPV的感染率波动在0% ～ 50%。一项纳入4大洲28个国家和地区2855例膀胱癌病例的Meta分析显示膀胱癌HPV的感染率为16.88%，绝大部分（15.82%）为高危型HPV感染。亚洲地区的膀胱癌HPV的感染率明显高于北美（24.25% vs. 13.49%）及欧洲（24.25% vs. 13.11%），与非洲地区相近（17.51%）。进一步分析显示高危型HPV感染（OR 3.48，95% CI 1.28 ～ 9.44），尤其是HPV16感染（OR 5.74，95% CI 2.59 ～ 12.71）可能与膀胱癌的发病风险增加相关。在欧洲及亚洲地区HPV感染与膀胱癌的相关性更为明显。此外，有文献报道膀胱癌患者膀胱冲洗标本中高危HPV检出率随肿瘤分级和分期的升高而呈上升趋势，而且高危型HPV16/18/33感染或P53过表达的膀胱癌患者预后更差（$P < 0.05$）。因此，高危型HPV感染可能在膀胱肿瘤的发生、发展中都起到重要作用。有研究者对膀胱癌患者和对照者的尿液、膀胱肿瘤组织及正常组织均做了HPV核酸检测，发现膀胱癌和对照者的HPV感染率存在明显差异，且尿液和组织的HPV检测结果有较好的一致性。虽然，目前HPV感染与膀胱癌发病尚无肯定结论，然而多数研究结果显示膀胱癌患者的HPV感染率普遍高于对照组，提示HPV感染可能为膀胱癌潜在的危险因子。

（2）病毒与前列腺癌：HPV感染常常是无症状或自限性的，既往HPV感染相关研究多关注女性。研究也发现HPV感染与肛管癌、阴茎癌和口腔癌相关。男性亦可以出现HPV感染，男性在同性或异性伴侣间的HPV传播中起到了关键作用。1990年，

McNicol 和 Dodd首次通过PCR方法在前列腺组织中检测到HPV DNA，并报道良性前列腺增生和前列腺癌组织中高危型HPV16/18阳性率明显高于正常前列腺组织。随后的细胞实验发现HPV16/18的致癌基因 E6/E7可以促使前列腺细胞永生化。日本学者发现，前列腺癌组织中高危型HPV 16/18/33的检出率在分期更晚的前列腺癌中明显更高，并随Gleason评分增高而增加，而HPV-18在前列腺癌骨转移中高达89%。甚至有文献报道HPV感染与年龄、Gleason评分、核分级都是前列腺癌患者预后的独立影响因素。目前，关于HPV感染与前列腺癌的研究结果仍存在争议，文献报道HPV DNA 在前列腺癌组织中阳性率波动在0% ~ 100%。多项关于HPV血清学检查与前列腺癌风险的研究结果也存在不一致的结论。然而，HPV血清学的检测有一定局限性，并不能完全准确反映前列腺HPV的感染情况，比如抗体的交叉反应，感染和癌症之间的时序关系很难确定，血清学阳性也不能代表前列腺的HPV暴露等。4项Meta分析探讨了的HPV感染和前列腺癌患病的关联，结果虽不完全一致，但多数的数据支持HPV感染与前列腺癌的发生相关。其中最早一项Meta分析（2005）显示HPV感染（组织学和血清学检测）与前列腺癌风险增加相关。随后Meta（2011）显示HPV-16和（或）18（组织学和血清学检测）感染与前列腺癌风险无关，但当纳入对象为HPV-16 DNA阳性对象时，前列腺癌发病风险增加。最近2项Meta分析（2011、2015）只纳入了HPV DNA 检测的研究对象，其结果显示，高危HPV感染（OR 1.79，95% CI1.29 ~ 2.49）或者HPV-16感染（OR 1.851，95% CI 1.353 ~ 2.532）的人群中前列腺癌风险增加。分析还显示，亚洲和欧洲地区的HPV感染和前列腺癌关系密切，而在北美洲或大洋洲两者并未显示出明显的相关性。这种区域异质性在HPV感染与膀胱癌风险的相关文献中也有相同的报道。鉴于前列腺癌的高发病率，进一步研究明确HPV感染和前列腺癌的关系，寻找到有效预防前列腺癌的手段具有重要的意义。

人巨细胞病毒（human cytomegalovirus，HCMV）属于一种广泛传播的β疱疹病毒，人一旦感染，将持续终身。性接触为成人HCMV感染的主要传播途径。据统计，发达国家HCMV人群感染率在50%以上，而我国HCMV感染率更高，为70% ~ 90%。HCMV致病性较弱，对免疫功能正常的个体并不具有明显的致病性。但在免疫水平低下、缺陷或者免疫抑制的人群中，HCMV可有极强的致病性，如视网膜炎、肝炎、间质性肺炎、脑膜炎、血液系统疾病、心肌损害、肾脏损害及胃肠道损害等。此外，HCMV感染可能与人类某些肿瘤相关。HCMV 基因编码的蛋白和病毒感染释放炎症因子可以抑制细胞的凋亡、增加肿瘤的侵袭性、诱导原癌基因的突变、影响细胞信号通路、促进肿瘤细胞的免疫逃避等从而诱导肿瘤的形成和发展。文献报道在胶质瘤、乳腺癌、结肠癌和涎腺黏液表皮样癌等患者的肿瘤组织中检测到HCMV核酸和蛋白的表达，而HCMV感染的肿瘤周围正常的组织内通常并不能检测到该病毒蛋白。虽然泌尿系统肿瘤与HCMV的相关研究报道较少，但有学者发现，在前列腺上皮内瘤变和前列腺癌的组织中都有较高HCMV基因和蛋白的检出率，在体外HCMV感染可诱导前列腺癌细胞株PC-3细胞抗凋亡蛋白Bcl-2的表达，因而推测前列腺上皮持久的巨细胞病毒感染可能促进了前列腺癌的发生。

（3）病毒与肾癌：目前，病毒与肾癌相关的研究相对较少，肾癌中是否存在HPV感染也存在争议。有研究者通过RNA-Seq对3775例恶性肿瘤进行病毒测序，结果发现对于包括肾癌在内的几种常见肿瘤并无病毒转录。一些小样本的研究报道肾癌高危型HPV DNA检出阳性率波动在0% ～ 52%。

　　3.性传播疾病与泌尿系统肿瘤

　　（1）性传播疾病与膀胱癌：性传播疾病（如淋球菌和沙眼衣原体感染）可能导致尿路感染甚至尿道狭窄。女性淋球菌感染最常见的是淋菌性宫颈炎，男性则为淋菌性尿道炎。尿道化脓性炎症愈合过程中，纤维化则可引发尿道狭隘，而部分淋病性尿道炎可能频繁复发而形成慢性尿路感染。此外，淋病性尿道炎也可以增加膀胱感染的风险。30多年前的小样本病例对照（330例）研究发现，前列腺肥大和既往性病史（RR 2.42，95% CI 1.00 ～ 5.83）可能与膀胱癌的发病相关。另有研究结果显示，在校正了年龄、性别、教育、居住地区、吸烟、职业等多因素后，显示生殖器淋病（RR 2.8，95% CI 1 ～ 4.5）和尖锐湿疣（RR 5.9，95% CI 1 ～ 3.6）患者膀胱癌的发病风险明显增高，而梅毒感染未增加膀胱癌的发病风险（RR 1.1，95% CI 0.7 ～ 7.0）。

　　（2）性传播疾病与前列腺癌：1951年Ravich A首先提出性传播疾病可能导致前列腺癌的发生。随后的流行病学研究结果不完全一致，其中一些研究显示性传播疾病或者某些性传播疾病患者的前列腺癌风险可能增加。2002和2014年三篇Meta分析结果均显示性传播疾病史可能轻度增加前列腺癌的发病风险，特别是梅毒、淋病和HPV感染。此外，前列腺癌的风险增加也与性伴侣数增加和性活动频率更高可能相关。其中一项Meta亚组分析显示，在北美洲地区，淋病与前列腺癌的发病风险增加相关（OR 1.33，95% 1.13 ～ 1.54），但在欧洲或亚洲地区两者并无关联；在非洲裔美国男性中，淋病和前列腺癌存在相关性（OR 1.32，95% CI 1.06 ～ 1.65），但在白种人中，淋病和前列腺癌无关。非洲裔美国男性是前列腺癌风险最高的人群，据统计，2012年非洲裔美国男性淋病发生率为白种人男性的16倍。然而，一项较大规模的前瞻性研究随访了36 033人，10年内被诊断2263例前列腺癌，但并没有发现淋病或梅毒与前列腺癌发病相关。

（二）泌尿系统微生物影响泌尿系统肿瘤发生的可能机制

　　1.微生物与前列腺癌发病机制　　前列腺炎常常由病原体感染引起，大肠埃希菌和肠球菌较常见。慢性前列腺炎中存在大量的炎症细胞浸润。与前列腺癌患者外周血比较，前列腺组织中的辅助性T细胞1、17（Th1、Th17）和Treg细胞比例更高。Treg细胞可抑制机体对肿瘤细胞的免疫，而Th17细胞与其分泌的细胞因子IL-17可促进前列腺癌的形成和增长，还可以刺激成纤维细胞产生MMPs分解多种细胞外基质成分。研究发现，肿瘤组织中的CD4$^+$细胞计数是前列腺癌根治性手术或经尿道切除术后独立的预后不良因子。相对于良性前列腺组织，前列腺癌中肥大细胞数量也明显增多，并且可能与晚期肿瘤预后相关。然而，在前列腺癌小鼠模型中，抑制肥大细胞虽然抑制了高分化的癌细胞生长，但同时刺激了恶性程度更高的神经内分泌性癌细胞生长。此外，前列腺癌中与肿瘤相关的巨噬细胞的密度和分布区域也随着与Gleason评分升高而增加，并分别与肿瘤细胞增殖和微血管密度相关。

　　一方面，前列腺癌组织中大量炎症细胞浸润，释放细胞因子，产生大量活性氧物质等形成肿瘤微环境，促进前列腺癌细胞的发生、生长及浸润转移。虽然前列腺癌的发病机制尚不完全清楚，但已有研究表明免疫细胞释放的活性氧物质和活性氮物质可直接导致DNA损伤和基因的不稳定性。另一方面，炎症的氧化应激可以引起表观遗传学改变，包括DNA甲基化、染色质重塑及阻遏蛋白复合物等。形态学研究发现，前列腺增生性炎性萎缩（proliferative inflammatory atrophy，PIA）区域可发生向前列腺上皮内瘤变（prostatic intraepithelial neoplasia，PIN）和前列腺癌的转化。*GSTP1*基因保护细胞免受DNA损伤和癌变，在PIA细胞中仅6.4%的*GSTP1*基因甲基化。然而，70%的前列腺PIN和大于90%的前列腺癌存在*GSTP1*基因甲基化而表达缺失。这也说明从PIA到PIN和侵袭性肿瘤的演变过程中有表观遗传学的改变。约50%的前列腺癌中存在跨膜丝氨酸蛋白酶编码基因*TMPRSS2*与ETS转录因子家族成员*ERG*发生融合。*TMPRSS2-ERG*融合基因对前列腺癌有较高的特异性，正常前列腺上皮不会出现该融合基因。近期研究发现，炎症诱导的氧化应激可引起DNA断裂并导致*TMPRSS2-ERG*融合基因的形成。动物实验研究发现，单独*TMPRSS2-ERG*基因融合不足以引发前列腺癌，但却是肿瘤发生过程的一个重要促进因素，可使小鼠形成前列腺上皮内瘤。此外，*TMPRSS2-ERG*基因融合与前列腺癌不良预后相关，融合基因阳性患者术后复发风险明显增加。

炎症反应中释放炎症因子可促进前列腺癌细胞生长、血管和淋巴管生成及肿瘤的浸润转移，多种细胞因子信号传导通路在前列腺癌的发生、发展中也起到了重要作用。例如：IL-6在前列腺癌患者血清中的表达水平明显升高，并且在激素抵抗性前列腺癌和前列腺癌伴骨转移患者血清中的表达水平更高。IL-6可通过相关信号通路JAK-STAT、PI3K/Akt、MAPK、STAT3 /MYC，抑制前列腺癌细胞凋亡、促进肿瘤细胞增殖和侵袭转移。此外，IL-6对雄激素受体活性有重要的调节作用，在体内外均可通过激活雄激素受体促进前列腺癌细胞的生长。IL-8通过G蛋白偶联受体CXCR1和CXCR2激活下游信号分子，可促进前列腺癌细胞增殖和肿瘤血管生成，减少细胞凋亡和对化疗药物的敏感性。*IL-8*基因表达与前列腺癌Gleason评分和病理分级升高相关。IL-8可通过NF-κB和AP-1相关途径增加雄激素受体的表达，对于雄激素非依赖性前列腺癌病情进展起到重要作用。

2.微生物与膀胱癌发病机制　微生物参与形成细胞外微环境，其产生的酶可在细胞内外发挥重要作用。部分酶可作为细胞外毒力因子参与宿主组织降解及逃避和破坏宿主的物理屏障，如胶原酶、弹性蛋白酶和透明质酸酶等细菌酶能降解细胞外基质。研究发现，细胞外基质的失调与干细胞缺少非对称性分裂和分化以及肿瘤干细胞上皮间质转化相关。细菌侵入组织引起炎症反应，进一步影响细胞外基质重构以及产生氧自由基等引起DNA损伤和突变，从而驱动癌症形成和癌症复发。在生理条件下，肠或膀胱黏膜与肠黏液和上皮细胞分泌的葡萄糖胺聚糖等形成的黏膜屏障可能阻止绝大多数肠腔或膀胱内细菌直接与细胞外基质相互作用。然而，病原菌连续或长时间直接与上皮接触可能引起该处细胞外基质组成和结构的改变。关于微生物及炎症参与膀胱癌发病的具体机制目前报道较少。但动物实验发现，大鼠膀胱感染大肠埃希菌后，其膀胱上皮可出现增生性改变、鳞状上皮化生、微绒毛和早期肿瘤病变。大多数的增生性改变和早期肿瘤样的改变发生在大肠埃希菌种植6周后，而无菌膀胱种植与这些上皮性改变无关。另有研究发现，膀胱的细菌感染可能通过帮助原位亚硝胺合成和增加亚硝胺的致癌作用而参与膀胱癌的发生。膀胱感染大肠埃希菌的大鼠饮用含亚硝胺前体物质水后，膀胱内可检测到移行细胞癌的形成，而未被感染的大鼠膀胱内未见肿瘤形成。

五、肠道微生态与泌尿系统肿瘤

近10年来，越来越多的研究证实肠道微生态失衡或变化常伴随着肿瘤的发生，饮食、肥胖、慢性炎症等因素也常常是癌症发生的高危因素。肠道菌群可通过多种途径参与能量和脂肪代谢，肠道菌群失衡可能导致肝脏脂肪酸和三酰甘油的储存，与肥胖、糖尿病等代谢性疾病的发病机制相关。研究发现，肥胖与肠道硬壁菌门和拟杆菌门的比例相关，肥胖者体内拟杆菌门相对数量下降，导致其更有效地从食物中获取能量和生成脂肪。目前认为肥胖可能增加前列腺癌的发病风险，有文献报道，高身体质量指数可能导致前列腺肿瘤病理分级更高、分期更晚。但是，关于肥胖者肠道菌群的变化是否影响前列腺癌的发生、发展尚无相关报道。然而，有学者发现前列腺癌患者与良性泌尿系统疾病患者的肠道微生物组成存在显著差异，前列腺癌患者肠道内马赛拟杆菌相对更丰富，而普拉梭菌、直肠真杆菌相对更少。这种差异与直肠腺癌患者和正常人之间的肠道菌群差异相似，直肠腺癌患者的马赛拟杆菌相对更丰富。普拉梭菌、直肠真杆菌均属于厚壁菌门，是肠道产生丁酸的主要细菌。丁酸是结肠黏膜最重要的能源物质，并且具有抗炎特性。普拉梭菌可分泌丁酸，促进Treg细胞的生成、抑制Th17细胞和促炎细胞因子TNF、IL-12的分泌，从而调节免疫反应，控制肠道炎性损伤。体内、外试验均发现丁酸具有抗肿瘤作用，能够抑制结肠癌细胞增殖、诱导细胞分化和促进细胞凋亡。肠道微生态与泌尿系统肿瘤的相关报道目前尚少，有待进一步探讨。

六、微生物与泌尿系统肿瘤的治疗

近70%的膀胱癌患者为非肌层浸润性膀胱肿瘤，经尿道肿瘤切除术后5年的复发率仍高达60%以上，术后膀胱内灌注化疗药物或卡介苗能够明显减少肿瘤的复发。卡介苗是减毒牛型结核杆菌悬液制成的活菌苗，可以通过膀胱的纤维黏黏蛋白和整合素$\alpha5\beta1$与膀胱壁结合，活化$CD8^+$细胞毒性T细胞和NK细胞，进而诱导抗肿瘤免疫反应。与肠道、口腔等生态区相同，泌尿系统也存在大量微生物以维持其稳态环境，其中乳杆菌最常见，包括惰性乳酸杆菌。近期研究发现，阴道的惰性乳酸杆菌相比其他乳杆菌对纤维粘连蛋白有着更强的亲和能力。因此，推测膀胱内原本存在的微生物可能与卡介苗竞争性结合纤维粘连蛋白而影响其临床疗效。

早期的动物实验发现口服或膀胱内灌注干酪乳杆菌可抑制大鼠膀胱肿瘤的生长。同样，对于浅表膀胱癌经尿道肿瘤切除术的患者，早期小样本研究结果显示口服干酪乳杆菌制剂减少了肿瘤的复发，50%的无疾病复发时间延长1.8倍。与卡介苗相比较，鼠李糖乳杆菌和干酪乳杆菌代田株对膀胱癌MGH细胞系的体外增殖抑制作用相似，而对RT112细胞系抑制作用更强。乳杆菌是否可能成为浅表膀胱癌术后治疗的新选择值得探讨。

（杨　雨）

参 考 文 献

1. Torre LA，Bray F，Siegel RL，et al. Global cancer statistics，2012. CA Cancer J Clin，2015，65（2）：87-108.

2. Wolfe AJ，Toh E，Shibata N，et al. Evidence of uncultivated bacteria in the adult female bladder. J Clin Microbiol，2012，50（4）：1376-1383.

3. Pearce MM，Hilt EE，Rosenfeld AB，et al. The female urinary microbiome：a comparison of women with and without urgency urinary incontinence. MBio，2014，5（4）：e01283-e01314.

4. Price TK，Dune T，Hilt EE，et al. The clinical urine culture：enhanced techniques improve detection of clinically relevant microorganisms. J Clin Microbiol，2016，54（5）：1216-1222.

5. Thomas-White KJ，Hilt EE，Fok C，et al. Incontinence medication response relates to the female urinary microbiota. Int Urogynecol J，2016，27（5）：723-733.

6. Khasriya R，Sathiananthamoorthy S，Ismail S，et al. Spectrum of bacterial colonization associated with urothelial cells from patients with chronic lower urinary tract symptoms. J Clin Microbiol，2013，51（7）：2054-2062.

7. Lozupone CA，Stombaugh JI，Gordon JI，et al. Diversity，stability and resilience of the human gut microbiota. Nature，2012，489（7415）：220-230.

8. Marrazzo JM. Interpreting the epidemiology and natural history of bacterial vaginosis：are we still confused. Anaerobe，2011，17（4）：186-190.

9. Schneeweiss J，Koch M，Umek W. The human urinary microbiome and how it relates to urogynecology. Int Urogynecol J，2016，27（9）：1307-1312.

10. 李兰娟. 医学微生态学. 北京：人民卫生出版社，2014，153-161.

11. Unemo M，Golparian D，Shafer WM. Challenges with gonorrhea in the era of multi-drug and extensively drug resistance - are we on the right track. Expert Rev Anti Infect Ther，2014，12（6）：653-656.

12. Horner P，Blee K，O'Mahony C，et al. 2015 UK National Guideline on the management of non-gonococcal urethritis. Int J STD AIDS，2016，27（2）：85-96.

13. Brede CM，Shoskes DA. The etiology and management of acute prostatitis. Nat Rev Urol，2011，8（4）：207-212.

14. McMillan A，Macklaim JM，Burton JP，et al. Adhesion of lactobacillus iners AB-1 to human fibronectin：a key mediator for persistence in the vagina. Reprod Sci，2013，20（7）：791-796.

第十六章

生殖系统肿瘤与微生态

第一节　阴道微生态概述

恶性肿瘤的发生、发展以及转移、预后都与肿瘤细胞的内、外环境因素有着密切关联。肿瘤细胞能通过这些内、外因素，改变和维持利于肿瘤细胞生存的环境条件，从而逃避机体对其的免疫杀伤。肿瘤与其周围的环境相互依存、促进，相互制约、斗争。

阴道微生态作为复杂的生态系统，是女性生殖系统健康的重要指标。多种因素都可破坏微生物群结构和解剖学的屏障功能，打破阴道微生态平衡。女性阴道微生态系统异常灵敏，在失平衡下受到内源性和外源性微生物的入侵致使阴道菌群改变，轻者发生各种阴道炎，重者导致宫颈癌、卵巢癌及输卵管肿瘤等疾病，严重影响女性患者的身心健康及生活质量。临床上常见的妇科肿瘤与阴道微生态的失平衡都有着密切的联系，保持阴道微生态平衡，对妇科肿瘤的预防、治疗及预后有着举足轻重的作用。

在人体体表和与外界相通的腔道中，寄居着对人体无损害作用的微生物，统称为正常微生物群或正常菌群。其对人体有益无害，而且是必需的。在长期进化过程中，通过适应、自然选择，正常菌群不同种类之间，正常菌群与宿主之间，正常菌群、宿主和环境之间始终处于动态平衡状态，形成一个相互依存、相互制约的系统。女性阴道的微生态系统由阴道的微生态菌群、解剖结构、局部免疫系统和机体内分泌调节系统共同组成，它们与宿主和环境相互制约、相互协调，保持阴道微生态体系的动态平衡，对维持阴道自净功能及宿主健康起着重要作用。

阴道微生态系统是人体四大系统中较为复杂的系统，也是研究较为清楚的一个系统。早在1892年DED-ERLEIN首次发表了关于人类阴道微生态菌群的研究。正常状态下，从阴道分泌物中能分离出50多种微生物，包括乳酸杆菌、葡萄球菌、拟杆菌、肠球菌、链球菌、棒状杆菌、大肠埃希菌、韦荣球菌、消化链球菌、加德纳菌和双歧杆菌以及除细菌外的原虫、病毒、支原体和白念珠菌等。这些微生物高度有序地定植于阴道黏膜上皮，亦分布于阴道分泌液之中，共同形成生物膜，维持阴道微生态的平衡。其中乳杆菌属（Lactobacillus）一直被公认为阴道正常菌群中最重要的成员，是阴道正常菌群中的优势菌，其分离率达50%～80%。这些菌群与宿主、环境之间构成了相互制约、相互协调、动态平衡的阴道微生态系统。

一、阴道微生态评价体系

正常阴道微生态的定义为：阴道菌群的密集度为Ⅱ～Ⅲ级、多样性为Ⅱ～Ⅲ级、优势菌为乳杆菌、阴道pH为3.8～4.5、乳杆菌功能正常（H_2O_2分泌正常）、白细胞酯酶等阴性。阴道微生态系统检测主要包括形态学检测及功能学检测，两者互为补充，从而综合评价阴道微生态状况。若形态学检测与功能学检测结果不一致时，目前以形态学检测为主要参考指标。

（一）形态学检测指标

形态学检测包括菌群密集度、多样性、优势菌、病原微生物、各项疾病评分等形态学指标。

1.阴道菌群密集度　标本（微生境）中细菌分布、排列的密集程度；结合标本来源的微生境容积大小，可以反映出某微生态区域中菌群总生物量的多少。分级标准如下。

Ⅰ级（＋）：油镜（放大倍数10×100倍）观察每个视野的平均细菌数为1～9个。

Ⅱ级（＋＋）：油镜观察每个视野的平均细菌数为10～99个。

Ⅲ级（＋＋＋）：油镜下每个视野的平均细菌数为100个及以上；光镜下观察，细菌满视野。

Ⅳ级（＋＋＋＋）：油镜下观察，细菌聚集成团或密集覆盖黏膜上皮细胞。

2.阴道菌群多样性　涂片中所有细菌种类的多少。分级标准如下。

Ⅰ级（＋）：能辨别1～3种细菌。

Ⅱ级（＋＋）：能辨别4～6种细菌。

Ⅲ级（＋＋＋）：能辨别7～9种细菌。

Ⅳ级（＋＋＋＋）：能辨别10种及以上细菌。

3.优势菌　菌群中生物量或种群密集度最大的细菌，在很大程度上影响着整个菌群的功能且其对宿主的生理病理影响最大。

4.菌群抑制及菌群增殖过度

（1）菌群抑制：标本中细菌明显减少，表现为无优势菌，密集度为≤Ⅰ级，多样性为≤Ⅰ级。

（2）菌群增殖过度：以形态类似乳杆菌的革兰氏阳性杆菌为优势菌，密集度和多样性均为Ⅲ～Ⅳ级，常见于细胞溶解性阴道病。

5.病原微生物　指可造成阴道不同感染性疾病的病原微生物，显微镜镜检阴道分泌物中是否存在滴虫或真菌假菌丝、芽生孢子、孢子等。

6.Nugent评分　Nugent评分是国际通用的较准确诊断细菌性阴道病（bacterialvaginosis, BV）的方法。Nugent评分0～3分，为正常；4～6分，诊断为中间型BV；≥7分，诊断为BV。

（二）功能学检测指标

功能学检测判定微生物功能的状况，主要是测定阴道微生物的代谢产物及酶的活性。

二、阴道微生态的影响因素

内源性因素（如年龄、激素水平、月经、妊娠、免疫功能降低等）和外源性因素（如抗生素、性生活及避孕方式、阴道冲洗、个人卫生习惯等）都会影响阴道菌群构成，造成阴道微生态环境的失衡。

（一）内源性因素

1.年龄和激素水平 随着年龄的增长、雌激素水平的下降，尤其是绝经期后的老年人或子宫及卵巢切除的女性，体内雌激素水平明显降低，阴道黏膜上皮变薄，阴道上皮内糖原合成不足，难以供乳杆菌分解足够的乳酸，导致pH逐渐升高，阴道的酸性环境被破坏，有利于条件致病菌的生长，故易发生老年性阴道炎及其他阴道炎症。激素替代疗法（HRT）可以提升雌激素水平，改善阴道微环境。

2.月经 生育期女性月经周期中主要通过体内雌激素水平高低来影响阴道菌群变化，正常女性在月经来潮时体内雌激素水平处于一个月经周期中的最低水平，此时阴道pH上升，加之月经期阴道内温暖潮湿的环境有利于条件致病菌生长，故易患阴道炎症。Eschenbach等研究指出，阴道菌群的种类会随月经周期变化而变化，在月经期非乳杆菌大量繁殖，如需氧菌的数量增加100倍，而乳杆菌的数量减少或基本保持原来的数量。

3.妊娠 妊娠期由于生理性的激素剧烈变化（体内雌激素水平升高），使阴道内糖原增加及堆积，有利于细菌的滋生和繁殖，容易发生阴道菌群紊乱；同时妊娠期阴道黏膜容易出现充血、水肿、细胞通透性增加等因素，阴道黏膜屏障功能减退，加之妊娠期为了胎儿不被排斥而导致的部分免疫抑制，均是妊娠期容易出现阴道微生态菌群失衡的重要原因。因此，妊娠期容易发生阴道感染性疾病，妊娠期细菌性阴道病（BV）发生率为6% ～ 32%。妊娠期细菌性阴道病可导致多种不良妊娠结局，包括早产、流产、足月胎膜早破、产褥期感染、新生儿感染等。

4.免疫功能降低 患糖尿病、甲状腺功能低下、贫血等慢性疾病，长期使用免疫抑制剂，或恶性肿瘤进行放化疗等，均可导致机体全身及局部免疫功能下降，阴道条件致病菌特别是真菌病发生率升高。长期应用肾上腺糖皮质激素可降低吞噬细胞的吞噬作用，导致机体细胞免疫功能降低。这些均可引起阴道菌群失调而致病。

（二）外源性因素

1.手术 全子宫切除术后，雌激素水平明显下降，阴道糖原含量降低、酸度下降、pH升高，阴道菌群的数量较同期育龄妇女减少，尤其是正常菌群中的优势菌乳酸杆菌数量减少明显，致使阴道炎发生。

2.抗生素的使用 目前细菌性阴道病、滴虫性阴道病、念珠菌性阴道病等生殖系统感染主要使用抗生素治疗，但抗菌药物在杀灭致病菌的同时也杀死了阴道乳酸杆菌，不合理使用抗生素将破坏阴道内的正常菌群，进一步加重阴道微生态失调和破坏阴道黏膜免疫屏障，乳酸杆菌尤其是产H_2O_2乳酸杆菌的减少，可导致病变的反复发作和迁延不愈。有研究显示，乳杆菌对不同的头孢类抗生素的敏感性存在差异，但对青霉素很敏感。用于治疗细菌性阴道病的克林霉素软膏对阴道乳杆菌有抑制作用。

3.性生活 性生活有传播细菌的作用，如淋病双球菌、衣原体、解脲支原体及人体支原体等均可由性交带入阴道内，且精液本身属碱性物质，pH高，一日多次性生活或有多个性伴侣可使阴道pH一直处于高值状态，有利于条件致病菌的生长，破坏阴道菌群的生态平衡而促使疾病的发生。有研究显示，细菌性阴道病经常发生于性活跃年龄的妇女，更常发生于较早开始性活动、有多个性伴侣以及曾有或伴有性传播疾病的女性，在多性伴侣女性中发病率最高，无性生活的女性中发病率最低。

4.避孕方式　宫内节育器、激素避孕药、避孕套仍是当今妇女选择的主流避孕方式。Kanat-Pektas 等研究显示，带有宫内节育器妇女的阴道内厌氧菌的数量会明显增加。Ocak 等指出，与宫内节育器避孕比较，口服避孕药对正常阴道菌群影响很小。Hutchinson 等关于避孕套使用与细菌性阴道病及细菌性阴道病相关的阴道菌群之间关系的研究显示，一直使用避孕套者细菌性阴道病发生率降低，并且在很大程度上能够防止细菌性阴道病感染，也可防止革兰氏阴性厌氧菌携带。阴道避孕用杀精子剂对阴道菌群的影响尚存在一定争议。

5.阴道冲洗　某些冲洗液可以选择性杀死病原体，包括乳酸杆菌在内的所有细菌，不利于阴道内正常菌群的生长，从而增加感染阴道炎的风险；同时冲洗时带有一定压力，易使阴道的正常菌群离开原定居部位向周围转移及下生殖道的病原菌上行而导致上生殖道的感染和炎症。许多研究表明，阴道冲洗增加了患盆腔炎、早产及其他妇科疾病的概率。王叶平等报道孕期阴道冲洗增加早产导致不良妊娠结局的风险为无阴道冲洗者的1.9倍，这种风险性与阴道冲洗频率有极大关系，每月冲洗＞3次的可能性为每月1次者的3.6倍。因此对妊娠期尽量避免阴道冲洗。

6.个人卫生习惯　个人不良的卫生习惯也会对阴道菌群的平衡产生重要的影响，如非月经期使用护垫会影响会阴局部通气，导致会阴局部湿度、温度增加，容易发生局部pH改变，引起细菌性阴道病发生；月经期选择池浴比淋浴患阴道炎的风险大。因此改变个人卫生习惯，保持阴道口适度清洁对于预防和降低细菌性阴道病的发病具有重要作用。

（三）病理因素

1.糖尿病　糖尿病患者因血糖升高导致阴道内糖原含量增加，糖原代谢分解为葡萄糖，为乳酸杆菌提供营养，乳酸杆菌分解糖原产生乳酸降低阴道pH，酸性环境适合念珠菌生长繁殖。糖尿病患者阴道内的主要菌种为光滑念珠菌、热带念珠菌等非白念珠菌感染，因对唑类抗真菌药的低敏感性导致了糖尿病患者难治性的真菌感染。

2.宫颈病变　宫颈良恶性病变患者由于常常合并有出血、感染、坏死等病变影响阴道的生理防御功能，阴道内的乳酸杆菌的优势地位被大量的其他菌群所替代，造成阴道微生态环境失衡。另外，长期的阴道菌群失调也会反作用子宫颈，导致宫颈的病变加重甚至恶化，形成恶性循环。

三、阴道微生态环境的平衡

（一）生理防御

女性外阴的大、小阴唇两侧相合，像两道门一样将阴道口、尿道口遮掩起来。盆底肌肉组织使阴道口平时处于闭合状态，阴道前、后壁紧贴，从而抵御外界致病因素的侵入，其具体防御机制见图16-1。卵巢分泌的雌激素促使阴道上皮细胞增生变厚，增强对病原体的抵抗力。同时，子宫颈黏膜的腺体分泌的碱性黏液形成黏液栓，堵塞宫颈管，将子宫颈管与外界环境隔开，减少细菌入侵。曾有报道，在宫颈黏液栓的下1/3可以查出细菌，而黏液栓的上2/3则没有细菌查出。这可以说明，宫颈黏液栓对防止细菌上行感染有重要作用。随着卵巢分泌的性激素的周期性变化，育龄期妇女的子宫内膜也发生周期性的剥脱，产生月经。随着子宫内膜的剥脱和经血的排出，侵入宫腔的病原体也得到清除。

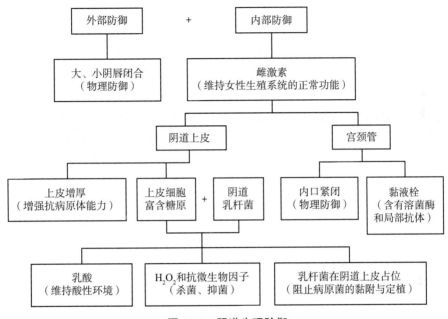

图16-1　阴道生理防御

（二）免疫防御

女性生殖道局部免疫系统属于黏膜免疫系统，其特点是生殖道黏膜表面含有大量分泌型IgA（S-IgA），发挥局部免疫防御作用。此外，含少量T和B淋巴细胞、巨噬细胞等免疫细胞，维持生理水平的免疫活动，保护女性生殖道免遭病原微生物等抗原的侵袭。其中主要是阴道黏膜对微生物的免疫反应，可分为非特异性免疫和特异性免疫。

1.非特异性免疫　主要包括屏障结构、吞噬细胞及细胞因子。

（1）阴道黏膜屏障结构

1）机械阻挡作用：完整的阴道黏膜可有效地防止细菌、真菌等微生物侵入体内。一旦阴道黏膜受损，阴道内的微生物便可黏附于宿主细胞。

2）弱酸性环境：多数病原菌生长的最佳酸碱度是pH 7.2 ～ 7.6，阴道的弱酸性环境不利于病原微生物的定居繁殖。

3）正常菌群拮抗作用：在阴道内大量乳酸杆菌的存在会消耗大量的糖原，使其他微生物的营养减少，生长受到限制，大量的乳杆菌形成的菌膜可保护宿主的阴道壁，使其不受其他微生物的侵害。

（2）吞噬细胞：包括中性粒细胞和单核吞噬细胞两大类。当病原体突破黏膜后，吞噬细胞从毛细血管中逸出，聚集到病原体部位，发挥其吞噬作用，一般情况下，病原体可被吞噬消灭，只有毒力强、数量多的病原体才能进入血液或其他器官，再由血液和其他器官的吞噬细胞继续进行吞噬杀灭作用。

（3）细胞因子：当外界微生物入侵时，生殖道上皮细胞会分泌具有杀伤作用的细胞因子和抗微生物肽，如TNF-α、IL-1、IL-6、IL-8、人类防御素、溶菌酶、富组蛋白等，同时促进局部特异性细胞免疫的建立。

2.特异性免疫　包括细胞免疫和体液免疫，分别由T淋巴细胞、B淋巴细胞介导，其中细胞免疫是抗肿瘤的关键。

（1）胞免疫：是由多种细胞因子相互作用的结果，免疫细胞间相互作用导致多种细胞因子的释放。按免疫调节作用将T淋巴辅助细胞分泌的细胞因子分为Th1和Th2两类。Th1类细胞因子包括IL-2、IFN-γ、IL-12和TNF-β等，通过促进NK细胞及巨噬细胞活化和增殖，介导细胞免疫，Th2类细胞因子包括IL-4、IL-5、IL-6、IL-10和IL-13等，其主要功能在于刺激B淋巴细胞增殖，并产生抗体，介导体液免疫应答。Th1与Th2具有交叉调节作用，两者相互抑制。一般的研究认为阴道感染与细胞免疫有关。

（2）体液免液：是机体免疫防御体系中的重要组成部分，其在机体抵御病原微生物感染过程中起着重要作用。正常情况下阴道内都可检测到IgG、IgM、IgE及IgA，一般处于正常水平，特别是S-IgA。S-IgA是分泌液中存在的一种主要抗体，并且是抵御细菌和病毒入侵的第一道防线。女性生殖道含有丰富的浆细胞，产生大量S-IgA，对生殖道黏膜的感染起到免疫作用。

（刘子玲）

第二节　阴道微生态与HPV感染

宫颈癌是好发于子宫颈鳞状上皮或腺上皮的一种肿瘤，HPV的持续性感染是引起宫颈癌的主要原因。大多数感染HPV的妇女能通过宿主免疫反应自发清除病毒，仅少数持续感染的人群才发展为宫颈癌。高危型人乳头瘤病毒（HR-HPV）持续感染是导致宫颈癌发生、发展的主要原因。

一、阴道微环境与HPV

人乳头瘤病毒（human papillomavirus，HPV）是一种属于乳多空病毒科的乳头瘤空泡病毒A属，是球形DNA病毒，能引起人体皮肤黏膜的鳞状上皮增殖。目前已发现的HPV有180多种，而全世界70%的宫颈癌是由HPV-16和HPV-18所致。HPV基因组中E6和E7是主要的癌基因，高危型HPV的细胞可以诱导肿瘤微环境起到促进癌症进展的作用。Ren等发现，高危型HPV-16/18可激活白细胞介素6（IL-6）/信号传导与转录激活因子3（STAT3）通路，促进宫颈癌变。首先HPV基因组中E6激活STAT3，促进宫颈癌细胞生成IL-6，通过旁分泌途径诱导基质成纤维细胞衰老。此外，衰老的成纤维细胞可进一步分泌包括IL-6在内的大量炎症因子，通过自分泌途径活化成纤维细胞内的STAT3，进一步促进基质成纤维细胞衰老，最终重塑微环境，加速宫颈上皮细胞的生长并向恶性转化。

局部免疫失衡是肿瘤微环境特殊的生理特性，HPV感染后，诱导Th1/Th2偏移，并靶向作用于Toll样受体及干扰素（interferon，IFN）-α、IFN-γ和IFN-β等，致使宫颈局部免疫应答异常和肿瘤的发生。HPV的持续感染，致使宫颈局部的免疫调节功能下降，以IL-12、IFN-γ为代表的Th1细胞免疫应答向以IL-4为代表的Th2细胞应答漂移，IL-4可以促进癌变组织产生IL-10，后者可以降低提呈细胞的表达，维持Ⅱ型淋巴细胞在肿瘤组织中的浸润，帮助肿瘤细胞的免疫逃逸。Toll样受体4（TLR4）是模式识别受体Toll样受体家族（TLRs）的成员之一，能特异性识别革兰氏阴性菌细胞膜表面的脂多糖（LPS）进而引发信号转导。TLR4途径可通过多种关键基因对诱导型一氧化氮合酶（inducible nitric oxide synthase，iNOS）进行调节，构成了TLR4/iNOS信号通路。TLR4/iNOS信号通路改变宫颈局部免疫微环境，最终导致HPV的持续感染状态，促使宫颈癌的发生、发展。

阴道微环境受阴道微生态系统、阴道黏膜免疫防御系统、局部微环境免疫细胞及细胞因子调节。任何一个环节发生异常，均有可能引起HPV感染，从而进一步导致宫颈上皮内瘤变（CIN）及宫颈癌发生、发展的恶性演变。McNicol P等研究发现，正常阴道微生态菌群中HPV检测通常为阴性，菌群失衡可使HPV病毒表达增强，同时导致宫颈细胞学的改变。Clarke MA等对9165名女性研究表明，阴道pH与HPV感染密切相关，同时年龄<35岁女性或>65岁女性阴道pH升高者比pH未升高者HPV多重感染概率增加30%。因此阴道微生态稳定对于预防CIN及宫颈癌的发生、发展具有重要意义。

二、阴道微生态与HPV

乳酸杆菌是一类革兰氏阳性厌氧或微需氧菌，是构成阴道正常菌群中最重要的成员，通过定植抗力、生物拮抗、分解阴道上皮细胞糖原产生乳酸来维持阴道的酸性环境，通过分泌H_2O_2、细菌素、类细菌素和生物表面活性剂及刺激机体的免疫防御作用来抑制其他菌和致病菌的生长，维持阴道"自净"作用。1994年国外有研究发现，HPV的感染与阴道微生态的菌群构成有关，该研究以PCR为基础，发现正常阴道微环境中HPV检测常是阴性，而过度生长的厌氧菌与HPV感染有关。通过该实验McNicol等认为，阴道菌群稳态失调可增强HPV病毒的表达，并导致宫颈细胞学的改变。多方面研究表明，阴道微环境的改变在HPV致癌方面有相关作用。Dols等发现，在感染HPV的女性中普遍存在卷曲乳酸杆菌的显著减少。

国内有实验通过对宫颈分泌物进行检查，结果发现HPV阳性病例伴发衣原体、念珠菌、细菌性阴道病感染率高于HPV阴性病例，HPV阳性组的微生态失调率高于HPV阴性组。2011年国内有实验通过检测250例妇女阴道HPV感染及阴道微环境的情况，得出结论是阴道pH、菌群变化及细菌性阴道病是高危型HPV感染的危险因素，与HPV感染有相关性。分析发现，阴道内稳态的平衡遭到破坏，会增加HPV感染的机会，增大HPV感染发展成癌的可能，致使疾病的发生。而乳酸杆菌在降低阴道pH、维持阴道清洁度、保持阴道微生态平衡、抑制病原微生物生长、降低阴道感染方面具有重要的生理作用，有利于维持阴道局部的抗感染能力。

（刘子玲）

第三节　阴道微生态与宫颈癌

一、阴道微生态菌群与宫颈癌

阴道微生态系统是以乳酸杆菌为主的阴道表面生物群与宿主环境共同组成的一个平衡系统，大量研究表明，年龄、性激素水平变化、全身免疫性疾病、阴道冲洗、避孕药、性伴侣数、性交频率、月经期应用卫生用品的方式（卫生巾或卫生棉条）、抗生素等，均可破坏这个系统的平衡，引起乳酸杆菌数量减少，各种病原微生物在阴道中大量繁殖，导致阴道炎。炎症反应随损伤刺激的解除而及时终止，但如果持续刺激，发展为慢性炎症，则与癌症密切相关。这是由于慢性炎症导致局部创伤难以愈合，需要不断更新细胞，会增加突变和致癌的风险。

目前对阴道微生态失衡导致宫颈癌发病风险增加的机制尚未明确，但相关研究表明可能的机制为：①乳酸杆菌优势菌群地位破坏，阴道酸性 pH 改变，局部免疫功能减弱，抗肿瘤作用降低。②阴道内菌群失调导致细菌产胺增多，乳酸浓度下降，从而导致阴道 pH 异常增高，明显降低了中性粒细胞的吞噬作用和应激反应，致使 HPV 在阴道的异常黏附。③念珠菌、支原体和衣原体等病原体感染时会吸附于生殖道黏膜，导致局部生殖道黏膜上皮细胞损伤及炎症反应，降低局部免疫力，同时感染菌的代谢物使局部环境 pH 异常升高，使 HPV 更易于吸附入侵，增加其被清除的难度及周期，诱发细胞突变。CIN 合并滴虫性阴道炎者，转化为宫颈癌的概率明显增加。④HPV 感染时可使病毒基因向宿主基因整合，促进 HPV 调节及致癌基因过度表达，从而增加宫颈癌的患病概率。此外，HPV 感染时引起的局部微创伤可破坏阴道局部免疫微环境形成的生物屏障，使大量非正常菌群繁殖，造成阴道局部微生态及局部免疫功能失衡，增强 HPV 基因的表达，同时增加非正常菌群的黏附、侵袭与定植，使阴道微生态系统失衡加重，形成恶性循环，最终导致宫颈癌的发生、发展。

二、阴道微生态免疫功能与宫颈癌

（一）阴道微生态黏膜免疫防御系统

阴道黏膜免疫防御系统作为 HPV 入侵的第一道天然生物防线，具有分泌杀伤细胞因子［如肿瘤坏死因子α（TNF-α）、IL-1、IL-6、IL-8、人类防御素等］的作用。近年来随着对 Toll 样受体（Toll-like-receptor，TLR）的研究，Toll-样受体可使宿主免疫细胞更好地识别病原体，启动对炎症的早期免疫反应，同时帮助适应性免疫反应的建立。Hasan 等发现 TLR9 在 HPV-16 感染阳性的宫颈癌细胞株中表达下调，这是由于 HPV-16 E6、E7 重组反转录病毒感染的人角质形成细胞中 TLR9 转录下调，从而抑制 TLR9 相关通路，导致机体清除病毒感染的能力减弱，使宫颈癌发生、发展过程中出现炎症反应并且持续感染，促进肿瘤的发生、发展。最新研究提示，*TLR* 基因的多样性可能是导致宫颈癌的遗传危险因素之一。

（二）阴道微生态免疫细胞及细胞因子

宫颈癌发生、发展的同时与阴道微生态局部环境中存在多种免疫细胞功能下调或异常有关，如T细胞等。T细胞的免疫调节作用主要依靠CD4$^+$、CD8$^+$，B细胞产生抗体主要由CD4$^+$协助完成；CD8$^+$则抑制抗体的合成、分泌及T细胞增殖，两者相互协调、共同维持机体免疫调节作用的稳态，稳态的破坏则影响机体的免疫系统，甚至机体免疫水平处于抑制状态而促进了肿瘤的发生、发展。

（刘子玲）

第四节　乳酸杆菌与宫颈癌防治

宫颈癌的发生与阴道微生态平衡失调有关，阴道乳酸杆菌的数量变化，可导致阴道菌群失调，阴道清洁度、酸碱度异常，使外源性有害微生物侵入及内源性致病菌大量繁殖，从而引起疾病的发生。阴道乳酸杆菌与其他的致癌因素（如人乳头瘤病毒、人巨细胞病毒的感染等）累加作用于宫颈，可加速宫颈癌的发生进程。

一、乳酸杆菌的生理作用

（一）黏附与竞争排斥

黏附是细菌定植宿主细胞的前提，乳杆菌通过细胞壁的脂磷壁酸、肽聚糖、细菌表面的蛋白等黏附素与宿主细胞表面特异性的黏附素受体结合，宿主细胞表面黏附素受体的数量和类型决定着细菌能否黏附于宿主细胞表面及黏附位置和数量。研究表明，乳杆菌对阴道上皮细胞的黏附能力明显高于大肠埃希菌、表皮葡萄球菌、白念珠菌等。乳杆菌黏附、定植于阴道黏膜上皮细胞表面后，随即调整自身基因的表达，在生长繁殖过程中分泌大量的细胞外多聚糖，形成生物膜。同时，一方面，通过竞争性占位与阴道黏膜上皮细胞受体结合，形成空间性的占位保护作用，维持了阴道上皮的定植抗力，从而阻止致病菌的黏附和侵袭；另一方面，与细胞黏附从而打开细胞通信通道。乳杆菌分泌产生的第一信使（细菌调节素），诱导细胞内的第二信使（cAMP、cGMP），启动细胞的生理活性，双方通过信息交流、介入，最终建立平衡，使乳杆菌不至于被宿主的免疫系统清除，为保持和谐的共生关系提供条件。细菌调节素还能诱导细胞因子的产生，如细菌调节素刺激巨噬细胞时可以释放一氧化氮自由基，并作为重要活性介质，参与杀菌和抗肿瘤过程，介导一系列生理或病理免疫过程。

（二）泌酸作用

乳酸杆菌可通过分解阴道黏膜上皮内的糖原产生乳酸，显著降低所在微环境的pH，使阴道保持酸性环境，抑制有害微生物的生长，利于维持局部抗感染能力。同时，阴道的酸性环境有利于乳酸杆菌发挥自身生物学效应，有利于其生长以及增强其与酸性环境相适应，也有利于维持乳酸杆菌产生的H_2O_2活性及细菌素类物质的活性。因此，利用乳酸杆菌酸化阴道环境，恢复阴道微生态系统的生理特征，有利于乳酸杆菌的生长和发挥微生态调节的功能。

（三）产生抑菌与杀菌物质

乳酸杆菌可产生多种抑菌物质，如细菌素、类细菌素、H_2O_2和生物表面活性物质等。细菌素是细菌伴随着核糖体合成过程中产生的一类分泌到细胞外的小分子蛋白质或多肽代谢物，对同缘及近缘的微生物，甚至对生活在同一个生态环境下其他种类的微生物也具有杀伤作用。大量的研究表明，乳杆菌产生的类细菌素具有良好抑菌作用，阻止如白念珠菌、大肠埃希菌、阴道加德纳菌等病原微生物的生长，而且可以和H_2O_2发挥协同作用。产H_2O_2的乳酸杆菌是健康妇女阴道中的优势菌，具有抑制、杀伤其他细菌的作用。其机制是H_2O_2的直接杀菌或过氧化物酶的作用，过氧化氢直接由阴道乳酸杆菌分泌，其浓度与阴道乳酸杆菌的数量成正比。此外，已知有15种乳杆菌能产生表面活性物质，这类物质具有广谱的杀菌作用，有抑制病原菌黏附和定植的作用。

（四）刺激宿主局部免疫

女性生殖道的整个黏膜如同肠道、呼吸道一样，是黏膜免疫系统的一部分，该系统组成了女性生殖道防御机制的第一道防线，并受雌、孕激素等因素的调节。乳酸杆菌可以作为一种重要的生物反应调节剂，对机体的免疫功能进行调节。研究显示，乳酸杆菌对细胞免疫和体液免疫均有影响。一方面，它具有影响T细胞增殖、分化和产生细胞因子的能力；另一方面，它可以使机体针对外来抗原产生抗体的能力增强，还可以提高B细胞针对有丝分裂原的增殖能力。大量的国内外研究表明，乳酸杆菌还有抗肿瘤作用，其抗肿瘤活性是多种效应共同作用的结果，乳酸杆菌所产生的大量代谢产物在抗肿瘤方面的作用受到关注。乳酸杆菌可使正常小鼠和荷瘤小鼠的NK细胞、胸腺细胞和脾细胞的有丝分裂反应增强，并可通过增强NK细胞的细胞毒活性而抑制或延迟小鼠肿瘤形成。刘彤等通过观察不同浓度乳酸杆菌发酵滤液在不同时间对Hela细胞的抑制作用，发现经不同浓度乳酸杆菌发酵滤液处理的宫颈癌Hela细胞，随发酵滤液浓度的增加和作用时间的延长，其抑制肿瘤的作用也增强，说明乳酸杆菌中含有抑制肿瘤细胞生长的成分。

（五）营养竞争

阴道上皮细胞分泌的糖原是阴道微生物的主要营养来源，有限的生存资源使细菌之间展开了激烈的争夺，大量定植于阴道内的乳酸杆菌在营养竞争方面处于优势状态，导致其他细菌无法获得足够的营养，不利于大量增殖。

（六）雌激素

乳酸杆菌的营养主要来源于阴道上皮细胞的糖原，上皮细胞糖原的合成主要受雌激素水平的控制。雌激素水平升高时，上皮细胞内糖原合成增加，乳酸杆菌数量升高；雌激素水平下降时，上皮细胞内糖原合成不足，同时上皮细胞数量减少，黏膜变薄，导致总糖原下降，乳酸杆菌的种群及数量均会下降。青春期后随着雌激素水平的升高，阴道壁上糖原含量和上皮细胞数量也逐渐增高，乳酸杆菌分解糖原产生乳酸，维持了健康女性阴道的低pH。绝经后或长期闭经后卵巢功能衰退，雌激素水平降低，阴道黏膜萎缩，上皮变薄，皱褶消失，上皮细胞内糖原含量减少，乳酸杆菌逐渐消失，阴道pH上升，导致阴道自净与防御功能下降。

总之，阴道乳杆菌从多方面调节阴道正常菌群的共生关系，维持着阴道微生态系统的平衡。

二、乳酸杆菌抗肿瘤作用

乳酸杆菌作为新型生物应答调节剂，不仅对许多病原菌具有拮抗作用，还能有效抑制多种肿瘤的发生。

（一）乳酸杆菌可抑制多种肿瘤

大量的研究发现，乳酸杆菌可抑制多种肿瘤的发生与发展，例如肺癌、肝癌、膀胱癌等。乳酸杆菌在抗肿瘤方面的研究正处于现象观察阶段，有学者开始向机制研究方向过渡，有关乳酸杆菌与肿瘤发生、发展不同时期的关系，以及乳酸杆菌激活抗肿瘤功能的分子信号、诱导免疫效应细胞分化与细胞因子产生之间的传导通路等问题尚未阐述清楚。

（二）乳酸杆菌产生抗肿瘤活性代谢产物及局部抗代谢作用

乳酸杆菌代谢产物抗肿瘤机制有如下几方面：①乳酸杆菌适合在厌氧环境下生长，可靶向定植于瘤体内部乏氧的肿瘤组织，而在正常组织内不生长。②乳酸杆菌能产生过氧化氢，通过促使具有过氧化氢酶活性的蛋白抑制剂与过氧化物结合而抑制另一种细菌的生长。保障乳酸杆菌在阴道菌群中居于优势地位，避免其他厌氧菌群大量滋生，产生有害代谢产物（如亚硝酸等）致癌物质。③乳酸杆菌产生的多种抑制物，如细菌素、细菌素样物质和表面活性物质等，通过抑制有害微生物的生长，抑制致癌物质的产生及活化，减少致癌物质和黏膜上皮的接触，形成牢固的防御肿瘤的天然屏障。④乳酸杆菌在代谢过程中产生的胞外多糖，可刺激B淋巴细胞增殖。肽聚糖（PGn）是乳酸杆菌细胞壁的主要成分，具有抗肿瘤和免疫激活等生理功能。⑤刺激小鼠巨噬细胞和其他免疫细胞产生NO，引起肿瘤细胞能量代谢障碍及形成强有力的可杀伤肿瘤细胞羟自由基。乳酸杆菌可激活机体免疫系统，乳酸杆菌能调节实验小鼠T细胞的免疫功能，提高血清中IL-2、IFN-γ的浓度，还可诱导外周单核细胞产生Th1型细胞因子IL-2、IL-28、INF-2α。细胞因子通过各种途径发挥生物作用，例如，IFN-γ可诱导抗原提呈细胞表达MHC Ⅰ/Ⅱ类分子，促进抗原提呈，IL-2可促进T细胞活化、增殖及分化；TNF-2α可以和肿瘤细胞上的TNF受体结合，触发信号级联转导和酶的活化，导致DNA断裂致使肿瘤细胞死亡。乳酸杆菌对细胞因子的调节作用可能是其免疫调节的基础。乳酸杆菌可刺激机体的免疫细胞产生各种细胞因子，以调节机体的免疫应答状态，且不同的乳酸杆菌菌株产生的细胞因子不尽相同。乳酸杆菌可提高T细胞对有丝分裂原的增殖能力，使T细胞的数量增多。乳酸杆菌可调节树突状细胞的免疫功能，有学者通过研究反复冻融宫颈癌Hela细胞形成致敏抗原，致敏树突状细胞实验发现乳酸杆菌可增强树突状细胞的抗原提呈能力，增强树突状细胞对宫颈癌肿瘤细胞的免疫杀伤作用。乳酸杆菌促进免疫细胞的免疫效应为乳酸杆菌抗肿瘤作用提供了依据。

乳酸杆菌胞外多糖（exopolysaccharides，EPS）是乳酸杆菌在代谢过程中分泌到细胞壁外的糖类化合物，可刺激 B 淋巴细胞的增殖。乳酸杆菌的 DNA 含有大量非甲基化 CpG 二核苷酸为核心的重复序列，称为 CpG 基序，可以激活树突状细胞、巨噬细胞、自然杀伤细胞、T 和 B 淋巴细胞，诱导其成熟并分泌各种细胞因子，增强机体的非特异性免疫屏障。

三、乳酸杆菌防治宫颈癌的机制

乳酸杆菌与宫颈癌及宫颈癌早期病变的发生有关，乳酸杆菌可以降低宫颈癌的发生。Korshunov 等研究发现，合并 HPV 感染的宫颈上皮内瘤变（CIN）患者与乳酸杆菌的减少密切相关。乳酸杆菌数量及活性降低导致其他厌氧菌群大量滋生，产生有害的代谢产物（如亚硝酸等致癌物质），导致 CIN 的发生。维持阴道内的乳酸杆菌的正常比例，可以有效预防宫颈癌前病变，阻断癌症的发生、发展。

目前的研究多采用宫颈癌细胞系 Hela 细胞，Hela 细胞为 HPV18 型阳性的人宫颈癌细胞株。孙建芝等比较了热灭活状态和活菌状态的乳酸杆菌对 Hela 细胞的黏附活性，发现两种生物状态的乳酸杆菌对 Hela 细胞的黏附具有显著性，而热灭活状态的乳酸杆菌对 Hela 细胞的黏附指数显著高于活菌状态，推测乳酸杆菌在热灭活的过程中释放出更多的黏附素样的物质，促进了细菌对细胞的黏附，乳酸杆菌与癌细胞的黏附是其发挥抑瘤作用的重要步骤，而灭活菌显然黏附性更强，为以后利用死菌制剂防治宫颈癌提供了参考依据。逯彩虹等采取 30 例妇女的宫颈脱落上皮细胞，分别与乳酸杆菌活菌组及灭活组共培养后计算乳酸杆菌的黏附指数；取对数生长宫颈癌 Hela 细胞分别与乳酸杆菌活菌组、灭活组共培养 1～72 小时，观察不同时间段宫颈癌细胞乳酸杆菌的黏附指数及细胞活力变化。结果表明，灭活组一方面有高水平的黏附指数，另一方面能更长时间地保持细胞活力，使灭活组乳酸杆菌更有力地促进宫颈癌细胞表面抗原分子的表达，增强免疫原性，利于免疫细胞的识别和杀伤，加速宫颈癌细胞的凋亡和死亡。

在另一项研究中也印证了上述结论，王红艳等为了明确乳酸杆菌黏附 Hela 细胞后肿瘤细胞免疫分子 MHC Ⅰ类分子和共刺激分子的表达状况，将热灭活的乳酸杆菌以不同的比例与 Hela 细胞共孵育 12 小时，发现与空白 Hela 细胞比较，MHC Ⅰ类分子表达无显著性差异，但 CD80、CD86 的表达明显增高，各组诱导的 CTL 对 Hela 细胞的杀伤率显著高于空白对照组，NK 细胞的活性也出现类似的结果，再次说明热灭活的乳酸杆菌提高了宫颈癌细胞的免疫原性，激活了 T 细胞和 NK 细胞的抗肿瘤效应。

由于含乳酸杆菌的制剂为生物制剂，具有安全无毒的优点，因此成为人们关注的热点。随着乳酸杆菌与宫颈癌防治机制的研究进展，乳酸杆菌也必将在宫颈癌的防治中发挥重要的作用。

（刘子玲）

参 考 文 献

1. 刘朝晖，廖秦平. 中国阴道感染性疾病诊治策略. 北京：人民军医出版社，2009：1-3.

2. 中华医学会妇产科分会感染性疾病协作组. 阴道微生态评价的临床应用专家共识. 中华妇产科杂志，2016，5（10）：721-723.

3. Eschenbach DA，Thwin SS，Patton DL，et al. Influence of the normal menstrual cycle on vaginal tissue，discharge，and microflora. Clin Infect Dis，2000，30（6）：901-907.

4. 李红艳，黄雪芹，那娜. 妊娠期合并细菌性阴道病病人妊娠结局分析. 中国健康教育，2008，24（3）：216-217.

5. 刘朝晖，廖秦平. 中国阴道感染性疾病诊治策略. 北京：人民军医出版社，2009：1-48.

6. Kanat-Pektas M，Ozat M，Gungor T. The effect s of TCu -380A on cervi covaginal flora. Arch Gynecol Obstet，2008，277（5）：429.

7. Ocak S，Cetin M，Hakverdi S，et al. Effects of intrauterine devi ce and oral contraceptive on vaginal flora and epithelium. Saudi Med J，2007，28（5）：727.

8. Hutchinson KB，Kip KE，Ness RB. Condom use and its association with bacterial vaginosis and bacterial vaginosis -associated vaginal mi croflora. Epidemiology，2007，18（6）：702.

9. 王叶平，林晓华，王姿斌，等. 妊娠期阴道微生态的研究进展. 中国妇幼保健，2012，27（11）：1751-1754.

10. Friedek D，Ekidl A，Chelmicki Z，et al. HPV，Chlamydia trachomatis and genital mycoplasmas infections in women with low-grade squamous intraepithelial lesions（LSIL）. Ginekol Pol，2004，75（6）：457-463.

11. Hasan UA，Bates E，Takeshita F，et al. TLR9 expression and function is abolished by the cervical cancer-associated human papillomavirus type 16. J Immunol，2007，178（5）：3186-3197.

12. 王友芳，郎景和，袁杰利，等. 德氏乳杆菌DM8909菌株对细菌性阴道病治疗的Ⅱ期临床试验研究. 中国微生态学杂志，2001，13：198-201.

13. Hori T，Kiyoshima J，Shida K，et al. Augmentation of cellular immunity and reduction of influenza virus titer in aged mice fed Lactobacillus casei strain Shirota. Clin Diagn Lab Immunol，2002，9（1）：105-108.

14. Liu T，Tang L，Wang LM，et al. The effect of fermented filtrate of lactobacillus on proliferation of human cervical carcinoma hela cell in vitro. Chinese Journal of Microelcology，2009，21（9）：773-778.

15. 逯彩虹，程建新，周爱玲，等. 乳酸杆菌对宫颈肿瘤细胞的黏附抑制作用. 军医进修学院学报，2009，30（6）：893-895.

第十七章

血液肿瘤与微生态

一、血液肿瘤概述

根据2016年世界卫生组织的分类血液系统肿瘤虽然有接近100种，但主要包括各类白血病、多发性骨髓瘤以及恶性淋巴瘤。急性白血病排在常见恶性肿瘤的第八位，淋巴瘤也是在前十位，并且发病率逐年升高，多发性骨髓瘤的整个发病率在血液恶性肿瘤里面占10%。西方国家的统计数字比较全面一些，这三类肿瘤目前发病率都排在恶性肿瘤的前十位。

关于血液肿瘤与微生态的关系是一门全新的领域，文献很少。本章笔者根据文献及临床遇到的现象将这两者进行深入的阐述。

二、血液肿瘤患者移植后肠道急性移植物抗宿主病（GVHD）的发生与微生态关系

异基因造血干细胞移植（HCT）按造血干细胞的来源部位可分为骨髓移植、外周血干细胞移植和脐血干细胞移植。这是许多良性和恶性血液病的治愈手段，但也有很多毒副作用。最常见的就是急性GVHD，发生率约为50%，可影响到皮肤、胃肠道、肝脏及造血器官，导致严重后果并可能危及生命，慢性GVHD的发生率约为40%。总之，GVHD是仅次于疾病复发的导致患者死亡的主要原因。

在19世纪70年代，研究者们就评价了隔离微生物或者接受肠道抗生素净化的异基因HCT的小鼠，发现两种干预引起的急性GVHD非常轻微，这表明微生物群对急性GVHD的发展有重要作用。肠道庇护着最大密度的共生微生物，肠道也是急性GVHD最重要的靶器官，因此异基因HCT受肠上皮、基质和免疫细胞与肠腔共生之间的相互影响且在急性GVHD中发挥着重要的作用。

目前关于预处理和GVHD对各种肠上皮细胞（IEC）亚群的效应的研究主要集中在小鼠模型。在结构上，小肠的表面上皮细胞形成小指状凸起，称为绒毛，其内部由固有层的丰富血管和淋巴网络供养。绒毛上皮细胞由上皮干细胞和祖细胞提供，肠系干细胞（ISCs）定位于腺窝底部，具有生成肠上皮的所有细胞类型的能力，因此它们对肠内稳态和损伤后的再生都是非常关键的。诸多研究表明，ISCs损伤是肠道GVHD病理生理的重要组成部分，因此对于此类患者，保护ISCs可能会获益。除了ISCs以外，小肠腺窝还含有潘氏细胞，潘氏细胞存在于腺窝的底部，含有大量的分泌颗粒，这些颗粒中贮存着大量的可以抵抗肠道细菌的活性抗菌分子。

发生GVHD时可导致肠道微生物群发生明显的变化，虽然目前导致该变化的机制还不是十分明确。其可能的机制包括GVHD患者口服营养的摄入减少、饮食行为发生改

变、口服药物的影响、肠道上皮细胞抗菌肽产物的破坏、胆汁酸代谢或分泌的变化以及腹泻时导致食物的胃肠通过时间发生变化等。急性GVHD的肠道细菌组成的变化产生的后果有可能是改变了这些细菌的代谢产物。肠道细菌如何调节急性GVHD的严重程度，仍然是悬而未决的问题。20世纪70年代无菌状态移植或者接收肠道抗生素净化的小鼠的早期研究，以及后期基于这些发现的临床研究，提示肠道微生态作为一个整体，可促进急性GVHD的发生。在小鼠和临床研究中发现的与急性GVHD相关的细菌包括肠杆菌目和肠球菌属，而其他的肠道细菌群体包括乳杆菌属和梭状芽孢杆菌可能会减少急性GVHD的发生。

目前越来越多的文献认为黏液层是肠黏膜的最重要的一道防线，肠道黏液的组成材料是糖蛋白MUC2，MUC2由杯状细胞持续分泌，也由肠道细菌消耗。近年来观察到急性GVHD小鼠的黏液层有损失，广谱抗生素可以使其恶化，表明肠道细菌组成的改变可影响黏液层的健康和完整性。肠道内细菌和真菌共生的相互影响也逐渐被发现。在一项随机、安慰剂对照预防侵袭性念珠菌病的研究中，发现应用氟康唑预防念珠菌感染组减少了急性GVHD的发生。

肠黏膜和肠道共生微生态之间存在着双向关系，肠道共生微生物直接对肠道急性GVHD的发生持续发挥作用。因此，我们设想在未来对急性GVHD的患者采取肠道菌群、宿主组织和免疫功能共同兼顾的治疗方法。

三、血液肿瘤患者感染与微生态关系

感染是血液肿瘤患者最常见的并发症和重要死因之一。据统计，60%～70%的白血病/淋巴瘤患者死于感染。由于恶性肿瘤患者化疗后骨髓抑制明显，导致中性粒细胞减少或缺乏，加之免疫力低下，引起感染的机会增多，常成为患者病情加重、治疗失败甚至导致死亡的主要原因，严重影响了血液肿瘤患者的治疗和预后。

肠道是机体最大的细菌和内毒素储存库，正常情况下机体与正常菌群之间保持着动态的微生态平衡，以双歧杆菌为主的专性厌氧菌与肠黏膜表面特异性受体相结合，形成相当稳定的菌膜结构，构成抗定植力的生物屏障，可有效抵抗细菌对机体的侵袭，在维持肠道结构和功能中起重要作用。一旦这种生态平衡和生物屏障被破坏，就可使大量的细菌和内毒素经门脉系统进入体循环造成肠源性内毒素血症和细菌纵向易位，并在一定条件下激发细胞因子和其他炎症介质的连锁反应引起全身器官的损害。因此对恶性血液肿瘤患者从微生态的角度分析化疗药物与肠道菌群变化的相互关系对预防患者的感染有重要意义。

固有免疫是对抗感染的第一道防线，能对抗各种入侵的病原微生物做出最迅速的反应。免疫功能低下的人群主要包括放疗、化疗患者，器官和细胞移植术后大量使用免疫抑制剂的患者，免疫缺陷综合征患者，危重患者及老年患者等。恶性血液病患者是免疫功能低下的典型代表，并且由于目前恶性血液病的治疗还是以化疗为主，化疗药物对黏膜屏障的破坏及骨髓抑制所致的机体免疫功能下降均使恶性血液病患者医院感染高发，尤其是真菌感染的比例逐年增加，成为增加恶性血液病患者死亡和医疗负担的主要原因之一。

肠黏膜的生物屏障主要由正常肠道菌群组成，各种菌种之间形成彼此互相依赖又相互制约的关系，可以有效地抑制外源性细菌的侵袭和定植，形成定植抗力。其中双歧杆菌作为肠道固有菌群中的优势菌，它细胞壁上的磷壁酸能和肠道黏膜进行特异性结合，从而定植在肠道表面，形成牢固的生物屏障，阻挡潜在致病菌的侵入。长时间粒细胞缺乏、使用多种抗生素和使用糖皮质激素是侵袭性真菌感染发生的危险因素。化疗能降低机体免疫功能并破坏肠道机械屏障，抗生素能造成肠道菌群破坏增加真菌感染的机会，免疫抑制剂的使用不仅削弱了免疫屏障，还与肠黏膜的破坏有关，在白念珠菌成为优势菌株定植于肠道的情况下，免疫抑制剂改变了肠黏膜的通透性，使念珠菌很容易透过肠壁，同时又削弱了肠道免疫功能，使白念珠菌发生易位，引发感染。

临床上血液肿瘤患者属于免疫功能低下人群，极易发生肠道微生态失衡状态，从而继发内源性感染，严重者可触发全身炎性反应综合征，导致脓毒血症和多脏器功能衰竭，甚至死亡，肠道微生态失衡可以导致肠道来源菌群，如大肠埃希菌、白念珠菌等可以通过多种途径播散，引发内源性感染。对内源性感染的防治成了抗感染工作的重大课题之一，目前一般依靠抗菌药物来治疗感染，但这会加剧肠道微生态的进一步失衡而导致更复杂更严重的感染。因此，对内源性感染的肠道微生态机制进行研究，从保护微生态平衡角度来防止内源性感染已成为医学微生态和抗感染领域中的一个重要方向。

对于血液肿瘤患者来说，广谱抗生素的使用使对抗生素敏感的细菌大部分被抑制，筛选出一些耐药菌株作为优势菌株大量繁殖，会使得整个肠道基因组中的抗生素耐药基因大大增加，这些基因发生移位，可能被一些条件致病菌捕获，也可能被传递给肠道内源细菌，致使这些耐药基因长期潜伏于肠道微生态中，随时可能引发感染。抗生素发挥着一个双刃剑的作用，在消灭致病菌的同时也杀死了肠道的常驻菌群，破坏了肠道微生态的平衡。动物实验研究表明，抗生素用药后的小鼠，肠道固有菌群的数量和结构发生改变，此时给予一定剂量的艰难梭菌，就可以发现艰难梭菌在肠道内定植，随后的临床结果取决于两者之间的平衡，即停用抗生素后肠道微生物群恢复，艰难梭菌产生芽孢杆菌毒素继而大量增殖，微生态进一步破坏而造成内源性感染。抗生素是引起肠道菌群紊乱，并使肠道细菌发生易位最常见的原因。因为它能破坏肠道固有厌氧菌群，使得肠道抗定植能力降低；杀灭肠道内的抗生素敏感的菌株，使其释放出大量内毒素，入血后发展为内毒素血症；使不敏感的耐药菌株大量繁殖，分泌外毒素；在耐药质粒的介导下产生大批多重耐药菌株并促使细胞壁缺失的多重耐药菌株出现；可引起抗生素相关性腹泻的发生。

化疗药物杀灭肿瘤细胞的机制主要是通过抑制或破坏肿瘤细胞的 RNA、DNA 及蛋白质的合成，但其在抑制肿瘤细胞的同时也产生了很大的毒副作用。临床观察及动物实验发现这种机制对所有处于快速分裂期的正常细胞（如小肠上皮细胞）和小肠黏膜都有明显的损伤。化疗药物对肠道的损伤主要体现在两个方面：一方面直接损伤肠黏膜细胞。化疗可使小肠黏膜细胞间的紧密连接中断，损伤毛细血管内皮造成组织缺血，破坏各类细胞的细胞膜结构，引起细胞凋亡。Manzano 等在动物模型中发现 5-氟尿嘧啶使猪肠腔内谷胱甘肽循环被破坏，证明化疗削弱了机体清除自由基的能力。动物实验证实化疗药物能使肠道黏膜通透性增加，临床试验也得出同样的结论。而血液肿瘤患者的治疗目前仍然以化疗为主，尤其是急性白血病的患者，化疗剂量大，疗程长，患者长期处于粒细胞缺乏阶段。另一方面，化疗可引起肠道菌群失调。肠道细菌在肠黏膜损伤的基础上失去定植的界面，最终导致益生菌（特别是占绝对优势的双歧杆菌）大量减少，条件致病菌成为优势菌群，引起肠道菌群紊乱。此外，化疗严重抑制了肠道免疫功能，使肠系膜淋巴结中CD4⁺／CD8⁺ T淋巴细胞失调，肠腔内分泌的S-IgA明显减少，炎症介质释放增多，肠黏膜免疫功能紊乱。从而极大程度上减弱了肠道维持菌群平衡的能力，无法及时抑制肠道菌群易位，释放内毒素入血，进一步发展可引起肠源性感染导致过度的炎症反应。

血液肿瘤的患者免疫力极度低下，肠道内细菌的定植耐受被打破，感染将会发生，共生菌作为抗原刺激物，可引起肠道炎症的发生，并且有可能会出现肠内细菌向肠外组织迁移的现象。一旦肠道内细菌发生易位，一些条件致病菌就可能播散到体内的其他器官，引发菌血症或败血症，甚至出现感染性休克，严重影响了患者的生存。

四、血液肿瘤患者内源性真菌感染与微生态

目前的研究表明，深部真菌感染的入侵途径分为两种：一种是外源性真菌感染途径，主要指医源性的侵入，如深静脉置管及各种引流管；一种是内源性真菌感染途径，内源性感染主要来自呼吸道、胃肠道和泌尿道。目前，有研究表明，广谱抗生素的长期使用，可使患者肠道菌群失调，抗生素敏感细菌被抑制或杀死，但对不敏感的细菌（如真菌）则会大量生长、繁殖、菌群置换发生真菌感染。内源性真菌感染发病率正逐年上升：在美国，医院血液感染中，念珠菌的感染已经占到了第4位。真菌感染预后严重，病死率高。一般念珠菌病的病死率为40%，侵袭性曲霉菌感染病死率为50～100%，高额的医疗费用加剧了患者和社会的负担。广谱抗生素促进外源病原真菌在健康动物肠道定植，已成为公认的在临床上引起的侵袭性真菌感染的危险因素。真菌属条件致病菌，只在机体免疫力低下或菌群失调时才会引发感染。血液肿瘤患者化疗后长期处于粒细胞缺乏阶段，免疫力极度低下，导致真菌的发生率明显增加，但真菌培养阳性率低、影像学特征不特异及对抗真菌药物的体内外敏感性不一致等特点限制了其早期诊断和治疗。因此，在努力开发新的真菌感染诊疗技术和抗真菌药物同时，了解并尽量避免或积极抵消真菌感染的相关危险因素将不仅有助于降低其感染发生率、患者死亡率及节约医疗资源，还对真菌感染发生机制的进一步研究有重要意义。

在血液恶性肿瘤化疗过程中预防性应用微生态调节剂来减少内源性感染的研究甚少。微生态调节剂是根据微生态学原理，通过调整微生态失调，保持微生态平衡，提高宿主的健康水平，利用对宿主有益的正常微生物或促进物质所制成的制剂，包括益生菌及其代谢产物和生长促进因子。微生态调节剂能直接补充机体的正常菌群或选择性刺激正常菌群的生长繁殖，从而竞争性地抑制外源性致病菌及内源性条件致病菌的过度生长及定植，有效地防止内源性感染的发生及发展。

（钟玉萍）

参 考 文 献

1. Jenq RR，Taur Y，Devlin SM，et al. Intestinal Blautia is associated with reduced death from graft-versus-host disease. Biol Blood Marrow Transplant，2015，21（8）：1373-1383.

2. Sato T, Vries RG, Snippert HJ, et al. SingleLgr5stemcellsbuildcryptvillus structures in vitro without a mesenchymal niche. Nature, 2009, 459（7244）: 262-265.

3. van der Flier LG, Haegebarth A, Stange DE, et al. Clevers H. OLFM4 is a robust marker for stem cells in human intestine and marks a subset of colorectal cancer cells. Gastroenterology, 2009, 137（1）: 15-17.

4. Barker N, van Es JH, Kuipers J, et al. Identification of stem cells in smallintestineandcolonbymarker-geneLgr5. Nature, 2007, 449（7165）: 1003-1007.

5. Peterson LW, Artis D. Intestinal epithelial cells: regulators of barrier function and immune homeostasis. Nat Rev Immunol, 2014, 14（3）: 141-153.

6. Jones JM, Wilson R, Bealmear PM. Mortality and gross pathology of secondary disease in germfree mouse radiation chimeras. Radiat Res, 1971, 45（3）: 577-588.

7. Storb R, Prentice RL, Buckner CD, et al. Graft-versus-host disease and survival in patients with aplastic anemia treated by marrow grafts from HLA-identical siblings. Beneficial effect of a protective environment. N Engl J Med, 1983, 308（6）: 302-307.

8. Vossen JM, Heidt PJ, vandenBerg H, et al. Preventionofinfectionandgraft-versus-hostdiseasebysuppression of intestinal microflora in children treated with allogeneic bone marrow transplantation. Eur J Clin Microbiol Infect Dis, 1990, 9（1）: 14-23.

9. Vaishnava S, Behrendt C L, Ismail A S, et al. Paneth cells directly sense gut commensals and maintain homeostasis at the intestinal host-microbial interface. Proc Natl Acad Sci U S A, 2008, 105（52）: 20858-20863.

10. Jenq RR, Ubeda C, Taur Y, et al. Regulation of intestinal inflammation by microbiota following allogeneic bone marrow transplantation. J Exp Med, 2012, 209（5）: 903-911.

11. Eriguchi Y, Takashima S, Oka H, et al. Graft-versus-host disease disrupts intestinal microbial ecology by inhibiting Paneth cell production of a-defensins. Blood, 2012, 120（1）: 223-231.

12. Mathewson ND, Jenq R, Mathew AV, et al. Gut microbiome-derived metabolites modulate intestinal epithelial cell damage and mitigate graft-versus-host disease. Nat Immunol, 2016, 17（5）: 505-513.

13. Holler E, Butzhammer P, Schmid K, et al. Metagenomic analysis of the stoolmicrobiomeinpatients-receivingallogeneicstemcelltransplantation: loss of diversity is associated with use of systemic antibiotics and more pronounced in gastrointestinal graft-versus-host disease. Biol Blood Marrow Transplant, 2014, 20（5）: 640-645.

14. Simms-Waldrip T, Meir M, Fan D, et al. The role of gut microbiota in the development of intestinal GVHD. Biol Blood Marrow Transplant, 2014, 20（2）: S55-S56.

15. Gerbitz A, Schultz M, Wilke A, et al. Probiotic effects on experimental graft-versus-host disease: let them eat yogurt. Blood, 2004, 103（11）: 4365-4367.

16. Taur Y, Jenq RR, Perales MA, et al. The effects of intestinal tract bacterialdiversityonmortalityfollowingallogeneichematopoieticstem cell transplantation. Blood, 2014, 124（7）: 1174-1182.

17. Jenq RR, Taur Y, Devlin SM, et al. Intestinal Blautia is associated with reduced death from graft-versus-host disease. Biol Blood Marrow Transplant, 2015, 21（8）: 1373-1383.

18. Weber D, Oefner PJ, Hiergeist A, et al. Low urinary indoxyl sulfate levels early after transplantation rflect a disrupted microbiome and are associated with poor outcome. Blood, 2015, 126（14）: 1723-1728.

19. Marr KA, Seidel K, Slavin MA, et al. Prolonged fluconazole prophylaxis is associated with persistent protection against candidiasisrelated death in allogeneic marrow transplant recipients: long-term fol-

low-up of a randomized, placebo-controlled trial. Blood, 2000, 96（6）: 2055-2061.

20. Pelaseyed T, Bergstr ̈om JH, Gustafsson JK, et al. The mucus and mucins of the goblet cells and enterocytes provide thefirst defense line of the gastrointestinal tract and interact with the immune system. Immunol Rev, 2014, 260（1）: 8-20.

21. Carroll I M, Ringel—Kulka T, Siddle J P, et al. Alterations in composition and diversity of the intestinal microbiota in patients、diarrhea-predominantirritable bowel syndrome. Neurogastroenterol Motil, 2012, 24（6）: 521-530.

22. Xin J, Zeng D, Wang H, et al. Preventing non-alcoholic fatty liver disease through Lactobacillus johnsonii BS 1 5 by attenuating inflammation and mitochondrial injury and improving gut environment in obese mice. Appl Microbiol Biotechnol, 2014, 98（15）: 6817-6829.

23. Le Chatelier E, Nielsen T, Qin J, et al. Richness of human gut microbiome correlates tll metabolic markers. Nature, 2013, 500（7464）: 541-546.

24. Flint H J, O'Toole P W, Walker A W. Special issue: The Human Intestinal Microbiota. Microbiology, 2010, 156（Pt 1 1）: 3203-3204.

25. Liu Q H, He L X, Hu B J, et al. The role of gastro—intestinal tract microorganisms in the development of ventilator—associated pneumonia: an experimental study. Zhonghua JieHe He Hu Xi Za Zhi, 2008, 3 1（7）: 509-512.

26. Estes R J, Meduri G U. The pathogenesis of ventilator-associated pneumonia: I. Mechanisms of bacterial transcolonization and airway inoculation. IntensiveCare Med, 1995, 21（4）: 365-383.

27. Eckburg P B, Bik E M, Bernstein C N, et al. Diversity of the human intestinalmicrobial flora. Science, 2005, 308（5728）: 1635-1638.

28. Deng P, Swanson K S. Gut microbiota of humans, dogs and cats: current knowledge and future opportunities and challenges. BrJ Nutr, 2014: 1-12.

29. Luque R Bejar V, Quesada E, et al. Diversity of halophilic bacteria isolated from Rambla Salada, Murcia（Spain）. Can J Microbiol, 2014, 60（12）: 839-846.

30. Savage D CAssociations of indigenous microorganisms、gastrointestinal mucosal epithelia. Am J Clin Nutr, 1970, 23（11）: 1495-1501.

31. Leblanc J G, Milani C, de Giori G S, et al. Bacteria as vitamin suppliers to theirhost: a gut microbiota perspective. Curr Opin Biotechnol, 2013, 24（2）: 160-168.

32. Ayabe T, Satchell D P, Wilson C L, et al. Secretion of microbicidal alpha-defensins by intestinal Paneth cells in response to bacteria. NatImmunol, 2000, 1（2）: 113-118.

33. Vora P, Youdim A, Thomas L S, et al. Beta-defensin-2 expression is regulated by TLR signaling in intestinal epithelial cells. J Imrnunol, 2004, 173（9）: 5398-5405.

34. Pamer E G. Immune responses to commensal and environmental microbes. Nat Immunol,2007,8(11): 1173-1178.

35. Brandl K, Plitas G, Schnabl B, et al. MyD88-mediated signals induce the bactericidal lectin ReglI gamma and protect mice against intestinal Listeria monocytogenes infection. JExp Med,2007,204（8）: 1891-1900.